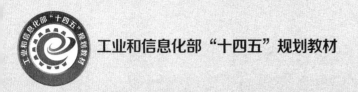
工业和信息化部"十四五"规划教材

极端环境营养与健康学

Extreme Environmental Nutrition and Health

卢卫红　程翠林　主　编

张英春　王荣春　臧　鹏　霍金海　王佳平　副主编

 哈尔滨工业大学出版社
HITP HARBIN INSTITUTE OF TECHNOLOGY PRESS

内 容 提 要

本书为工业和信息化部"十四五"规划教材。作为营养学的一个重要分支,极端环境营养与健康学在营养学的基础上,专注于研究极端环境条件下的人群营养需求、代谢适应和健康管理。极端环境营养与健康的研究不仅体现在个体健康和适应能力的提升,也关系到公共卫生、灾害救援和可持续发展等广泛领域。

本书系统地阐述了各种极端环境条件下营养与健康的关系、相关的理论和机理,以及前沿进展。重点包括:特殊病理时期如肿瘤、免疫疾病、糖尿病等人群健康特点与营养方案;极端环境如高温、高寒、噪声、失重、辐射等环境工作人群健康特点与营养方案;特定职业人群如航天人员、应急救援人员、野战人员等的健康特点与营养方案;以及健康食品的评价方法与可供参考的教学案例。

本书可作为营养、食品、药学、医学等相关专业的研究生教材,也可供营养与健康领域研究人员,特别是从事极端环境营养研究工作的专家学者与教学工作者参考。

图书在版编目(CIP)数据

极端环境营养与健康学/卢卫红,程翠林主编. —
哈尔滨:哈尔滨工业大学出版社,2023.10
ISBN 978 - 7 - 5767 - 0996 - 4

Ⅰ.①极… Ⅱ.①卢…②程… Ⅲ.①营养学—研究
②健康—研究 Ⅳ.①R151②R161

中国国家版本馆 CIP 数据核字(2023)第 155301

策划编辑 丁桂焱 杜 燕
责任编辑 张 颖
封面设计 刘长友
出版发行 哈尔滨工业大学出版社
社 址 哈尔滨市南岗区复华四道街 10 号 邮编 150006
传 真 0451 - 86414749
网 址 http://hitpress.hit.edu.cn
印 刷 哈尔滨市工大节能印刷厂
开 本 787mm×1092mm 1/16 印张 19.25 字数 465 千字
版 次 2023 年 10 月第 1 版 2023 年 10 月第 1 次印刷
书 号 ISBN 978 - 7 - 5767 - 0996 - 4
定 价 78.00 元

前　　言

气候变化、自然灾害和特殊职业环境等因素给人们的身体和心理健康可能带来一定的压力和风险。在这些极端环境中，营养和饮食习惯成为维持健康的重要因素。本书深入探讨各种极端环境对人体的影响，并探索有效的营养干预策略，以帮助人们在这些极端环境中维持良好的健康状况。本书主要内容：(1)极端环境的特征与影响。全面分析各种极端环境的特征(包括极端温度、高海拔、噪声、失重、辐射、地震、野战等)，深入了解这些环境对人体健康的直接和间接影响。(2)极端环境中的营养需求与代谢适应。在极端环境中，身体需要特定的营养物质来满足需求。探讨各种营养素在不同环境下的代谢适应和需求变化，以及如何通过合理的饮食来满足这些需求。(3)营养干预策略与健康管理。重点讨论在极端环境中的营养干预策略，包括食物选择、饮食组成、补充剂的使用等方面。同时结合实际案例和前沿成果，提供有效的营养干预方案和健康管理策略。

本书的编写得益于广泛的学术研究和专业知识的贡献。衷心地感谢所有为本书提供文献资料支持和帮助的专家、教授和研究人员，他们的深入研究和丰富经验成果为本书的内容提供了坚实的基础。本书的编写分工如下：哈尔滨工业大学卢卫红负责全书结构规划和内容安排，程翠林和曾德永负责全书整理工作，苗方婧负责部分资料的搜集工作并参与第1章的编写，王荣春负责第2章、第3章和第10章10.1节的编写，张英春负责第4章的编写，程翠林负责第5章和第10章10.3节的编写，代翠红负责第12章12.1节的编写，山西农业大学郭瑜负责第6章的编写，温文君负责第8章的编写，黑龙江省中医药科学院霍金海、张雅楠、高辛、董坤、李梦雪共同负责第7章的编写，浙江大学蔡路旸负责第9章的编写，中国航天员科研训练中心的王佳平、刘宇共同负责第1章的编写，臧鹏、陈军丽共同负责第10章10.2.1节的编写，黑龙江省农业科学院园艺分院景秋菊负责第10章10.2.2节的编写，哈尔滨商业大学边鑫负责第11章11.1节和11.2节的编写，长沙理工大学焦叶负责第11章11.3节和11.4节的编写，黑龙江省农业科学院食品加工研究所任传英负责第12章12.2节的编写。希望本书能够在未来的学术研究、公共卫生工作或相关领域中发挥重要作用，为解决全球面临的健康挑战做出贡献，推动人类在极端环境中的生存和发展。

本书如有疏漏、不足或值得商榷之处，恳请读者批评指正。

编　者

2023 年 5 月

目　　录

第1章 绪 论

营养学是一门研究机体代谢与食物营养素之间的关系的一门学科。通过对营养学的历史、起源、发展、特征、层次等方面的描述,可以了解营养学的发展脉络。营养学对社会、家庭、行业、健康、政策具有深远影响。

1.1 营养学的基本概念和分支

1.1.1 营养的基本概念

营养的概念表述有三种:

(1)营养是人类为了生存和繁衍,必须从外界摄取各种食物,经过消化、吸收和新陈代谢以维持机体的生长、发育和各种生理功能,这一连续过程称为营养。

(2)营养是人类从外界摄取食品(食物)满足自身生理需要的过程。

(3)营养是人体获得并利用其作为生命运动所必需的物质和能量的过程。

合理营养是人体健康之本。一个人的健康状况取决于多种因素,如先天的遗传因子、后天的生活条件、卫生状况、饮食营养、嗜好习惯、体育锻炼、精神状态等。婴幼儿从出生开始,除阳光和空气外,完全依靠食物和饮水供给养料,以保证他们的正常生长发育,维护健康和进行各种活动。食物中的有效成分称为营养素,营养素是人体用于正常生长、发育、繁殖和健康生活所必需的物质。人体需要的营养素有近50种,目前通常归纳为六大类:蛋白质、脂肪、糖类/碳水化合物、矿物质、维生素和水。也有人把膳食纤维称为第七类营养素。

通过长期实践人们认识到,没有一种天然食物能包含人体所需要的各种营养素,也没有任何单一的营养素能具有全面的营养功能。如牛乳中缺乏铁,蛋类食品中缺乏维生素C,但它们蛋白质的质和量都很好;又如谷类食品,其蛋白质中氨基酸组成不平衡。因此仅食用一种食物,无论数量多大,也不可能维护人体健康,应食用种类丰富的食物,使人体获得所需的各种营养素。通过各种营养素的协同配合,才能发挥各自独特的营养功能。

1.1.2 营养素及其功能

1. 蛋白质

蛋白质是生命的物质基础。人体的每个组织、器官,从毛发、皮肤、肌肉、血液到内脏器官和大脑以至骨骼,蛋白质都是它们的主要成分。蛋白质的主要生理功能如下:

(1)构成新组织、新细胞。

(2)修补机体组织。

(3)供给热量。

（4）合成酶与激素。

（5）增强抵抗力。

（6）调节渗透压力。

（7）维持血液的正常酸碱度。

蛋白质普遍存在于所有动植物食品中,蛋白质摄入量要根据年龄、性别、劳动强度和健康状况而定。如1岁以内的婴儿每千克体重的蛋白质供给量为2~4 g(人奶喂养者为2 g,牛奶喂养者为3.5 g,混合喂养者为4 g)。

蛋白质也不宜过量食用,因为机体不能储存过多的蛋白质。当摄入量超过体内需要时,机体会把这些蛋白质转化为能量而被释放或转化成脂肪存储起来。而这个转化过程中产生的尿素经肾脏排出,会增加肾脏负担,对健康不利。

2. 脂肪

脂肪是热能最高的营养素。脂肪主要分布在皮下组织、大网膜、肠系膜和肾脏周围等处。其主要生理功能如下：

（1）脂肪是供能最高的营养素,它能氧化提供能量,1 g脂肪完全氧化后可释放37.67 kJ能量。

（2）脂肪是构成身体组织的成分,是人体内合成许多重要物质的必需原料。

（3）脂肪为人体提供必需脂肪酸,人体缺少必需脂肪酸会出现各种生理障碍。

（4）脂肪是脂溶性维生素 A、D、E、K 的溶酶,可促进人对这 4 种维生素的吸收和利用。

（5）保持体温稳定。脂肪不易传热,分布在皮下的脂肪具有减少体内热量散失和防止外界辐射热侵入的作用。

（6）保护和支撑作用。脂肪可以保护神经末梢、血管、内脏器官。在内脏器官周围的脂肪,可以保护和固定一些重要器官免受机械摩擦和移位,如同软垫,可避免撞击和振动。

（7）增强和改善饮食的感官性状。脂肪可使食品、菜肴更具风味,食品的煎、炒、烹、炸都必不可少。由于脂肪在胃中停留时间较长,因此食用后有增加饱腹感的作用。

脂肪由甘油和脂肪酸组成,又称为三酰甘油。脂肪酸在自然界中有40余种,如棕榈酸、硬脂酸、油酸等。必需脂肪酸是指机体自身不能合成,必须由膳食供给的脂肪酸。必需脂肪酸对人体有许多重要的生理功能,例如：

（1）必需脂肪酸是细胞内重要结构线粒体和细胞膜的极为重要的组成成分。

（2）必需脂肪酸是合成磷脂和前列腺素的必需原料,还与精细胞生成和发育有关。

（3）必需脂肪酸与胆固醇结合成脂,从而促进胆固醇代谢,防止胆固醇在肝脏和血管壁上沉积,故对预防心血管疾病有益。

（4）可防止放射线辐射所引起的皮肤损害,对皮肤有保护作用。因此,如果缺乏必需脂肪酸会影响婴幼儿发育,并对心血管系统产生不良影响。

3. 糖类/碳水化合物

碳水化合物是主要的供能物质,参与构成人体的细胞和组织,每个细胞都含有碳水化合物,占 2%~10%,主要以糖脂、糖蛋白和蛋白多糖的形式存在,分布在细胞膜、细胞器膜、细胞质以及细胞间质中。碳水化合物的主要生理功能如下：

（1）供给能量。每克葡萄糖产热 16 kJ（4 kcal），人体摄入的碳水化合物在体内经消化变成葡萄糖或其他单糖参加机体代谢。

（2）构成细胞和组织。

（3）节省蛋白质。食物中碳水化合物不足时机体将不得不动用蛋白质来满足机体活动所需的能量，这将影响机体用蛋白质进行新的蛋白质合成和组织更新。

（4）维持脑细胞的正常功能。葡萄糖是维持大脑正常功能的必需营养素，当血糖浓度下降时，脑组织可因缺乏能源而使脑细胞功能受损，造成功能障碍，并出现头晕、心悸、出冷汗，甚至昏迷。

（5）抗酮体的生成。当人体缺乏糖类时，可分解脂类供能，同时产生酮体。酮体会导致高酮酸血症。

（6）解毒。当有毒物质进入肝脏，糖类代谢可产生葡萄糖醛酸，葡萄糖醛酸与体内毒素（如药物、胆红素）结合进而解毒。

（7）加强肠道功能。该功能与膳食纤维有关。

碳水化合物根据其能否水解和水解后的生成物可分为以下 3 类：

（1）单糖。单糖是糖的基本单位，不能再水解，常见单糖有葡萄糖、果糖、半乳糖等。

（2）低聚糖。低聚糖又称寡糖，指含有 2～10 个糖苷键聚合而成的化合物，是一种新型功能性糖源，其中以由二分子的单糖通过糖苷键形成的二糖最为常见。具有改善人体内微生态环境、调节胃肠功能、改善血脂代谢等作用。

（3）多糖。多糖是一类高分子化合物，由许多单糖分子组合而成，种类很多，如淀粉、纤维素、半纤维素、糖原和果胶等。

4. 矿物质

矿物质又称无机盐，是人体内无机物的总称，是构成人体组织和维持正常生理功能必需的各种元素的总称。矿物质无法由自身产生，必须由外界环境供给。其主要的生理功能如下：

（1）构成机体组织的重要成分。钙、磷、镁是参与构成骨骼、牙齿的主要元素，缺乏钙、镁、磷、锰、铜可能引起骨骼或牙齿不坚固。

（2）矿物质是多种酶的活化剂、辅因子或组成成分。

（3）矿物质是某些具有特殊生理功能物质的组成部分，如碘-甲状腺素、铁-血红蛋白。

（4）维持机体的酸碱平衡及组织细胞渗透压。

（5）维持神经肌肉兴奋性和细胞膜的通透性等。

人体质量的 4% 由无机元素组成。人体内约有 50 多种矿物质，其中动物所必需的矿物质元素主要有 16 种，根据矿物质占体重的多少可分为常量元素和微量元素两类。占体重 0.01% 以上者为常量元素，如钙、磷、镁、钾、钠、硫、氯；占体重 0.01% 以下者为微量元素，如铁、锌、铜、锰、碘、硒、钴、钼和铬。

5. 维生素

维生素是人和动物为维持正常生理功能而必须从食物中获得的一类微量有机物质。维生素在体内既不参与构成人体细胞，也不为人体提供能量，但在人体生长、代谢、发育过程中发挥着重要的作用,是维持和调节机体正常代谢的重要物质。现阶段所知的维生素有几十种,大致可分为脂溶性和水溶性两大类。

(1)常见的脂溶性维生素。

①维生素A。维生素A是非单一的化合物,是一系列视黄醇的衍生物,多存在于鱼肝油、动物肝脏、绿色蔬菜中。具有维持视觉的重要功能,由于人体或哺乳动物缺乏维生素A时易出现干眼病,故又称为抗干眼醇。此外,维生素A还具有促进生长发育、维持上皮结构完整与健全、加强免疫能力和清除自由基等作用。

②维生素D。维生素D是类固醇衍生物,多存在于鱼肝油、蛋黄、乳制品、酵母中。天然维生素D主要有麦角钙化醇(D_2)和胆钙化醇(D_3)两种。维生素D是一种人体可以少量合成的维生素,与动物骨骼的钙化有关,故又称为钙化醇,具有抗佝偻病的作用。

③维生素E。维生素E是所有具有α-生育酚活性的生育酚和生育三烯酚及其衍生物的总称,又名生育酚。主要存在于蔬菜、豆类之中,在麦胚油中含量最丰富。天然存在的维生素E有8种,分为生育酚及生育三烯酚两类,每类根据甲基的数目和位置不同,又分为α-、β-、γ-和δ-四种。它是人体内优良的抗氧化剂,在临床上适用范围广泛,对某些病变有一定防治作用,如贫血、动脉粥样硬化、肌营养不良症、脑水肿、男性或女性不育症、先兆流产等,也可用于预防衰老。

④维生素K。维生素K是一系列萘醌的衍生物的统称,多存在于菠菜、苜蓿、白菜、肝脏中。主要有天然的来自植物的维生素K_1、来自动物的维生素K_2以及人工合成的维生素K_3和维生素K_4。维生素K具有促进凝血的功能,又被称为凝血维生素。

(2)常见的水溶性维生素。

①维生素B。维生素B是B族维生素的总称,包括维生素B_1(硫胺素)、维生素B_2(核黄素)、维生素B_3(烟酸)、维生素B_5(泛酸)、维生素B_6(吡哆醇)、维生素B_{12}(氰钴胺)、维生素B_9(叶酸)、维生素B_7(生物素)等。它们通常来自于相同的食物来源,如酵母等。维生素B是体内新陈代谢所必需的,每种维生素B都参与了关键的代谢反应,通常以辅酶的形式存在。维生素B的生理功能:具有帮助糖类、脂肪、蛋白质代谢以释放出能量;制造血液所需的营养素;作为能量代谢的重要酶;帮助食物消化吸收;帮助肝脏解毒及帮助身体组织利用氧气;解除酒精和尼古丁等毒素,保护肝脏;维护神经系统正常,舒缓头痛、偏头痛;缓解压力,消除疲劳;帮助预防血管闭塞,维护心脏及血管健康等。

②维生素C。维生素C又称L-抗坏血酸,能够治疗坏血病并且具有酸性,所以称为抗坏血酸。多存在于新鲜果蔬中,在柠檬汁、绿色植物及番茄中含量很高。维生素C是最不稳定的一种维生素,易被氧化,其主要功能是帮助人体完成氧化还原反应,从而使脑力恢复,智力提高。据诺贝尔奖获得者鲍林研究,服用大剂量维生素C对预防感冒和抗癌有一定作用。

6. 水

水是体液的主要成分,是人体内含量最多的物质,占成年人体重的60%~70%,血液中大部分物质都是水,肌肉、肺、大脑等器官中也含有大量的水。水在体内起着极为重要的生理作用,其主要生理功能如下:

(1)水是构成细胞和体液的主要成分。

(2)代谢作用。水参与体内一切物质的新陈代谢,帮助维持各种生理活动,没有水,人体内的一切代谢都将无法进行。

（3）调节体温。水能吸收代谢产物多余的热量，从而调节体内温度，如通过排汗和呼吸来调节温度，维持正常体温。

（4）输送营养。水作为载体在体内输送养料和氧气，将氧气和营养物质带入细胞，并向体外输送代谢废物和毒素。

（5）溶解作用。水是体内的主要溶剂。人体一切具有生理活性的物质和废物必须溶解在水中才能发挥作用并被排出体外。水能溶解矿物质、可溶性维生素和某些营养素。

（6）润滑组织。水能起到润滑各个关节、脏器的作用，如泪液、唾液的分泌等。泪液防止眼球干燥，唾液利于吞咽食物。

（7）帮助消化。水是构成唾液、胃液、胰液、肠液等消化液的主要成分，而食物的消化主要靠消化液来完成。

（8）缓冲作用。水能使关节、脏器及组织细胞减少相互之间的摩擦和冲撞，起到"减震"的作用，减少对身体的伤害。

7. 膳食纤维

膳食纤维是一种多糖，它既不能被胃肠道消化吸收，也不能产生能量，但具有重要的生理功能。根据是否溶解于水，可将膳食纤维分为两大类，分别具有不同的功能。

（1）可溶性膳食纤维。可溶性膳食纤维来源于果胶、藻胶、魔芋等。其中，魔芋的主要成分为葡甘聚糖，是一种可溶性膳食纤维，能量低，吸水性强。很多研究表明，魔芋有降血脂、降血糖及良好的通便作用；可溶性膳食纤维在胃肠道内和淀粉等碳水化合物交织在一起，并延缓后者的吸收，故可以起到降低餐后血糖的作用。

（2）不可溶性膳食纤维。不可溶性膳食纤维最佳来源是全谷类粮食，其中包括麦麸、麦片、全麦粉及糙米、燕麦全谷类食物、豆类、蔬菜和水果等。不可溶性膳食纤维对人体的作用首先在于促进胃肠道蠕动，加快食物通过胃肠道，减少吸收，另外不可溶性纤维在大肠中吸收水分软化大便，可以起到防治便秘的作用。

1.2 营养学发展简史和研究进展

1.2.1 营养学发展简史

1. 中国营养学

中国营养学分为传统营养学与现代营养学两部分，前者是祖国伟大医药宝库的一部分，由几千年医学实践总结而来。古籍中有关食疗与养生的记载均与营养学有关，但其理论基础尚有待科学试验进行探讨。

（1）传统营养学。

中国的饮食文化、中医文化和养生学是现代营养学的鼻祖。"药食同源"是营养学从治病到预防疾病发展的趋势，据《中医基础理论》介绍，五大脏腑与自然界五色、五味、四季等紧密联系在一起，人们可以通过简单易学的基础衍生到日常生活习惯中，不暴饮暴食，严格按照食品的两性（温性、寒性）和个人体质选择适当的食品，达到体内外相对平衡的状态,使身体健康,达到预防疾病的功效。在 7 000 多年前,我国人民就展开了营养学的研究。7 000 年前,人类的最初研究是从食物是否有毒开始的。神农尝百草的目的是确定是否有毒。春秋战国时期出现了一部我国现存最早的重要医书——《黄帝内经》,它不仅奠定了中医学的理论基础,也奠定了我国传统营养学的理论基础,并提出了全面膳食观点。《黄帝内经》记载了食物的核心:五谷为养,五果为助,五畜为益,五菜为充,气味和而服之,以补精益气。也就是说,3 000 年前的人们就认为谷米必吃,水果配合吃,肉类用以增加口味,各种蔬菜是补充能量的食物,这些都一起吃,才适合人体。总体来说是四分素,一分肉。这是一个非常恰当的比例,符合自然的法则。

此后,唐代医家孙思邈的《千金方》中有食治篇,分食物为水果、蔬菜、谷类、鸟兽四门,开始对食物进行分门别类的研究。1330 年,元代饮膳太医忽思慧著成《饮膳正要》,全书共三卷。卷一概述各种情况避忌,以及奇珍异馔;卷二介绍"诸般汤煎"和"食疗诸病";卷三是食物本草,并附有图谱。书中还首次记载了用蒸馏法工艺制药酒。它是我国第一部营养学专著,可以说是饮食养生理论的集大成者。

到了 1616 年左右,李时珍等医学名家确立了食物另外的研究,即关于食物温、热、寒的分类。他撰写的《本草纲目》共五十二卷,分十六部、六十类,此书不仅是明代以前本草的集大成者,也是食物本草的总结,代表了我国古代食疗的高峰。

(2)现代营养学。

我国现代营养学的发展与不同时期的社会经济状况密切相关,大致经历了从初创到发展的四个时期。

①初创时期。从 20 世纪 20 年代至 1937 年抗日战争前,我国营养学研究的起始基本上与国际同步,但分散在不同部门。

a. 生物化学系:1924 年起北京协和医学院(主任吴宪)等校成立生物化学系,营养学占其课程和研究的一部分,如食物中营养成分、营养素的功能、不同膳食组成的营养价值等。

b. 家政系:1922 年起,燕京大学等校成立家政系,设营养专业。毕业后经北京协和医院进修一年,成为营养师,负责医院营养治疗和研究。

c. 临床学科:内科、皮肤科、儿科、眼科等常有营养缺乏病的诊治与研究,如侯祥川关于核黄素缺乏症状的报道,刘士豪关于骨质软化症的病因是维生素 D 缺乏,胡传揆关于维生素 A 缺乏的皮肤症状等,以上研究论文主要发表在《中国生理学杂志》和《中华医学》杂志,有的在国际上是首次报道。1926 年中国生理学会成立,内设营养组。

②动荡时期。从 1937 年抗战开始,至 1949 年中华人民共和国成立。此时期各校内迁,成都成为后方生化和营养的教学研究中心,华西协和大学、中央大学生化系都设研究所;在重庆成立中央卫生实验院,设营养研究所,抗日战争胜利后迁回南京,并在北平设分院。1946 年在重庆成立中国营养学会,抗日战争胜利后迁至上海,1946 年《中国营养学杂志》创刊,主编为万昕,1948 年停刊,共出版 2 卷 4 期。此时期的研究工作只限于当地的食物分析,公务员、工人、学生的营养调查,动植物蛋白质的营养价值等。

③建设时期。从中华人民共和国成立到"20 世纪 60—70 年代",组建了营养学的教育研究机构。1949 年中央卫生实验院迁至北京,与北平分院合并组建中央卫生研究院,设营养系。1956 年改组为中国医学科学院劳动卫生环境卫生营养卫生研究所营养与食

品卫生研究室。1951 年在上海成立解放军医学科学院,设营养系,1958 年迁至北京,改称军队卫生营养研究所。1952 年高校调整,家政系撤销。在哈尔滨医科大学、北京医学院、上海第一医学院、四川医学院、山西医学院、武汉医学院 6 所医学院设卫生系,内有营养与食品卫生教研室,其他院校设卫生学教研室,讲授营养与食品卫生课。

1956 年中国生理学会改组为中国生理科学会,下设生化、营养等 6 个专业委员会。《营养学报》于 1956 年创刊,主编为杨恩孚,至 1958 年停刊,共出版 3 卷 11 期。此时期主要进行需要量研究,于 1951 年、1955 年、1962 年提出和修订了“膳食中营养素供给量(RDA)”。1952 年、1965 年、1962 年出版和修订了《食物成分表》。建议国家供应碾磨度合理的“八一面”和“九二米”。1953 年研制成利用大豆蛋白的“5410”代乳配方,喂养婴儿取得明显效果。1959 年进行第一次全国营养调查。1950—1953 年绘制了野菜图谱防治夜盲症;渡江战斗中口服核黄素片防治阴囊皮炎;玉米加碱处理使结合型烟酸释放游离型,以防治南疆癞皮病流行。研制长效缓释型维生素 B_1、维生素 B_2 针剂和稳定性维生素 C 衍生物等防治缺乏病。

④发展时期。1978 年改革开放以来,营养学得到迅速发展。1986 年成立中国预防医学科学院,2000 年改称中国疾病预防控制中心,设营养与食品安全所。2003 年成立中国科学院上海生命科学院营养科学研究所。1985 年卫生部召开全国临床营养工作会议,在临床医学二级专业下设医学营养三级专业,中山医科大学、浙江医科大学、上海第二医科大学、青岛医学院 4 所院校成立医学营养系,培养临床营养医师,8 年共毕业 1 500 人。但 1995 年三级专业又撤销,致医院营养治疗后继乏人。

1979 年成立中国生理科学会营养学会(二级),1981 年《营养学报》复刊。1985 年中国营养学会(一级)复会。1984 年加入国际营养科学联合会(IUNS)。1985 年加入亚洲营养学会联合会(FANS)。1995 年在北京成功举办了第 7 届亚洲营养学大会。

此时期的研究工作主要在 1982 年、1992 年、2002 年进行第二、三、四次全国营养调查,发现营养缺乏与营养过多并存,慢性非传染性疾病呈上升趋势。1981 年、1988 年又两次修订了 RDA,1998 年重新制定了“膳食营养参考摄入量(DRI)”,并出版了专著。1989 年、1997 年、2007 年先后三次发布了《我国居民膳食指南》。1977 年、1981 年、1991 年、2002 年四次修订补充了《食物成分表》。1984 年推广亚硒酸钠有效预防克山病流行,其中杨光圻根据在低硒与高硒地区的 8 年研究,确定了人体硒需要量和安全摄入量,填补了硒营养学上的空白,荣获国际 Schwarz 奖。口服叶酸降低婴儿神经管畸形的发生,全国实施碘盐基本消除了碘缺乏病,推广强化铁(FeNaEDTA)酱油有效降低贫血率都是大人群的干预试验,获得了国际上好评。其他研究包括运动员营养、要素膳和结晶氨基酸静脉注射液研制、营养和免疫、营养和脑功能、母乳喂养与代乳品、婴幼儿微量营养素缺乏的防治、植物化学物防治营养相关疾病及其机制、血糖生成指数、膳食纤维、ω-3 脂肪酸、单不饱和脂肪酸、益生菌等覆盖了营养学各个领域。有的基础理论研究应用了新技术,在分子、细胞水平上进行了深入探讨。

进入 21 世纪,一批年轻的营养专业人员走上领导岗位,他们才思敏捷,富于开拓创新精神。营养学在继承前人的工作基础上,出现新的繁荣景象,为促进人民健康做出了更大贡献。

2.国外营养学

（1）早期营养学。

在 2000 年前的西方,医学之父希·波克拉底提出了饮食的法则:"把你的食物当药物,而不是把你的药物当食物。"他提出了以多吃食物少吃药、提前预防疾病为主的医学思想。大约在 1616 年,笛卡儿创立了解析几何,树立了新的思维观点。他对现代营养学的主要贡献是把食物从整体进行分解,确定了现代营养学的思想基础。他的思想一出,人类就开始了分解的思维,将人的器官分解研究,把食物分解研究,人类进入了分解的历史。

（2）现代营养学。

18 世纪中叶,营养学之父——法国化学家拉瓦锡发现了"氧",成为现代营养学的标志。此后,现代营养学的发展分为三个时期。

①营养学的萌芽与形成期(1785—1945 年)。

a.逐渐形成了营养学的基本概念、理论。

b.建立了食物成分的化学分析方法和动物试验方法。

c.明确了一些营养缺乏病的病因。

d.分离和鉴定了食物中绝大多数营养素,如 1900 年,西方人按照笛卡儿的思想,把食物分解并提取了碳水化合物和其他营养成分,从此出现了六大营养素的研究。

e.1934 年美国营养学会成立,这一时期的代表性成果包括明确动、植物的主要化学构成;首次提出蛋白质的概念;首次系统提出蛋白质、碳水化合物和脂肪的每日供给量;提出了 Atwater 生热系数;发现第一种氨基酸——亮氨酸。

②营养学的全面发展与成熟期(1945—1985 年)。

a.对新的营养素进行系统研究。

b.不仅关注营养缺乏问题,而且关注营养过剩问题。

c.公共营养兴起。

③营养学的突破与孕育期(1985 年—　　)。

这一阶段研究领域更加广泛,研究内容更加深入且宏观,出现了许多新的营养学分支。

1.2.2　营养学研究进展

随着营养学工作的不断扩大和深入,现代营养学研究体系越来越完善,出现了许多营养学的分支学科和领域。目前,营养学科包括基础营养、食品营养、临床营养、公共营养、微量元素营养、特殊人群营养、妇幼营养、老年营养、营养与慢性疾病等分支学科领域。营养学的研究分两个主要部分:一是发现食物中的各种营养素和有益成分,研究这些成分的功能作用;二是研究食物和营养素如何影响健康,研究与膳食有关的各种疾病,以及如何调整膳食来预防这种疾病。有研究基于中文文献计量的视角分析,将我国 20 余年来营养学研究热点分为以下几类:

（1）我国居民的营养状况研究,特别关注婴幼儿营养、孕妇哺乳期女性营养和老年人营养、特殊环境人群营养状况。

（2）营养与生理功能的研究,例如食物的抗氧化活性成分、效果、抗氧化机理的研究;食物与免疫功能、细胞功能的研究等。

（3）蛋白质、氨基酸、脂肪、脂肪酸、糖类、维生素、矿物质等食物营养素以及植物化学物的研究。

（4）膳食营养因素预防疾病的研究，特别是利用膳食营养措施预防和控制慢性疾病的研究。

基础营养研究取得了许多进展，例如对膳食纤维的生理作用及其预防某些疾病的重要性逐渐有了认识。对多不饱和脂肪酸特别是 n-3 系列的 α-亚麻酸及其在体内形成的二十碳五烯酸和二十二碳六烯酸的研究越来越受到重视，α-亚麻酸已被许多学者认为是人体必需的营养素。叶酸、维生素 B_{12}、维生素 B_6 与出生缺陷及心血管疾病病因关联的研究已深入到分子水平。维生素 E、维生素 C、β-胡萝卜素及微量元素硒、锌、铜等在体内的抗氧化作用及其机制已得到广泛研究。

近年来，由于生物化学自身的发展以及生物技术的迅速更新，营养学发展更加突飞猛进。随着分子生物学的进步和在分子水平上解释生物体对营养物质反应的要求，分子营养学已经成为营养科学的一个新领域，也是 21 世纪的一个热门研究领域，对基因调控的研究以及从分子水平利用营养素来预防和治疗疾病成为研究热点。Jacob 和 Monod（1961）首先发展了乳糖操纵子理论，这是第一个由营养物质调控基因的例子。Shapiro 等人（1969）从大肠杆菌中分离出纯乳糖操纵子 DNA，从而充分证明了 Jacob 和 Monod 的乳糖操纵子模型。基因-营养相互作用是基因组和环境相互作用的范例。每一个营养过程都依赖于在特定细胞中表达的 mRNA 分子编码的大量蛋白质的相互作用。mRNA 水平的改变以及相应的蛋白质水平的改变（尽管这两个变量不一定会平行变化）是通过生化途径控制营养物质或代谢物通量的关键参数。因此，分子营养学有助于解决健康的基本问题，并为其因果关系提供精细的机制解释。研究表明，营养素虽然不能改变动物体的遗传性状，但它可以通过启动或终止一些基因表达而改变遗传特征出现的时间框架。营养素可在基因表达的所有水平（转录前、转录、转录后、翻译和翻译后共 5 个水平）上对其进行调节，虽然不同营养素各有其重点或专一调节水平，但绝大多数营养素对基因表达的调节发生在转录水平上。

随着基因组学及蛋白质组学技术的不断发展，营养遗传学与营养基因组学在营养学中的应用使营养学的研究从分子水平进入了基因水平。这些技术可能最终允许通过基因检测来确定有某些疾病风险的个体，然后可以通过适当的饮食干预来预防这些疾病的发生。了解遗传变异如何影响基因表达，并确定遗传变异作为人类营养依赖性疾病的风险因素，是"营养遗传学"的重点。

此外，临床营养、微量元素营养、特殊人群营养、妇幼营养、老年营养等其他分支领域研究也在不断推进。例如，营养治疗学的不断发展和应用，中西医饮食营养疗法应用于临床疾病辅助营养治疗中已取得实际效果。

人们生活在一个快速变化的时代。在过去的半个多世纪，世界人口、全球食物生产和供应及社会、文化和环境发生巨大变化。以科技发展及全球化推动的经济发展促使许多国家和地区发生营养转型，他们面临不断增长的与营养有关的慢性非传染性疾病。营养过剩问题出现的同时，全世界的贫困和饥饿也还在进一步恶化，尤其是在依赖于降雨和适宜温度的农业社会。环境生态退化导致的气候变化严重威胁这些地区的农作物生产和食物供应。如何在减少温室效应气体排放、降低对地球环境生态的影响的同时为日益增长的世界人口提供充足的食物并保障营养健康,达到可持续性发展的目的是新世纪全世界营养学界面临的严峻挑战。新营养学在 21 世纪人类面临食物供应和营养保障严峻挑战的时候应运而生。它以新世纪开始的与人类营养有关的各种生物、社会、生态和环境因素为研究内容,使营养学由单纯的一门生物科学转变为包含社会和环境的交叉科学。与传统营养学相比,新营养学将生物学研究范畴拓展到食物系统、社会、生态和环境,包括生物多样性和土壤使用,反映了从单一领域(生物学)到多领域(包括社会学和环境科学)的转变。吉森宣言将新营养学定义为研究食物系统、食品、饮品及其所含营养素和其他组分之间的《吉森宣言》相互作用,以及这些物质和与之相关的生物、社会和环境系统之间的相互联系和作用。新营养学的出现和发展,进一步丰富了营养学领域的内涵和意义。

1.2.3 领域前沿

国民营养状况不仅是健康的基础和社会发展的动力,同时也是衡量一个国家经济、卫生保健和人口健康的重要指标。随着全球经济水平不断提高,营养供给能力显著增强,营养健康状况逐渐改善,但受社会经济发展不平衡、人口老龄化加剧和不健康饮食等因素的影响,全球范围内仍存在营养不足与营养过剩并存、营养相关疾病多发、营养知识尚未普及等亟待解决的问题。特别是在一些传染性疾病蔓延的背景下,食品成本上涨、质量下降,加剧了全球营养危机。

中国营养学会营养健康研究院依据 2021 年营养领域原创高质量研究发布的营养研究热词包括肠道菌群、死亡/寿命、体重管理/膳食限制、维生素 D、心血管疾病、营养不良、糖尿病 & 血糖生成指数/血糖负荷、脂质代谢和膳食纤维。而美国营养学会梳理出的 2021 年度营养学热门研究中,同样包括习惯性服用维生素 D 补充剂,不同饮食模式儿童心血管疾病和营养风险,肉类摄入量与死亡率和心血管疾病及痴呆事件风险的关系,限制碳水化合物饮食引起低密度脂蛋白(LDL)胆固醇升高,血糖指数与减重和肥胖预防的关系等与研究热词高度相关的内容。由此可见,人体免疫力、机体衰老和死亡、体重管理、糖尿病及心血管疾病的防治与营养的关系等成为近两年营养学领域的前沿热点。

2022 年,营养学领域持续支持精准、个性化营养,重视食品安全体系建设,推动未来食品系统向可持续化发展;科学研究聚焦通过营养干预进行疾病的预防和辅助治疗、营养健康与微生物组的关系,以及营养助力健康老龄化等;生物技术的不断发展推动替代蛋白、营养保健品等市场呈现稳步上升趋势。

有学者认为,2023 年健康和营养领域将继续以可持续营养为大趋势,可持续营养是 2022 年所有健康和营养趋势的核心,未来也依旧是营养健康领域最主要的趋势。可持续营养的理念正在嵌入食品生产商的所有创新和消费者的决策中,它对地球的未来至关重要,也是食品和饮料公司战略的重要组成部分。未来,可持续营养将更加关注可持续农业和采购实践、闭环供应链、在废物流中发现健康和营养价值,以及为养活更多的人口开发解决的方案。功能性植物基产品、女性健康相关产品、营养成分与情绪、睡眠及认知健康、微生物组-超越消化系统健康、积极的体重管理、免疫健康有益成分、个性化营养、替代食品开发以及营养与积极老龄化的关系将成为营养健康领域的前沿发展趋势。

1.3 极端环境营养学的研究任务和发展趋势

1.3.1 极端环境营养学的研究任务

极端环境(extreme environment)是指自然环境中存在一些普通生物不能生存的特殊区域。通常是环境的某种或几种物理化学因子超出人类和已知绝大多数生物适宜栖息的极限值。而根据环境的物理化学因子,可将极端环境分为单一极端环境和多重极端环境。顾名思义,单一极端环境是指环境中的某种物化因子达到生物生存的极限值。例如,高温、低温、高碱、高酸、高盐、高压、无氧、高辐射等环境。多重环境是指某一环境中存在一种以上的极端物化因子。事实上,自然界的极端环境往往是以多重的形式存在的。地球上典型的极端环境包括冰川、戈壁、热泉、盐湖、海底、火山和天然酸性河流等,都具有多重的极端环境因素。此外,失重/微重力条件也属于极端环境。

正常条件下,人体营养供给一般可参考膳食参考摄入量(DRI),它作为循证指南,定义了个人营养需求,以支持终身最佳健康、生长、发育和功能。根据定义,DRI 旨在满足预防营养缺乏和减少慢性病发展的最低要求。DRI 与世界卫生组织(WHO)和联合国粮食与农业组织(FAO)制定的国际饮食要求相当。然而,对于在极端环境中作业的个人(例如,进行剧烈作业的军事人员、冒险运动运动员、远征队员、野外消防员、航天员),这些DRI,特别是关于能量、碳水化合物、蛋白质和水分摄入的建议可能是不够的,因为它们没有考虑到暴露于极端环境中对压力的生理调节。

极端环境营养学就是要研究处在极端环境条件下人群的特殊营养需求。其主要任务是研究极端环境下对生命体产生的生理后果及其对饮食需求的影响,这一领域的研究工作对于更好地了解维持身体表现、限制因职业或娱乐目的的暴露在极端环境中的个人的生理机能下降和相关疾病而产生的饮食需求至关重要。

1.3.2 极端环境营养学的发展趋势

目前,对于通常经历的极端陆地环境,包括高海拔(>2 500 m)、炎热(>30 ℃)和寒冷(<0 ℃)气候条件等陆地环境压力源的生理后果及其对饮食需求的影响已经被广泛研究。对于高酸、高碱、高盐极端环境条件的相关研究多集中在植物和微生物方面。而随着科技的不断进步,载人航天技术迅速发展,国际空间站建立,航天员在轨飞行时间的延长对高辐射、高噪声、失重等极端环境条件下的营养学研究提出了更高的要求,航天营养成为极端环境营养学发展中的研究重点。目前已有很多研究聚焦航天失重或辐射条件下可能造成的生理后果及航天食品的开发与营养状况评价。

近年来,人们对表征极端环境影响代谢的机制产生了兴趣,目的是利用这些信息来优化饮食摄入,减轻生理衰退并维持体能。此外,这一领域的一个新的研究方向是肠道微生物组及其影响饮食干预对恶劣环境影响的潜在能力。肠道微生物组的组成和代谢活性似乎会因环境压力而改变,这可能会影响对饮食的代谢反应。最近的研究发现了饮食相关的肠道微生物组衍生代谢产物和宿主对环境压力的反应之间的关联。这表明营养-肠道微生物组的相互作用可能是一个未被充分重视的因素,会影响极端环境中的代谢反应。

这些研究提供了宝贵的见解,可能有助于制定在极端环境中维持健康和表现的饮食策略,为极端环境营养学在该方向上的后续研究发展奠定了基础。

1.3.3　领域前沿

中国营养学会特殊营养分会在 2020 年发布的特殊营养学新进展中提到,肠-脑轴是高原低氧认知损伤营养干预新靶标。肠-脑轴是沟通肠道与大脑功能的双向调节轴。随着肠道菌群调控健康与疾病作用的发现,从肠-脑轴延伸的肠道菌群-肠-脑轴成为新的概念受到广泛关注。肠道菌群在脑-肠轴调节中发挥关键作用,对宿主认知功能产生重要影响。

高原低氧环境下可引起肠道屏障的破坏,导致肠道细菌移位,出现肠道菌群失衡。而大量研究证实,ω-3 多不饱和脂肪酸(ω-3 PUFAs)可以调节肠道菌群的数量和组成。由于短链脂肪酸可以通过血脑屏障进入中枢参与代谢,对大脑发育、细胞信号传递起重要作用。鉴于高原低氧环境可导致肠道菌群失衡,而 ω-3 PUFAs 可以调节肠道菌群的数量和组成,推测 ω-3 PUFAs 可能通过肠道菌群调控高原低氧所致认知损伤,然而目前 ω-3 PUFAs 对认知和肠道菌群影响的研究多为独立报道,亟待丰富该方面的科学依据。因此,将肠道与大脑功能联系起来,利用肠-脑轴作为高原低氧认知损伤营养干预新靶标进行研究是近年来研究热点。

此外,航天营养学也取得新进展。近几年,通过开展头低位卧床试验和模拟飞行任务密闭舱试验制定了短期和中长期飞行航天员营养保障,并且制定了航天员膳食能量推荐供给量,航天员营养保障取得新成就。

2022 年第二届中国营养学会特殊营养与健康促进学术研讨会以特殊营养与健康促进为主题,开展了极端环境营养学的相关交流。营养干预改善热应激所致认知功能损伤的作用及其机制研究、航天特因环境下人体营养需求等主旨报告反映了该领域的前沿进展。

第2章　吸收与转运

2.1　营养素的吸收

消化道内的吸收是指食物的消化产物、水分、无机盐和维生素透过消化道黏膜的上皮细胞进入血液和淋巴的过程。营养物质的吸收是在食物被消化的基础上进行的。正常人体所需要的营养物质和水都是经过消化道吸收进入人体的,因此,吸收功能对于维持人体正常生命活动十分重要。

2.1.1　肠道的吸收过程

1.吸收部位

消化道的不同部位具有不同的吸收能力和吸收速度。在口腔和食管,食物几乎不被吸收;胃组织没有典型的绒毛样的吸收膜,仅能吸收少量的水分和一些高度脂溶性的物质(如酒精)等;大肠的内容物中可被吸收的营养物质较少;小肠是营养物质吸收的主要部位,其中大部分在十二指肠和空肠吸收,胆盐和维生素 B_{12} 则主要在回肠被吸收。

小肠有许多吸收的有利条件,主要如下:

①在小肠内,食物停留时间较长(3~8 h),糖类、蛋白质、脂类已被消化为可吸收的物质。

②小肠的吸收面积大。小肠黏膜形成许多环行皱襞,皱襞上密布绒毛,每条绒毛的表面是一层柱状上皮细胞,柱状上皮细胞顶端的细胞膜又成许多细小的微绒毛,使小肠黏膜的表面积增加 600 倍,达到 $200 \sim 250 \ m^2$。上皮细胞的细胞膜上有许多与吸收功能有关的转运蛋白质。

③小肠绒毛的结构特殊,有利于吸收。绒毛内有毛细血管、毛细淋巴管(乳糜管)、平滑肌纤维及神经纤维网,消化期间小肠绒毛的节律性伸缩与摆动,可促进绒毛内的血液和淋巴流动,有利于吸收。

2.吸收机理

在消化道中,营养物质和水可通过两条途径进入血液或淋巴液:一是通过绒毛柱状上皮细胞腔面膜进入细胞内,再经细胞的基底-侧膜进入血液或淋巴,称为跨细胞途径;另一条是通过细胞间的紧密连接进入细胞间隙,再进入血液或淋巴,称旁细胞途径。

营养物质通过细胞膜的方式有被动转运(包括扩散、渗透和滤过)、主动转运和入胞、出胞。有些物质需经几种方式配合才被吸收,另有一些物质(例如水,某些小离子)可同时经两条途径被吸收。

（1）被动转运的机理。

被动转运主要包括单纯扩散、易化扩散、渗透等作用。扩散作用也是物质透过薄膜的一个重要因素。如果薄膜两边的流体压力相等，而两边溶质的浓度不同或性质不同，那么，溶质的分子可从浓度高的一侧透过薄膜扩散到浓度低的一侧。渗透可以看作在特殊情况下的扩散。如果薄膜是一个半透膜，对水分和一部分溶质易于透过，而对另一部分溶质则很难透过，于是两侧就发生了不相等的渗透压，渗透压较高的一侧将由另一侧吸引一部分水分过来，使渗透压达到平衡。

（2）主动转运的机理。

吸收还依赖肠黏膜上皮细胞的主动转运过程，是一种需要消耗能量的、逆电化学梯度和浓度梯度的运动。它可转运电解质，如 Na^+、K^+、Ca^{2+}、Cl^+ 等，以及非电解质，如一些单糖和氨基酸。主动转运包括泵转运、出胞和入胞作用。

2.1.2　营养素的吸收

1. 水的吸收

大部分水在小肠上段被吸收，在回肠吸收的水量较少。结肠每日可从回肠接受 $0.5 \sim 1.0$ L 水，其中 80% 可被吸收，随粪便排出的水仅为 $0.1 \sim 0.2$ L。水是通过扩散方式被吸收的，这种扩散服从渗透定律。各种溶质，特别是 NaCl 的主动转运造成的渗透梯度，是水吸收的主要动力。

2. 糖的吸收

食物中的糖一般被分解为单糖后才能被吸收，只有少量的二糖被吸收。肠道中的单糖主要是葡萄糖、半乳糖和果糖。葡萄糖和半乳糖是通过同向转运机制吸收的。在肠绒毛上皮细胞的基底侧膜上有 Na^+ 泵，不断将细胞内的 Na^+ 泵入细胞间隙，再进入血液，维持细胞内低的 Na^+ 浓度；在其顶端膜上存在 Na^+-葡萄糖和 Na^+-半乳糖同向转运体，它们分别能与 Na^+-葡萄糖和 Na^+-半乳糖结合，Na^+ 通过细胞内外 Na^+ 浓度差转运入细胞，释放出的势能将葡萄糖和半乳糖转运入细胞。然后在基底侧膜通过易化扩散（facilitated diffusion）进入细胞间液，再进入血液。易化扩散是较大的非脂溶性或亲水性物质分子及带电离子在细胞膜特殊蛋白质的协助下，顺浓度梯度或电化学梯度的跨膜转运方式。各种单糖与转运体的亲和力不同，因此吸收速率也不同。果糖的吸收与葡萄糖不同，它以易化扩散的方式被吸收。

3. 蛋白质的吸收

蛋白质的分解产物包括二肽、三肽以及氨基酸，其吸收类似于葡萄糖的吸收过程，即通过小肠绒毛上皮细胞上的各种 Na^+-氨基酸同向转运体继发性主动转运而被吸收。进入细胞的氨基酸以及少量未水解的二肽、三肽，经过基底侧膜上的氨基酸或肽转运体以易化扩散的方式进入细胞间液，然后进入血液。有少量氨基酸的吸收不依赖于 Na^+-氨基酸同向转运体，可通过易化扩散的方式进入肠上皮细胞。

4. 脂类的吸收

动物及人体的小肠既能吸收脂类完全水解的产物，也能吸收部分水解的产物或未经水解（被乳化成细小微团）的产物。脂类的吸收方式有以下三种：

①甘油及中短链脂肪酸直接吸收入小肠黏膜细胞后通过门静脉进入血液。

②中、短链脂肪酸（2C~4C）构成的三脂酰甘油也直接被吸收进入肠黏膜细胞，然后在脂肪酶（lipase）的作用下水解为甘油和脂肪酸再经门静脉进入血液循环。

③长链脂肪酸及其他脂类消化产物随微团吸收入小肠黏膜细胞。在小肠黏膜细胞中，长链脂肪酸在脂肪酰 CoA 合成酶催化下生成脂肪 CoA，随后脂肪 CoA 在转酰基酶的作用下转移到一脂酰甘油、溶血磷脂和胆固醇上生成相应的三脂酰甘油磷脂和胆固醇酯。最后，在小肠黏膜细胞中，生成的三脂酰甘油、磷脂、胆固醇酯及少量胆固醇，与细胞内合成的载脂蛋白（apolipoprotein）构成乳糜微粒（Chylomicron，CM）后通过淋巴液最终进入血液，再由血液运往其他组织细胞被利用。

5. 无机盐与维生素的吸收

（1）钠的吸收。

肠内容物中 95%~99% 的钠都被吸收回血液。空肠对 Na^+ 吸收的能力较强。Na^+ 的吸收是主动的，动力来自上皮细胞基底侧膜的钠泵。肠上皮细胞基底侧膜上的钠泵将细胞内的 Na^+ 主动转运入血液，造成细胞内 Na^+ 浓度降低，细胞内电位较黏膜面低 40 mV，故肠腔内的 Na^+ 顺电化学梯度，并与葡萄糖和氨基酸等同向转运入细胞。进入细胞的 Na^+ 再被基底侧膜的钠泵转运出细胞，最终进入血液。

（2）负离子的吸收。

在小肠内被吸收的主要负离子为 Cl^- 和 HCO_3^-。在肠道的不同部位，Cl^- 和 HCO_3^- 的吸收方式不同：在回肠，由于 Na^+ 的主动吸收所形成的电化学梯度导致 Cl^- 的吸收，因此 Cl^- 在回肠是以被动转运方式吸收的；在空肠，HCO_3^- 可主动吸收；在回肠末端和大肠，Cl^- 亦可主动吸收，并在其吸收过程中与肠黏膜上皮细胞对 HCO_3^- 的分泌相交换。

（3）铁的吸收。

人体每日吸收铁约 1 mg，仅为食入铁量的 5%~10%。孕妇儿童及失血性贫血的情况下铁的吸收量增加。食物中的铁包括二价铁（Fe^{2+}）和三价铁（Fe^{3+}），Fe^{3+} 易和小肠内的植酸及负离子形成不溶性物而难以吸收。Fe^{2+} 则不易形成上述不溶性物，故容易吸收。血红蛋白和肌红蛋白中的血红素易被吸收，是铁的一个重要的饮食来源。因此，动物性食物中的铁比植物铁易吸收得多。铁的吸收是主动过程，主要发生在十二指肠和空肠内。由肠上皮细胞顶端膜的转铁蛋白从肠腔中转运至细胞内的 Fe^{2+} 除小部分被主动转运出胞至血液中外，大部分氧化成 Fe^{3+} 暂时储存在细胞内，缓慢向血液释放。胃酸及维生素 C 等还原性物质有利于 Fe^{3+} 转变为 Fe^{2+}，可促进铁的吸收。因此胃酸缺乏者常伴发缺铁性贫血。

（4）钙的吸收。

在膳食的消化过程中，钙通常自复合物中游离出来，成为一种可溶性的、离子化状态，才可得以吸收。但是低分子质量的复合物，如草酸钙和碳酸钙可被原样完整吸收。钙吸收的机制因摄入量与需要量而有所不同。

当机体对钙的需要量高或摄入量较低时，肠道对钙的主动吸收机制活跃。这是一个逆浓度梯度的运载过程，需消耗能量。主动吸收过程需要钙结合蛋白的参与，也需要 1,25-二羟基维生素 D_3 作为吸收调节剂。钙的主动吸收在 pH 较低（pH = 6.0）的十二指肠上部效率较高,且存在钙结合蛋白。在回肠处,由于消化物停留时间较长,也提高了钙在此处的吸收。而由结肠吸收的钙量仅为总吸收量的 5% 左右。

当钙摄入量较高时,大部分钙可以以被动的离子扩散方式被吸收。这一过程可能也需要 1,25-二羟基维生素 D_3 的参与,但吸收效率主要取决于肠腔与浆膜间钙浓度差。

影响钙吸收的因素很多,主要包括机体与膳食两个方面。

①机体方面。婴儿时期因需要量大,吸收率可高达 60%,儿童约为 40%;年轻成人则保持在 25% 左右,成年人仅为 20% 左右。钙吸收率随年龄增长而渐减,平均年龄每增长 10 年钙吸收率减少 5%～10%。妊娠期主动和被动钙吸收增加,结合蛋白、维生素 D 和甲状旁腺激素(PTH)水平均增加。自身对比研究结果,孕前期、孕早期、孕中期和孕晚期的钙吸收率分别为 36%、40%、56% 和 60%。女性因绝经原因,吸收率每年下降 2.2%,增龄与绝经的联合作用,导致女性从 40～60 岁钙吸收率下降 20%～25%。食物中的钙磷比例对其吸收也有一定的影响。钙磷比例在 1∶1 与 1∶2 之间时最有利于钙的吸收。胃酸降低会降低不易溶性钙盐的溶解度从而降低钙吸收。

②膳食方面。膳食中钙的摄入量高,吸收量相应也高,但吸收量与摄入量并不成正比,摄入量增加时,吸收率相对降低。另外,膳食中维生素 D 的水平对钙的吸收有明显影响。乳糖与钙形成可溶性低分子物质,以及在糖被肠道菌分解发酵时,肠道 pH 降低,均有利于钙吸收。适量的蛋白质和一些氨基酸,如赖氨酸、精氨酸、色氨酸等可与钙结合成可溶性络合物,而有利于钙吸收,但当蛋白质超过推荐摄入量时,则未见进一步的有利影响。高脂膳食可延长肠道停留和钙与黏膜接触时间,可使钙吸收有所增加,但脂肪酸与钙结合形成脂肪酸钙,则影响钙吸收。低磷膳食可提高钙的吸收率,但食物中碱性磷酸盐可与钙形成不溶解的钙盐从而影响钙吸收。谷类中的植酸会在肠道中形成植酸钙而影响吸收。某些蔬菜如菠菜、苋菜、竹笋中的草酸与钙形成草酸钙亦可影响吸收。膳食纤维中的糖醛酸残基与钙螯合而干扰钙吸收。

(5)磷的吸收。

磷广泛存在于动植物组织中,也是人体含量较多的元素之一。约占人体重的 1%,成人体内含有 600～900 g 的磷。磷不但是构成人体的成分之一,而且参与生命活动中的多种代谢过程。

磷的吸收部位在小肠,其中以十二指肠及空肠部位吸收最快,回肠较差。磷的吸收分为主动吸收(需载体及能量)和扩散被动吸收两种机制。磷在肠道的吸收率常因食物磷的存在形式与量多少而变动。大多数食物中含磷化合物以有机磷酸酯和磷脂为主,这些磷酸酯在消化道经酶促水解形成酸性无机磷酸盐后才易被吸收,而乳类食品中则含较多无机磷酸盐,其中酸性无机磷酸盐溶解度最高,故易于吸收。膳食中磷的来源及膳食中有机磷的性质可影响磷的吸收,例如植酸存在于谷胚中,由于人体肠黏膜缺乏植酸酶,故所形成的植物磷酸盐不能被人体吸收。

在机体活跃的生长发育阶段,磷的运转效率高于成年期,以母乳喂养的婴儿,磷吸收率为 85%～90%,学龄儿童或成人吸收率为 50%～70%,此外肠道酸度增加有利于磷的吸收。当肠道中一些金属的阳离子存在时,如钙、镁、铁、铝等,因与磷酸根形成不溶性磷酸盐,而不利于磷的吸收。肠道中活性维生素 D 能有效地促进磷吸收,作用为直接增加肠黏膜对磷运转的结果。

（6）镁的吸收。

食物中的镁在整个肠道均可被吸收，但主要是在空肠末端与回肠部位吸收，吸收率一般约为30%。可通过被动扩散和耗能的主动吸收两种机制吸收。

影响镁吸收的因素很多，首先是受镁摄入量的影响，摄入量少时吸收率增加，摄入量多时吸收率降低。膳食成分对镁吸收也有很大影响，膳食中促进镁吸收的成分主要有氨基酸、乳糖等，氨基酸可增加难溶性镁盐的溶解度，所以蛋白质食物可促进镁的吸收；抑制镁吸收的主要成分有过多的磷、草酸、植酸和膳食纤维等。另外，镁的吸收还与饮水量有关，饮水多时对镁离子的吸收有明显的促进作用。由于镁与钙的吸收途径相同，二者在肠道竞争吸收，因此，也有相互干扰的问题。维生素 D 及其代谢产物 25 羟基维生素 D 和 1,25-二羟基维生素 D_3 促进镁吸收的作用有限。

（7）维生素的吸收。

对水溶性维生素的吸收是以简单的扩散方式进行，特别是分子质量相对较小的维生素更易被吸收。维生素 B_{12} 虽为水溶性但其分子较大，其吸收有自己的特点：只有与胃腺壁细胞分泌的、相对分子质量为 53 000 的一种糖蛋白（又称内因子）结合成大分子复合物才能被吸收，而且只有在回肠才能被吸收。此外，大肠内菌群制造的各种 B 族维生素可由大肠吸收。

①维生素 B_1。维生素 B_1 又称硫胺素、抗脚气病因子、抗神经炎因子等，是发现最早的一种维生素。食物中的维生素 B_1 有三种形式，即游离形式、硫胺素焦磷酸酯和蛋白磷酸复合物。结合形式的维生素 B_1 在消化道裂解后被吸收，吸收的主要部位是空肠和回肠。浓度高时为被动扩散，浓度低时为主动吸收。主动吸收时需要钠离子及ATP，缺乏钠离子及 ATP 酶可抑制其吸收。大量饮茶会降低肠道对维生素 B_1 的吸收。酒精摄入过量，也会降低维生素 B_1 的吸收和利用。此外，叶酸缺乏可导致维生素 B_1 吸收障碍。

②维生素 B_2。维生素 B_2 又称核黄素（riiboflavin）。食物中核黄素与蛋白质形成的结合物进入消化道后，先在胃酸、蛋白酶的作用下水解释放出黄素蛋白，然后在小肠上端磷酸和焦磷酸化酶的作用下水解为游离核黄素。核黄素在小肠上端以依赖 Na^+ 的主动转运方式吸收，饱和剂量为 66.5 μmol（25 mg）。吸收后的核黄素中，绝大部分又很快在肠黏膜细胞内被黄素激酶磷酸化为核黄素 5-磷酸盐（FMN），这一过程需由 ATP 供能。近年来使用人肠上皮细胞进行的研究发现，核黄素的吸收不需要 Na^+ 的参与。大肠也可吸收一小部分核黄素。

影响吸收的因素：胃酸对于核黄素吸收很重要，食物中的核黄素需要从其与蛋白质的复合体中游离出来才能被吸收。胆汁酸盐也可促进核黄素的吸收，吸收量与摄入量成正比。氢氧化铁和氢氧化镁、酒精等可以干扰核黄素的肠道吸收。其他如咖啡因、糖精、铜、锌、铁离子等也影响核黄素吸收。

③维生素 B_6。维生素 B_6 在生长和认知发育、免疫功能、疲劳以及类固醇激素活性等方面发挥重要作用。已证明缺乏维生素 B_6 与脂肪肝、高胆固醇血症、总脂质的蓄积等有密切关系。不同形式的维生素 B_6 大部分都能通过被动扩散形式在空肠和回肠被吸收，经磷酸化形成磷酸吡哆醛（PLP）和磷酸吡哆胺（PMP），被吸收的维生素 B_6 代谢物在肠黏膜和血中与蛋白质结合。转运是通过非饱和被动扩散机制，即使给予极高剂量的维生素 B_6 吸收也很好。许多植物性食物中的维生素 B 以葡萄糖苷（PN-G）形式存在。PN-G 的

吸收效率低于 PLP 和 PMP,因为在人类 PN-G 需要黏膜葡萄糖苷酶裂解,某些 PN-G 能被完全吸收并在许多组织中被水解。

④维生素 B_3。维生素 B_3 又名泛酸。食物中的泛酸大多以辅酶 A 或酰基载体蛋白的形式存在。它们在肠内降解,首先释放出 4-磷酸泛酰巯基乙胺,之后再脱磷酸产生泛酰巯基乙胺,在肠内巯基乙胺酶的作用下,迅速转变为泛酸,食物中泛酸的生物利用率为40%~60%。泛酸的吸收有两种形式:低浓度时,通过主动转运吸收;高浓度时,通过简单的扩散吸收。血浆中的泛酸主要为游离型,红细胞内的泛酸则以辅酶 A 的形式存在。泛酸依赖一种特异的载体蛋白转运进入细胞。

⑤叶酸。叶酸(folicacid)即喋酰谷氨酸,是 B 族维生素之一,最早由 Mitchell 等于1941 年从菠菜中发现并定名为叶酸。混合膳食中的叶酸大约有 3/4 以与多个谷氨酸相结合的形式存在。这种多谷氨酸不易被小肠吸收,在吸收之前必须经小肠黏膜细胞分泌的 γ-谷氨酸酰基水解酶(结合酶)分解为单谷氨酸叶酸,单谷氨酸叶酸因分子小,可直接被肠黏膜吸收。一般膳食中总叶酸的吸收率约为 70%。

⑥维生素 B_{12}。维生素 B_{12} 又称氰钴胺素(cyanocobalamin),是一种预防和治疗由于内因子(IF)缺乏以致吸收障碍而引起恶性贫血的维生素。食物中的维生素 B_{12} 与蛋白质相结合进入人体消化道内,在胃酸、胃蛋白酶及胰蛋白酶的作用下,维生素 B_{12} 得以释放,并与胃黏膜细胞分泌的一种糖蛋白 IF 结合。维生素 B_{12}-IF 复合物对胃蛋白酶较稳定,进入肠道后由于回肠具有维生素 B_{12}-IF 受体而在回肠被吸收。有游离钙及碳酸氢盐存在时,利于维生素 B_{12} 的吸收,未与 IF 结合的由粪便排出。每日能与 IF 结合并被回肠维生素 B_{12}-IF 受体吸收的最大膳食摄入量约为 5 μg/d。

⑦脂溶性维生素 A、D、E、K。因其溶解性和脂类相似,所以它们也需要胆汁进行乳化后才能被小肠吸收,其吸收机理与脂类物质相似,采取简单扩散的方式吸收。脂肪可促进脂溶性维生素的吸收。

a. 维生素 A。维生素 A 以两种形式进入人体,一是以完整的维生素 A 的形式,来源于动物性食物;二是以维生素 A 的前体——胡萝卜素的形式,来源于植物性食物。维生素 A 的吸收与胡萝卜素的吸收过程不同。胡萝卜素的吸收为物理扩散性,吸收量与摄入量相关。胡萝卜素的吸收部位在小肠,小肠细胞内含有胡萝卜素双氧化酶,在其作用下进入小肠细胞的胡萝卜素被分解为视黄醛或视黄醇。维生素 A 则为主动吸收,需要能量,吸收速率比胡萝卜素快 7~30 倍。食物中的维生素 A 在小肠经胰液或小肠细胞刷状缘中的视黄酯水解酶分解为游离状后进入小肠细胞,再在微粒体中酯酶作用下合成维生素 A 棕榈酸酯。无论胡萝卜素还是维生素 A,在小肠细胞中转化成棕榈酸酯后均与乳糜微粒结合通过淋巴系统进入血液循环然后转运到肝脏,在肝脏中再酯化为棕榈酸酯后储存。当周围靶组织需用维生素 A 时,肝脏中的维生素 A 棕榈酸酯经酯酶水解为醇式后,以1∶1 的比例与视黄醇结合蛋白结合,再与前白蛋白结合,形成复合体后释放入血,经血行转运至靶组织。进入靶组织后,维生素 A 与视黄醇结合蛋白解离,并以 1∶1 的比例立即与细胞内视黄醇结合蛋白结合。

b. 维生素 D。维生素 D 是一种作用于钙、磷代谢的激素前体,它与阳光有密切关系,当有足够的阳光照射时可减少维生素 D 的膳食需要。维生素 D 在所有脊椎动物包括人类中的主要生理功能是维持血清钙和磷的浓度在正常范围内,维持神经肌肉功能正常和骨骼健全,它是生命必需的营养素和钙代谢的最重要生物调节因子。

维生素 D 最快的吸收似乎在小肠的近端,也就是十二指肠和空肠,但由于食物通过小肠远端的时间较长,维生素 D 最大的吸收量可能在回肠。在哺乳动物中维生素 D 像其他的疏水物质吸收一样,通过胶体依赖被动吸收。大部分的维生素 D(约 90% 的吸收总量)与乳糜微粒结合进入淋巴系统,其余与 α-球蛋白结合,维生素 D 的这种吸收过程有效性约为 50%。乳糜微粒可直接或在乳糜微粒降解的过程中与血浆中的蛋白质结合,没有结合的血浆维生素 D 随着乳糜微粒进入肝脏,在肝脏中再与蛋白质结合进入血浆。当一次摄入 1 250 μg 的维生素 D 后,维生素 D 的循环浓度在几小时内开始增加,顶峰出现在 12 h,在 72 h 后逐渐下降,这种吸收的测试已被用于肠道维生素 D 吸收不良的诊断。如口服后,维生素 D 循环浓度没有升高即可作出诊断。慢性肝脏疾病、囊性纤维化、克罗恩病、Whipples 病和口炎性腹泻由于小肠不能吸收维生素 D 容易引起缺乏。

c. 维生素 E。维生素 E 又名生育酚(tocopherol),是 6-羟基苯并二氢叫喃环的异戊二烯衍生物,包括生育酚和三烯生育酚(tocotrienol)两类共 8 种化合物,即 α-、β-、γ-、δ-生育酚和 α-、β-、γ-、δ-芳三烯生育酚。前四者之间的不同之处是环状结构上的甲基数目和位置不同,三烯生育酚与生育酚之间的区别是前者侧链上有 3 个双键,而生育酚的侧链上无双键。虽然维生素 E 的 8 种化学结构极为相似,但其生物学活性却相差甚远。α-生育酚是自然界中分布最广泛、含量最丰富、活性最高的维生素 E 的形式,β-生育酚、γ-生育酚和 δ-生育酚的活性分别为 α-生育酚的 50%、10% 和 2%。α-三烯生育酚的活性大约为 α-生育酚的 30%。

维生素 E 在有胆酸、胰液和脂肪的存在时,在脂酶的作用下以混合微粒(mixed micelles)在小肠上部经非饱和的被动扩散方式被小肠上皮细胞吸收。不同形式的维生素表观吸收率十分近似,无论是膳食中摄入的维生素 E 还是维生素 E 补充剂,吸收率在 40% 左右。维生素 E 补充剂在餐后服用,有助于吸收。增加摄入量可使吸收率降低。胰液或胆汁分泌缺乏、胆汁输送障碍或胆管梗阻、脂肪吸收不良、脂肪肝、胰腺炎或囊纤维症患者,可使维生素 E 的吸收受影响而导致缺乏。

d. 维生素 K。维生素 K 是脂溶性的,含有 2-甲基-1,4 萘醌的一族同系物,甲萘醌为一种不含侧链的化合物,它的衍生物可溶于水。作为"抗出血维生素"的维生素 K 是肝脏中凝血酶原和其他凝血因子合成必不可少的。

维生素 K 从小肠吸收进入淋巴系统(哺乳类)或肝门循环(鸟类、鱼类和爬行类),这一过程首先需要形成混合微团以溶解这些物质,随后这些疏水的物质即被分散于肠道的含水腔中。因此,维生素 K 的吸收取决于正常的胰腺和胆管功能。凡能引起损害腔内微团形成的情况(例如矿物油、胰腺外分泌功能失调,胆汁淤滞)都会损害维生素 K 的肠内吸收。其吸收效率变化范围很广,可低至 10% 或高达 80%,这取决于维生素 K 的来源及所服用维生素 K 的赋形剂。当给动物或人经口服用生理剂量至药理剂量的同位素标记的叶绿醌时,20 min 内即出现在血浆中,2 h 到达峰值,随之在 48~72 h 后早指数下降,达禁食水平 1~2 nmol/L(0.5~1.0 ng/mL)。在此期间,维生素 K 从乳糜微粒转运到乳糜微粒残余物中。这些残余物中的维生素 K 能为肝脏、骨骼和脾细胞所摄取。

2.1.3　领域前沿

1. 低聚肽的消化吸收

传统蛋白质消化吸收理论提出膳食蛋白必须完全水解成氨基酸才能通过特定的氨基酸运输系统被吸收。现代营养学研究发现,膳食蛋白经消化道各种酶的作用后大多以小肽的形式消化吸收,而以游离氨基酸形式吸收的比例很小;而且小肽比游离氨基酸消化更快、吸收更多,其生物效价和营养价值比游离氨基酸更高。肽的吸收不仅在蛋白质消化、吸收和代谢中起到至关重要的作用,而且在调节机体生理功能方面也具有十分重要的意义。

体内蛋白质的消化和吸收主要发生在胃和小肠,蛋白质经过一系列酶的作用,降解成为游离氨基酸和寡肽,寡肽在小肠绒毛膜刷状缘受到氨肽酶 A 和氨肽酶 N 的作用,最终以游离氨基酸和小肽的形式被吸收利用。进入细胞的小肽一部分被胞质中的肽酶水解后形成游离氨基酸,用于细胞本身代谢合成或被基底侧的氨基酸转运系统运至体循环;另一部分具有抗水解酶活性的二肽、三肽可直接通过基底侧的肽转运体完整地转运至体循环,后被血浆中的可溶性蛋白酶降解为氨基酸。

小肽在小肠刷状缘的转运吸收机制可能有以下三种。

①具有 pH 依赖性非能耗的 Na^+/H^+ 交换转运体系。小肽转运的动力来源于质子的电化学梯度;质子向细胞内转运产生的动力驱使小肽向细胞内运动,小肽以易化扩散的形式进入细胞,引起细胞质的 pH 下降,进而活化 Na^+/H^+ 通道,H^+ 被释放出细胞,细胞内的pH 恢复到原来水平。

②依赖 H^+ 或 Ca^{2+} 浓度电导的主动转运过程,需要消耗 ATP。研究发现,在一定 H^+ 浓度下,囊泡膜刷状缘肽的主动转运加快,而这种吸收方式在缺氧和添加抑制剂的情况下可被抑制。

③谷胱甘肽(GSH)转运系统。CSH 的跨膜转运与 Na^+、K^+、Ca^{2+}、Mn^{2+} 的浓度梯度有关,而与 H^+ 的浓度无关。

其他寡肽及大分子肽完整吸收机制是小肠绒毛上皮细胞顶部的紧密连接以及表面黏液屏障可阻止大分子进入,但小部分具有抗水解酶活性的大分子肽也可通过转运系统被吸收,其方式可分为以下四种:

①通过紧密连接的细胞旁路径。肠道上皮细胞的紧密连接是一种跨细胞蛋白的耦联,它形成了直径为 $0.4 \sim 0.9$ nm (肠绒毛上皮细胞之间)及直径为 $5 \sim 6$ nm(肠隐窝细胞之间)的孔道,允许多数阳离子和惰性小分子(<600 u)通过,如水溶性肽类。

②被动扩散。高度脂溶性肽类可通过被动扩散进入细胞,在细胞内被胞浆酶水解。

③内吞作用。由于大的极性分子,如分子质量大于 600 u 的肽链片段,不能通过肠上皮细胞的疏水性细胞膜,它们可能通过顶端膜内陷进而形成与溶酶体融合的囊泡进入细胞。

④载体转运系统。

2. 功能性油脂纳米乳对营养素的包埋与利用

亲脂性生物活性物质(多不饱和脂肪酸、脂溶性维生素、植物甾醇、姜黄素、类胡萝卜素和类黄酮等)加入食品前,必须克服水溶性差、结晶、化学不稳定性、半衰期短和生物利用度低等问题。作为有效、安全的食品营养物载运体系,功能性油脂纳米乳是一种具有高口服生物利用度的、稳定透明的生物活性成分递送系统,特别适合于封装疏水性活性物质并将其纳入食品和饮料产品中,具有保质期长、稳定性好和生物利用度高的特点,通常设计用于在食品中储存期间保留生物活性化合物,可以最低限度地改变食品的外观和口感。

红麻籽油纳米乳剂的总 α-生育酚生物利用度分别比红麻籽油和常规方法制备的红麻籽油大乳剂提高了 1.7 和 1.4 倍,富含 α-亚麻酸的姜黄素亚麻籽油纳米乳可以增加血清、肝脏、心脏和脑脂质中 DHA 浓度,有利于满足素食人群需求。海藻油富含 ω-3 长链多不饱和脂肪酸,易发生脂质氧化和产生不愉快的鱼腥味,ω-3 藻油纳米乳(ADS = 258 nm)改善草莓酸奶 DHA 吸收速率、吸收量和生物利用度。

载体油种类和体积分数对营养物质利用率有较大的影响,如亚麻油纳米乳的物理和氧化稳定性增强后可以提高类胡萝卜素的生物可及性,将杜仲籽油纳米乳作为功能性原料添加所得橙汁饮料的理化指标、微量元素含量及微生物指标均符合国标要求;海藻油纳米乳在饮料生产和疏水性生物活性物质的包封等方面潜在应用价值很高,蟹油纳米乳的脂肪酸释放量及 β-胡萝卜素生物利用度均高于粗乳液,可作为食品添加剂应用于透明食品中。

2.2　转运系统

各种营养素由肠道被吸收到门静脉后,被带到肝脏,由此处再转运到全身各组织。脂肪进入淋巴管后转运到胸导管,然后入静脉,而其他各种营养素由血流运送到机体的各种组织后,在局部毛细血管、细胞外液、间质液及细胞之间,营养素由高浓度的毛细血管内皮细胞进入细胞外液。营养素从细胞外液进入细胞内存在两种机理:一是从高浓度侧的细胞外液向低浓度的细胞内的简单扩散;二是细胞对营养素的主动选择吸收过程,此过程需要特异性载体并消耗能量,然后营养素进入细胞内。

2.2.1　血液循环系统

血液循环系统由心脏和血管组成。心脏是推动血液循环的动力器官。血管是血液流动的管道,具有运输血液、分配血液和物质交换的功能。血液循坏在人类可分为体循环与肺循环,两者共同实现完整的循环功能。体循环为血液从左心室排出进入主动脉,然后进入各级动脉、全身各组织的毛细血管,再进入各级静脉、上下腔静脉,回至右心房。肺循环为血液从右心室排出,经肺动脉、肺泡壁毛细血管、肺静脉后流至左心房。

构成机体的每个细胞,必须不断地从机体周围环境中摄取氧和营养物质,并向外界排出代谢产物,以维持新陈代谢的正常进行。血液在循环过程中,从消化道获得营养物质、水和无机盐;从肺脏吸收氧并排出二氧化碳。与此同时,血液也将组织细胞代谢所产生的废物及多余的水分运到肾脏等排泄器官排出体外,以维持细胞物质供应和内环境化学组成与理化特性的相对稳定,并实现机体功能的体液性调节以及血液的防御功能。

在血液循环系统自身调节和神经体液因素的调节下,当机体某一部分活动加强而代谢率增高时,其血流量便增多。与此同时,活动水平较低的部分其血流量将减少,从而使机体各部的血流量能够与其代谢水平相适应,使机体能够完整而协调地进行生命活动。

心脏的主要功能是泵血。心脏跳动是血液循环的动力心内和血管内瓣膜控制血液沿单一方向流动。在人的生命过程中,心脏不断地、有节律地收缩与舒张,收缩时将血液射入动脉,舒张时将血液从静脉吸入心脏,实现其泵血功能。心脏这种节律性收缩和舒张活动是在心肌生理特性的基础上产生的,而心肌的各种生理特性又与心肌细胞的生物电现象密切相关。

2.2.2　淋巴系统

淋巴系统是血液循环的辅助装置,由淋巴管、淋巴结、脾和扁桃体组成。组织液首先汇集于淋巴管内,然后通过淋巴循环,最终回流入循环血液中。它的主要功能是运输全身淋巴液进入静脉、淋巴结、脾和扁桃体,还具有生成淋巴细胞、清除体内微生物等有害物质、产生抗体等作用。

1. 淋巴结

淋巴结为一圆形或椭圆形结构,大小不一,存在于淋巴管经过的地方;其主要功能是产生淋巴细胞、抗体以及过滤淋巴液;主要分布在耳后、枕部、颌下、颈部、腋窝和腹股沟等处。当身体出现炎症时,相应器官处的淋巴结就会肿大。

2. 扁桃体

扁桃体位于口腔后上壁,悬雍垂的两侧,能产生淋巴细胞,具有防御功能。

3. 脾

脾是人体内最大的淋巴器官,其结构与淋巴结相似,具有造血、储血及滤血功能。

4. 淋巴循环的生理意义

(1)回收蛋白质。

从毛血管滤出的组织液中含有小蛋白质,如抗体、某些激素和某些酶等,它们在细胞间隙中与细胞直接接触,发挥其相应的作用。组织液中的蛋白质一般不能逆浓度差重吸收回毛细血管,而是进入毛细淋巴管,由淋巴循环运回血中。

(2)调节血浆和组织液之间的液体平衡。

淋巴的流动速度虽然很慢,但一天中从淋巴管流回到血管的淋巴的量大致相当于人体血浆总量,故淋巴循环对血浆和组织液之间的平衡起着一定的作用。

(3)运输脂肪及其他质。

小肠黏膜吸收的脂肪经小肠绒毛的毛细淋巴管吸收而转到血中。

(4)防御屏障作用。

组织间隙的细菌及其他异物进入淋巴管,在淋巴回流过中经过淋巴结时被淋巴结中的巨噬细胞吞噬。此外,淋巴结尚能产生淋巴细胞和浆细胞,参与免疫反应。故淋巴系统还具有重要的防御功能。

2.2.3　脂质的转运过程

脂质是生物体的重要组成部分,包括脂肪酸、类脂和固醇。它是人体的主要储能物质,也是构成细胞及各种细胞器的重要成分,对维持生物体的正常新陈代谢起着积极的作用。机体自身合成和从食物中吸收入血的脂质需要透过内皮细胞到达组织从而发挥其作用。脂质的转运相对复杂,所涉及的主要物质包括小凹(Caveolae)、小凹蛋白(如 Caveolin-1、2、3)、三磷酸腺苷结合盒转运体(ATP Binding Cassette transporter,ABC)家族、高密度脂蛋白(HDL)受体(如 SR-B、CD36、HBP)、亲免素家族(如 Cyclophilin A、Cyclophilin 40)等。

1. 小凹

小凹在脂质转运过程中发挥着中心枢纽的作用。许多与脂质转运相关的重要蛋白caveolin-1、ABC、清道夫受体 B(SR-B)都富集于小凹中。小凹是细胞膜表面的疏水性内陷微区,主要由胆固醇、糖基鞘磷脂、鞘磷脂和一些结构蛋白(如小凹蛋白)组成。其中,胆固醇在小凹上的含量很高,这对维持小凹正常的结构和功能非常重要,而 β_2 环糊精可降低小凹胆固醇含量,使小凹结构破坏。小凹可以通过跨细胞转运和内化来转运脂质及其他物质。内皮细胞中的小凹不仅存在典型的烧瓶状或希腊字母 Ω 状,也存在其他形式,如形成分离的囊泡或管状的囊泡通道。其中,管状通道相对较重要,因为这种结构可以把管腔和基底膜连接起来,从而形成一个跨内皮细胞的通道,发挥囊泡转运作用。类似于跨细胞转运作用,内皮细胞的入胞作用也分为非特异性(液相或吸附)和特异性(受体介导式)两种方式。在正常情况下,脂质和其他一些大分子物质如转铁蛋白、血浆铜蓝蛋白和白蛋白等聚集于内皮细胞表面小凹内,直接进入溶酶体,降解后被转运到胞质,为内皮细胞代谢提供所需胆固醇、氨基酸、磷脂或脂肪酸等。

2. 小凹蛋白

(1)小凹蛋白的结构。

小凹蛋白是小凹的表面标记蛋白和结构蛋白,目前已确定的小凹蛋白家族成员有Caveolin-1、Caveolin-2 和 Caveolin-3。而内皮细胞主要表达 Caveolin-1,它是分子质量为21~24 ku 的多功能信号蛋白,多表达于小凹、内质网和高尔基体,并可在胞质与胞膜之间穿梭,其功能与其酪氨酸磷酸化程度密切相关。小凹蛋白的氨基酸序列中包括一段长达33 个氨基酸的疏水区域,该疏水区域两端均带有一个脯氨酸残基,形成一个发夹结构,其N 末端、C 末端均面向胞质。

(2)小凹蛋白的功能。

当循环系统中的高密度脂蛋白通过识别 HDL 特异性受体 SR-B1 后,SR-B1 通过亮氨酸拉链区形成二聚体,建立疏水通道。HDL 球形颗粒外面的磷脂膜与细胞外层形成半融合状态,胆固醇酯(Cholest Erolester,CE)通过疏水通道沿浓度梯度转运至小凹,并与小凹蛋白结合。小凹形成含有 SR-B1、小凹蛋白及 CE 的囊泡内陷至细胞内,摄取的脂质将用来满足内皮细胞自身的需要或通过细胞基底膜侧的转运到细胞间隙。此外,小凹蛋白还参与胆固醇的逆转运,Caveolin -1 转运胆固醇出胞运动主要有两种方式:一种是囊泡形式,另一种是复合物形式。Caveolin-1 可跨内质网膜,促进内质网装配的脂滴以出芽形式离开内质网,并随同脂肪分化相关蛋白(Adipophilin)一起覆盖在脂滴表面。携带脂滴以囊泡形式向胞膜转运,另外。Caveolin-1 也可与亲环蛋白 A、亲环蛋白 40 和热休克蛋白56 形成胆固醇转运复合物,将胆固醇从胞内转运到细胞膜,储存于小凹。位于小凹中心的三磷酸腺苷结合盒 ABC-A1 或清道夫受体 B1 跨膜转运体系随后将胆固醇交给高密度脂蛋白-载脂蛋白 A1 胞外转运体系,进而完成脂质的逆转运。

3. ABC 家族

在胆固醇外向转运中 ABC 家族和 SR-B1 也发挥着不可替代的作用。三磷腺苷结合盒转运体属于 ABC 超家族,*ABC* 基因编码细胞内胆固醇流出调节蛋白(Cholesterol Efflux Regulatory Protein,CERP),介导许多作用底物如氨基酸、蛋白质、胆固醇、磷脂等的跨膜转运。目前已发现的 ABC 分为 A、B、C、D、E、F6 个家族,其中 ABC A1 在脂质代谢中起的作用最重要,三磷腺苷结合盒转运体(ABC A1)诱导胆固醇跨膜外运的具体过程由两种工作模式来描述。

①分子流出(两步转运模式)。ABC A1 先催化磷脂转移到脂蛋白上,构成媒介复合物,之后该复合物从胆固醇富集区外移胆固醇,并与之结合逐步形成 HDL。

②膜溶解(一步转运模式)。磷脂和胆固醇作为两个不连续的单位,在 ABC A1 介导下同时流动、扩散到脂蛋白上,组成磷脂、胆固醇和脂蛋白的三者复合物,该复合物可以在膜上运动带走大量胆固醇。此外,SR-B1 亦可双向进行胆固醇酯的摄取和游离胆固醇的流出,净流出方向依据跨膜胆固醇浓度梯度。

4. 高密度脂蛋白受体

清道夫受体 B1(Scavenger Receptor Class B type 1,SR-B1)作为 HDL 最主要的受体,介导脂质选择性摄取和胆固醇流出。SR-B1 由 509 个氨基酸组成,在细胞膜上为一个马蹄样结构,由两个胞内域、两个跨膜域和一个胞外域构成,其中胞外域含有 9 个糖基化位点,且富含半胱氨酸,对 HDL 的选择性摄取十分重要。SR-B1 主要分布在心、肝、肾、脑、内皮细胞、脂肪细胞、平滑肌细胞等器官和组织中。SR-B1 介导的脂质转运主要由两个相互独立的步骤完成:第一步,SR-B1 和 HDL 特异性结合;第二步,脂质从 HDL 到细胞的选择性转运。虽然已经知道 HDL 中的胆固醇酯能被内化吸收,但其具体机制仍需进一步明确,为此提出了以下三种工作模式:

①脂质相融,HDL 的磷脂与细胞膜的脂质相融促使 HDL 中的胆固醇酯转运。

②形成疏水通道,多个 SR-B1 形成疏水顺浓度梯度将 HDL 转移至细胞膜。

③细胞内吞,HDL 被内吞至细胞,胆固醇酯被吸收,最后再将 HDL 分泌出胞。SR-B1 除介导胆固醇酯的吸收外,还能介导其流出,这取决于细胞的类型。SR-B1 的水平受很多因素的调节,如血浆脂质水平、激素、细胞因子、膳食等。

5. 亲免素家族

亲免素(Cyclophilin,Cyp)是在自然界中广泛存在、高度保守且具有多种生物活性的一类蛋白质。已在人体中发现了 16 种,如 CypA、CypB、CypC、CypD、CypE、Cyp40 及CypNK。其中,CypA、Cyp40 参与细胞胆固醇转运复合物的形成,CypA 具有肽酰脯氨酰顺反式异构酶(PPIase)活性,可催化脯氨酸肽键的顺反式异构化反应,通过这种作用和小凹蛋白结合并形成 Caveolin-1/Cy40/CypA/HSP56 胆固醇转运复合物,进而调节细胞内外的脂质水平,但研究证明 CypA 也能通过其受体 CD147 对血管内皮细胞产生损伤作用。

2.3　胃肠道的功能与人体健康

胃肠道在维持人体营养和健康、抵御疾病的过程中起到极为重要的作用。胃肠道的功能主要包括显性功能和隐性功能,显性功能大多数人都知道,即消化和吸收食物。通过消化吸收食物,人体获得能量和营养素,达到维持生命和健康、生长发育、增强抵抗力、抵御疾病的目的。隐性功能,即参与机体的免疫功能和生理调节功能。参与机体免疫是指胃肠道具有一定的消除有毒物质及致病微生物的能力;生理调节功能是指胃肠道能够分泌多种激素,参与消化系统和全身生理功能调节。

2.3.1　胃肠道的激素与神经系统

在消化道从胃到大肠的黏膜层内存在 40 多种内分泌细胞,它们能合成和释放多种活性物质,统称为胃肠激素(gastrointestinal hormone)。由于消化道黏膜中内分泌细胞总数超过体内所有内分泌腺细胞的总数,因此,消化道也被视为体内最大、最复杂的内分泌器官。迄今为止,已被确定的胃肠激素均属于肽类物质。

胃肠激素发挥作用的方式有多种,大致分为以下 5 类。

①多数激素,如促胃液素(gastrin)、促胰液素(secretin)、胆囊收缩素(Cholecystokinin, CCK)和抑胃肽(Gastric Inhibitory Peptide, GIP)等都经血液循环而作用于靶细胞,称为内分泌或远距分泌。

②生长抑素,可通过组织间液扩散至邻旁细胞而发挥作用,称为旁分泌。

③血管活性肠肽、P 物质和促胃液素释放肽(Gastrin-Releasing Peptide, GRP)等,可由内在神经或外来神经系统的神经元分泌,称为神经分泌。

④促胃液素和胰多肽等,可分泌入消化道腔内,再作用于靶细胞,称为腔分泌。

⑤还有些激素由分泌细胞分泌后,经组织间液扩散,又反过来作用于分泌这种激素的分泌细胞自身,称为自分泌。

胃肠激素的主要生理作用是调节消化器官的功能活动,主要包括以下 3 种:

①促进或抑制消化道运动和消化腺分泌。例如,促胃液素能促进消化道运动,也能促进胃液、胰液、胆汁和小肠液的分泌;促胰液素能促进胰液、胆汁和小肠液的分泌,抑制消化道运动和胃液分泌。

②调节其他激素释放。例如,生长抑素能抑制胰岛素和胰高血糖素的分泌;抑胃肽能刺激胰岛素的分泌。

③营养作用。一些胃肠激素可促进消化道组织的代谢和生长,这种作用称为营养作用(trophicaction)。如促胃液素能刺激胃和十二指肠黏膜的 DNA、RNA 和蛋白质的合成;缩胆囊素能促进胰腺外分泌组织的生长。主要胃肠激素的生理作用见表 2.1。此外,在消化道以外的部位,如在中枢神经系统中,胃肠激素还可产生十分广泛的调节效应。

表 2.1　主要胃肠激素的生理作用

胃肠激素	英文名称	作用	内分泌细胞	分布部位
促胃液素	gastrin	刺激胃酸分泌,刺激胃蛋白酶原、促胰液素、内因子、胰酶等的分泌,以及促进黏膜生长,并增强由葡萄糖引起的胰岛素释放作用	G 细胞	胃窦十二指肠
促胰液素	secretin	促进胰腺分泌水和碳酸氢盐,刺激肝细胞分泌胆汁	S 细胞	小肠上部
胆囊收缩素	Cholecystokinin（CCK）	引起胆囊收缩和胆总管括约肌松弛,促进胰酶分泌,对胰腺有重要的营养作用,促进胰腺组织的生长	I 细胞	小肠上部
抑胃肽	Gastric Inhibitory Peptide（GIP）	刺激胰岛素分泌,抑制胃酸、胃蛋白酶和胃液分泌,抑制胃排空	K 细胞	小肠上部
胃动素	motilin	促进消化期间胃和小肠运动	Mo 和 ECL 细胞	胃、小肠、结肠
血管活性肠肽	Vasoactive Intestinal Peptide（VIP）	扩张心、脑、肺血管,调节脑血流量,降低血压和肺动脉压,松弛支气管平滑肌,有中枢性调节体温、睡眠和刺激催乳素释放等作用;在消化系统,主要松弛胃肠道平滑肌,包括胃的容纳性舒张、肠道蠕动时的下行性松弛,食管下段括约肌的松弛等		胃肠黏膜和肌层
神经降压素	neurotension	神经递质、神经调质和局部激素作用	N 细胞	小肠上部
脑啡肽	enkephalin	阵痛		胃肠黏膜和肌层
胰岛素	insulin	降低血糖,促进全身组织对葡萄糖的摄取和利用,促进脂肪合成与储存,促进蛋白质合成	β 细胞	胰岛
胰高血糖素	glucagon	促进糖异生和肝糖原分解,使血糖明显升高;促进脂肪的分解和脂肪酸的氧化,使血液中酮体增多;抑制蛋白质的合成,促进蛋白质的分解	α 细胞	胰岛
胰多肽	pancreatic polypeptide	抑制缩胆囊素和胰酶的释放,使胆囊平滑肌松弛,降低胆囊的压力,胆总管括约肌紧张加强,抑制胆汁向十二指肠排放	PP 细胞	胰岛
生长抑素	somatostatin	抑制生长激素、甲状腺刺激激素、胰岛素和胰高血糖素的分泌,抑制胃酸分泌	D 细胞	胃肠黏膜胰岛

有些肽类激素在消化道和中枢神经系统中同时存在,此类激素称为脑-肠肽。胃肠道激素与神经系统之间的关系,实际上主要是脑-肠肽与神经系统的关系。目前已发现并确定为脑-肠肽的有 15 种之多。脑-肠肽具有广泛的生物效应,在生理情况下脑-肠肽可影响摄食,参与中枢对胃肠分泌活动和机械运动的调节,影响体温、痛觉以及心血管运动和生殖过程等。

2.3.2 肠道微生物

人类肠道菌群由许多不同的微生物群落组成,其中包括各种各样的细菌、古生菌、真菌以及病毒。由于年龄、性别、种族及饮食上的差异,个体间的肠道菌群在组成及功能上都存在明显的不同。这些微生物菌群的不同特征关系到个体的健康与疾病。过去由于许多细菌不能在实验室条件下培养,因而相关的研究受到了很大的限制。随着第二代测序技术的出现、多组学技术的兴起和生物信息学工具的日益完备,与人类相关的微生物研究模式正在经历着一场根本性的变革。人们对肠道微生态的结构、功能及其对人体健康和疾病的作用有了进一步的了解。

成人胃肠道黏膜表面积达 300 m^2,是人体与外界环境发生相互作用的最大区域。定植在成人胃肠道中的微生物数量约为 10^{14} 个,包括细菌、真菌、寄生虫和病毒,其数量是人体体细胞总数的 10 倍。正常情况下,成人肠道菌群质量超过 1 kg,编码约 330 万个特异基因,是人类基因组编码基因数的 150 多倍。不同个体间基因组的差异只有 0.1% 左右,而不同个体间肠道微生物组的差异可以达到 80%~90%。

与宿主共生的肠道菌群在宿主的代谢、免疫、营养等方面有着不可忽视的作用。肠道菌群的生态平衡是决定机体健康的重要因素,正常的菌群结构能够促进机体健康,而菌群失调会造成疾病的发生或者加重已有疾病的症状。宿主基因组和菌群基因组必须协调工作、各司其职,以维持各种环境条件下的人体健康。肠道菌群失调已经被认为与超过 50 种疾病有关,包括 2 型糖尿病、结直肠癌、肝硬化、高血压以及肌痛性脑脊髓炎、慢性疲劳综合征等。

1. 食管、胃和小肠的菌群组成

远端食管微生物的多样性较小,以链球菌为优势菌种。远端食管菌群多样性的增加与慢性炎症和不典型增生的发生有关。菌群多样性较小以及一些优势菌属(如链球菌)的存在,可能是食管健康状态的重要特征。其他菌属如普氏菌属、放线菌属、乳酸菌属以及葡萄球菌属,均可在远端食管被检测出,但这些菌属与健康的相关性不清楚。

胃腔为酸性,因此耐酸的菌群方可在胃中生存。幽门螺杆菌可以作为一种共生菌或者病原菌存在于胃中。胃内幽门螺杆菌的存在与胃炎及消化性溃疡有关。幽门螺杆菌的存在显著地影响胃中菌群的组成。当发生幽门螺杆菌感染时,胃菌群多样性显著下降。Blaser 首先提出根除幽门螺杆菌后,个体对于食管炎和瘤样病变的易感性增加。除了幽门螺杆菌外,胃内常见的细菌包括几个在口腔和食管中发现的菌种。人类胃中最主要的细菌由 10 种菌属组成,其中包括普氏菌属、链球菌属、韦荣球菌属及罗氏菌属等。在无幽门螺杆菌感染的情况下,远端食管和胃中的最大优势菌属是链球菌属。

目前,人类小肠的微生态研究仍然是探索微生物的前沿。从十二指肠开始,从近端小肠到远端小肠,小肠菌群的相对多样性和复杂性逐渐增加。链球菌属是十二指肠和空肠

的一个优势菌属。目前关于健康人小肠的宏基因组的研究较少。

2.大肠的菌群组成

由美国国立卫生研究院资助的人类微生物组计划(HMP)的结果显示,招募的300名受试者研究队列平均年龄为26岁,平均体重指数(BMI)为24 kg/m²。研究共收集了18个不同身体部位的样本,但胃肠道的菌群仅以粪便样本的菌群来代表,且样本由受试者本人收集。最后纳入分析的共242份样品。通过16S rRNA基因测序测定微生物的组成,利用全基因组测序构建宏基因组图谱。全基因组测序的结果表明健康人胃肠道菌群含有70~100个已知的菌种。然而,将罕见的、低丰度的以及未分类的细菌类群考虑在内时,健康人的肠道细菌的数量可能超过1 000种。基于已知细菌类群产生的微阵列研究发现,每个健康成年人肠道细菌平均含有470个门类。

2.3.3 胃肠道的微生态稳态与健康

肠道微生态(intestinal microecology),是指微生物群聚居于机体肠道的所有生物群,不仅包括细菌,还包括其他微生物如真菌、古生菌、病毒和原生动物等。肠道微生态作为人体四大微生态中最重要的一环,其组成十分复杂。肠道微生态系统主要由肠道菌群组成,包括三大类:①与机体共生的生理性菌群;②潜在的条件致病菌群;③侵入性病原菌群。

肠道菌群在早期被认为由500~1 000种细菌所组成,但现有的研究发现人类肠道菌群的组成超过35 000种细菌。正常的人类肠道微生物群主要由两个类群组成,即类杆菌门(Bacteroidetes)和厚壁菌门(Firmicutes),类杆菌门包括普氏菌属、类杆菌属;厚壁菌门包括梭状芽孢杆菌属、肠球菌属、乳酸菌属和瘤胃球菌属,这些构成了机体90%的菌属类别和肠道微生态优势菌属。然而,不同的解剖部位,肠道细菌的数量也各不相同,成人肠道菌群主要分布于结肠和末端小肠。肠道菌群的分布和数量与肠道内pH密切相关。近端小肠pH为5.5~7.0,至末端回肠逐渐升至6.5~7.5,从回肠至盲降至5.5~7.5,右半结肠和直肠升至6.1~7.5。上段小肠中绝大多数为需氧菌和革兰阴性菌;回盲部细菌密集,以厌氧菌占优势,如类杆菌、双歧杆菌、真菌、乳酸菌、梭状芽孢杆菌;结肠中厌氧菌数量更多,浓度为$10^{11} \sim 10^{12}$ CFU/g,优势菌为类杆菌、双歧杆菌和真菌,革兰阴性球菌、梭状芽孢杆菌、肠球菌、肠杆菌等也较常见。回盲部和结肠细菌增多的原因是这些部位的pH超过中性,肠液流量少,肠蠕动减慢。

肠道微生态参与机体的新陈代谢、营养、生理与免疫功能,因此与机体的健康、疾病密切相关。肠道微生物群含有比人类基因组多150倍的基因,这使得它们能够进行各种各样的代谢功能,也编码了许多人们无法自行合成的酶。肠道微生物群通过对膳食纤维的消化和发酵产生短链脂肪酸(Short Chain Fatty Acid,SCFA),SCFA不仅可以为肠道细胞供能,还可以通过释放瘦素和胰高血糖素样肽(Glucagon-Like Pepide-1,GLP1)参与能量平衡。肠道微生物群还可通过激活脂肪细胞上的脂蛋白脂肪酶活性而影响脂肪代谢。肠道微生物群也富含一种有效的蛋白质代谢结构,这一功能主要通过微生物蛋白酶及肽酶与人的蛋白酶相结合而完成。肠道菌群能够产生多种维生素、合成所有重要和不重要的氨基酸,并完成胆汁的生物转化。此外,肠道微生态为一些不易被机体消化的碳水化合物提供了重要的生化代谢途径,这些碳水化合物包括来自饮食中的大部分多糖(如抗性淀粉、纤维素、半纤维素、果胶和树胶)、一些消化不全的低聚糖、未被吸收的糖和酒精以及体内产生的黏蛋白。这些功能促进了机体能量的恢复与营养吸收,同时为菌群的生长与繁殖提供了营养物质。

越来越多的肠道微生态生理功能被发现,除了传统的促进消化吸收、参与物质代谢和抑制肠道致病菌生长外,肠道微生态还在胃肠道系统的发生和自稳过程中起关键作用,对心血管系统和免疫系统具有重要影响。肠道微生态系统与肠黏膜免疫系统相互作用,参与肠黏膜免疫细胞的发育,启动调节肠黏膜免疫功能的信号传导通路。肠道微生态系统与肠黏膜屏障共同组成完善的肠道防御机制,以直接和间接两种方式共同抵御致病菌的侵袭。直接方式为肠道共生菌群与致病菌竞争消耗营养物质,抑制致病菌的增殖;间接方式为肠道共生菌群通过分解代谢糖类以获得短链脂肪酸,主要是乙酸,从而抑制毒素在肠道内的移位。同时,肠道共生菌群可刺激肠黏膜分泌黏液,加强肠道的屏障作用。

生理状态下的肠道微生态系统是一个复杂的细菌生态系统,肠道菌群之间相互依存、相互制约,保持着稳定的比例,并按一定顺序定植于肠壁,达到稳定的微生态平衡,对宿主具有生物屏障作用。肠内细菌分布呈明显的纵轴性,细菌与肠黏膜以黏附或嵌合的形式结合,组成有一定规律的膜菌群形成菌膜屏障结构,能阻止病原微生物过度生长,限制其黏附于肠黏膜。正常肠道菌群中的部分细菌具有潜在致病性,可产生毒素等有害物质,引起炎症反应等病变。肠道有益菌与有害菌之间的动态平衡极易被打破,多种病理因素和治疗干预均可破坏肠道微生态系统,导致肠道菌群比例、数量、种类、位置发生改变,引起肠道菌群紊乱,致病菌过度生长。过度生长的细菌可通过细菌蛋白酶等直接破坏肠上皮细胞微绒毛膜蛋白,或改变肠上皮细胞的生化反应,使微绒毛受损甚至消失。过度生长的细菌还可产生各种毒素以及其他代谢产物,抑制肠上皮细胞的蛋白质合成,从而损伤肠黏膜屏障,甚至引起肠道炎症反应。肠黏膜屏障功能改变可引起细菌易位,使寄生于肠道内的微生物及其毒素穿过肠黏膜屏障,大量侵入正常情况下无菌的肠壁和肠外组织,如肠壁浆膜、肠系膜淋巴结、门静脉以及远处器官,引发肠源性全身感染。因此,肠道微生态的组成和代谢状况在正常成人中能够保持相对稳定,对于胃肠道功能的正常发挥和机体稳态意义重大。肠道微生态的失衡与肥胖、脂肪肝、2 型糖尿病、关节炎等及胃肠疾病如炎症性肠病(Inflammatory Bowel Disease,IBD)、肠易激综合征(Irritable Bowel Syndrome,IBS)、结肠恶性肿瘤等有关。

肠道微生物群的获取始于出生,婴儿刚出生时肠道并无菌,但很快就有了微生物群,并于 3 岁时达到成人状态。肠道微生态受到一系列因素的强烈影响,包括遗传学、免疫学因素、抗生素的使用以及饮食习惯。实际上,肠道微生物群的个体差异部分地由饮食的摄取不同而引起,如膳食中的多酚及紫甘薯花青素等可调控肠道微生物群,使双歧杆菌、乳酸菌等有益菌都有较好的增殖作用,并对类杆菌、梭状菌的生长有一定的抑制作用,从而改善机体健康。而多酚广泛地存在于水果和蔬菜中,以及一些植物源性产品如可可粉、茶及葡萄酒等。此外,肠胃微生物群还受到其他因素的影响。胃酸度可影响肠道微生物群,胃酸缺乏的人其胃内细菌数可达 10^6 CFU/mL。胆汁可刺激细菌生长,食用西式膳食的人粪中胆盐及其衍生物较多,其中类杆菌数也较多。肠道蠕动也影响着肠道微生物群的量。

2.3.4 领域前沿(肠道菌群与阿尔茨海默病)

阿尔茨海默病(Alzheimer's Disease,AD)俗称老年痴呆症,是一种中枢神经系统的复杂退行性病变,临床表现为进行性认知功能障碍、记忆障碍、失语、视觉空间损害、执行功能障碍、人格和行为改变等,多发于 65 岁以上人群。随着全球人口老龄化进程的发展,AD 患者数量呈逐渐上升趋势,目前全球约有 0.475 亿人患 AD,预计到 2030 年将达 0.82 亿,2050 年将达 1.52 亿。AD 已成为严重危害人类健康的重大疾病,其发病机制较为复杂,目前仍未完全阐明,主要涉及淀粉样 β 蛋白(Amyloid β-protein,Aβ)毒性、Tau 蛋白过度磷酸化、胆碱能神经系统损伤、氧化应激反应、神经炎症反应、基因突变、线粒体功能障碍、胰岛素信号传导异常及肠道菌群失衡等。

近年研究发现,肠道菌群可参与肠道与脑部之间的信号传递。肠道微生物组可通过肠-脑轴影响中枢神经系统功能,中枢神经系统也可以同样的方式影响肠道微生物的组成和部分功能,构成微生物-肠-脑轴。肠道菌群作为神经功能的重要调节器,在 AD 预防及治疗上具有重要意义。

尽管肠道菌群与 AD 的关系还需进一步研究,但 AD 患者认知功能与肠道微生态失衡之间的相关性已得到普遍认可。目前认为肠道菌群远程感知、调节中枢神经信号、影响 AD 发生的可能作用机制如下:

①肠道菌群紊乱通过肠-脑轴内的双向沟通,导致肠道屏障及血脑屏障通透性增加,引起全身性及中枢神经系统炎症。

②肠道菌群的代谢产物导致神经反应性代谢产物发生改变,如 γ-氨基丁酸、5-羟色胺、β-N-甲氨基-L-丙氨酸的分泌、维生素 B_{12} 的合成及 N-甲基-D-天冬氨酸受体和脑源性神经营养因子的表达。

③肠道菌群紊乱,破坏肠道微生态,导致病原菌过量生长,介导神经毒物的生物转化,改变了其母体化合物的神经反应。

④微生物直接感染,临床研究已证实幽门螺杆菌可诱发 AD 患者大脑感染,直接或间接参与 AD 发生和发展。

肠道菌群可控制小胶质细胞的成熟、激活和正常功能发挥,在肠道菌群受损的情况下,小胶质细胞的成熟及其对 Tau 蛋白和 Aβ 的吞噬能力大大降低。一个稳定的多样性肠道菌群微生态可逆转这些改变。除宿主遗传因素等难以改变的影响,肠道菌群可通过日常饮食等因素调节,因此,肠道菌群调控已成为 AD 干预治疗的新方向。

问答题:

1. 消化吸收对机体的意义是什么?
2. 小肠的运动大致分为哪几种?
3. 小肠有哪些有利于吸收的条件?
4. 描述糖的吸收过程。
5. 淋巴循环的生理意义有哪些?
6. 胃肠激素的生理作用有哪些?

第3章 能量代谢与平衡

新陈代谢是生命活动的基本特征,新陈代谢包括物质代谢(material metabolism)和能量代谢(energy metabolism)。机体组织细胞吸收、利用食物中的糖、蛋白质、脂肪等营养物质,一方面通过合成代谢(anabolism)构筑和更新自身;另一方面通过分解代谢(catabolism)产生能量以满足生命活动的需要。食物的消化和代谢、体温的维持、肌肉运动、腺体分泌和神经传导,这些基本生命活动所需要的能量都是通过体内物质代谢获得的,体内物质的合成、分解与能量的消耗、产生是相伴相随的。物质代谢过程中所伴随的能量产生、储存、转移、释放和利用的过程称为能量代谢。

3.1 概　　述

3.1.1　能量的单位

能量有多种形式,也有不同的表示方式。多年来人们对人体摄食和消耗的能量通常用热量单位,即卡(calorie,cal)或千卡(kilo-calorie,kcal)表示。1 cal 相当于 1 g 水从 15 ℃升高到 16 ℃,即 1 g 水温度升高 1 ℃所需的热量,营养学上通常以千卡为常用单位。1969 年在布拉格召开的第七次国际营养学会议上推荐采用焦耳(Joule)代替卡。统一以焦耳为单位虽然可以消除以卡为单位的混乱,但是营养学上的食物成分表至今仍未普遍采用焦耳来代替卡。WHO 建议暂时在食物成分表里平行列出热化学卡和焦耳的数值以作为过渡。1 J 相当于用 1 N 的力将 1 kg 物体移动 1 m 所需的能量。1 000 J 称为 1 kJ,1 000 kJ 称为 1 大焦耳或 1 兆焦耳(1 MJ)。

焦耳与卡的换算关系为

$$1 \text{ 千卡}(\text{kcal}) = 4.184 \text{ 千焦耳}(\text{kJ}) \tag{3.1}$$

$$1 \text{ 千焦耳}(\text{kJ}) = 0.239 \text{ 千卡}(\text{kcal}) \tag{3.2}$$

近似计算为

$$1 \text{ kcal} = 4.2 \text{ kJ}, \quad 1 \text{ kJ} = 0.24 \text{ kcal}$$

粗略换算时可采用乘以 4 或除以 4 表示。

3.1.2　产能营养素的生热系数

人体所需的能量来自于食物中的碳水化合物、脂肪和蛋白质。它们在体内被氧化分解并释放能量,供机体进行各种生命活动。所以,碳水化合物、脂肪和蛋白质为体内三大产能营养素。

在体内,食物中的产能营养素不全是可以完全被氧化分解产生能量的,碳水化合物和脂肪在体内可以完全氧化成 CO_2 和 H_2O,所产生的能量与其在体外燃烧所产生的能量相等;但蛋白质在体内不能完全氧化,分解产物中有一些含氮化合物(如尿素、肌酐和尿酸等)排出体外,将每克蛋白质产生的这些物质在体外完全燃烧,还可以产生 5.44 kJ 的能量,所以蛋白质在体内产热比体外少。1 g 碳水化合物、脂肪和蛋白质在体内氧化时平均产生的能量分别为 17.15 kJ、39.54 kJ 和 18.2 kJ。

食物中的营养素不能全部被消化吸收,且其中产热营养素的消化率各不同,也影响它们在体内产生的热量。一般混合膳食中营养素的吸收率分别为碳水化合物 98%、脂肪 95% 和蛋白质 92%。营养学上把每克产能营养素体内氧化产生的能量值称为生热系数。在实际应用时,将食物中每克产能营养素产生的能量按如下关系换算,其生热系数分别如下:

碳水化合物:17.15 kJ×98% = 16.81 kJ ≈ 4 kcal

脂肪:39.54 kJ×95% = 37.56 kJ ≈ 9 kcal

蛋白质:18.2 kJ×92% = 16.74 kJ ≈ 4 kcal

3.2　人体能量的消耗

人体的能量消耗主要包括基础代谢、体力活动、食物热效应几个部分。婴幼儿、儿童、青少年和孕妇的能量消耗还包括机体生长发育所需要的能量。在理想的平衡状态下,机体的能量需要等于其能量消耗,以保持健康的体质和良好的工作效率。

影响能量代谢的因素是多方面的,主要有肌肉活动、精神活动、食物的特殊动力效应以及环境温度。

(1)肌肉活动。肌肉活动对能量代谢的影响最为显著。机体进行任何轻微的活动都可提高能量代谢率,而且肌肉活动的强度越大,能量代谢率的增长越大。剧烈运动时其产热量可增加 10~20 倍。

(2)精神活动。精神活动对能量代谢的影响主要表现在人处于紧张状态,如烦恼、恐惧或情绪激动时能量代谢可显著提高。其原因是精神紧张引起骨骼肌紧张性增加,交感神经兴奋及甲状腺激素分泌增多,使机体代谢加速。人在平静地思考问题时,无论思维是否活跃,能量代谢受到的影响并不明显。

(3)食物的特殊动力效应。在进食后的一段时间内,机体虽然同样处于安静状态,但所产生的热量却比进食前有所增加。这种现象一般从进食后 1 h 左右开始,延续至 7~8 h。这种由于进食使机体产生额外热量的现象,称为食物的特殊动力效应。不同食物的特殊动力效应不同。在三种主要营养物质中,蛋白质的特殊动力效应最强,可使产热量增加 30% 左右,糖类或脂肪类可使产热量增加 4%~6%,混合食物可使产热量增加 10% 左右。食物的特殊动力效应的确切机制尚不明确。

(4)环境温度。人体安静状态下的能量代谢率在 20~30 ℃ 的环境中最稳定。试验表明,环境温度过高或过低能量代谢率都将增加。当环境温度为 30~45 ℃ 时,人体内的生物化学反应速度加快,呼吸、循环功能增强,能量代谢率增强。当环境温度低于 20 ℃ 时,肌肉紧张度增强甚至引起寒战,能量代谢率增加。环境温度在 10 ℃ 以下,代谢率增加更为显著。

3.2.1　基础代谢

1. 基础代谢与基础代谢率

人体在基础状态下的能量代谢称为基础代谢。基础状态是指人体处于清晨、清醒、静卧、肌肉放松、空腹(禁食 12 h 以上)、室温在 20~25 ℃、无精神紧张的状态。它排除了肌肉活动、精神活动、食物的特殊动力效应和环境温度等对能量代谢的影响。在这种状态下的能量消耗,主要用于维持心跳、呼吸等最基本的生命活动,能量代谢比较稳定,这部分能量消耗平均占总能量消耗的 60%~70%。因此把基础状态下单位时间内的能量代谢称为基础代谢率(Basal Metabolism Rate, BMR),即指机体处于基础代谢状态下,每小时每平方米体表面积的基础代谢热,单位为 $kJ/(m^2 \cdot h)$ 或 $k/(kg \cdot h)$。一日基础代谢耗能为基础代谢率乘以 24 h,即

$$基础代谢 = 体表面积(m) \times 基础代谢率[J/(m^2 \cdot h) 或 kcal/(m^2 \cdot h)] \times 24 \quad (3.3)$$

人体的体表面积可根据身高和体重采用下式进行推算:

$$A = 0.006\,59H + 0.0126W - 0.160\,3 \quad (3.4)$$

式中　A——体表面积,m^2;

　　　H——身高,cm;

　　　W——体重,kg。

基础代谢率比一般安静时的代谢率低,但并不是机体最低的代谢率。在熟睡时,机体的代谢率更低。

基础代谢率随性别、年龄不同而有生理变动。在其他情况相同时,男子比女子高;儿童比成人高;年龄越大,基础代谢率越低。我国正常人 BMR 平均值见表 3.1。

表 3.1　我国正常人 BMR 平均值　　　　　　　　　　　kJ/($m^2 \cdot h$)

年龄/岁	11~15	16~17	18~19	20~30	31~40	41~50	51 以上
男性	195.5	193.4	166.2	157.8	158.6	154.0	149.0
女性	172.5	181.7	154.0	146.5	146.9	142.4	138.6

人体基础代谢存在一定的个体差异,影响人体基础代谢的因素主要有以下几个方面。

(1)体表面积。

基础代谢随体表面积的增大而增大。体表面积大者,消耗能量也多,基础代谢值较高。

(2)性别。

年龄和体表面积相同的情况下,男性的 BMR 比女性的高 5%~10%。

(3)年龄。

年龄越小,BMR 越高。婴儿和青少年的 BMR 相对较高,成年后随着年龄的增长 BMR 逐渐降低。

(4)内分泌。

许多内分泌激素都可对细胞代谢起到一定的调节作用,如甲状腺激素、肾上腺素和去

甲肾上腺素等分泌增多能使能量代谢增强,直接或间接影响人体基础代谢的消耗。

(5)环境温度与气候。

环境温度对基础代谢有明显影响,在舒适环境(18~25 ℃)中,代谢最低;在低温和高温环境中,代谢都会升高。环境温度过低可能引起身体不同程度的颤抖而使代谢升高;当环境温度较高,散热需要出汗,呼吸及心跳加快,因而致使代谢升高。另外,在寒冷气候下基础代谢比温热气候下的高。

粗略地估计成年人基础代谢率男性为 4.8 kJ(1 kcal)/(kg·h),女性为 4.0 kJ(0.95 kcal)/(kg·h)。WHO(1985 年)推荐根据年龄、体重计算 BMR 的计算公式见表3.2。

表 3.2　基础代谢的计算公式

年龄	男 BMR		女 BMR	
	kcal/d	MJ/d	kcal/d	MJ/d
0~3	$60.9W-54$	$0.255W-0.226$	$61.0W-51$	$0.255W-0.214$
>3~10	$22.7W+495$	$0.094\ 9W+2.07$	$22.5W+499$	$0.094\ 1W+2.09$
>10~18	$17.5W+651$	$0.073\ 2W+2.72$	$12.2W+746$	$0.051\ 0W+3.12$
>18~30	$15.3W+679$	$0.064\ 0W+2.84$	$14.7W+496$	$0.061\ 5W+2.08$
>30~60	$11.6W+879$	$0.048\ 5W+3.67$	$8.7W+829$	$0.036\ 4W+3.47$
>60	$13.5W+487$	$0.056\ 5W+2.04$	$10.5W+596$	$0.043\ 9W+2.49$

注:W 表示体重(kg)。

2.体力活动

除了基础代谢外,体力活动是人体能量需要的主要因素。因为生理情况相近的人,基础代谢消耗的热能相近,而体力活动情况却相差很大。体力活动的能量消耗也称为运动的生热效应(TEE),通常各种体力活动所消耗的能量占人体总能量消耗的 15%~30%。但随着人体活动量的增加,其所需能量也将大幅度增加。这是人体热能需要量变化最大,也是人体保持能量平衡、维持健康最重要的部分。

人体从事体力活动所消耗的热能主要与劳动强度和劳动持续时间有关,另外与工作熟练的程度也有一定的关系。劳动强度越大,持续时间越长,工作越不熟练,能量消耗越多。

成人能量消耗或需要量可用基础代谢能量消耗乘以身体活动水平(Physical Activity Level,PAL)来计算,PAL 的计算公式为

$$PAL=每人每日 24\ h\ 消耗的总能量/基础代谢能量 \tag{3.5}$$
$$每人每日 24\ h\ 消耗的总能量=基础代谢能量×PAL \tag{3.6}$$

中国营养学会专家委员会把中国成人体力活动强度按 PAL 分为三级(表3.3):轻体力活动水平(PAL 1.50)、中体力活动水平(PAL 1.75)、重体力活动水平(PAL 2.00)。

表 3.3 中国营养学会建议中国成人体力活动水平分级

活动水平	职业工作时间分配	工作内容举例	PAL 男	PAL 女
轻	75%时间坐或站立	办公室工作、修理电器钟表、售货员、酒店服务员、化学试验操作及教师讲课等	1.55	1.56
	25%时间站立活动			
中	25%时间坐或站立	学生日常活动、机动车驾驶、电工安装、车床操作、金工切割等	1.78	1.64
	75%时间特殊职业活动			
重	40%时间坐或站立	非机械化农业劳动、炼钢、舞蹈、体育运动、装卸、采矿等	2.10	1.82
	60%时间特殊职业活动			

3. 食物热效应

食物热效应(Thermic Effect of Food,TEF)曾称为食物特殊动力作用(Specific Dynamic Action,SDA),指人体摄食后的过程中由于对食物进行消化、吸收、代谢、转化等需要的额外能量消耗。

食物的热效应与食物营养成分、进食量和进食频率有关。食物中的蛋白质热效应最大,是其本身产能的 30%~40%,碳水化合物为 5%~6%,脂肪为 4%~5%,混合膳食的食物热效应相当于基础代谢的 10%。产生这种差异的主要原因如下:

①产能营养素 ATP 最高转化率不同,脂肪和碳水化合物能量的最高转化率为 38%~40%,蛋白质为 32%~34%。

②食物产能营养素在体内的代谢形式不同,如由食物脂肪经消化吸收后变成人体脂肪,消耗的能量最少;由碳水化合物消化吸收的葡萄糖转变成体内糖原或脂肪所消耗的能量较多,而由食物蛋白质中的氨基酸合成人体蛋白质或代谢转化为脂肪时,其消耗能量最多。

3.2.2 生长发育

婴幼儿和儿童阶段生长发育需要的能量主要包括机体生长发育中形成新的组织所需的能量,如新生儿按千克体重计算,比成人多消耗 2~3 倍的能量。机体每增加 1 g 组织需增加 4.78 kcal 的能量,因而对于生长发育时期的儿童和青少年来说,需额外增加生长发育所需能量。

此外,作为特殊生理阶段的孕妇也需增加相应能量以保证胎儿的生长发育。孕妇的子宫、乳房与胎盘发育、胎儿生长以及体脂贮备、哺乳期女性泌乳等均会增加能量的消耗。

3.3 人体一日能量需要量的确定

能量需要量(Estimated Energy Requirement,EER)是指能长期保持良好的健康状态、维持良好的体型、机体构成以及理想活动水平的个体或群体,达到能量平衡时所需要的膳食能量摄入量(WHO,1985),长期低于或高于这个数量都会对机体健康产生不利的影响。确定人群或个体的能量需要量,对指导人们合理膳食、提高生活质量非常重要。

　　EER 的制定须考虑性别、年龄、体重、身高和体力活动的不同。成人 EER 的定义为：一定年龄、性别、体重、身高和身体活动水平的健康群体中，维持能量平衡所需要摄入的膳食能量。儿童 EER 的定义为：一定年龄、体重、身高、性别（3 岁以上儿童）的个体，维持能量平衡和正常生长发育所需要的膳食能量摄入量。孕妇的 EER 包括胎儿组织沉积所需要的能量；对于哺乳期女性，EER 还需要加上泌乳所需的能量需要量。

3.3.1　计算法

1.能量消耗的计算

　　由于基础代谢占总能量消耗的 60% ~ 70%，人们习惯上将其作为估计成人能量需要量的重要基础。WHO（1985 年）在修订成年人能量推荐摄入量时，将基础代谢能耗（BMR，按每人每天计算的数值）和体力活动水平（Physical Activity Llevel，PAL）的乘积作为估算成年人能量需要量。能量的消耗量或需求量 = BMR×PAL。在其基础上再加上 10% 的食物热效应，就是一天的能量需求量。此法通常适用于人群而不适用于个体。

　　人体活动水平或劳动强度的大小直接影响机体能量需要量。2001 年中国营养学会专家委员会在制定《中国居民膳食营养素参考摄入量》时，将我国居民劳动强度分为三级，即轻、中和重体力活动水平，见表 3.3。2013 年《中国居民膳食营养素参考摄入量》给出我国不同人群的能量需求量，见表 3.4。

表 3.4　我国不同人群的能量需求量

年龄/岁	能量/(kcal·d⁻¹)					
	轻体力活动水平		中体力活动水平		重体力活动水平	
	男	女	男	女	男	女
0	—	—	90 kcal/(kg·d)		—	—
0.5	—	—	80 kcal/(kg·d)		—	—
1	—	—	900	800	—	—
2	—	—	1 100	1 000	—	—
3	—	—	1 250	1 200	—	—
4	—	—	1 300	1 250	—	—
5	—	—	1 400	1 300	—	—
6	1 400	1 250	1 600	1 450	1 800	1 650
7	1 500	1 350	1 700	1 550	1 900	1 750
8	1 650	1 450	1 850	1 700	2 100	1 900
9	1 750	1 550	2 000	1 800	2 250	2 000
10	1 800	1 650	2 050	1 900	2 300	2 150
11	2 050	1 800	2 350	2 050	2 600	2 300
14	2 500	2 000	2 850	2 300	3 200	2 550
18	2 250	1 800	2 600	2 100	3 000	2 400

续表 3.4

年龄/岁	能量/(kcal·d⁻¹)					
	轻体力活动水平		中体力活动水平		重体力活动水平	
	男	女	男	女	男	女
50	2 100	1 750	2 450	2 050	2 800	2 350
65	2 050	1 700	2 350	1 950	—	—
80	1 900	1 500	2 200	1 750	—	—
孕妇(早)	—	+0	—	+0	—	+0
孕妇(中)	—	+300	—	+300	—	+300
孕妇(晚)	—	+450	—	+450	—	+450
哺乳期女性	—	+500	—	+500	—	+500

2.膳食调查

健康者在食物供应充足、体重不发生明显变化时,其能量摄入量基本上可反映能量需要量。一般通过5~7天的膳食调查,借助《食物成分表》和食物成分分析软件等工具计算出平均每日膳食中碳水化合物、脂肪和蛋白质摄入量,结合调查对象的营养状况,可间接估算出人群每日的能量需求量。

3.测量法

(1)直接测热法(direct calorimetry)。

直接测量法是通过特殊的直接测热装置,在隔热条件下直接收集并测量人体在一定时间内散发出的所有能量(包括人体从辐射、传导、对流以及蒸发几个方面散发的能量),求得能量消耗量,继而求出能量需要。测定时,将受试者关闭在四周被水包围的小室中,在室内进行不同体力活动水平的运动所释放的热量可全部被水吸收而使水温升高,根据水温的变化和水量,即可计算出释放的总热量。直接测热法测定原理简单,数据准确,但测定装置昂贵,且不适合复杂的现场测定,实际应用很少。目前常用于肥胖和内分泌系统紊乱的研究。

(2)间接测热法(indirect calorimetry)。

间接测热法的基本原理是根据人体进行物质代谢释放能量时需消耗一定的氧气,测定一定时间内人体中氧耗氧量即可计算热能消耗量。每消耗1 L氧,产热量为20.187 8 kJ,由式(3.7)可计算机体的产热量,即

$$产热量(kJ) = 20.187 8 \times 耗氧量(L) \qquad (3.7)$$

目前常用间接测量机体热能代谢的方法主要有循环式间接测热法、开放式间接测热法、生活观察法、能量平衡观察法等。

①循环式间接测热法。循环式间接测热法采用闭合的气体流通循环装置,依靠活门控制气体定向流通,安装有氧(或已知成分的混合气体)的储存器、CO_2吸收剂储存器及水分吸收剂储存器,形成循环通路。人体通过此装置进行一定时间的呼吸,即可测出其氧消耗量,计算出热能消耗量,无须进行气体分析。由于该方法设备装置固定,因此多用

于医院基础代谢率的测定。

②开放式间接测热法。开放式间接测热法测定时,人体吸入外界空气,只收集呼出气进行分析,分析所得的 O_2 与 CO_2 的百分比与空气比较,结合一定时间呼出的气体量,即可计算一定时间内的耗氧量和 CO_2 排出量。Douglas-Haldane 法是开放式间接测热法的经典方法,主要由 Douglas 袋和 Haldane 气体分析器两部分组成。Douglas 通过装有呼吸活瓣的口鼻罩收集人体一定时间内的呼出气体,经气量计测量袋中气量,换算成标准状态下每分钟通气量。Haldane 气体分析器用于分析呼出气样品中的 O_2 与 CO_2 的含量,与外界空气成分比较,结合通量即可计算机体在一定时间内的耗氧量。目前,开放式间接测热法有很大的改进,采用小型干式气量计和电极法分析 O_2 与 CO_2,整个装置组装在一个背囊内,受试者穿戴这一装置可以进行较长时间的热能消耗测定。

③生活观察法。生活观察法是对调查对象进行 24 h 跟踪观察,详细记录受试者生活和工作中各种活动及其时间,然后查日常活动能量消耗表(表 3.5),根据受试者的身高、体重可计算出体表面积,即可推算出调查对象一日的能量消耗水平。该方法简单,在实际工作中应用广泛。

表 3.5 日常活动能量消耗表

动作名称	能量消耗率/ $(kJ \cdot m^{-2} \cdot min^{-1})$	动作名称	能量消耗率/ $(kJ \cdot m^{-2} \cdot min^{-1})$	动作名称	能量消耗率/ $(kJ \cdot m^{-2} \cdot min^{-1})$
睡眠	2.736	织毛衣	4.100	上下坡	26.966
卧着休息	3.264	谈话(坐)	4.310	打篮球	13.850
坐着休息	3.628	谈话(站)	4.979	走路	11.234
站立等候	3.690	步行(110 步/min)	10.251	跑步	28.602
穿脱衣服	7.012	扫地	6.234	做饭	6.653
洗脸刷牙	4.435	散步	6.192	吹口琴	7.406
大小便	4.100	上下楼	18.518	提水	15.439
洗澡	4.644	骑自行车(8.5 km/h)	8.828	跳集体舞	16.862
吃饭	4.979	听课	4.142	唱歌	9.288
铺床	7.699	自习、阅读	4.937		

4. 能量平衡观察法

正常人在普通劳动和生活条件下按机体需要进食。如果在一段时间内能保持体重的相对稳定,其能量摄入与消耗相平衡。此时的能量消耗量相当于其能量需要量。当能量摄入超过能量消耗量时,多余的能量以脂肪的形式储存,表现为体重增加。每增加 1 kg 体重,就意味着储存约 29 MJ(25~33 MJ)的能量。当能量摄入低于机体能量消耗时,机体动员储存的体脂,体重下降。实际工作中,可根据每日食物的消耗情况准确计算一定时期内的能量摄入量,并观察受试者体重变化情况。

体重保持不变时：
$$能量消耗量(MJ/d)=能量摄入量(MJ/d)$$

体重增加时，代表能量的摄入为正平衡：
$$能量消耗量(MJ/d)=能量摄入量(MJ)-平均体重增加量(kg)×29\ MJ/调查天数(d)$$

体重下降时，能量摄入为负平衡：
$$能量消耗量(MJ/d)=能量摄入量(MJ)+平均体重增加量(kg)×29\ MJ/调查天数(d)$$

此方法准确性不高，但简便易行，比较适合于成年人能量消耗量的自身测试。

3.4　能量摄入的调节

人体主要通过调节能量摄入和消耗来维持能量平衡。当机体长期处于摄入能量远大于消耗能量时，过剩的碳水化合物以糖原的形式储存在肝脏和肌肉中或转化为脂肪，并与过剩的脂肪以三酰甘油的形式储存于脂肪组织中。当摄入能量低于消耗时，机体将动员储存的糖原或脂肪。目前认为，能量平衡的调节机制主要涉及生理、生化、内分泌、神经、体液、环境以及行为水平相互交错的复杂过程

3.4.1　饥饿与饱腹的神经生理调节

摄食调控是一个极其复杂的过程，总体来说，主要取决于机体能量的需要。动物的能量储存是相对稳定的。动物体首先感觉并整合关于营养状况的复杂而矛盾的信号，然后发出信号调节能量平衡。参与摄食调控的因素有许多，多种神经递质和激素能影响摄食行为，这些递质和激素间又有相互作用。多个中枢部位包括经典的下丘脑、大脑皮层和边缘前脑，以及最近提出的在机体的躯体-内脏整合中发挥重要作用的小脑均参与摄食信息的整合。在将外周摄食信号传入脑，以及将中枢摄食整合信号传出外周的过程中，迷走神经起重要作用。另外，外界因素，如食物的味道，甚至环境中的大气状况都会影响摄食活动。这些因素构成了摄食调控的神经内分泌网络。

摄食行为的神经调控是个非常复杂的过程，大致分为以下三个阶段：

(1)感知机体能量状态，感知机体内外压力(stress)水平，感知食物的外观、气味、口感和营养成分。中枢神经系统既可以通过循环系统感知机体内宏观能量状态水平，也可以通过外周神经传入信号感知体内局部器官的活动。

(2)整合。信息经第一级感知神经元传入大脑后，由极其复杂的神经网络进行整合，形成食欲调控网络。

(3)调控。食欲神经网络一方面驱动捕食或食物获取行为，另一方面调控神经内分泌系统和自主神经系统活动，刺激肠胃蠕动和激素分泌，为食物摄入的各个阶段做准备。

机体的各个器官分泌多种激素或多肽反映机体长期或短期的能量状态水平。白色脂肪组织分泌的瘦素(Leptin,LP)，表征脂肪存储水平。在饥饿状态下，肠道分泌胃饥饿素(ghrelin)促进食欲；摄食时，肠道开始分泌胆囊收缩素并持续增加，最终抑制食欲。这些反映机体能量状态的激素随着体液循环系统通过血脑屏障薄弱区，被大脑内神经元直接感知，即营养感知体液通路。营养感知体液通路在维持代谢稳态和调控摄食行为中发挥重要作用。

大脑不仅可以通过循环系统直接感知机体代谢水平,还能够通过外周传入神经信号感知机体能量状态,从而调控摄食和代谢。迷走神经作为连接大脑和外周器官的重要桥梁,在营养感知中发挥关键作用,迷走神经一端连接肠胃和肝脏等多个器官,感知代谢水平,另一端连接大脑,将肠胃信号传入中枢神经系统,从而影响摄食行为和代谢。

肠胃系统会根据机体所处的饥饱状态,调节激素或多肽的分泌,例如胃饥饿素、CCK和胰高血糖素样肽1(Glucagon-Like Peptide-1,GLP1)等,并伴随肠胃的收缩与膨胀。与此同时,迷走神经末梢表达多种G蛋白偶联受体,例如胃饥饿素受体、CCK受体、GLP1受体(GLP1R)等。因此,迷走神经通过这些受体感知肠胃激素或多肽信号,并将这些信号传入大脑,从而控制能量代谢和摄食行为。

3.4.2　营养素及代谢物的反馈调节

食物经消化、吸收后,血液中营养素及其代谢产物对摄食信号因子和饱食信号因子也能进行调控。当血糖低于某一阈值时,会导致机体饥饿感和食欲增加,并激发摄食行为;而高血糖水平又会产生饱腹信号使摄食停止。葡萄糖是通过葡萄糖受体调节系统或者通过血液葡萄糖的水平及其对脑葡萄糖水平的影响而发挥摄食调节作用的。脂肪酸及其代谢产物的水平对食物摄入具有负反馈的调节作用。当体内脂肪摄入增加时,过多的脂肪作为饱腹信号反馈作用于中枢神经系统,通过调节饱腹感,机体终止摄食。

3.4.3　激素和神经递质信号调节

与摄食相关的神经递质和激素较多,大体可以分为两大类,即抑制食欲和能量代谢的信号因子和促进食欲和能量代谢的主要肽类信号因子。

1. 抑制食欲和能量代谢的信号因子

(1)瘦素。

瘦素是脂肪细胞分泌的一种蛋白质类激素,是由146个氨基酸构成的肽。LP通过血脑屏障发出脂肪储存饱和信号,随之触发摄食减少和能量消耗增加的生理过程,是重要的摄食调节外周信号。LP受体主要存在于下丘脑的腹内侧核(VMH)、外侧核(LH)和弓状核、背侧核(DMH)、腹侧旁核(PVN)及脂肪组织、心脏、胎盘、前列腺、胸腺、脾脏、胰腺、卵巢等全身各组织器官。目前认为,LP及其受体参与调节能量摄入与能量消耗的主要途径如下:

①影响下丘脑区弓状核的神经肽Y的mRNA表达并抑制其分泌,从而影响食欲和摄食行为。

②作用于中枢神经,增加交感神经系统活动,使外周去甲肾上腺素释放增加,解偶联蛋白表达上调,棕色脂肪组织产热与耗能增加。

③影响多种神经递质和肽类活性,抑制摄食行为。

④直接作用于脂肪细胞LP受体,通过增加脂酶表达并减少脂肪酸合成酶表达,抑制脂类合成。

⑤与胰岛β细胞LP受体结合,抑制由葡萄糖刺激而引起的胰岛素分泌,减少能量贮备。

（2）饱腹因子（Cocaine and Amphetamine Regulated Transcript，CART）。

可卡因与安非他明调节转录肽存在于下丘脑弓状腹外侧区。CART 受到多种肠道肽的调节，包括瘦素、胃饥饿素、胆囊收缩素。CART 可明显抑制摄食行为。

（3）胆囊收缩素。

胆囊收缩素存在于小肠黏膜的 I 型分泌细胞、脑和周围神经中，是中枢和外周神经系统最有力的神经递质，CCK 是脑中含量最丰富的肽，也是公认的脑-肠肽之一。CCK 在血中很快降解，其半衰期约为 3 min，具有多种生物作用，可刺激胰腺酶分泌与合成，增强胰腺碳酸氢盐分泌和胃排空，刺激胆囊收缩，促使胃排空并诱导饱腹感出现，还受到 LP 的调节，提高饱感信号效率，抑制去甲肾上腺素的重复利用，促进降钙素释放，降低血胰岛素水平，发挥抑制摄食作用。

（4）蛙皮素（bomhesin）。

蛙皮素又名胃泌素释放肽，最初从欧洲的铃蟾皮肤中提取，是由 14 个氨基酸组成的多肽物质。来自不同物种的蛙皮素都有相同的 C 端 8 肽，因而被称为类蛙皮素肽。蛙皮素广泛分布于胃肠道。由于在下丘脑、中脑以及支配胃肠道的神经末梢中也有分布，故认为蛙皮素也是一种脑-肠肽。

蛙皮素主要由胃窦和十二指肠的闭合型细胞，即能分泌蛙皮素样免疫活性物质（Bombesin-Like immunoreactivity，BLD）的 P 细胞所分泌。蛙皮素在人体内分布十分广泛，对胃肠道及其机体内分泌均有重要调节作用，而且对某些细胞有显著的增生作用，人血蛙皮素的水平变化及其机理均很复杂，目前对蛙皮素的具体调节因素尚无定论，需深入研究。

蛙皮素的主要生理作用如下：

①使胃酸蛋酶及胃液分泌量大大减少，同时刺激碳酸氢钠和黏液的分泌。

②刺激胃泌素、胆囊收缩素、舒血管肠肽、胰多肽、胃抑肽、胰岛素、胰高血糖素、催乳素和生长抑素等的释放。

③刺激肾索-血管紧张素系统，使肾血管收缩，肾血流减少，促进红胞生成素分泌的功能。

④具有明显的镇痛作用。

2. 促进食欲和能量代谢的主要肽类信号因子

（1）神经肽 Y（Neuropeptide Y，NPY）。

神经肽是一种含有 36 个氨基酸的多肽，是最重要的调节促进进食的神经肽，广泛分布于中枢神经系统和外周多种组织器官，在下丘脑的浓度很高，主要来自下丘脑弓状核的神经元。NPY 与其受体结合发挥促进食欲的作用。主要作用途径如下：

①通过下丘脑摄食中枢引发摄食行为，并增强胰岛细胞胰岛素的分泌。

②影响交感神经活性，减弱棕色脂肪细胞内 β3 肾上腺能受体活性，使能量消耗减少，储存增加。

③通过 LP 的负反馈抑制作用，促进摄食过程，降低能量消耗。

（2）增食因子 A 和 B（orexin A and B）。

增食因子是由下丘脑外侧区和弯隆周围核分泌的一种神经肽，有 A 和 B 两种亚型，具有促进摄食和调节能量代谢的作用。与 LP 和胰岛素之间存在相互制约和协调的关系。

（3）生长激素释放肽（ghrelin）。

生长激素释放肽由胃肠道产生，由 28 个氨基酸残基构成的酰化肽。生长激素释放肽会刺激生长激素的分泌，该效应在 30 min 达高峰。参与下丘脑、垂体和胃肠对能量平衡的调节。具有启动进食、促进食欲和脂类吸收等作用。另外，脑肠肽还具有对抗瘦素的作用。

3. 激素信号因子等对摄食的长期调节

激素与其靶细胞受体特异结合，将激素信号转化为细胞内一系列化学反应，最终表现出调节摄食和能量平衡的生物效应。

（1）甲状腺素（Thyroxine，TH）。

TH 可通过影响细胞核和线粒体内有关能量代谢的重要基因转录过程，调节基础代谢率。甲状腺素的产热效应与其可以促进细胞线粒体数量增多和体积增大、加速氧化磷酸化过程以及提高细胞膜 Na^+-K^+-ATP 酶的浓度和活性有关。

（2）胰岛素（insulin）。

胰岛素主要由胰岛 β 细胞分泌，脂肪细胞也可少量分泌。外周胰岛素通过血脑脊液屏障入脑，与广泛存在的胰岛素受体结合，引起分解代谢亢进，降低摄食和体质质量。

此外，皮质固醇（corticosteroids）、儿茶酚胺类（catecholamines）、性激素、肾上腺皮质激素和生长激素等也参与摄食控制和体重调节作用。

3.4.4　其他影响能量摄入和消耗的因素

1. 影响能量消耗的蛋白因子

（1）解偶联蛋白（Uncoupling Protein，UCP）。

UCP 是一组存在于细胞（脂肪细胞、骨骼肌和脑细胞等）线粒体内膜上的跨膜蛋白质。*UCP* 基因编码的 UCP1、UCP2、UCP3、UCP4 和 UCP5 等解偶联蛋白在结构和功能上相似，都通过产热消耗能量来调节机体的能量平衡。研究证实 UCPs 可以改变线粒体内膜内外侧的物质氧化过程和质子电化学梯度，使氧化磷酸化解偶联，从而引起 ATP 生成减少，产热增多和能量消耗加速。另外，UCP 还可以通过减少活性氧的生成和对胰岛素分泌的负性调节作用发挥调节机体产热和能量代谢方面的重要作用。

（2）β3 肾上腺素受体（β3 Adrenalin Receptor，β3AR）。

β3AR 主要存在于棕色脂肪细胞和白色脂肪细胞上，受到交感神经介质儿茶酚胺类物质的调控作用。主要参与脂肪组织产热、脂肪分解，提高机体代谢率，调节体脂恒定等过程。

2. 非生理和生物因素对能量摄入的影响

人们的摄食行为部分依赖于非生理和生物因素的作用，如进食环境和食物特性（食物品种、包装和体积）、饮食习惯（食物喜好和选择等）、食物信念和态度（食物的益处、食物消耗量等）以及社会文化因素等。所以，维持机体能量平衡是通过调节有关的各种生理信号（感觉器官、胃肠道感受器、肽类因子、激素和神经递质等）、环境与社会因素之间相互作用及协调膳食摄取和能量消耗来实现的。

3.5 极端环境人群能量代谢的特点

3.5.1 航天与航空人员能量代谢特点

1. 航天人员能量代谢特点

航天飞行期间航天员通过食物摄取能量以维持机体正常生理功能和各项活动对能量需求的过程。航天飞行过程中的失重条件对能量代谢和能量需要的影响备受关注,这种作用和其他营养问题的重要性与航天飞行的持续时间成比例地增长。随着飞行时间由几十分钟延长到几天,然后延长到数周和数月甚至 1 年以上,营养缺乏和营养过剩的潜在危险加大。能量摄入不能满足航天员的能量需要时,身体消耗自身的能量储备,可导致体重减轻、肌肉质量损失和体能下降。这些变化在短期航天时可能不明显,但在长期航天时则可能有损健康甚至危及生命。

成年人的能量消耗主要用于维持基础代谢、体力活动和食物的热效应。在航天失重环境中,机体基础代谢的能耗没有改变,体力活动的能耗和食物的热效应与在地面时不同。

静息代谢率(Resting Metabolic Rate,RMR)是人体在静息状态下的能量消耗速率。受试者距上一次进餐时间大于 6 h 而小于 24 h、未进行剧烈活动、感觉温度适宜,RMR 与基础代谢率(Basal Metabolic Rate,BMR)接近。与地面相比,在太空失重环境中这一部分能耗变化不大。天空实验室(Skylab)乘员组($n=6$)的 RMR 为(5.5 ± 0.5)kJ/min,与飞行前(5.4 ± 0.5)kJ/min 和返回后 2 天内的 RMR(5.4 ± 0.7)kJ/min 相比没有差异,表明 RMR 在失重环境中没有升高。

尚无证据显示短期航天微重力对 RMR 有影响。长期航天特别是存在严重营养缺乏状况时 BMR 可能下降。航天期间的能量消耗最初是在 1970 年"联盟"号任务根据被氢氧化锂吸收的代谢性二氧化碳估算的,后来能量消耗通过摄入平衡法和双标记水法测定。

体力活动能耗(Active Energy Expenditure,AEE)是指从事活动所需能量,与活动的类型和负荷大小有关。一般认为与地面相比,在失重环境中体力活动能耗较小,因为在地面上有 40%~50% 的能量用于对抗地球的重力作用,但也有人认为人习惯于地面重力环境中的活动,在失重状态下为克服摩擦力和保持身体姿态需额外做功,能耗并不比地面小。天空实验室飞行时进行了一系列严格控制条件的研究(自行车功量计,150 W 负荷,9 名受试者),结果表明飞行时耗氧量较飞行前低 10%((1.86 ± 0.12)L/min 和($2.05+0.12$)L/min,$P<0.05$),返回地面后的测定值居中((1.94 ± 0.07)L/min),与飞行前和飞行时均无显著不同。与原先预期能耗会增加的结果相反,造成航天飞行时做功能耗降低的原因可能是训练的作用和在失重环境中抬腿不需做功。

失重环境中克服重力做功(如提重物和登高)所需能耗低于地面预期,已被"阿波罗"登月任务在月球表面(其重力为地球的 1/6)测定到的数据所证实。在月球表面行走的能耗比地球上低 40%(510 kJ/h 和 850 kJ/h)。如按净能量消耗计(即超出 BMR 的能耗),能耗减少达 61%(220 kJ/h 和 560 kJ/h)。在月球表面进行操作的总能耗下降 49%(950 kJ/h 和 1 860 kJ/h),总活动能耗下降 28%(1 150 kJ/h 和 1 590 kJ/h)。整个舱外活动的总能耗下降 41%（960 kJ/h 和 1 640 kJ/h）。

食物的热效应(Thermic Effectof Food, TEF)是指进餐后 RMR 持续 5~6 h 高于 BMR 的能耗,占总能耗的 6%~10%。应激增加 TEF,但不增加 RMR。如果这是事实,航天期间的总能量消耗(Total Energy Expenditure , TEE)可能增加,尤其在发射后的一段时间内。美国的观察发现,航天期间航天员尿中皮质醇和白介素-6(IL-6)的排出量以及急性期蛋白质的合成都轻度增加。俄罗斯也发现航天期间航天员尿中皮质醇代谢产物以及儿茶酚胺排出增加,这提示存在一个轻度并可能是缓慢的应激刺激。由于缺乏飞行试验资料,估计失重下食物的热效应与地面一致或占膳食能量的 10%。

航天期间的能量需求与地面相比没有明显不同,可用与地面相同的饮食满足,得出这个结论的依据是在失重条件下肠道能量底物的吸收与地面没有差异,故食物的代谢能量在太空与地面是相同的,不须调整。BMR 在失重下无法测定,静息能量消耗的测定值在太空与地面无明显不同。相比之下,体力活动的能耗在重力降低时减少,这仅是对负重活动的能耗而言,对固定负荷做功或锻炼的能耗并不减少。肌肉质量变化有可能降低能量需求,据推测每千克肌肉质量损失 BMR 降低 90 kJ/d。但是,长期航天的目标是保持肌肉的质量和功能,不必对能量需求进行调整。

航天员的能量需要取决于乘组成员的个人需要、瘦体重、所执行的体力活动的量。例如,频繁进行舱外活动的航天员比不进行舱外活动的航天员需要更多的食物,因为典型的舱外活动需要耗费更多的体力。对探险级航天任务食品系统的能量需要,依据世界卫生组织的要求进行计算,计算式(3.8)、式(3.9)计算如下:

男性(30~60 岁)能量需要(kcal/d):
$$PAL(1.7)×(11.6W+879) \tag{3.8}$$
女性(30~60 岁)能量需要(kcal/d):
$$PAL(1.6)×(8.7W+829) \tag{3.9}$$

式中　　W——体重,kg;

　　　　PAL——身体活动水平,假定为中等活动水平,范围为 1.0~2.0。假定航天员的平均体重为 70 kg,世界卫生组织模型估计个人将需要摄入能量 10.83 MJ/d。

2. 航天出舱活动能量代谢率增高

正常轨道飞行时,除体育锻炼及应急故障处理等工况外,航天员清醒时代谢水平介于静息和轻度活动范围,依据我国飞船工程设计医学要求中给定的数据,代谢水平为 1.3~2.1 kJ/min 之间,而出舱活动平均代谢率为 3.3~4.4 kcal/min,较轨道飞行增加 2 倍左右。

出舱活动能量代谢率增高主要与出舱活动任务本身特点有关,分析其机制主要有如下几个方面。

(1)肌肉活动增多。

肌肉活动是对能量代谢影响最为显著的因素,当人体处于安静状态时,用于维持姿势的肌肉收缩活动产热量约占机体总产热量的 25%,任何轻微活动都可能影响能量代谢。试验表明,轻微劳动比安静时耗氧量增加 25%~60%,中度劳动增加 1~2 倍,剧烈运动或劳动时增加 10~20 倍。在肌肉最大运动量时,几秒钟可使产热增加 50 倍,而几分钟增加 20 倍,代谢率相应增加 20 倍。

出舱活动时,航天员代谢率的增高与肌肉运动有很大关系,不同的舱外工作项目间代谢率相差可达 2~3 倍,而对于较少肌肉运动的驾月球车进行无操作单纯月球表面行走,其代谢率为 99 kcal/h,仅介于静息与轻度运动之间。

已有研究表明,失重对肌肉的能耗影响具有两面性:一方面失重和限制活动将导致航天员代谢水平显著降低;另一方面,失重状态下无支撑点运动时的漂移又会增加功耗。1974 年美国失重飞机上的能量消耗测试试验证实,进行同样的工作操作,失重可导致能量消耗增加。飞行时在身体不稳定的情况下运动需要较多能量。出舱活动时航天员只用脚固定器系留,难以避免失重漂移所致的功耗增加,所以航天员在出舱活动时机械效率较低,完成同样操作功耗增加。

同时,出舱活动时航天员着舱外航天服在外太空真空环境下工作,与真空环境相比的航天服内正压状态,使航天员的肢体在静止时处于伸展状态,进行相关操作时肌肉做功除用于产生必要的机械效能外,还需克服服装压力对肢体的限动作用,从而增加功耗。加之,上肢运动较下肢运动机械效能降低 15%~20%,而出舱活动操作多数为上肢运动,因此,能耗必然增高。

(2)精神状态。

出舱活动是航天飞行中最具危险性的任务,因此,航天员难免精神紧张,产生心理应激。人在平静地思考问题时,能量代谢受到的影响并不大,但在精神紧张、心理应激时,机体产热量将明显增加,主要是与紧张相关的无意识肌紧张和刺激代谢的内分泌激素分泌释放增多所致。精神紧张将刺激交感神经兴奋性增强,肾上腺素、去甲肾上腺素等儿茶酚胺类物质分泌增加,通过刺激糖原及三酰甘油异生和分解,从而促进能量合成和产热增加。同时,精神紧张还可导致甲状腺素、肾上腺髓质等分泌增加,进一步增加产热。

(3)环境温度。

在环境温度为 20~30 ℃时,机体的代谢水平最稳定,当外界温度降低时,机体功耗将因冷刺激介导的神经内分泌调节改变产生的肌肉紧张性增加和寒战增加。外界温度升高时,体内化学反应速率增加,产热增加。温度每变化 1 ℃,代谢率将增加 14%。航天员在出舱活动时,由于温控系统、电源系统、防热装置等的故障,常常造成服装内的温度较大幅度地上升或下降,导致机体产生温度应激。

3. 航空人员能量代谢特点

飞行人员在飞行活动中可能会遇到缺氧、低气压、加速度、振动、噪声、辐射、高温低湿及精神紧张等各种因素,这些因素能引起机体消化机能与各种营养素代谢发生变化,其中缺氧的影响较大。

(1)缺氧。

机体最初暴露在缺氧条件下,由于呼吸、循环系统的代偿作用,这时测定的基础代谢率较平常高。随着机体对缺氧的适应,基础代谢率恢复到原来的水平。在中度缺氧初期,例如上升到 5 500 m 高空,在完成一定量的体力活动时,氧的消耗量不是降低,而是较地面增加,可达 10%~20%,有时达 40%,这是由于高空中呼吸和循环系统功能亢进,额外消耗了氧气。当机体对中度缺氧适应后,呼吸循环代偿机能缓和,此时机体在完成一定量工作时,其耗氧量不一定比地面条件下高。急性、严重的缺氧可使热能代谢遭到破坏,耗氧量减少,体温下降,例如将动物上升到 10 000 m 高度,可发现直肠、腹腔、胃、肺和肝等组织中温度下降。

（2）精神紧张。

由于在高空上大幅度飞行时，在飞行中要求反应精确和迅速，空勤人员经常处于紧张状态。当大脑皮层的兴奋扩散到皮层下中枢，肌肉的紧张度和若干脏器的活动增强，致使氧气消耗量增加。在利用地面练习器模拟飞行动作或在教练机上飞行不同科目时，给予起飞信号，受试者的气体代谢就开始增长。"紧急情况"高于"平飞"，在所有飞行科目中，以进行战斗飞行时气体代谢最高，而气体代谢的增长又以经历过战斗的老飞行员最为显著，这是由于中枢神经系统痕迹作用的结果。在引起精神紧张的信号作用停止以后，耗氧量需经一定时间才能恢复正常。

（3）其他因素。

当做大幅度机动飞行和复杂特技飞行时，机体承受加速度作用，由于机体代偿机能的发挥，反射性地引起骨骼肌紧张度增强和心血管系统、呼吸系统机能活动性增高，使飞行员消耗增长。当加速度为 $5 \sim 6g$ 时，氧的消耗量增加 2 倍，呼吸熵 $\geqslant 1$。代谢过程所产生的"氧债"要在加速度作用停止后 $6 \sim 7$ min 内才能逐渐偿还。

飞行中经常遇到的因素还有振动，在振动的作用下热能代谢增高，这不但表现在受振动时，而且在振动停止后短时间内热能代谢仍然增高。

飞行活动中环境温度的急剧变化，对空勤人员的热能代谢也有一定的影响。温度在 $18 \sim 30$ ℃ 之间代谢率变化比较大，如低于 18 ℃ 代谢就开始增加，温度越低，代谢增强越明显；反之，如环境温度升高超过 30 ℃，随温度升高热能代谢也有所增高。

综上所述，空勤人员的热能代谢是增强的，不但受劳动条件及环境因素的影响，而且为中枢神经系统所控制。

3.5.2 远洋与潜水人员能量代谢特点

远洋航海和潜水是在特定环境中作业。研究表明，航海和潜水作业中多种环境因素与心理应激因素可不同程度地影响舰（艇）员和潜水员的能量和营养物质代谢，进而影响其脑、体力作业能力，甚至损害健康，而采取相应的营养措施可消除或缓解这些影响，提高工作效率，维护身体健康。

在舰船或潜艇上由于场地小、活动量减少，船员能量消耗量减少，但受航海时多种环境因素如高温、寒冷、小剂量电离辐射、振动以及精神紧张和体力劳动等的影响，船员的能量消耗量增加。有人观测了 28 名平均年龄为 24 岁（19 ~ 30 岁）的船员，在码头上测定的基础代谢值为 0.16 MJ（38.75 kcal）/（$m^2 \cdot h$），在船上饮食状况未改变，但测定的基础代谢值则为 0.17 MJ（40.92 kcal）/（$m^2 \cdot h$），比在码头上高 5% ~ 9%，而且年龄大者增加较多。研究者认为这是由肌肉及精神紧张引起的。有人对潜艇艇员航行前后基础代谢值进行了观测，发现航行前基础代谢值为 6.17 MJ（1 474 kcal），航行时环境温度为 16 ~ 25 ℃，相对湿度为 41% ~ 75%，在航行结束后 3 天基础代谢值为 7.25 MJ（1 733 kcal），较航行前增加了 11.8%。一般来说，在舰船航行早期可出现能量负平衡，主要是航海时舰船摇摆、噪声、振动、密闭环境以及休息不好等原因，使人食欲下降，导致营养素摄入量减少。若有晕船、呕吐等症状出现可使摄入量进一步减少，从而造成体重下降。长期航行的人应逐渐适应环境，以增加摄入量达到能量平衡，使体重维持恒定。

随着航海设备日益机械化、自动化,航海人员能量消耗逐渐下降;但航海环境因素如高温、寒冷、小剂量辐射、振动及精神紧张等的影响,可使航海人员的能量消耗增加。我国船员在 134 天航行中,平均每人每天摄入能量 13.13 MJ 即可满足消耗需要。各国舰船人员能量供给为 12.55~16.73 MJ。在北极地区航行时,能量供给量应增加,每天应为 18.83 MJ。

对在水下高压环境作业的潜水员而言,由于水温在大多数情况下低于体温,水的导热性又大于空气,因此人在水中以传导和对流方式向周围散发的能量比在陆地多。同时,在高压环境中肌肉活动的耗氧量比常压下高,而且为了克服水中阻力,加上所穿戴和佩挂的潜水装具使行动和作业时更加费力,潜水时潜水员要消耗更多的能量。

潜水员特别要注意能量平衡,因为能量不足会影响健康和工作效率,而能量过剩,则可导致脂肪在体内蓄积,体脂过多会增加发生减压病的机会。

据报道,潜水员的基础代谢在潜水前约为 6.03 MJ(1 440 kcal),在 1.6 MPa 环境中增至 8.37 MJ(2 000 kcal)。但另有学者报道,13 名潜水员在常压下、0.45 MPa、0.90 MPa 及 1.93 MPa 环境中卧床休息状态的耗氧量,0.45 MPa 与常压下无差别,分别为(287±11)mL/min 和(291±8)mL/min,而 0.9 MPa 与 1.93 MPa 氧耗量分别为(249±8)mL/min 和(247±10)mL/min,明显低于常压下的耗氧量。有人用双标记法测定 24 h 能量消耗,结果显示 10 名潜水员在常压下能量消耗为(13.0±0.4)MJ[(3 107±95.6)kcal],而在 0.56 MPa 中增加为(14.7±0.5)MJ[(3513±119.5) kcal],在 3.17 MPa 中为(14.8±0.5MJ[(3 537±119.5)kcal],与常压比较皆有显著性差异。

潜水时的能量需要因呼吸气体的成分、潜水深度以及是常规潜水还是饱和潜水而有所差别:

①水下 50 m 以下的潜水作业可呼吸空气或氮氧混合气体,作业的时间不长。每人每日可供应能量 13.4~15.5 MJ(3 200~3 700 kcal)。

②水下 50 m 以下的氦氧潜水作业时,体内能量丢失较空气或氮氧潜水作业时多,且因潜水深度超过空气和氮氧潜水,受高压环境的影响也大。因此,对从事氦氧潜水作业潜水员每人每日供给能量 14.6~16.7 MJ(3 500~4 000 kcal)。

③在潜水深度超过 200 m 以上的大深度饱和潜水中,潜水员受环境高压的影响更加明显,易出现高压神经综合征,其症状之一是食欲不振,常造成能量和蛋白质代谢负平衡,体重下降。根据加压舱内模拟饱和试验提供的资料,每人每日能量供给量为 15.1~18.0 MJ(3 600~4 300 kcal),但现场大深度水下作业因水温较低,每人每日能量供给量以供应 23.0 MJ(5 500 kcal)为宜,减压期间可适当减少为 13.0~15.1 MJ(3 100~3 600 kcal)。

3.5.3　野战人员能量代谢特点

野战人员面临着不同的环境,包括高原、低温、高温等。

1. 高原环境

在高原地区展开军事行动时,由于地形崎岖、体力活动时间长、低氧、寒冷以及食物和饮水供应受限,对军人作业能力提出了很大挑战。急性缺氧会增加基础代谢率(BMR),且高原缺氧会使食欲减退,能量摄入不足,但在同等劳动强度条件下,在高原的能量需要量高于海平面一般情况下,从事同等强度的劳动,在高原适应 5 天后,比在海平面上的能量需要量高 3%~5%,9 天后,将增加到 17%~35%;重体力劳动时,增加更多。Butterfield 等证实,高原环境下出现的负氮平衡不是由缺氧引起的蛋白质消化和吸收功能降低,而是能量摄入不足。能量摄入不足是参加高原军事训练部队普遍面临的问题。美军对高原作战或作业时提出的主要营养建议是提供充足的能量,推荐高原作战或作业时供给量标准为 18 MJ/d(4 300 kcal/d)。

2. 低温环境

在低温环境下,机体会有额外的能量消耗,低温环境可使机体能量代谢增加,一般认为低温环境下基础代谢增加 5%~17%,总能量增加 5%~25%,国外有研究发现,体力活动完全相同的士兵,处在环境平均温度分别为 35 ℃、-4~20 ℃、-40~4 ℃ 的热带、温带和亚寒带时,其每日能量消耗量分别为 12 540~14 630 kJ、14 630~17 556 kJ、16 720~20 900 kJ。同时,其他的研究也提示低温环境会导致机体对能量的需求和消耗增高。能量消耗量增加的原因大致有以下几个方面:

①人体在低温环境下会出现寒战和其他不随意运动,是人体不自主抵御寒冷的生理现象,从而使能量消耗增加。

②在低温环境下,人们需要穿着厚重的防寒服,增加了人体的额外负担,并且造成人体行动受限,这都会使能量消耗增加。

③低温环境中机体甲状腺激素分泌增加,使体内物质氧化所释放的能量不能以 ATP 的形式储存,而是以能量的形式向体外发散,即氧化磷酸化解偶联现象。同时,体内三羧酸循环增强,涉及呼吸链的多种酶的活力有所增强,也必然使机体的产能量增加。其中,食欲是个重要因素,低温环境会刺激食欲而引起能量摄入的增加,但其本身也很容易受到许多内在和外在因素影响。

3. 高温环境

关于高温环境对人体能量代谢及需要量影响的问题,有以下几种不同的认识。

(1)能量需求量减少。

有学者认为人体的能量需要量与环境温度成反比,当环境温度增高时,能量需要量随之减少。其理由是:在高温环境中基础代谢消耗的能量降低,因着装少而工作效率提高以及人在炎热环境中的活动倾向减少等因素,能量消耗降低。根据这些报道,WHO/FAO(1973)曾规定,以生活环境年平均温度 10 ℃ 为基础,每增加 10 ℃,推荐能量摄入量标准减少 5%。

(2)炎热和高温环境对人体的能量影响不大。

气候对人体能量需要影响不大,只是长期在酷热或寒冷气候下才需要调整,通常人体能量需要与食欲相适应,如正常食欲得到满足,能量需要基本不会缺乏。

(3)高温环境中人体的能量需要量增加。

高温环境中随炎热程度和体温调节状况的不同,可以出现或不出现体温上升,从而可以有能量代谢增加或不增加。如果体温上升则能量代谢增加。有人测定了人体在 37.8 ℃、29.4 ℃ 和 21.2 ℃ 这三种室温下的能量消耗率,结果在 21.2~29.4 ℃ 时人体的能量消耗率无显著差别,而在 29.4~37.8 ℃ 时人体的能量消耗率有显著差别。故认为在 29.4~37.8 ℃ 有一个能量消耗开始增加的阈值。因此,美国国家研究委员会修订能量推荐摄入量标准中考虑了这些观察结果,即在 30~40 ℃的环境温度中,每增加 1 ℃,增加能量 0.5%。这种观点目前得到国内外多数人的支持。

我国学者采用生活观察法、体重平衡法、生活活动指数法和 REE 推算法对夏季热区部队能量代谢和需要量进行了研究。研究对象为一个全训连队,训练课目每日主要有 5 km 越野跑、400 m 障碍训练、射击、刺杀、爆破及单兵训练等。最低气温为 25.3 ℃,最高气温为 37.0 ℃。结果发现热区部队平均每人每日能量需要量为 12 540~14 630 kJ(3 000~3 500 kcal),平均 13 794 kJ,与在相同训练内容和强度的非热区部队比较,仅轻微增加。国外学者用气体代谢法测量能量消耗率,观察气温在 30.0 ℃ 和 32.4 ℃静坐能量消耗率和 29.0 ℃室外徒手、轻装和全装行军时的能量消耗率,发现 30.0 ℃时的能量消耗量为 3.279 kJ/(m² · min),32.4 ℃时为 3.569 kJ/(m² · min),室外徒手行军能量消耗率为 11.181 kJ/(m² · min),轻装行军为 13.455 kJ/(m² · min),全装行军为 15.032 kJ/(m² · min)。虽然观察的温度差别比较小,但随气温升高,可见能量消耗率呈增加趋势;若进行军事劳动,则大幅度增加。

3.5.4　领域前沿(安神类中药调控能量代谢治疗睡眠障碍性疾病)

睡眠是人体极其重要的一个生理过程,人的一生大约有 1/3 的时间是在睡眠中度过的。但随着人工照明时间延长、生活节奏加快,失眠等睡眠障碍性疾病发病率也在不断升高,成为普遍存在的社会性问题。睡眠在维持机体内稳态中也扮演着重要角色,长期失眠不仅会降低睡眠质量,还会增加糖尿病、肥胖等代谢性疾病的罹患风险。大量研究表明中药中含有多种结构类型的化合物,可通过调控能量代谢相关信号通路,治疗睡眠障碍性疾病并取得较好疗效。

1. 睡眠与能量代谢的关系

大脑是机体能量代谢最活跃的部位,研究表明大脑的能量需求占全身氧气消耗的 20%,葡萄糖代谢的 25%。能量代谢在失眠、痴呆等神经系统疾病病理基础上起到关键作用,脑能量代谢障碍是神经退行性变的启动因素。睡眠的功能之一就是维持大脑中的能量平衡。近年来,健康睡眠与糖、脂代谢紊乱的关系备受关注,诸多研究提示,睡眠健康对糖、脂代谢紊乱的治疗和预防具有重要作用。如流行病学调查显示睡眠节律的破坏与肥胖、糖尿病、心血管疾病以及某些类型肿瘤的发生密切相关。Meta 分析发现睡眠时间与代谢综合征存在"U"形关联,不论睡眠时间过短还是过长,患代谢综合征风险都是正常睡眠者的 1 倍以上。还有试验发现,长期光照条件下,大鼠睡眠模式和能量代谢的特征均发生了"翻转",出现白天睡眠减少,摄食量升高;夜晚睡眠增多,摄食量降低并伴随全天产热量升高,体温降低,昼夜节律特征退化等表现。提示睡眠阶段和稳态睡眠驱动的变化(包括睡眠时间、质量、结构等的破坏)可通过控制能量代谢和睡眠之间的关系来影响睡眠代谢率,研究揭示其机制可能与下丘脑-垂体-靶器官轴的激活、交感神经兴奋、昼夜节律紊乱、脂肪因子改变、全身炎性反应和氧化应激增加有关。

2. 安神类中药干预能量代谢

(1)对糖、脂、蛋白质代谢的影响。

越来越多的证据表明,安神类中药能有效调节机体代谢,改善糖、脂、蛋白质代谢异常。随着代谢组学技术的发展,生物体如细胞、组织、生物个体等受病理生理或基因修饰等刺激导致的内源性代谢物的变化能够进一步确定,有利于从整体上研究安神中药从代谢水平治疗失眠症的作用机制。如利用氢核磁共振(H-NMR)代谢组学技术研究酸枣仁对睡眠剥夺模型血清内源性代谢物的影响,发现其回调包括氨基酸(谷氨酸、谷氨酰胺、甘氨酸、丙氨酸、牛磺酸和色氨酸)、有机酸(3-羟基丁酸、琥珀酸和丙酮酸)和糖(蔗糖和α-葡萄糖)在内的11种潜在生物标志物,有效地逆转模型大鼠机体的能量代谢和氨基酸代谢,并能显著影响神经系统。研究发现交泰丸可显著性回调失眠大鼠血清、尿液及海马组织中多种潜在生物标志物,包括增加葡萄糖有氧代谢,升高丙酮酸、α-酮戊二酸和琥珀酸水平,参与脂质代谢,降低血清低密度脂蛋白/极低密度脂蛋白,调节牛磺酸、谷氨酸、异亮氨酸、丙氨酸、γ-氨基丁酸等氨基酸代谢紊乱,减少胆碱、磷酸胆碱、甘油磷酸胆碱水平调节胆碱代谢,回调二甲胺、二甲基甘氨酸参与肠道菌群代谢产物等。液相色谱-质谱串联法(LC-MS/MS)同样发现交泰丸对对氯苯丙氨酸(PCPA)模型大鼠的治疗作用主要与苯丙氨酸、酪氨酸和色氨酸的生物合成,缬氨酸、亮氨酸和异亮氨酸的生物合成和谷氨酰胺、谷氨酸代谢有关。沈淑洁等运用代谢物差异性对比发现,半夏厚朴汤能够逆转戊巴妥钠诱导催眠模型大鼠被抑制的葡萄糖有氧氧化水平,增加三磷酸腺苷(ATP)生成,提高能量代谢,保护脑神经元,从而起到催眠的作用。

(2)调控线粒体的结构和功能。

线粒体是细胞内氧化磷酸化和合成ATP的主要场所,广泛分布于各个组织尤其是脑、心脏、肝脏、骨骼肌等代谢活跃的部位,通过响应细胞能量需求并直接参与体内细胞能量代谢平衡。线粒体功能与睡眠觉醒之间也存在联系,神经细胞中葡萄糖氧化产生的能量90%被用来维持神经传递和预防神经元兴奋性毒性,而睡眠剥夺会降低线粒体呼吸能力,增加线粒体内、外膜之间的通透性,影响线粒体能量的生成,最终引起细胞凋亡,导致机体功能障碍。因此恢复线粒体的结构和能量传导对突触和神经元功能意义重大。中医经典安神方酸枣仁汤可以通过提高Na^+-K^+-ATP、Ca^{2+}-Mg^{2+}-ATP酶活性维护细胞代谢稳态、降低促凋亡因子细胞色素C(Cyt C)、胱天蛋白酶-3(Caspase-3)等释放,减少细胞线粒体凋亡,增强线粒体呼吸链复合物Ⅰ-Ⅳ活性,增加ATP含量,升高柠檬酸合酶(CS)、异柠檬酸脱氢酶(IDH)蛋白表达,提升线粒体内三羧酸循环速率等途径,减轻老年慢性睡眠剥夺大鼠下丘脑、心脏、肝脏内线粒体肿胀、变形、空泡、断裂等超微结构损伤,改善睡眠剥夺引起的能量代谢异常。

(3)参与氧化应激与炎症反应。

有报道称,睡眠与动物防御氧化应激损伤有密切联系,剥夺睡眠会增加能量代谢,降低机体抗氧化能力,导致活性氧(ROS)基团等自由基产生过多,激活效应细胞分泌白细胞介素(IL)、肿瘤坏死因子(TNF)等多种细胞因子,引起神经炎症而损伤大脑。所以慢性炎症反应也是许多代谢性疾病的共同特征。酸枣仁汤可以提升抗氧化能力,保护应激状态下的心肌细胞线粒体功能。枸杞饮可增加湿热环境睡眠剥夺模型大鼠肝糖原的储备改善能量代谢,调节氧化应激平衡使氧化产物含量降低,减轻组织炎性坏死及细胞损伤衰老程度,恢复机体功能。

(4)通过食欲系统干预能量代谢。

食物摄入与能量代谢有着直接的联系。神经肽Y(NPY)、食欲素(OX)等促进摄食信号以及瘦素(LP)、阿黑皮素原(POMC)等抑制摄食信号都能够作用于下丘脑的相应核群,调控能量平衡和食欲。这些类激素主要受睡眠时间的影响,有报道称睡眠剥夺会引起食欲增加、摄食量升高,长期睡眠剥夺过程中,或许由于能量大量消耗,损害身体机能,后又导致体温降低、体质量减轻。安神类代表中药酸枣仁可以纠正睡眠不足动物模型下丘脑内瘦素、阿黑皮素原和神经肽 Y 的含量的异常变化,恢复机体内能量代谢平衡。

(5)整合生物钟与能量代谢的关系。

昼夜节律及生物钟系统参与调控糖脂等营养物质代谢的节律性表达,对维持机体正常生理功能发挥作用,代谢物分子也直接或间接地对生物钟产生影响。

3.5.5　教学案例(脑能量代谢)

脑能量代谢以葡萄糖为基础,主要通过细胞质内的糖解和线粒体中的氧化磷酸化过程生成 ATP,为包括神经元在内的各种细胞提供能量底物。成人大脑的质量约占全身的 2%,但大脑消耗的葡萄糖约占全身的 20%,而且大脑中 95% 以上的 ATP 都是由葡萄糖代谢提供的。脑能量代谢过程可分为三个部分:葡萄糖的摄取过程、葡萄糖的跨膜转运过程和葡萄糖的氧化代谢过程。

1. 葡萄糖的摄取过程

大脑中葡萄糖的摄取主要与内皮细胞、星形胶质细胞、少突胶质细胞、小胶质细胞和神经元有关,神经元是葡萄糖摄取的最终受益者。

葡萄糖进入大脑,主要存在于血脑屏障,且大部分的葡萄糖通过胰岛素及其信号通路调节细胞内的代谢活动。胰岛素作为大脑中一个关键的稳态因子在神经元中表达丰富,胰岛素及其信号通路是大脑摄取葡萄糖的关键机制,在糖代谢、脂代谢以及全身代谢中起重要作用。胰岛素样生长因子(Insulin like Growth Factor,IGF)有两种亚型,即 IGF-1 和 IGF-2,胰岛素、IGF-1 和 IGF-2 与受体结合后引发一系列的磷酸化反应,可调节神经元的生长、存活、新陈代谢及衰老。其中,胰岛素受体底物 1(Insulin Receplor Sub-strate 1,IRS1)和胰岛素受体底物 2(IRS2)的酪氨酸磷酸化导致磷脂酰肌醇 3-激酶(Phosphatidyli-nositol 3-Kinase,PI3K)、蛋白激 B(Protein Kinase B,PKB 或 Akt)和哺乳动物雷帕霉素靶蛋白(mammalian Target Of Rapamycin,mTOR)下游通路的激活,与神经元的生长、存活、新陈代谢及衰老调节密切相关。胰岛素/胰岛素样生长因子 1 信号通路主要通过胰岛素、IGF1、PI3K/Akt 和细胞外信号调节激酶(Extracellular Regu-lated protein Kinase 1/2,ERK1/2)进行协调。大脑中参与胰岛素信号传导的主要分子包括 IRS、PI3K、Akt 和糖原合酶激酶-3β(Glycogen Synthase Kinase-3β,GSK-3β),这些主要分子的激活或失活被认为是胰岛素信号异常或胰岛素抵抗的重要原因。其中,PI3K/Akt 信号通路目前被认为是最重要的中枢胰岛素信号通路,激活后能够通过葡萄糖转运蛋白(Glucose Transporter,GLUT)和脑能量代谢促进大脑葡萄糖的摄取。

总之,脑胰岛素、胰岛素受体和 IRS 介导的信号通路在调节代谢、学习记忆和维持神经元生长分化、神经调节、神经保护等方面发挥着重要作用。

2. 葡萄糖的跨膜转运过程

葡萄糖转运通过星形胶质细胞、少突胶质细胞和神经元上的 GLUT 实现,GLUT 属于主要促进剂超家族(Major Facilitator Superfamily, MFS)。家族转运体 2A(Solute Carrier 2A, SLC2A)、家族转运体 5A(SLC5A)和家族转运体 50A(SLC50A)基因编码 3 种不同类型的葡萄糖转运体:钠依赖型葡萄糖单转运体(GLUT 蛋白)、钠依赖型葡萄糖同向转运体(Sodium-Glucose Transporter, SGLT)蛋白和一种新的葡萄糖单转运体(SWEET 蛋白),目前尚未在中枢神经系统中检测到 SWEET 蛋白的表达。

在中枢神经系统中,葡萄糖主要通过 GLUT 家族传递给神经元,其中最相关的是 GLUT1 和 CLUT3。GLUT1 是血脑屏障摄取葡萄糖和星形胶质细胞通过糖酵解为神经元提供葡萄糖和乳酸的关键,有高糖基化的 55 ku 和低糖基化的 45 ku 的两种亚型,两者在大脑的不同部位表达,高糖基化亚型主要在微血管内皮细胞中表达,低糖基化亚型则定位于胶质细胞,所以 GLUT1 在葡萄糖穿过血脑屏障进入星形胶质细胞的过程中具有重要意义。GLUT3 主要表达于神经元,具有神经元特异性,GLUT3 在皮层、海马、小脑和脑干的神经元中广泛且大量分布,被称为"神经元葡萄糖转运体"。最近的研究把葡萄糖的转运分为三个步骤:

①葡萄糖通过 GLUT1(55 ku),经内皮细胞转运;

②GLUT1(45 ku)介导葡萄糖转运到星形胶质细胞;

③葡萄糖通过 GLUTS 转运到神经元。此外,GLUT4 被认为是一种胰岛素敏感的 GLUT,与 GLUT3 一样表达于神经元,参与调节葡萄糖转运。

3. 葡萄糖的氧化代谢过程

葡萄糖代谢是机体为吸收和利用葡萄糖而进行的有序化学反应过程,葡萄糖首先进入糖酵解途径,经细胞质中糖酵解酶的催化转化为丙酮酸,并生成少量 ATP 和一定量还原型烟酰胺腺嘌呤二核苷酸(NADH)。

在低氧或缺氧条件下,每个葡萄糖分子只能产生 2 个 ATP 分子,此时丙酮酸被乳酸脱氢酶还原为乳酸,NADH 转化为 NAD^+,乳酸经单羧酸转运蛋白(MCTS)转运至细胞外,这一过程被称为无氧糖酵解;氧气供应充足时,丙酮酸经有氧呼吸完全氧化分解,丙酮酸首先借助线粒体的丙酮酸载体穿过线粒体膜,进入线粒体基质和三羧酸循环,合成少量 ATP,生成一定量还原型辅酶,包括 NADH 和还原型黄素腺嘌呤二核苷酸($FADH_2$),NADH 和 $FADH_2$ 随后在线粒体内膜上通过呼吸链向氧气传递电子,进行氧化磷酸化。氧化磷酸化是电子在传递过程中氧化与磷酸化偶联生成 ATP 的酶促过程,即 NADH 或 $FADH_2$ 经电子传递链(ETC)将电子传给 O_2 生成 H_2O,逐步释放自由能,所释放的自由能用于 ADP 磷酸化生成 ATP,此过程伴随着大量 ATP 的合成。另外还有一种处理葡萄糖的方法,即有氧糖酵解,又称 Warburg 效应,即在正常氧分压的情况下仍形成乳酸。当 ATP 合成酶活性不足时,线粒体膜电位升高,线粒体呼吸难以维持,细胞则需要依赖有氧糖酵解产生中间代谢产物和 ATP。

在中枢神经系统中,神经元所需的 ATP 主要是在线粒体内通过三羧酸循环发生氧化磷酸化产生,额外的 ATP 由细胞质中的有氧糖酵解产生。氧化磷酸化驱动神经元发挥多种生理功能,包括神经传递、离子平衡等。ETC 是线粒体的标志之一,也是 ATP 产生的重要组成部分,主要由 5 个蛋白复合物组成,即复合物 Ⅰ~Ⅴ,分别是 NADH 脱氢酶、琥珀酸脱氢酶、细胞色素 C 还原酶、细胞色素 C 氧化酶和 ATP 合成酶。其中,ATP 合成酶又包括 Na$^+$-K$^+$-ATP 酶和 Ca^{2+}-Mg^{2+}-ATP 酶,这些关键酶活性的变化可以直接影响整个线粒体 ETC 的功能变化。线粒体内膜上的 5 个呼吸链复合物通过参与线粒体氧化磷酸化,发挥氧化呼吸功能以产生 ATP。其中,线粒体复合物 Ⅰ(complex Ⅰ),即 NADH 脱氢酶,是呼吸链最重要的复合物之一,也是神经元能量的主要贡献者。另外,Sirtuins 是定位于细胞核或线粒体的 NAD$^+$依赖性脱乙醚酶,其中沉默交配型信息调控 2 同源物 3(SIRT3)在新陈代谢抗氧化防御和神经保护中发挥作用。

问答题:

1. 人体的能量消耗包括哪几部分?
2. 哪些因素影响基础代谢率?
3. 如何计算一日能量需求量?
4. 有哪些激素和神经递质调节机体的能量摄入?
5. 影响能量消耗的蛋白因子有哪些?
6. 航天员出舱活动如何影响能量代谢率?

第4章　食品中的主要营养成分

4.1　蛋白质

4.1.1　蛋白质的生理功能

蛋白质是生命的物质基础,是有机大分子,是构成细胞的基本有机物,是生命活动的主要承担者。没有蛋白质就没有生命。蛋白质占人体质量的 16%~19%,即体重 60 kg 的成年人其体内蛋白质为 9.6~12 kg。人体内蛋白质的种类很多,性质和功能各异,但都是由 20 多种氨基酸按不同比例组合而成的,并在体内不断进行代谢与更新。

1. 构成体内各种重要的生理活性物质,调节生理功能

细胞可以说是生命的最小单位,它们处于永不停息的衰老、死亡、新生的新陈代谢过程中。例如年轻人的表皮 28 天更新一次,而胃黏膜 2~3 天就会全部更新。所以如果蛋白质的摄入、吸收、利用都很好,人体易处于健康状态;反之,人则经常处于亚健康状态。组织受损后,包括外伤,不能得到及时和高质量的修补,便会加速机体衰退。

(1)构成转运载体。

载体蛋白对维持人体的正常生命活动至关重要。它可以在体内运载各种物质,比如血红蛋白可输送氧(红细胞更新速率为 250 万/s)、脂蛋白可输送脂肪、细胞膜上的受体,以及转运蛋白等。

(2)维持机体内的渗透压和酸碱度。

蛋白质能调节渗透压。正常人血浆和组织液之间的水分不断交换并保持平衡。血浆中蛋白质的含量对保持平衡状态起着重要的调节作用。如果膳食中长期缺乏蛋白质,血浆中蛋白质含量就会降低,血液中的水分便会过多地渗入周围组织,出现营养性水肿。蛋白质分子中有羧基和氨基,属两性物质,能与酸或碱进行化学反应,在一定程度上维持血液酸碱平衡。

(3)构成抗体。

抗体具有保卫机体免受细菌和病毒侵害、提高机体抵抗力的作用。人体的免疫物质主要由白细胞、淋巴细胞、巨噬细胞、抗体(免疫球蛋白)、补体等构成,合成白细胞、抗体、补体需要充足的蛋白质。吞噬细胞的作用与摄入蛋白质数量密切相关,大部分吞噬细胞来自骨髓、脾、肝、淋巴组织,体内缺乏蛋白质这些组织显著萎缩,合成白细胞、抗体和补体的能力大为下降,使人体对疾病的免疫力降低,易于感染疾病。

(4)酶的催化。

人的身体就像一座复杂的化工厂,一切生理代谢、化学反应都是由酶参与完成的,而酶的本质就是蛋白质。人体细胞中每分钟要进行一百多次生化反应,需要数千种酶来完成。

（5）蛋白质激素的调节。

人体的生理功能靠激素调节,如生长激素、性激素、肾上腺素等。人体内的激素按其化学本质可分为含氮的蛋白类激素（由氨基酸、肽、蛋白衍生而成）和类固醇类激素两大类。调节葡萄糖代谢的胰岛素由 51 个氨基酸分子合成,调节生长发育的生长激素由 191 个氨基酸分子合成。

此外,血液的凝固、视觉的形成、人体的运动等都与蛋白质有关。近年来研究发现,许多蛋白质降解的肽也具有特殊的生理功能。

2. 构成和修复人体组织

蛋白质是一切生命的物质基础,是机体细胞的重要组成部分,是人体组织更新和修补的主要原料。人体的每个组织,如毛发、皮肤、肌肉、骨骼、内脏、大脑、血液、神经、内分泌等都由蛋白质组成,所以说饮食造就人本身。例如,胶原蛋白占身体蛋白质的 1/3,生成结缔组织,构成身体骨架。

同时,蛋白质对人的生长发育非常重要。比如大脑发育的特点是一次性完成细胞增殖,人的大脑细胞的增长有两个高峰期:第一个是胎儿 3 个月的时候;第二个是出生后到 1 岁,特别是 0~6 个月的婴儿是大脑细胞迅速增长的时期。到 1 岁大脑细胞增殖基本完成,其数量已达成人的 90%。所以 0~1 岁儿童蛋白质的摄入对儿童的智力发展至关重要。

人体组织中的蛋白质始终处于合成和分解的动态平衡之中,人体每天约有 3% 的蛋白质参与代谢,不同年龄的人合成代谢速率不同,婴幼儿和儿童蛋白质的代谢速度最快。机体生长发育及补充新陈代谢所损失的氮都需要从食物中获得,食物只有提供足够的蛋白质才能维持组织的更新。不同年龄的人,体内蛋白质合成率不同,新生儿和婴儿的合成率最高（表 4.1）。

表 4.1　不同年龄人体蛋白质的平均合成率

对象	年龄	每千克体重每天的蛋白质合成量/g
新生儿	1~46 天	18.0
婴儿	10~20 个月	6.9
青年	男 20~25 岁	3.3
	女 18~23 岁	2.6
老年	男 68~72 岁	2.9
	女 69~71 岁	2.3

3. 氧化供能

食物蛋白质也是能量的一种来源,每克蛋白质在体内氧化分解可产生 16.7 kJ（4 kcal）能量。一般成人每日约有 18% 的能量来自蛋白质。但糖与脂肪可以代替蛋白质提供能量,故氧化供能是蛋白质的次要生理功能。饥饿时,组织蛋白分解增加,每输入 100 g 葡萄糖约节约 50 g 蛋白质的消耗。因此,对不能进食的消耗性疾病患者应注意葡萄糖的补充,以减少组织蛋白的消耗。

4.1.2 食物蛋白质的营养学评价

评价食物中蛋白质的营养价值常从三个方面加以考虑:一是食物中蛋白质的含量是否丰富,这是评价食物蛋白质营养价值的前提;二是食物蛋白质进入人体后,在肠道消化吸收率的高低;三是蛋白质被消化吸收后在体内储存被利用的程度。

1. 蛋白质的含量

食物中蛋白质的含量是评价食物蛋白质营养价值的一个重要方面,是评价食物蛋白质营养价值的基础。如果食物中蛋白质含量太少,即使食物蛋白质中必需氨基酸的模式合理,也不能满足机体需要,无法发挥蛋白质应有的作用。显然,含蛋白质越多的食物,其营养价值相对越高。如鸡肉含蛋白质 22%~24%,猪肉含蛋白质 9.5%,大米含蛋白质 5%~8%,大豆含蛋白质 38%~40%。

食物蛋白质含量的测定,通常用凯氏定氮法测定其含氮量,然后再换算成蛋白质含量。此总氮量内可包括嘌呤、嘧啶、游离氨基酸、维生素、肌酸、肌酐和氨基糖等。肉类氮中一部分是游离氨基酸和肽;鱼类除此之外还含有挥发性碱基氮和甲基氨基化合物,海产软骨鱼类可能还含有尿素。由于这些非氨基酸和非肽氮的营养学意义有许多还不清楚,所以分析食物的含氮量有很重要的意义。

食物蛋白质的含量取决于其氨基酸组成,一般在 15%~18% 之间变动,平均含氮量为16%,所以,常以含氮量乘以系数 6.25 测定其粗蛋白含量,若要比较准确地计算则可用不同系数求得。不同食物蛋白质的标准换算系数见表 4.2。

表 4.2 不同食物蛋白质的标准换算系数

食物类别	计算食物成分表中蛋白质含量时所用换算系数	将食物成分表中蛋白质含量换算为粗蛋白的校正系数
全麦	5.83	1.07
面粉(中或低出粉率)	5.70	1.10
通心粉、面条、面糊	5.70	1.10
麦麸	6.31	0.99
大米(各种大米)	5.95	1.05
裸麦、大麦和燕麦	5.83	1.07
花生	5.46	1.14
黄豆	5.71	1.09
杏	5.18	1.21
椰子、栗子	5.30	1.18
种子:芝麻、红花、向日葵	5.30	1.18
乳类(各种乳类)与干酪	6.38	0.98
其他食物	6.25	1.00

2. 蛋白质的消化率

除了讲究蛋白质的质量外,在食用时还要看该种食物的消化吸收率。蛋白质消化率是指在消化道内被吸收的蛋白质占摄入蛋白质的百分比,是反映食物被消化酶分解的程度,以及消化后的氨基酸和肽被吸收的程度指标,一般采用动物或人体试验测定。消化率在营养学上分为两种:表观消化率(Apparent Digestibility,AD)和真消化率(True Digestibility,TD)。

$$表观消化率(\%)=(氮摄入量-粪氮排出量)/氮摄入量×100\%$$
$$真消化率(\%)=[氮摄入量-(粪氮排出量-粪代谢量)]/氮摄入量×100\%$$

粪中排出的氮量由食物中不能被消化吸收的氮和粪代谢氮构成。粪代谢氮是受试者在完全不食用含蛋白质食物时粪便中的含氮量。此时,粪氮的来源有三方面:一是来自脱落的肠黏膜细胞;二是死亡的肠道微生物;三是少量的消化酶。如果粪代谢氮忽略不计,即为表观消化率。表观消化率比真消化率低,用它估计蛋白质的营养价值偏低,因此安全系数较高。此外,由于表观消化率的测定方法较为简便,一般情况下多采用表现消化率。

蛋白质消化率越高,被机体吸收的数量越多,其营养价值越高。如大豆蛋白质含量高、质量好,但其蛋白质消化率只有 60%~65%。若将其制成豆腐及各种豆制品,则消化率可提高到 92%~96%。如每日喝 200 mL 豆浆,就可得到 8.8 g 消化率很高的蛋白质。再如,鸡肉不仅蛋白质含量高,而且较柔软,脂肪分布均匀,所以鸡肉比畜肉更鲜嫩,味美且易消化。鱼肉肌纤维较短,水分较多,脂肪量少,故肉质细嫩,消化率高达 95%~98%。因此,鸡、鱼更适合食用。

此外,粮食中蛋白质含量和质量虽然不高,但若每日食用 300 g,即可得到 30 g 左右的蛋白质,也是供给蛋白质的主要来源。若以米、面、杂粮和豆类等混合食用,有利于蛋白质互补,使植物蛋白质的营养价值提高到与动物蛋白质相接近的水平。

在一般烹调情况下,奶类蛋白质消化率为 97%~98%,肉类蛋白质消化率为 92%~94%,蛋类蛋白质消化率为 98%,米饭及面制品为 80% 左右,马铃薯为 74%,玉米面窝头为 66%。

一般,动物性蛋白质的消化率比植物性蛋白质高,这是因为植物性蛋白质被纤维素包围,与消化酶接触的程度较差。但植物性食品经过加工烹调,其纤维素被破坏、软化或除去,则植物性蛋白质消化率也可适当提高。

3. 蛋白质的利用率

食物蛋白质的利用率是指食物蛋白质在体内被利用的程度。其评价指标包括蛋白质的生物学价值、净利用率、功效比值等。通俗地讲,蛋白质进入体内后被利用的程度取决于食物蛋白质中的必需氨基酸的种类、数量以及相互构成比例,即食物蛋白质中氨基酸模式越接近人体需要,其体内利用率越高。

(1)生物价(Biological Value,BV)。

蛋白质生物价是反映食物蛋白质经消化吸收后在机体当中可储留并且加以利用的程度,以食物蛋白质在机体内吸收后被储留的氮与被吸收的氮的比值来表示,即

$$蛋白质的生物价=(氮储留量/氮吸收量)×100\%$$
$$氮吸收量=氮摄入量-(粪氮排出量-粪代谢氮量)$$

氮储留量＝氮摄入量－(粪氮排出量－粪代谢氮量)－(尿氮－尿内源氮)

尿内源氮是指无蛋白质(即试验对象摄入足够的热量,但完全不摄入蛋白质)时尿液中的含氮量,它与粪代谢氮都属于必要的氮损失。生物价越高,说明蛋白质的机体利用率越高,即蛋白质的营养价值越高,生物价最高值为100。常见食物蛋白质的生物价见表4.3。

表 4.3　常见食物蛋白质的生物价

蛋白质	生物价	蛋白质	生物价	蛋白质	生物价
鸡蛋蛋白质	94	大米	77	小米	57
鸡蛋白质	83	小麦	67	玉米	60
鸡蛋黄	96	生大豆	57	白菜	76
脱脂牛乳	85	熟大豆	64	红薯	72
鱼	83	扁豆	72	马铃薯	67
牛肉	76	蚕豆	58	花生	59
猪肉	74	白面粉	52		

(2)蛋白质的净利用率(Net Protein Utilization,NPU)。

蛋白质净利用率是机体的氮储留量与氮摄入量之比,表示蛋白质实际被利用的程度。蛋白质的生物价和蛋白质净利用率的计算方式相似,但是蛋白质的生物价中没有包括在消化过程中未被吸收而丢失的部分氮,而包括这一部分氮在内的蛋白质营养质量指标就是蛋白质净利用率,即蛋白质净效系数。

NPU＝氮储留量/氮摄入量＝生物价×真消化率

蛋白质净利用率包含蛋白质的生物价与消化率两个方面,因此评价更为全面。

(3)蛋白质的功效比值(Protein Efficiency Ratio,PER)。

蛋白质的功效比值是以体重增加为基础的方法,是指试验期内动物平均每摄入 1 g 蛋白质所增加的体重克数,又称为蛋白质效率比值。这是最早用于评价蛋白质质量的简便方法。试验通常以小动物作为研究对象,其标准膳食中蛋白质的质量分数为10%。

PER＝试验期内动物体重增加质量(g)/试验期内摄入的蛋白质质量(g)

由于同一种食物蛋白质在不同实验室所测得的 PER 值重复性差,为了便于结果的相互比较,通常设酪蛋白(参考蛋白质)对照组,即以酪蛋白的 PER 为 2.5,并将酪蛋白对照组 PER 值换算为 2.5,然后校正被测蛋白质(试验组)PER。

被测蛋白质 PER＝(试验组蛋白质功效比值/对照组蛋白质功效比值)×2.5

几种常见食物蛋白质 PER 全鸡蛋为3.92,牛奶为3.09,鱼为4.55,牛肉为2.30,大豆为2.32,精制面粉为0.60,大米为2.16。

(4)氨基酸评分(Amino Acid Score,AAS)。

氨基酸评分也称蛋白质化学评分,是指食物蛋白质中的必需氨基酸与理想模式或参考蛋白质中相应的必需氨基酸的比值。由食物蛋白质中必需氨基酸的模式决定,是目前广为应用的一种食物蛋白质营养价值评价方法。

$$\text{氨基酸评分} = \frac{\text{被测蛋白质每克氮(或蛋白质)中氨基酸含量(mg)}}{\text{理想模式蛋白质每克氮(或蛋白质)中氨基酸含量(mg)}} \times 100\%$$

理想氨基酸模式采用 FAO 提出的模式,同时由于不同年龄人群的氨基酸构成模式不同,食物蛋白质的氨基酸评分值也不同,见表 4.4。氨基酸评分最低的必需氨基酸为第一限制性氨基酸。

表 4.4　不同人群氨基酸需要模式及几种食物蛋白质的氨基酸评分

氨基酸	人群[①]/(mg·g^{-1})					食物[①]/(mg·g^{-1})		
	FAO 模式	1 岁以下	2~10 岁	10~12 岁	成人	鸡蛋	牛乳	牛肉
组氨酸		26	19	19	16	22	27	34
异亮氨酸	40	46	28	28	13	54	47	48
亮氨酸	70	93	66	44	19	86	95	81
赖氨酸	55	66	58	44	16	70	78	89
蛋(半胱)氨酸	35	42	25	22	17	57	33	40
苯丙(酪)氨酸	60	72	63	22	19	93	102	80
苏氨酸	40	43	34	28	9	47	44	46
缬氨酸	50	55	35	25	13	66	64	50
色氨酸	10	17	11	9	5	17	14	12
合计		460	339	241	127	512	504	480

①每克蛋白质中的含量。

确定某一食物蛋白质氨基酸评分,首先计算被测蛋白质中每种必需氨基酸的评分值;随后将最低评分值作为该食物蛋白质的氨基酸评分。该数值反映了食物蛋白质的第一限制氨基酸。

用氨基酸评分不仅可以看出单一食物蛋白质的限制氨基酸,也可看出混合食物蛋白质的限制氨基酸。机体在利用膳食蛋白质所提供的必需氨基酸合成组织蛋白质时,是以氨基酸评分最低的必需氨基酸为准。因此,在进行食物氨基酸强化时,应根据食物蛋白质氨基酸模式的特点,同时考虑第一、第二、第三限制氨基酸的补充量,否则不仅无效,而且还可能导致新的氨基酸不平衡。

氨基酸评分的方法比较简单,但对食物蛋白质的消化率还欠考虑,有些蛋白质的氨基酸模式不错,但很难消化,结果对这类食物的估计偏高。故在 20 世纪 90 年代初 FAO/WHO 有关专家委员会正式公布及推荐经消化率修正的氨基酸评分(Protein Digestibility Corrected Amino Acid Score,PDCAAS)法。计算方法为:

经消化率修正的氨基酸评分 = 氨基酸评分 × 真消化率

FDA 等机构已将这种方法作为评价食物蛋白质的方法之一。表 4.5 列出了几种食物蛋白质的 PDCAAS。

表 4.5　几种食物蛋白质的 PDCAAS

食物蛋白质	PDCAAS	食物蛋白质	PDCAAS
酪蛋白	1.00	斑豆	0.63
鸡蛋	1.03	燕麦粉	0.57
大豆分离蛋白	0.99	花生粉	0.52
牛肉	0.92	小扁豆	0.52
豌豆	0.69	全麦	0.40
菜豆	0.68		

除了上述的方法和指标外,还有一些评价方法,如相对蛋白质值、净蛋白质比值、氮平衡指数等,一般不常使用。

4.1.3　领域前沿

1. 热点文章("阿尔法折叠 2"能以前所未有的准确度根据蛋白质的氨基酸序列预测其三维结构)

英国《自然》杂志 2021 年 7 月 16 日发表的一项结构生物学最新研究,世界著名人工智能团队深度思维(Deep Mind)描述了神经网络"阿尔法折叠 2"(Alpha Fold 2),就计算机方法而言,"阿尔法折叠 2"能以前所未有的准确度根据蛋白质的氨基酸序列预测其三维结构。"阿尔法折叠 2"可精准预测蛋白质结构。蛋白质折叠问题被认为是人类在 21 世纪需要解决的重要科学前沿问题之一。理解蛋白质的结构有助于确定蛋白质的功能,了解各种突变的作用。

截至目前,约有 10 万个蛋白质结构已经用试验方法得到了解析,但这在已经测序的数十亿计蛋白质中只占了很小一部分。在过去 50 多年的时间里,研究人员一直尝试根据蛋白质的氨基酸序列预测其折叠而成的三维结构。然而,当前使用的计算方法准确度有限,试验方法对人力和时间的要求也非常高。

此次,深度思维首席科学家约翰·詹普尔、创始人兼首席执行官戴米斯·哈萨比斯及其团队描述了"阿尔法折叠 2"——一个基于神经网络的新模型,其预测的蛋白质结构能达到原子水平的准确度。研究团队在 2020 年 5—7 月举办的第 14 届"蛋白质结构预测关键评估"(CASP14)大赛中验证了这种方法。

2. 热点话题(你是否摄入了足够的蛋白质?)

对蛋白质最佳摄入量的评估,不同的国家标准不同,这一点儿都不奇怪,因为存在个体差异。美国国家研究委员会认为对于 95% 的人来说,摄入的总热量中应有 8% 来源于蛋白质,而世界卫生组织出于同样的考虑,推荐每天的总热量中大约应有 10% 来源于蛋白质。

按照英国健康部的推荐,蛋白质的每天平均摄入量应该为女性 36 g、男性 44 g。在多种推荐量中,有一种是极端而且很不明智的,即推荐给减肥者的极高蛋白质膳食,通常每天要求摄入 100~200 g 蛋白质,这实在太高了。那么,哪些食物自身的能量中有超过 10% 的部分是蛋白质提供的呢?也许人们会惊讶地发现,基本上所有的小扁豆、蚕豆、坚果、种子和谷物以及大多数的蔬菜和水果所提供的能量中,有超过 10% 来源于蛋白质。大豆中有 54% 的热量来源于蛋白质,芸豆为 26%,谷物的蛋白质含量从玉米的 4% 到藜麦的 16% 不等,坚果和种子则介于腰果的 12% 到南瓜籽的 21% 之间,水果介于苹果的 1% 到柠檬的 16% 之间,蔬菜介于土豆的 11% 到菠菜的 49% 之间。这就意味着除非是靠高糖或者高脂肪的垃圾食品生存,否则,只要通过膳食获得了足够的能量,基本上也就获得了足够的蛋白质。这可能让人觉得非常惊奇,因为这一观点和人们了解的有关蛋白质的知识是相互矛盾的。然而,事实是想要找到一种能造成身体蛋白质明显损失的混合素食(指多种类别的素食混合)是非常困难的,这是哈佛的科学家们研究了素食者的膳食之后得出的结论。

4.2　碳水化合物

4.2.1　碳水化合物的分类

化学家将从简单食糖衍生出来的碳水化合物分为单糖、双糖、寡糖、多糖,其中单糖和双糖常被称为简单糖类,而寡糖和多糖被称为复杂碳水化合物。1998 年 FAO/WHO 按照碳水化合物的聚合度(DP)将其分为糖、低聚糖和多糖三类,见表 4.6。

表 4.6　不同碳水化合物的聚合度

分类	亚组	组成
糖(DP 1~2)	单糖	葡萄糖、半乳糖、果糖
	双糖	蔗糖、乳糖、麦芽糖、海藻糖
	糖醇	山梨醇、甘露醇
低聚糖(DP 3~9)	异麦芽低聚寡糖	麦芽糊精
	其他寡糖	棉籽糖、水苏糖、低聚果糖
多糖(DP≥10)	淀粉	直链淀粉、支链淀粉、变性淀粉
	非淀粉多糖	纤维素、半纤维素、果胶、亲水胶质等

1. 糖

根据碳水化合物的分子结构,糖包括单糖、双糖和糖醇类。食物中的单糖主要有葡萄糖、半乳糖和果糖;食物中常见的双糖有蔗糖、乳糖和麦芽糖等;糖醇是单糖还原后的产物,如山梨醇、甘露醇等。

2. 低聚糖

低聚糖即寡糖,是由 3~9 个单糖构成的一类小分子多糖。有许多低聚糖具有重要的生理功能,比较重要的低聚糖是存在于豆类食品中的棉籽糖和水苏糖。

3. 多糖

由 10 个以上的单糖组成的大分子糖称为多糖,包括淀粉和非淀粉多糖。营养学上起重要作用的多糖主要有 3 种:糖原、淀粉和非淀粉多糖。

4.2.2　碳水化合物的生理功能

碳水化合物的主要生理功能是提供能量,随着人类对碳水化合物研究的不断深入,对其功能的认识也在逐渐扩大。

1.提供和储存能量

维持人体健康所需要的能量中,55%~65% 由碳水化合物提供。碳水化合物在体内消化后,主要以葡萄糖的形式吸收。人体所有组织细胞都含有能直接利用葡萄糖产热的酶类。葡萄糖最终的代谢产物为二氧化碳和水,每克葡萄糖可产热 16.7 kJ(4 kcal)。

葡萄糖是一切系统,特别是神经系统最主要的能量来源,大脑活动依靠糖的有氧氧化供热,血糖的 2/3 被大脑消耗,因此,碳水化合物对维持神经系统的功能具有很重要的作用。对于大多数体细胞来说,当无碳水化合物时,可以由脂肪、蛋白质作为能源。但大脑、神经、肺组织等却只能以葡萄糖作为能源物质。若血中葡萄糖浓度降低(即产生低血糖),脑中由于缺乏葡萄糖,会产生一系列不适反应,如头晕、无力、昏厥。所以,饥饿状态下不宜多运动。

肌肉和肝脏中的糖原是碳水化合物的储能形式,一旦机体需要,糖原可分解为葡萄糖,以满足机体肌肉活动以及红细胞、脑和神经组织对能量的需要。

2.构成机体的重要物质

碳水化合物是机体的重要构成成分,并参与细胞的组成和生命活动。例如,糖脂是细胞膜与神经组织的组成成分。脑和神经组织中含有大量糖脂,主要分布在髓鞘上。糖蛋白是构成软骨、骨骼和眼球的角膜、玻璃体的组成成分;消化道和呼吸道分泌的黏液中有糖蛋白;骨和肌腱中的类黏蛋白,血浆中的前白蛋白、凝血酶原、纤维蛋白原,激素中的甲状腺素、促甲状腺素、促红细胞生成素等都是糖蛋白。核糖核酸和脱氧核糖核酸两种重要的生物活性物质均含有 D-核糖,即五碳醛糖。

3.节约蛋白质作用

机体需要的能量主要由碳水化合物提供,当膳食中碳水化合物供应不足时,机体就通过糖原异生作用产生葡萄糖,以满足机体对葡萄糖的需要。由于脂肪一般不能转变为葡萄糖,所以要动用体内蛋白质,甚至是器官中的蛋白质,如肌肉、肝、肾、心脏中的蛋白质,因此可能对人体及器官造成损害。

当碳水化合物摄入充足时,可以节省体内蛋白质或其他代谢物的消耗,使氮在体内的储备增加。这就是碳水化合物对蛋白质的保护作用,或称为碳水化合物的节约蛋白质作用。所以,吃早饭时要适当进食一些碳水化合物和蛋白质才更为经济。

4.保护肝脏

肝糖原充足可增强肝脏对某些有害物质如细菌毒素的解毒作用,人体在过度疲劳时,会消耗机体的糖原贮备。经糖醛酸途径生成的葡萄糖醛酸是体内一种重要的结合解毒方式,葡萄糖醛酸在肝脏与许多有害物质,如细菌毒素、酒精、砷等结合,以消除或减轻这些物质的毒性或生物活性,从而起到解毒作用。另外,葡萄糖醛酸对某些药物也具有作用,如吗啡、水杨酸、磺胺类药物都是通过与葡萄糖醛酸结合,生成葡萄糖醛酸衍生物经尿排泄的。

5. 抗生酮作用

脂肪在体内的正常代谢需碳水化合物参与,其代谢产物乙酰基需与葡萄糖的代谢产物草酰乙酸结合进入三羧酸循环,才能彻底氧化和产生能量。若碳水化合物不足,草酰乙酸供应相对减少;体内脂肪或食物脂肪被动员并加速分解为脂肪酸提供能量。在这个过程中,由于草酰乙酸不足,脂肪酸不能彻底氧化而产生过多的酮体(丙酮、乙酰乙酸等),以致发生酮血症和酮尿症。膳食中充足的碳水化合物可以防止上述现象的发生,因此称为碳水化合物的抗生酮作用。

6. 促进肠道健康

非淀粉多糖,如纤维素、果胶、抗性淀粉和功能性低聚糖等,虽不能在小肠消化吸收,但可刺激肠道蠕动,保持水分,促进结肠菌群发酵和增大粪便容积,促进短链脂肪酸生成和有益菌增殖,从而有利于肠道健康。

4.2.3 碳水化合物的需要量及食物来源

膳食中碳水化合物的供给量主要根据民族饮食习惯、生活水平、劳动性质及环境因素而定。美国建议的适宜供给量为 130 g/d,占总能量摄入量的 45% ~ 65%。它是基于大脑和神经系统对葡萄糖的需要量而制定的。北美国家人均消费碳水化合物 180 ~ 330 g,成人摄入量占总能量的 50% 以上。从世界范围看,大多数国家居民都依赖富含碳水化合物的食物,碳水化合物的摄入占总能量的 70%,某些国家甚至达到 80% 以上。在东南亚国家,大米是膳食的主要食物,南美国家则喜食玉米。在非洲一些国家,当地居民多食用木薯。而欧洲和北美国家则偏爱小麦。

我国在 2013 版《中国居民膳食营养素参考摄入量》中首次提出食物中总碳水化合物的参考摄入量。建议成人每天摄入 120 g 的总碳水化合物;11 ~ 18 岁之间是青少年成长发育的快速时期,摄入量增加至 150 g;孕妇无论孕期均为 130 g;而哺乳期妇女需要增加到 160 g;65 岁以上的老人则未制定参考摄入量。但无论是何种性别和年龄的人,碳水化合物提供的能量均应占总能量的 50% ~ 65%。此外,2013 版的中国 DRIs 中还提出膳食纤维的摄入水平不应超过 25 g/d。

一般来说,膳食中精制糖的用量要严格控制,一般要控制在总能量的 10% 以下。但对于居住在高原或处于缺氧工作环境的人,以及运动员、脑力工作者,精制糖用量可适当放宽。患某些疾病的人如糖尿病、高脂血症、肥胖病等,不用或慎用精制糖;老年人宜少用糖,儿童吃糖过多影响食欲,更要预防龋齿。

虽然各国对供给量有所不同,但有一点是相同的,即控制精制谷物、蔗糖和马铃薯等食品的摄入,提倡从水果、蔬菜、全谷食品和豆类中获得这些碳水化合物膳食中碳水化合物主要来源于粮谷类、薯类和根茎类食物,以及谷类制品如面包、饼干、糕点等;一般粮谷类中碳水化合物的质量分数为 70% ~ 80%,薯类为 15% ~ 29%,根茎类蔬菜为 10% ~ 30%,大豆为 25% ~ 30%,其他豆类为 40% ~ 60%。

糖类主要来自于各种食糖、糕点、果脯、蜂蜜及水果。另外,还可来自动物性食品,如肝脏含有糖原,乳中含有乳糖,但量很少,因为一旦动物死亡,糖原也就随之分解。

食物中的膳食纤维主要来源于植物性食物。一般来说,粮谷、豆类的麸皮和糠含有大量纤维素、半纤维素和木质素;柑橘、苹果、香蕉、柠檬等水果和洋白菜、甜菜、苜蓿、豌豆、蚕豆等蔬菜含有较多的果胶。

4.2.4　领域前沿(碳水吃不对,血管老得快!)

1. 这种碳水最伤血管

糖可以被分为游离糖和非游离糖。游离糖是指添加到食品或饮料中的糖分(比如葡萄糖、蔗糖、果糖等),以及在蜂蜜、糖浆、果汁和浓缩果汁中天然存在的糖分。人们常说的添加糖,就属于游离糖。非游离糖天然存在于水果、蔬菜和乳制品中。来自牛津大学等机构的研究人员发现,游离糖食用过多,心血管疾病、缺血性心脏病和中风风险都会显著增加。研究人员分析指出,较高的游离糖摄入可能从以下几个方面危害心血管:①增加肥胖风险,而肥胖是缺血性心脏病和中风等心血管疾病的明确危险因素;②升高血压和空腹血糖,损害心血管健康;③升高三酰甘油浓度,而三酰甘油浓度与缺血性心脏病可能存在因果关系。

2. 这种碳水有助护血管

最新研究还发现,经常食用全谷物等富含膳食纤维的食物,心血管疾病、缺血性心脏病和中风风险会显著降低。研究人员分析指出,较高的膳食纤维摄入,有助于降低体脂和低密度脂蛋白胆固醇水平;较高的全谷物摄入,可能有助于降低总胆固醇、低密度脂蛋白胆固醇和糖化血红蛋白水平,进而促进心血管健康。除了保护血管,一项研究显示,高质量碳水(燕麦、绿豆等全谷杂豆以及果蔬)食用较多的人全因死亡风险降低12%,而低质量碳水(甜食、甜饮料、精米白面等)较多的人全因死亡风险增加13%。

4.3　脂　　类

4.3.1　脂类的生理功能

1. 机体热能的来源

脂肪是食物中产生热能最高的一种营养素,每克脂肪在体内氧化可产生37.6 kJ(9.0 kcal)热能,其发热量比碳水化合物高得多。因此体内储存的脂肪是人体的"能源库"。当机体需要时可被利用,参加脂肪代谢和供给热能。但机体不能利用脂肪酸分解含两个碳的化合物合成葡萄糖,因此脂肪不能给脑、神经细胞及血细胞提供能量。研究表明,处于安静空腹的成年人其能量消耗60%来自于体内脂肪。人在饥饿时,就必须消耗肌肉组织中的蛋白质和糖来满足机体能量需要,这也是不提倡"节食减肥"的原因。当人体摄入能量不能及时被利用或过多时,无论是蛋白质、脂肪还是碳水化合物,都以脂肪的形式储存下来。

2. 组成人体组织细胞的成分

正常人体按体重计算脂类占14%~19%,肥胖者约占32%,绝大多数脂类以三酰甘油的形式存在于脂肪组织内,称为蓄积脂肪。这类脂肪是体内过剩能量的一种储存方式。

细胞膜中还有大量脂肪酸,是细胞维持正常的结构和功能必不可少的重要成分。

类脂质是细胞结构的基本原料,特别是磷脂和固醇等。细胞膜具有由磷脂、糖脂和胆固醇组成的类脂,磷脂对生长发育非常重要,固醇是合成固醇类激素的重要物质。

3. 维持体温、保护脏器

脂肪是热的不良导体,可阻止体热的散发,维持体温的恒定。脂肪是器官和神经组织的防护性隔离层,能防止和缓冲因振动而造成的对脏器、组织、关节的损害,发挥对器官的保护作用。

4. 供给必需脂肪酸

必需脂肪酸是组织细胞的组成成分,对线粒体和细胞膜特别重要,必需脂肪酸缺乏时,线粒体结构发生改变,皮肤细胞对水分的通透性增加,生长停滞,生殖机能发生障碍。

必需脂肪酸不仅能够吸引水分滋润皮肤细胞,还能防止水分流失,它是机体的润滑油。人体自身不能合成必需脂肪酸,必须从食物中摄取,每日至少需要摄入 $2.2 \sim 4.4$ g。

5. 提供脂溶性维生素,对食物的营养价值有一定的保护作用

在许多植物油中含有丰富的维生素 E,如麦胚油、玉米油、豆油、芝麻油和菜籽油等。鱼肝油、奶油、蛋黄油中含有较多的维生素 A 和维生素 D。每日膳食中适量的脂肪,有利于脂溶性维生素的消化和吸收。同时,脂类在消化道内可刺激胆汁分泌,从而促进脂溶性维生素的消化吸收。因此每日膳食中适宜的脂肪摄入可避免脂溶性维生素的吸收障碍。

另外,由于脂肪在食物的烹调加工过程中还可分布于食品表面,避免食物中的维生素等物质因接触氧而发生氧化,从而保护食物的营养价值。

6. 改善食物的感官性状及增加饱腹感

脂肪作为食品烹调加工的重要原料,可以改善食物的色、香、味、形,达到美食和促进食欲的良好作用。同时脂肪由胃进入十二指肠时,可刺激产生肠抑胃素,使肠蠕动受到抑制,造成食物在胃中停留时间较长,消化吸收的速度相对缓慢,从而具有饱腹感。

4.3.2　膳食脂肪的营养学评价

在营养学上主要通过脂肪的消化率、脂肪酸的种类与含量、脂溶性维生素含量、脂类稳定性四个方面对脂肪的营养价值进行评价。

1. 脂肪的消化率

食物脂肪的消化率与其熔点关系密切,消化率与熔点成反比,熔点在 50 ℃ 以上的脂肪不易消化吸收,熔点接近体温或低于体温的脂肪消化率增高。脂肪的消化率还与其所含不饱和脂肪酸有关,双键数目越多,消化率也越高。如人体对动物脂肪的消化吸收较差,而对植物油的消化吸收较好;在畜肉中饱和脂肪酸含量多,而鱼油中不饱和脂肪酸含量多,因此鱼油的营养价值大于畜肉脂肪。即便如此,总体来说,脂肪的消化率都较高,见表 4.7。

表 4.7　常用油脂的脂肪酸质量分数、比例及消化率

脂肪种类	脂肪酸种类及质量分数%				P/S 值	消化率/%
	多不饱和	饱和	亚油酸	亚麻酸		
菜籽油	21.5	4.5	14.2	7.3	4.78	99.0
大豆油	62.8	14.8	52.2	10.6	4.24	97.5
芝麻油	46.6	12.5	43.7	2.9	3.73	—
玉米油	48.3	15.2	47.8	0.5	3.18	96.8
棉籽油	55.6	27.9	55.6	—	3.11	97.2
花生油	37.6	19.9	37.6	—	1.89	98.3
米糠油	35.2	20.8	34.0	1.2	1.67	—
棕榈油	9.0	53.0	9.0	—	0.16	98.0
椰子油	8.5	91.5	6.0	2.0	0.06	97.9
猪油	8.5	42.7	8.3	0.2	0.20	97.0
牛油	6.3	51.6	3.9	1.3	0.12	87.0
黄油	5.8	58.3	3.6	1.3	0.10	98.0
羊油	3.4	62.6	2.0	0.8	0.05	88.0

注:P/S 值指多不饱和脂肪酸与饱和脂肪酸之比。

2. 脂肪酸的种类与含量

脂肪的营养价值与其所含脂肪酸的种类、含量及比例有关。除考虑饱和脂肪酸(SFA)、单不饱和脂肪酸(MUFA)、多不饱和脂肪酸(PUFA)之间比例的平衡外,还要考虑必需脂肪酸的摄入量。此外,还要考虑 n-3 与 n-6 脂肪酸的比例。植物性食物中,油脂主要含 n-6 脂肪酸,而 n-3 脂肪酸含量较低。一般来说,单独一种油脂很难达到 n-3 与 n-6 脂肪酸的平衡,所以通过不同油脂的调和可以提高油脂的营养价值。对我国居民来说,应注意减少饱和脂肪酸的摄入,增加 n-3 多不饱和脂肪酸的摄入,并注意与 n-6 脂肪酸的平衡。

3. 脂溶性维生素含量

脂溶性维生素,主要是维生素 A、D、E、K,一般认为脂溶性维生素含量高的脂肪,营养价值也高。维生素 E 和维生素 K 在动物脂肪中含量极少。肝脏中维生素 A 和维生素 D 含量丰富,特别是某些海产鱼的肝脏中含量更高。乳、蛋黄中维生素 A 和维生素 D 的含量也较丰富。植物油中含有丰富的维生素 E,特别是谷类种子的胚油中维生素 E 含量更高。所以,这些食物脂肪的营养价值高。

结合以上评价指标,可见植物油消化率高,所含脂肪酸也完全,亚油酸含量高,不含胆固醇,丰富的维生素 E 增加了多不饱和脂肪酸的稳定性,不易酸败,可用于预防高脂血症和冠心病。奶油的营养价值较高,不仅含有较多的维生素 A 和维生素 D,而且脂肪酸种类也比较完全,其中大多数低级脂肪酸消化率很高。猪油的消化率虽与奶油相等,但它不含维生素,且其脂肪酸主要为油酸,故其营养价值与奶油相差很多,牛、羊脂肪则更差。

4.3.3　脂类的需要量及食物来源

1.脂肪的参考摄入量

膳食脂肪的参考摄入量因年龄、季节、劳动性质和生活水平而定。调查显示,近 20 年来我国居民膳食中总脂肪含量显著升高,SFA 的比例升高,而 MUFA 和与 PUFA 的比例下降。

一般认为,在人类合理膳食中,人所需热量的 20%～30% 应由脂肪供给。成人为 20%～30%,儿童、青少年为 25%～30%。必需脂肪酸占总热量的 2%,SAF、MUFA 和 PU-FA 之间的比例以 1∶1∶1 为宜。2013 年中国营养学会在制定中国居民膳食营养素参考摄入量时,参考各国不同人群的调查及研究结果,结合我国膳食结构的实际情况,提出我国居民膳食脂肪和脂肪酸参考摄入量,见表 4.8。

表 4.8　我国居民膳食脂肪和脂肪酸参考摄入量

人群	总脂肪 ①AMDR /%E	SFA ②U-AMDR /%E	n-6 PUFA ③LA AI/%E	n-6 PUFA AMDR /%E	n-3 PUFA ④ALA AI/%E	n-3 PUFA AMDR /%E	n-3 PUFA ⑥EPA+DHA ⑤AI/mg	n-3 PUFA ⑥EPA+DHA AMDR/g
0~0.5 岁	48(AI)	—	7.3 (ARA 150 mg)	—	0.87	—	100(DHA)	—
>0.5~1 岁	40(AI)	—	6.0	—	0.66	—	100(DHA)	—
>1~4 岁	35(AI)	—	4.0	—	0.60	—	100(DHA)	—
>4~7 岁	20~30	<8	4.0	—	0.60	—	—	—
>7~18 岁	20~30	<8	4.0	—	0.60	—	—	—
18 岁~	20~30	<10	4.0	2.5~9.0	0.60	0.5~2.0	—	0.25~2.0
≥60 岁	20~30	<10	4.0	2.5~9.0	0.60	0.5~2.0	—	0.25~2.0
孕妇和哺乳期女性	20~30	<10	4.0	2.5~9.0	0.60	0.5~2.0	250 (DHA 200)	

注:①AMDR/%E:适宜接受范围占总能量的百分比;②U-AMDR/%E:适宜接受范围上限占总能量的百分比;③LA AI/%E:油酸摄入量占总能量的百分比;④ALA AI/%E:亚油酸适宜摄入量占总能量的百分比;⑤AI:适宜摄入量;⑥EPA:二十碳五烯酸,DHA:二十二碳六烯酸。

有关膳食胆固醇的参考摄入量,目前资料仍不足以确定胆固醇增加慢性病危险的阈值摄入量,而无法确定胆固醇的可耐受最高摄入量,我国居民日均胆固醇摄入量的均值为 300 mg 以下。随着膳食脂肪供能比的增加,人群超重/肥胖率、2 型糖尿病患病率及血胆固醇水平随之增加,较多研究数据支持脂肪供能百分比控制在 30% 以下,有利于维持血脂在正常水平,成年人膳食脂肪供能比上限不宜提高到 35%。

2.脂肪的食物来源

膳食中脂肪主要来源于食用油脂、动物性食物和坚果类。食用油脂中约含有 100%

的脂肪。日常膳食中的植物油主要有豆油、花生油、菜籽油、芝麻油、玉米油、棉籽油等,主要含不饱和脂肪酸,并且是人体必需脂肪酸的良好来源。

动物性食物中以畜肉类脂肪含量最为丰富,在水产品、奶油等中也较多。动物脂肪相对含 SFA 和 MUFA 多,PUFA 含量较少。猪肉脂肪质量分数在 30%~90%,但不同部位中的含量差异很大。瘦肉中脂肪含量较少,约为 10%。牛肉、羊肉中脂肪含量比猪肉低很多,如瘦牛肉中脂肪质量分数仅为 2%~5%,瘦羊肉中多数为 2%~4%。动物内脏除大肠外脂肪含量都较低,但胆固醇的含量较高。禽肉一般含脂肪量较低,大多数在 10% 以下。鱼类脂肪含量也基本低于 10%,多数在 5% 左右,且以不饱和脂肪酸居多。

脑、心脏、肝中含丰富的磷脂及胆固醇,乳、鸡蛋黄也含有较多的磷脂和胆固醇,且易于吸收,是婴幼儿脂类的良好来源。蛋类以蛋黄中脂肪含量最高,质量分数约为 30%,但胆固醇的含量也高,全蛋中的脂肪质量分数仅为 10% 左右,其组成以 MUFA 为多。谷类、蔬菜和水果等食物中脂肪含量很少,作为油脂的来源无实际意义。

除动物性食物外,植物性食物中以坚果类(如花生、核桃、瓜子、榛子等)脂肪含量较高,质量分数最高可达 50% 以上,其脂肪的组成大多以亚油酸为主,所以是 PUFA 的重要来源。这些坚果类油脂含量虽然丰富,但在人们的食物中占比很小,不能作为脂类食物的主要来源。

4.3.4 领域前沿

脂质代谢是能量代谢中非常重要的一个环节,也是国内外新晋的热点研究领域。脂质代谢失衡常常会导致一些相关疾病,如非酒精性脂肪肝、肿瘤、心血管和代谢疾病、肥胖等。在对脂质合成、分解与调控过程的研究中,经常会需要对甘油、三酰甘油和胆固醇/胆固醇酯等进行检测,因此,如何找到合适的脂质代谢研究方法非常关键。

4.4 维生素

4.4.1 脂溶性维生素的分类与功能

1. 概述

维生素是维持人体正常生理功能和生命活动所必需的一类微量的低分子有机化合物。

维生素种类繁多、性质各异,通常具有以下共同特点:

(1)维生素或其前体都在天然食物中存在,但是没有一种天然食物含有人体所需的全部维生素。

(2)在体内不提供热能,一般也不是机体的组成成分。

(3)参与维持机体正常生理功能,需要量极少,通常以毫克或微克计,但是绝对不可缺少。

(4)一般不能在体内合成,或合成量少,不能满足机体需要,必须经常由食物供给。

2. 脂溶性维生素

脂溶性维生素是指不溶于水而溶于脂肪及有机溶剂中的维生素,包括维生素 A、维生素 D、维生素 E、维生素 K。在食物中它们常与脂类共存,其吸收与肠道中的脂类密切相关,主要储存于肝脏。如果脂溶性维生素摄入过多可引起中毒,摄入过少则可缓慢出现其缺乏所引起的临床症状。

(1)维生素 A。

①结构与稳定性。维生素 A 又称为视黄醇,实际包括所有具有视黄醇生物活性的化合物。视黄醇是由 β-紫罗酮环与不饱和一元醇所组成。它既可以游离醇存在,也可与脂肪酸酯化,或者以醛或酸的形式出现。此外,在 3-位上脱氢的视黄醇也有维生素活性,视黄醇为维生素 A_1,3-脱氢视黄醇为维生素 A_2。前者存在于哺乳动物及咸水鱼的肝脏中,后者存在于淡水鱼的肝脏内。维生素 A 的结构示意图如图 4.1 所示。

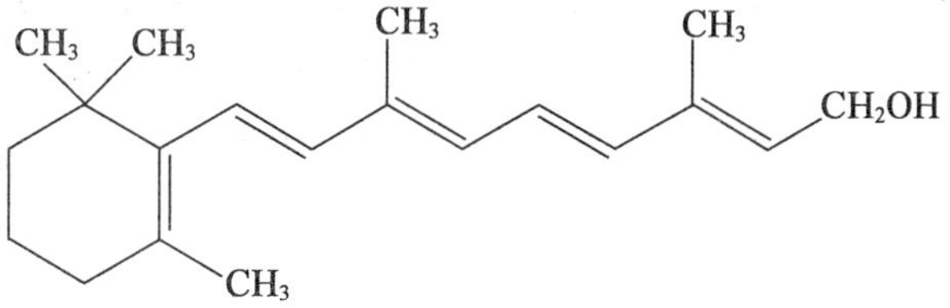

图 4.1　维生素 A 的结构示意图

植物和真菌中有许多类胡萝卜素被动物摄食后可转变成维生素 A,并具有维生素 A 活性。它们被称为维生素 A 原,其中 β-胡萝卜素最有效,它可产生 2 个等效的维生素 A。

维生素 A 对空气、紫外线和氧化剂都很敏感,高温和金属离子的催化作用都可加速其分解。在低 pH 下的部分异构化作用也会损失部分维生素 A 活性,因为顺式异构体的活性比反式异构体低。

人们从食品中摄取的大多数是维生素 A 原。维生素 A 原在食品加工和储存时可有许多破坏途径,这取决于其反应条件。

②生理作用。维生素 A 的生理作用包括:维持正常视觉;维持上皮组织正常生长与分化;促进生长发育;抑癌作用;维持机体正常免疫功能。

(2)维生素 D。

①结构与稳定性。维生素 D 是类固醇的衍生物,具有维生素 D 活性的化合物约 10种,主要是维生素 D_2(麦角钙化醇)和维生素 D_3(胆钙化醇)。二者的结构十分相似,维生素 D_2 比维生素 D_3 在侧链上多一个双键和甲基。维生素 D 的结构示意图如图 4.2 所示。

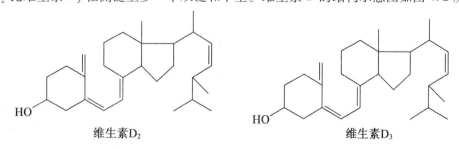

维生素D_2　　　　　　　　　　　　维生素D_3

图 4.2　维生素 D 的结构示意图

维生素 D 也存在维生素 D 原或称前体,可由光转变成维生素 D。植物中的麦角固醇在日光或紫外线照射后可以转变成维生素 D_2,故麦角固醇可称为维生素 D_2 原;人体皮下存在 7-脱氢胆固醇,在日光或紫外线照射下可以转变为维生素 D_3,故 7-脱氢胆固醇可称为维生素 D_3 原。由此可见,多晒太阳是防止维生素 D 缺乏的方法之一。

维生素 D 很稳定,它能耐高温且不易氧化。例如在 130 ℃加热 90 min 仍有生理活性。但是它对光敏感,易受紫外线照射而破坏,通常的贮藏、加工或烹调不影响其生理活性。

②生理作用。维生素 D 的生理作用包括:促进钙、磷在肠道内的吸收和肾小管内的重吸收;促进骨骼和牙齿的正常生长与矿物化;调节基因表达。

(3)维生素 E。

①结构与稳定性。维生素 E 是具有 α-生育酚生物活性的生育酚和三烯生育酚及其衍生物的总称。它们都是苯并二氢吡喃的衍生物。生育酚有一个饱和的 16 碳侧链,并在 2、4 和 8 位有 3 个不对称中心,在 R_1、R_2 和 R_3 处以甲基进行不同取代,故可有 α-、β-、γ-、δ-生育酚的不同。三烯生育酚与生育酚不同之处,在于其 16 碳侧链上的 3、7 和 11 位有 3 个不饱和双键。它们的化学结构不同,生物活性也不相同,维生素 E 的结构示意图如图 4.3 所示。

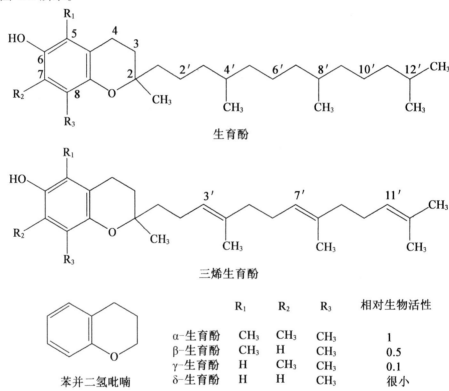

	R_1	R_2	R_3	相对生物活性
α-生育酚	CH_3	CH_3	CH_3	1
β-生育酚	CH_3	H	CH_3	0.5
γ-生育酚	H	CH_3	CH_3	0.1
δ-生育酚	H	H	CH_3	很小

图 4.3　维生素 E 的结构示意图

天然存在的 α-生育酚分布最广、活性最强,其 3 个旋光异构位的构型均为 R 型(以 RRR 表示),活性以 RRR-α-生育酚当量(α-TEs)表示,1 mg α-生育酚相当于 1 mg RRR-α-生育酚的活性,α-三烯生育酚的生物活性约为 α-生育酚的 30%。

人工合成的 α-生育酚是上述 8 种异构体的混合物,以其旋光特性命名为全消旋-α-生育酚。其相对生物活性为天然 α-生育酚的 74%。人们通常使用的 α-生育酚乙酸酯和 α-生育酚琥珀酸酯,其相对生物活性分别相当于 α-生育酚的 67%和 60%。

由于维生素 E 对氧敏感,易被氧化,尤其是未酯化的 α-生育酚可与过氧化自由基作用生成氢过氧化物和 α-生育酚自由基,后者较不活泼,可通过生成二聚生育酚和三聚生育酚而终止自由基反应,在食品加工时起到很好的抗氧化作用,常作为食品抗氧化剂应用。三烯生育酚的抗氧化作用可比生育酚高。此外,α-生育酚的酯类如 α-生育酚乙酸酯和琥珀酸酯对氧化作用有较强的抵抗力,因而油脂在烹调加工时所遇到的高温也更稳定。

②生理作用。维生素 E 和其他脂溶性维生素一样,随脂肪一同由肠吸收,经淋巴进入血液。吸收时也需胆汁存在,吸收后可储存于肝脏中,也可存留于脂肪、肌肉组织中,当膳食中缺少时可供使用。

维生素 E 具有抗氧化作用,是机体很好的抗氧化剂。它可保护维生素 A、维生素 C 以及不饱和脂肪酸等免受氧化破坏,也可保护细胞膜结构等的完整。至于维生素 E 在人体内的确切功能作用尽管尚需进一步研究,但近年来不少人认为由于其抗氧化作用可以减少氧化型低密度脂蛋白的形成,稳定细胞膜结构,抑制血小板在血管壁表面的聚集等,因而具有抗动脉粥样硬化的作用。此外,由于其可以阻断致癌的自由基反应,抵御过氧化物对细胞膜的攻击等,因而具有一定的抗癌作用。还有人认为它与机体的抗衰老作用有关。

(4)维生素 K。

①结构与稳定性。维生素 K 是所有具有叶绿醌生物活性的 α-甲基-1,4-萘醌衍生物的统称。天然维生素 K 有两种:①维生素 K_1,存在于绿叶植物中,称为叶绿醌;②维生素 K_2,存在于发酵食品中,由细菌所合成,同时也可由包括人类肠道细菌在内的许多微生物合成。此外,还有两种人工合成的具有维生素 K 活性的物质:一种是 α-甲基-1,4-萘醌,它是天然维生素 K 的基础结构,称为维生素 K_3;另一种是二乙酰甲萘醌,称为维生素 K_4,维生素 K_4 在体内可转变成维生素 K_2,其功效是维生素 K_1 和维生素 K_2 的 2~3 倍。维生素 K 的结构示意图如图 4.4 所示。

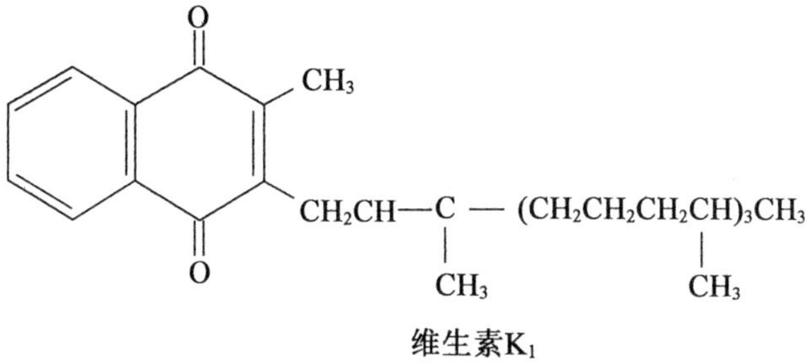

维生素K_1

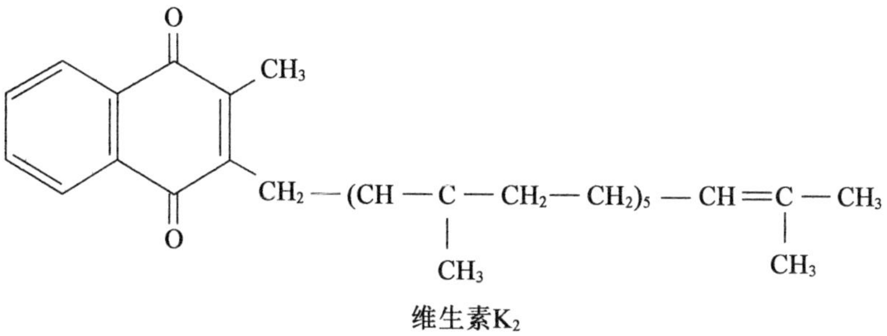

维生素K_2

图 4.4　维生素 K 的结构示意图

维生素K₃　　　　　　　　　　　　　　维生素K₄

续图 4.4

　　维生素 K 对热、空气和水分都很稳定,但易被光和碱所破坏。由于维生素 K 不是水溶性物质,在一般的食品加工中也很少损失。目前关于维生素 K 在食品加工、保藏等过程中的研究报告甚少。已知某些还原剂可将维生素 K 的醌式结构还原为氢醌结构,但这并不影响其维生素活性。

　　②生理作用。维生素 K 的作用主要是促进肝脏生成凝血酶原,从而具有促进凝血的作用。现已查明肝脏中存在凝血酶原前体,它并无凝血作用,维生素 K 的作用在于将此凝血酶原前体转变成凝血酶原,此即凝血酶原前体在维生素 K 的影响下将末端氨基酸残基中的谷氨酸全部羧化为 γ-羧基谷氨酸残基并最终进行凝血作用。当缺少维生素 K 时,骨钙蛋白未羧化率增加,对钙的亲和力明显降低。流行病学调查显示,老年妇女的骨折发生率与血液维生素 K 水平呈负相关,骨矿物质密度与维生素 K 水平呈正相关,与血浆内羧化骨钙蛋白水平呈负相关。近年来一些大规模人群流行病学研究的结果表明膳食摄入维生素 K_2 有利于心血管健康,可降低冠心病的发病率。

4.4.2　水溶性维生素的分类与功能

　　水溶性维生素是指溶于水的维生素,包括 B 族维生素(维生素 B_1、维生素 B_2、维生素 PP、维生素 B_6、叶酸、维生素 B_{12}、泛酸、生物素等)和维生素 C。除了维生素 B_{12} 外,水溶性维生素在体内储存量很少,较易从尿中排出,因此必须经常通过食物供给。如果水溶性维生素长期摄入不足,易出现缺乏症。水溶性维生素一般无毒性,但摄入量太大时也可引起中毒。

1. 抗坏血酸(维生素 C)

　　维生素 C 又称抗坏血酸。早期海员容易得一种原因不明的疾病,当时称为坏血病(scurvy),后来有人用柠檬汁和柑橘治疗与预防坏血病。1928 年,科学家们从柑橘等食物中提取出具有抗坏血病功能的酸性物质,即维生素 C。

　　(1)结构与稳定性。

　　维生素 C 具有酸性和强还原性,为高度水溶性维生素。此性质归因于其内酯环中与羰基共轭的烯醇式结构。天然的抗坏血酸是 L-型,其异构体 D-型抗坏血酸的生物活性大约是 L-型的 10%,常用于非维生素的目的,例如在食品加工中作为抗氧化剂等添加于食品中。抗坏血酸的结构示意图如图 4.5 所示。

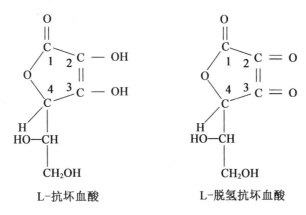

图 4.5　抗坏血酸的结构示意图

抗坏血酸易氧化脱氢形成 L-脱氢抗坏血酸。因其在体内可还原为 L-抗坏血酸,故仍有生物活性。其活性约为 L-抗坏血酸的 80%。

抗坏血酸是最不稳定的维生素,影响其稳定性的因素很多,包括温度、pH、氧、酶、金属离子、紫外线、X 射线和 γ 射线的辐射,抗坏血酸的初始浓度、糖和盐的浓度,以及抗坏血酸和脱氢抗坏血酸的比例等。既然影响因素如此之多,要清楚了解其降解途径和各种反应产物很不容易。目前对上述反应机制的确定,除了测定被分离产物的结构之外,则是在 pH <2、高浓度条件下的模拟体系中进行动力学和物理化学测定的结果。

(2)生理作用。

抗坏血酸的作用与其激活羟化酶,促进组织中胶原的形成密切相关。胶原中含大量羟脯氨酸与羟赖氨酸。前胶原 α-肽链上的脯氨酸与赖氨酸的羟化必须有抗坏血酸参与。否则,胶原合成受阻。这已由维生素 C 不足或缺乏时伤口愈合减慢所证明。由色氨酸合成 5-羟色氨酸的羟化作用也需维生素 C 参与。此外,它还参与肉碱和类固醇化合物的合成以及酪氨酸的代谢等。

抗坏血酸可参与体内氧化还原反应,并且是体内一种重要的抗氧化剂。它作为抗氧化剂可以清除自由基,在保护 DNA、蛋白质和膜结构免遭损伤方面起着重要作用。

此外,抗坏血酸在细胞内作为铁与铁蛋白间相互作用的一种电子供体,可使三价铁还原为二价铁而促进铁的吸收,对改善缺铁性贫血有一定的作用。它还可提高机体的免疫机能和应激能力。

2. 硫胺素(维生素 B_1)

维生素 B_1 也称硫胺素,是人类最早发现的维生素之一。1926 年分离成功,1936 年人工合成维生素 B_1。

(1)结构与稳定性。

硫胺素,又称抗神经炎素,由被取代的嘧啶和噻唑环通过亚甲基相连组成。硫胺素广泛分布于整个动、植物界,并且可以多种形式存在于食品之中。这包括游离的硫胺素、焦磷酸硫胺素(辅羧化酶)以及它们与各自的脱辅基酶蛋白的结合。由于硫胺素含有一个四价氮,是强碱。它在食品中通常所遇到的 pH 范围内完全电离。

硫胺素是所有维生素中最不稳定者之一,其稳定性取决于温度、pH、离子强度、缓冲体系等。典型的降解反应似乎涉及联系嘧啶和噻唑两个环的亚甲基碳上的亲核置换。因此，强亲核物质如 HSO_3^-（亚硫酸盐）很容易引起硫胺素破坏。亚硫酸盐的这种作用很重要，因为在果蔬加工时常用它来抑制褐变和漂白。

（2）生理作用。

硫胺素焦磷酸（TPP）是维生素 B_1 的主要活性形式，在体内的能量代谢中具有重要作用。维生素 B_1 参与糖代谢，如果缺乏维生素 B_1，碳水化合物代谢会发生障碍。由于神经系统、肌肉所需能量主要来自碳水化合物，因此维生素 B_1 在维持神经系统、肌肉特别是心肌正常功能方面发挥着重要作用。另外，碳水化合物的某些代谢产物如丙酮酸和乳酸，在血液中大量蓄积还会导致酸中毒。

维生素 B_1 对于维持正常食欲、胃肠蠕动和消化液的分泌起着重要作用。此外，硫胺素还与机体的氮代谢和水盐代谢有关。

3. 核黄素（维生素 B_2）

维生素 B_2 又称核黄素。维生素 B_2 纯品为橙黄色针状结晶。

（1）结构与稳定性。

核黄素是带有核醇侧链的异咯嗪衍生物，也可认为是核醇与 6,7-二甲基异咯嗪二者缩合而成。核黄素在自然界中主要以磷酸酯的形式存在于两种辅酶中，即黄素单核苷酸（FMN）和黄素腺嘌呤二核苷酸（FAD）。与此维生素相结合的酶称为黄酶或黄素蛋白，它们具有氧化还原能力。在化合物如氨基酸和还原性吡啶核苷酸的氧化中起递氢作用。核黄素的结构示意图如图 4.6 所示。

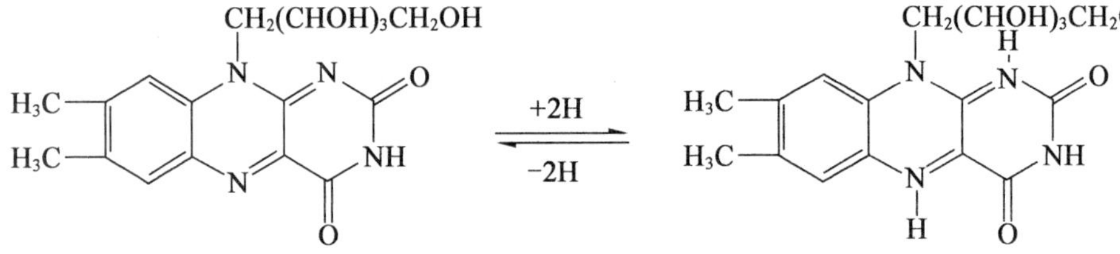

图 4.6　核黄素的结构示意图

FMN 是 L-氨基酸氧化酶的组成成分，它将 L-氨基酸氧化为 α-酮酸。FAD 为琥珀酸脱氢酶、黄嘌呤氧化酶、甘氨酸氧化酶和 D-氨基酸氧化酶的组成部分。核黄素呈黄色，加氢后的还原型核黄素则无色。

核黄素在酸性或中性溶液中对热稳定，即使在 120 ℃加热 6 h 仅少量被破坏，且不受大气中氧的影响。但是在碱性溶液中易被热分解，在任何酸、碱溶液中核黄素均易受可见光特别是紫外光破坏。在碱性溶液中辐照可引起核醇的光化学裂解，产生光黄素；在酸性和中性溶液中辐照可产生蓝色的荧光物质光色素，并有不同的光黄素。光黄素的结构示意图如图 4.7 所示。

（2）生理作用。

维生素 B_2 是机体许多重要酶的组成成分，在蛋白质、脂肪、碳水化合物三大营养素的能量代谢中起着非常重要的作用。维生素 B_2 能促进机体正常的生长发育，维护皮肤和黏膜的完整性。维生素 B_2 还可激活维生素 B_6，促进色氨酸形成尼克酸。

维生素 B_2 具有抗氧化活性，能抑制脂质过氧化，还可参与药物代谢。此外，维生素

B_2 还参与体内铁的吸收与储存。

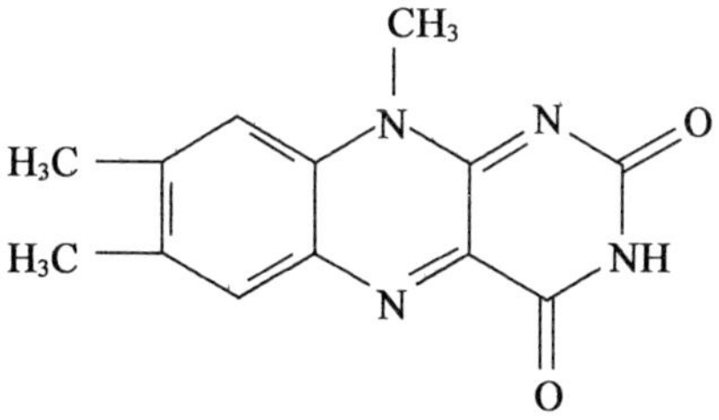

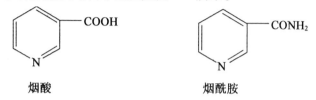

图 4.7　光黄素的结构示意图

4. 烟酸

烟酸即维生素 PP，又称尼克酸，可以由色氨酸转化而来。

（1）结构与稳定性。

烟酸是吡啶衍生物，烟酰胺或尼克酰胺则是其相应的酰胺。在生物体内它是脱氢酶的辅酶，烟酰胺腺嘌呤二核苷酸（NAD^+）和烟酰胺腺嘌呤二核苷酸磷酸盐（$NADP^+$）的重要组成成分。烟酸及烟酰胺的结构示意图如图 4.8 所示。

图 4.8　烟酸及烟酰胺的结构示意图

烟酸是最稳定性的维生素之一。它耐热，即使在 120 ℃加热 20 min 也几乎不被破坏，对光、氧、酸、碱也很稳定。显然，在食品和食品加工时也相当稳定。但是，蔬菜所含烟酸由于整理、烫漂和沥滤等可有损失，此损失平行于其他水溶性维生素的损失。猪肉和牛肉在宰后储存期间也可有一定数量的损失。烤肉时其本身可无损失，但滴液中可含有烟酸，此损失可达原来烟酸质量分数的 26%。在乳品加工时似乎没有烟酸的损失。

（2）生理作用。

烟酸作为体内重要酶的组成成分，参与体内生物氧化，在碳水化合物、脂肪和蛋白质的能量释放以及固醇类化合物的合成中起着重要作用，尤其是大剂量的维生素 PP 还能降低血液中三酰甘油、总胆固醇、LDL 和升高 HDL，有利于改善心血管功能。

烟酸是组织中重要的递氢体，在代谢中具有重要作用，特别是参与葡萄糖的酵解、脂类代谢、丙酮酸代谢、戊糖合成以及高能磷酸键的形成等。

烟酸是葡萄糖耐量因子（GTF）的重要组分，具有增强胰岛素功能的作用（游离烟酸无此作用）。

5. 维生素 B_6

（1）结构与稳定性。

维生素 B_6 是吡啶的衍生物，有三种形式，即吡哆醛、吡哆醇和吡哆胺。它们可相互转变，都具有维生素 B_6 的活性。这些化合物以其磷酸盐的形式广泛分布于动植物体内。维

生素 B_6 的结构示意图如图 4.9 所示。

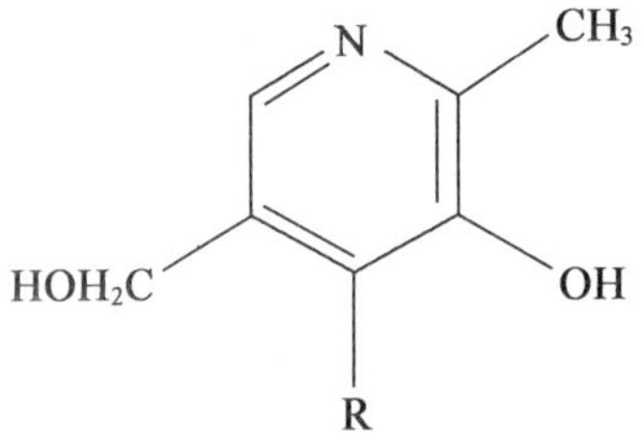

R: ——CHO　　吡哆醛
　　——CH₂OH　吡哆醇
　　——CH₂NH　吡哆胺

图 4.9　维生素 B_6 的结构示意图

维生素 B_6 的三种形式对热都很稳定,其中吡哆醇最稳定,并常用于食品的营养强化。但是,它们易被碱分解,尤其易被紫外线分解。它们在有氧时可被紫外线照射转变成生物学上无活性的产物,如 4-吡哆酸。这一反应可能除牛奶外在其他食品中无太大意义。

（2）生理作用。

维生素 B_6 是体内很多酶的辅酶,其中包括转氨酶、脱羧酶、消旋酶、脱氢酶、合成酶和羟化酶等。它可帮助碳水化合物、脂肪和蛋白质的分解、利用,也可帮助糖原从肝脏或肌肉中释放热能。

维生素 B_6 作为体内重要酶的组成成分,参与了体内近 100 种酶反应。它不仅在蛋白质和脂肪代谢中具有重要作用,而且能够催化血红素合成,促进肌肉和肝脏中的糖原转化,并参与色氨酸转变为维生素 PP、亚油酸合成花生四烯酸以及胆固醇的合成与转运等。此外,维生素 B_6 缺乏还会影响核酸合成,继而影响机体的免疫功能。

临床上在治疗维生素 B_1、维生素 B_2 和维生素 PP 缺乏时,为了加强疗效,常常同时补充维生素 B_6,另外还可用维生素 B_6 治疗婴儿惊厥和妊娠期呕吐。

由于维生素 B_6 功能众多,故被称为"主力维生素"。

6. 维生素 B_{12}

维生素 B_{12} 又称钴胺素,是唯一含有金属元素的维生素,因含有金属钴而呈现红色。天然存在的维生素 B_{12} 均由微生物合成。人体肠道细菌能合成维生素 B_{12},但结肠不能吸收维生素 B_{12}。

（1）结构与稳定性。

维生素 B_{12} 有两个特性成分:一个是在核苷酸样的结构中,5,6-二甲基苯并咪唑经 α-糖苷键与 D-核糖结合,此核糖在 3-位上有一个磷酸基;另一个是中间的环状结构为类似卟啉的"咕啉"环状系统,此咕啉环与 4 个氮原子配位的是 1 个钴原子。这是药用维生素 B_{12},或称维生素 B_{12a},它并非存在于组织中的天然形式。在组织中可分离出含羟基的钴胺素(称羟钴胺素,即维生素 B_{12b})及含亚硝基的钴胺素(称亚硝钴胺素,即维生素 B_{12c})。它们也都不是原来的存在形式,但都具有维生素 B_{12} 的活性。

维生素 B_{12} 在体内以两种辅酶形式存在,即甲基 B_{12}(甲基钴胺素)和辅酶 B_{12}(5-脱氧腺苷钴胺素)。后者即是将氰钴胺素中的氰(CN)换成 5-脱氧腺苷,维生素 B_{12} 的结构示意图如图 4.10 所示。

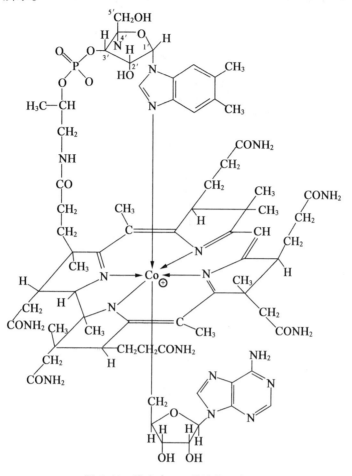

图 4.10　维生素 B$_{12}$ 的结构示意图

维生素 B$_{12}$ 所含金属钴只有以维生素 B$_{12}$ 的形式才能发挥必需微量元素的作用。

（2）生理作用。

维生素 B$_{12}$ 具有提高叶酸利用率、促进红细胞发育和成熟、参与胆碱合成、维护神经髓鞘物质代谢与功能等多种作用。

维生素 B$_{12}$ 参与体内一碳单位的代谢。因此,它与叶酸的作用常常互相关联。例如,维生素 B$_{12}$ 可将 5-甲基四氢叶酸的甲基移去形成四氢叶酸,以利于叶酸参与嘌呤、嘧啶的合成。所以维生素 B$_{12}$ 可以通过增加叶酸的利用率来影响核酸和蛋白质的合成,从而促进红细胞的发育和成熟。在甲基转移作用中,维生素 B$_{12}$ 可形成甲基钴胺素,它是活泼甲基的转运者,如将甲基转移给高半胱氨酸变成甲硫氨酸以及由乙醇胺合成胆碱等。

7. 叶酸

叶酸是 1941 年由菠菜中分离出来而命名的(最初由肝脏分离出来,随后发现绿叶中含量丰富,故得此名)。

（1）结构与稳定性。

叶酸由蝶酸和谷氨酸结合而成,而蝶酸又是由 2-氨基-4-羟基-6-甲基蝶呤啶和对氨基苯甲酸构成,故又称蝶酰谷氨酸。叶酸的理论结构示意图如图 4.11 所示。

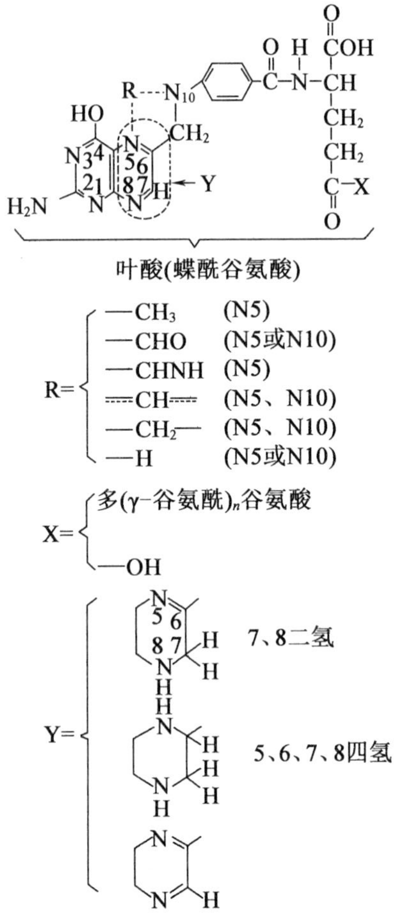

图 4.11 叶酸的理论结构示意图

叶酸的蝶呤环可被还原生成二氢或四氢叶酸,在 N5 和 N10 位上可有 5 种不同的一碳取代基。谷氨酸残基可被延长成有不同长度的多-γ-谷氨酰侧链。若假定此多谷氨酰侧链含有的谷氨酸残基不多于 6 个,则叶酸的理论数可超过 140,其中大约有 30 个已被分离鉴定。

叶酸对热、光、酸性溶液不稳定,可被阳光和高温分解,在无氧条件下对碱稳定,有氧时碱水解可裂开侧链产生对氨基苯甲酰谷氨酸和蝶呤-6-羧酸。有氧时酸水解产生 6-甲基蝶呤。叶酸的多谷氨酸衍生物在空气中可被碱水解产生叶酸和谷氨酸。叶酸溶液可被日光分解产生对氨基苯甲酰谷氨酸和蝶呤-6-羧醛,此 6-羧醛经辐射产生 6-羧酸,而后再脱羧产生蝶呤。这些反应被核黄素和黄素单核苷酸所催化。

(2)生理作用。

四氢叶酸参与一碳单位的转移,是体内一碳单位转移酶系统中的辅酶。此一碳单位可来自氨基酸,如组氨酸(亚氨基酸)、蛋氨酸(甲基)、丝氨酸(羟甲基)和甘氨酸(甲酰基)等。叶酸(四氢叶酸)在氨基酸代谢,嘌呤、嘧啶的合成,DNA、RNA 和蛋白质的生物合成方面都有重要作用,故叶酸为各种细胞分裂、增殖和组织生长所必需。

食物中的叶酸约有 80% 是多谷氨酸化合物,谷氨酸分子越多则吸收率越低,但谷氨酸对叶酸的生物活性非常重要。若去掉谷氨酸则维生素作用消失。

8. 泛酸

(1)结构与稳定性。

泛酸广泛分布于自然界,又名遍多酸。它由 β-丙氨酸借肽键与 α、γ-二羟-β-β-甲基丁酸缩合而成。在动、植物组织中全部用来构成辅酶 A 和酰基载体蛋白。泛酸可有两种异构体,但天然存在并具有生物活性的仅为 R-对映体,通常称为“D(+)-泛酸”。

泛酸在中性溶液中耐热,pH 5~7 时最稳定。它对酸和碱都很敏感,其酸性或碱性水溶液对热不稳定,碱水解产生 β-丙氨酸和泛解酸(2,4-二羟基-3,3-二甲基丁酸),而酸水解可产生泛解酸的 γ-内酯。但是,泛酸对氧化剂和还原剂极为稳定。

(2)生理作用。

由于泛酸的生理活性形式是辅酶 A 和酰基载体蛋白,其作为乙酰基或脂酰基的载体与对于脂肪酸的合成与降解、膜磷蛋白(包括神经鞘脂蛋白)的合成、氨基酸的氧化降解都是必需的。泛酸的结构示意图如图 4.12 所示。

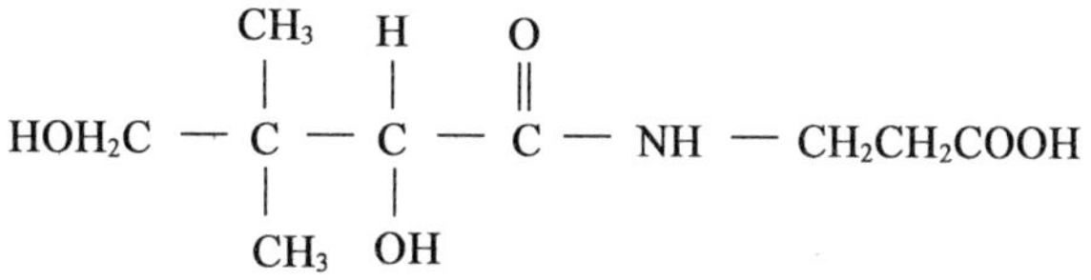

图 4.12　泛酸的结构示意图

9. 生物素

(1)结构与稳定性。

生物素又称为维生素 B_7、维生素 H 或辅酶 R。其化学结构中具有双环和 3 个手性中心,因而有 8 种可能的立体异构体。生物素的结构示意图如图 4.13 所示。但是,只有 D-生物素是天然存在并具有生物活性的形式。通常,人们所说的生物素即 D-生物素。此外,生物素的衍生物 ε-N-生物素酰基赖氨酸,或称为生物孢素,也具有大致相同的生物素活性。

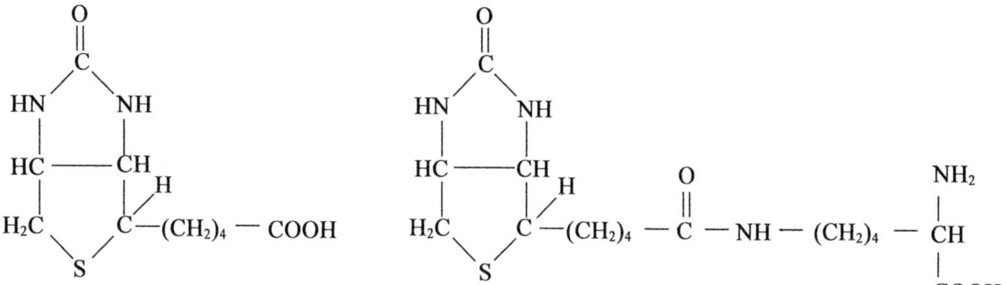

图 4.13　生物素的结构示意图

生物素对热、光、空气及中等程度的酸液都很稳定,对碱性溶液直到 pH 9 都还稳定

（最适 pH 5~8），过高或过低的 pH 可导致生物素失活。这可能是其酰胺键水解的结果。高锰酸钾或过氧化氢可使生物素中的硫氧化产生亚砜或砜，而亚硝酸能与生物素作用生成亚硝基衍生物，破坏其生物活性。据报道，人乳中的生物素可在室温下保持一周，5 ℃保持一个月或−20 ℃保持一年半，浓度不变。从现有的资料看，生物素在食品加工和烹调期间非常稳定。

（2）生理作用。

生物素是机体羧化酶和脱羧酶的辅酶，参与氨基酸、碳水化合物和脂类的代谢，并在上述物质代谢和能量代谢中有很重要的作用。

10.胆碱

（1）结构与稳定性。

胆碱是卵磷脂和鞘磷脂的组成成分。卵磷脂是磷脂酰胆碱（胆碱磷脂），广泛存在于动植物食品之中。其组成成分胆碱为（β−羟乙基）三甲基胺的氢氧化物，为离子化合物。胆碱的结构示意图如图 4.14 所示。

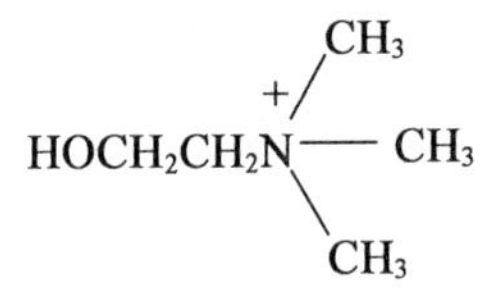

$$HOCH_2CH_2\overset{+}{N}\begin{array}{l} CH_3 \\ - CH_3 \\ CH_3 \end{array}$$

图 4.14　胆碱的结构示意图

胆碱是一种强有机碱，易与酸反应生成稳定的盐，如氯化胆碱和酒石酸胆碱。它们常被用于婴幼儿食品的营养强化。胆碱在强碱条件下不稳定，但它对热相当稳定，因而在食品加工和烹调过程中很少损失。胆碱耐储存，在干燥环境条件下即使长期储存，其在食品中的含量也几乎没有变化。

（2）生理作用。

胆碱的生理作用和磷脂的作用密切相关，并通过磷脂的形式来实现，例如作为生物膜的重要成分。它是机体甲基的来源和乙酰胆碱的前体，用以促进脂肪代谢和转甲基作用，以及促进大脑发育、提高记忆能力和保证信息传递等。

4.4.3　热点文章

Gerbenn（2023）等发表了维生素 D 对癌症的影响综述，在这篇综述中，他总结了维生素 D 与癌症研究的最新进展，以提高分子清晰度及其在癌症治疗领域中的转化轨迹。维生素 D 因在调节矿物质稳态方面的作用而广为人知；然而，维生素 D 缺乏也与许多癌症类型的发展和进展有关。最近的表观基因组、转录组学和蛋白质组学研究揭示了新的维生素 D 介导的生物机制，这些生物机制调节癌症细胞的自我更新、分化、增殖、转化和死亡。肿瘤微环境研究也揭示了免疫系统和维生素 D 抗肿瘤特性之间的动态关系。这些研究显示了循环维生素 D 水平与癌症发生和死亡风险之间的临床病理相关性。大多数证据表明，低循环维生素 D 水平与癌症风险增加有关，而单独补充或与其他化疗/免疫治疗药物联合补充可能会进一步改善临床结果。这些有希望的结果仍然需要进一步研究和开发针对维生素 D 信号和代谢系统的新方法，以改善癌症预后。

4.5　水和矿物质

4.5.1　水的生理功能与需要量

1. 水的生理功能

（1）水是机体的重要组成成分。

水是人体含量最大和最重要的组成成分，人体含水量约占体重的 2/3。体内所有组织中都含有水，不同组织中含水量不同，如唾液含水量为 99.5%，全血中含水量为 80%，血浆含水量为 90% 以上。瘦体组织含水量约为 73%，脂肪组织含水量为 20% 左右，皮肤含水量为 60%~70%，骨骼含水量为 12%~15%。一般来说，男子体内含水量高于女子，且随着年龄的增长，含水量逐渐下降。此外，水还是许多生命大分子的组成成分。

（2）促进营养素的消化、吸收与代谢。

作为介质，水参与所有营养素的代谢过程。水是营养素的良好溶剂，能使许多物质溶解，有助于体内的各种反应。水的流动性较大，在体内形成体液循环运输物质。营养物质的消化、吸收、排泄等都必须有水参加。如果体内没有水，一切生物化学反应都将停止。

（3）保持体温恒定。

水的比热容大，热容量也大，所以代谢过程中产生的热多被水吸收，不致使体温显著升高；水的蒸发热大，只需蒸发少量的水即可散发大量的热，当外界温度高时，体热可随水分经汗水散发，每升水散发时要从皮肤及周围组织吸收大约 2 508 kJ（600 kcal）的蒸发热，发烧时通常会增加对能量的需要就是这个道理。

由于水具有良好的导热作用，可以保持体内组织、各器官的温度基本一致。水的这些性质有利于维持体温的正常。食物中大约 60% 的化学能直接变成体热的形式，其余的40% 转化为能量细胞能利用的形式，几乎所有的能量最终都以热的形式留于体内。如果这些热不能散发出去，体温会增高很多，酶系统就不能正常工作，机体的生命活动就会受到极大的影响。呼吸是防止这种状况发生的主要方式。

（4）具有润滑作用。

水可减少体内脏器的摩擦，防止损伤，并使器官运动灵活。例如，泪腺可防止眼球干燥，唾液及消化液有利于咽部润滑和食物消化。

此外，水还能维持血容量，滋润皮肤使其柔软并有伸缩性。

（5）防治疾病。

水在治疗疾病方面有一定的作用。如当胃液分泌过多时饮水可以稀释胃液而减少胃酸对胃黏膜的损坏，感染时水能促进细菌和病毒排出体外，血液稠度高时多饮水可以防止血栓形成，大便干燥时多饮水可以通便等。

（6）食品的组成成分。

食品中都含有一定量的水，故食品在一定范围内可以看成是水的体系。其中，饮料含水量最多，有的高达 90% 以上。至于食品含水量的多少尚与其感官质量等密切相关。例如油炸食品的含水量较少，且口感酥脆，而低水分活度的食品耐储藏等。

2. 水的需要量及来源

人体缺水时可起口渴、少尿、体重下降、精神抑郁等症状。当失水达到体重的 10% 时，会出现烦躁、全身无力、眼球内陷、皮肤失去弹性、体温升高、血压下降；失水超过体重的 20% 会引起死亡。因此，摄入适量的水对维持正常生命活动十分重要。

人体对水的需要量随人的年龄、体重、膳食结构、活动强度以及天气气候等情况而异。年龄越大，每千克体重需要的水量相对越小，婴儿及青少年的需水量在不同阶段也不相同，到成年后则相对稳定。

正常人每日每千克体重的需水量为 40 mL，即体重 60 kg 的成人每日的需水量大约为 2 500 mL。夏季或高温条件下劳动、运动时大量出汗，出汗量甚至可高达 5 000 mL，这时需要大量饮水。婴儿每日每千克体重的需水量比成人多几倍，如 1 岁婴儿每日每千克体重的需水量为 160 mL，10 岁儿童每日每千克体重的需水量为 80 mL。人体每日每千克体重的需水量见表 4.9。

表 4.9　人体每日每千克体重的需水量

年龄	需水量/(mL·kg^{-1})	年龄	需水量/(mL·kg^{-1})
1 周~1 岁	120~160	8~9 岁	70~100
2~3 岁	100~140	10~14 岁	50~80
4~7 岁	90~110	成年人	40

在我国 2016 年颁布的《中国居民膳食指南》(简称《指南》)中明确指出要"足量饮水"。在温和气候条件下生活的轻体力活动的成年人每日最少饮水 1 500~1 700 mL。此外，《指南》中还建议要少量多次饮水，早晨起床后可空腹喝一杯水；自来水、纯净水、矿泉水、天然水等可以作为良好的饮用水来源；不宜饮用生水、蒸锅水；合理饮茶；合理选择饮料，切忌饮用过量的含糖饮料等。

4.5.2　重要矿物质的分类与功能

1. 矿物质的概念

矿物质又称无机盐。人体所有各种元素中，除碳、氢、氧、氮主要以有机化合物形式存在外，其他各种元素无论含量多少统称为矿物质。

矿物质可以认为是结晶、均匀的无机化学元素，它们来自土壤。植物从土壤中获得矿物质并储存于根、茎、叶等中，动物可由采食植物等得到矿物质，人体内的矿物质则一部分来自作为食物的动植物组织，另一部分来自饮水、食盐和食品添加剂。人体是一个有机生命体，几乎含有自然界存在的各种元素。人体在所有的生命活动过程中，需要有各种物质的参与，这些物质的种类和数量同地球表层的元素组成基本一致。

2. 矿物质的分类

矿物质与有机营养素不同，它们既不能在人体内合成，除排泄外也不能在体内代谢过程中消失。基于在体内的含量和膳食中的需要量不同，它可分成两类。钙、磷、钾、钠、镁、氯与硫 7 种元素,质量分数在体重的 0.01% 以上,人体需要量在 100 mg/d 以上,称常量元素或宏量元素,而低于以上数值的其他元素则称为微量元素或痕量元素。

微量元素虽然存在数量很少,但却很重要。微量元素中有 14 种必需微量元素,分别为铁、锌、铜、碘、锰、钼、钴、硒、铬、镍、锡、硅、氟、矾。其中,后 5 种是在 1970 年前后才确定的。1995 年,FAO/WHO 等国际组织的专家委员会再次界定人体必需微量元素的定义:①人体内的生理活性物质、有机结构中的必需成分;②这种元素必须通过食物摄入,当从饮食中摄入的量减少到某一低限值时,将导致某一种或某些重要生理功能的损伤,并按其生物学作用分为三类:

a. 人体必需的微量元素共 10 种,包括铜、钴、铬、铁、氟、碘、锰、钼、硒和锌。

b. 人体可能的必需微量元素共 4 种,即硅、镍、硼、矾。

c. 具有潜在毒性,但在低剂量时可能具有人体必需功能的元素为铅、镉、汞、砷、铝、锡和锂。

值得注意的是,所有必需元素在摄入过量时都会中毒,必需微量元素的生理作用浓度和中毒剂量间距很小。至于像铅、镉、汞等重金属元素在正常情况下分布比较恒定,通常并不对人体构成威胁。但是,当食物受到"三废"污染,或者在食品加工过程中因设备和食品添加剂的滥用等受到污染而进入食品后可引起人体中毒。

关于矿物质的研究是许多营养学家和其他科学家非常感兴趣的课题,尤其是关于矿物质在体内的作用、需要量以及食品加工对它们的影响等更需要进一步深入研究。许多科学家相信,对矿物质的研究是当代营养学有待征服,也是很吸引人的一个重要方面。

3. 矿物质的功能

矿物质摄食后与水一同吸收,人体矿物质的总量不超过体重的 4%～5%,各种常量元素和微量元素在体内的分布很不均匀,如钙、磷绝大部分在骨、牙和硬组织中,碘 90% 集中在甲状腺中,铁 85% 集中在红细胞中,锌集中在肌肉组织中等。在人体每天的新陈代谢过程中,通过粪、尿、胆汁、头发、指甲、脱屑等途径都会排出一定量的常量元素和微量元素,因此必须通过膳食和饮水来予以补充。

矿物质是机体及现代食品加工不可缺少的成分,其主要功能如下。

(1) 机体的重要组成成分。

体内矿物质主要存在于骨骼中,并起着维持骨骼刚性的作用。它集中了 99% 的钙与大量的磷和镁。硫和磷还是蛋白质的组成成分。细胞中普遍含有钾,体液中普遍含有钠。

(2) 细胞内外液的重要成分。

如钾、钠、氯与蛋白质一起共同维持细胞内、外液的渗透压,使组织能储存一定量的水分,并维持细胞的渗透压,对体液的储存和移动具有重要作用。

(3) 维持机体的酸碱平衡。

矿物质中由酸性、碱性离子的适当配合,与碳酸盐、磷酸盐以及蛋白质组成一定的缓冲体系可维持机体的酸碱平衡。

(4) 保持神经、肌肉的兴奋性。

组织液中的矿物质,特别是具有一定比例的 K^+、Na^+、Ca^{2+}、Mg^{2+} 等对保持神经、肌肉的兴奋性、细胞膜的通透性,以及所有细胞的正常功能有很重要的作用。如 K^+ 和 Na^+ 可提高神经肌肉的兴奋性,而 Ca^{2+} 和 Mg^{2+} 则可降低其兴奋性。

(5)具有机体的某些特殊生理功能。

某些矿物质元素作为酶系统中的催化剂、辅基、核酸、蛋白质的组成成分,对机体的特殊生理功能有重要作用,如血红蛋白和细胞色素中的铁分别参与氧的运送和组织呼吸、生物氧化;甲状腺中的碘用于合成甲状腺激素促进分解代谢等。

(6)改善食品的感官性状与营养价值。

矿物质中有很多是重要的食品添加剂,它们对改善食品的感官质量和营养价值具有很重要的意义。例如,多种磷酸盐可增加肉制品的持水性和黏着性,从而对改善其感官性状有利。氯化钙是豆腐的凝固剂,同时还可防止果蔬制品软化。此外,儿童、老人和孕妇容易缺钙,同时儿童和孕妇还普遍容易缺铁,故常将一定的钙盐和铁盐用于食品的强化,借以提高食品的营养价值。

4.5.3　领域前沿(科学家确定含硒天然产物的第一条生物合成途径)

硒(Se)是一种天然的非金属元素,主要存在于硒蛋白和硒酸生物聚合物中。由于硒具有营养学和毒理学作用,因此在医学和生物学领域受到了广泛关注。硒对于细胞功能和几种具有抗氧化特性的硒蛋白合成是必需的,这些蛋白对包括人类在内的哺乳动物生命至关重要。

虽然硒这么重要,但目前已知仅有两种将硒引入蛋白质和核酸的途径,即通过硒代半胱氨酸和 2-硒尿苷。多年来,这一领域没有任何研究进展,如何将硒特异性地引入小分子的途径还没有人知道。

2022 年 9 月 7 日,发表在 Nature 上的一项新研究中,来自普林斯顿大学生物化学家 Mohammad Seyedsayamdost 教授实验室团队发现硒在细菌中扮演着比原有认知更重要的生物角色。该研究确定了第一条将硒引入微生物小分子的生物合成途径。这标志着硒元素首次在天然产物中被发现,并为硒生物学研究开辟了更广阔的前景。

Seyedsayamdost 表示,这是一个近乎封闭的研究领域。硒蛋白和硒核酸的合成在 20 世纪 80 年代时已被阐明;但 30 多年来,还没有人发现硒代谢的新途径,关于微生物对硒的作用仍停留在有限的认知上。

问答题:

1. 蛋白质的营养学评价方法。
2. 碳水化合物的生理功能和需要量。
3. 膳食脂肪的营养学评价。
4. 水溶性维生素的分类和功能。
5. 脂溶性维生素的分类和功能。
6. 重要矿物质的分类和功能。

第5章　食品中的生物活性成分

5.1　食品中的生物活性成分简介

5.1.1　生物活性物质的分类

生物活性物质是指功能食品中发挥功能作用的物质。每种生物活性物质均包括一些结构和功能相关的成分,称作生物活性成分。生物活性成分有的可从天然食物中直接分离提取而获得,有的则需要将天然成分进行加工方可获得。

目前已确认的生物活性物质有下列7类:

(1)活性碳水化合物。活性碳水化合物是在增强机体免疫力、降低血脂、调解肠道菌群方面具有生理功效的碳水化合物,广泛存在于植物和微生物细胞壁中,是由醛基和羰基通过苷键连接的高分子聚合物,也是构成生命的四大基本物质之一。根据结构和功能的不同,活性多糖可包括膳食纤维、真菌多糖、壳聚糖、透明质酸、细菌脂多糖、低聚糖等功能性成分。

(2)氨基酸、肽与蛋白质。氨基酸、肽与蛋白质包括必需氨基酸、牛磺酸、γ-氨基丁酸、谷胱甘肽、金属硫蛋白及免疫蛋白等。

(3)功能性脂类。功能性脂类是对人体有一定保健功能、药用功能以及有益健康的一类脂类物质,包括 ω-3 多不饱和脂肪酸、ω-6 多不饱和脂肪酸、磷脂及其他复合脂质等。

(4)维生素类。维生素类是维持人体正常生命活动所必需的,在天然食物中含量很少,在机体内包括各种水溶性和脂溶性维生素。

(5)矿物质元素。矿物质元素包括各种常量和微量元素。

(6)植物活性成分。植物活性成分是存在于各种植物、水果、蔬菜中的天然活性化合物总称。功能性食药品开发的重点领域,包括多酚物质、萜烯、植物甾醇、皂苷、有机硫化物、生育三烯酚、生物碱等。

(7)微生态调节剂。微生态调节剂包括益生菌、益生元、合生元。主要功能包括帮助消化吸收营养物质、调节免疫功能、构成机体屏障功能和抑菌活性。

本章将重点介绍多酚物质、类胡萝卜素、植物甾醇、含硫化合物四种生物活性物质。

5.1.2　生物活性成分的功能

不同的成分具有不同功能作用和作用机制,已明确的并完全通过人体证实的并不多,大部分功能作用是通过动物试验进行推测的。功能作用一般是以亚健康症状为研究对象,寻找或证实某种生物活性成分具有改善症状的依据而得出的结论,具有严谨的科学性。

亚健康症状的出现不是单一的,甚至有的是互为因果的。同样功能作用对于改善身体状况的效果也不是孤立的,比如某成分的功能是提高机体免疫力,其实作用效果并不仅限于此,因为免疫力的提高本身就可能起到抗癌作用或者改善胃肠功能,降低胆固醇的功能,也可能起到调节血脂的作用。

下面将陈述几种已被研究证实的生物活性成分的作用及作用机理。

1. 消炎作用

炎症是各种急性或慢性病变的主要原因,包括光老化、糖尿病和癌症。炎症反应可促进转录因子和致炎细胞因子的激活,将导致与胰岛素信号转导抑制相关的炎症反应,并增加心脑血管事件的风险。

已经开展的流行病学和干预研究,找出了具有保护性抗炎作用的生物活性化合物,对于预防由炎症过程介导的慢性疾病至关重要。研究人员通过测定椰子果实提取物对脂氧合酶和透明质酸酶等前炎症酶的抑制作用,证实椰子果实可用来生产预防、治疗氧化应激和炎症相关慢性疾病的药物和营养食品。镰刀豆醇(Falcarinol,FA)和鹰嘴豆醇(Falcarin-diol,FD)是胡萝卜中含量最丰富的两种聚乙炔,已被证实具有抗炎作用。还有研究通过脂多糖诱导的脓毒症模型研究证实黑桑叶和果肉的提取物具有抗炎性能。

2. 延缓衰老作用

衰老(aging)指机体对环境的生理和心理适应能力进行性降低,逐渐趋向死亡的现象。衰老可分为生理性衰老和病理性衰老。前者指成熟期后出现的生理性退化过程,后者是由于各种外来因素所导致的老年性变化。衰老是许多病理、生理和心理过程综合作用的必然结果,是个体生长发育最后阶段的生物学、心理学过程。随着全球人口的不断增长,人口老龄化已经成为严重的社会问题,衰老和抗衰老(anti-aging)是各个研究领域关注的热点和焦点。近一个世纪以来对衰老分子机制的研究产生了众多学说,包括端粒学说、氧自由基学说、非酶糖基化学说、DNA甲基化学说、线粒体DNA学说以及自噬学说等。其中,氧自由基学说是比较有代表性的学说,该学说认为在机体氧化损伤过程中,自由基的不完全还原可以产生多种活性氧(Reactive Oxygen Species,ROS),同时机体也存在有效的清除自由基的系统,体内的自由基维持在正常水平,但随着年龄的增长、器官的老化以及疾病等外界因素的影响,机体不能有效地清除自由基,过量的自由基可通过氧化反应攻击细胞膜、核酸、蛋白质等大分子物质,最终导致细胞功能受损甚至衰老死亡。因此,衰老与自由基的累积损伤有很大关系,一般能够清除自由基的抗氧化物质就具有抗衰老的功能。

目前研究已证实金属硫蛋白、维生素A、维生素E能保护生物膜,有助于维护细胞结构的完整和稳定,防止大脑衰老,而且它在清除自由基的过程中还能够保护人的生育能力。这些不同成分的不同作用途径都能引发抗衰老、抗肿瘤的有效连锁反应。

3. 提高机体免疫力作用

免疫是人体的一种生理性保护功能,是机体对异物的识别、排除或消灭等一系列的过程,人体依靠这种功能识别"自己"和"异己"成分,从而破坏和排斥进入人体的抗原物质,或人体本身所产生的损伤细胞和肿瘤细胞等,以维持内环境的平衡和稳定,是抵抗或防止微生物或寄生物的感染或其他所不希望的生物侵入的状态。免疫分为特异性免疫和非特异性免疫,其中特异性免疫是机体经后天感染或人工预防接种而获得的抵抗感染的能力,一般在微生物等抗原物质刺激后才形成,并能与该抗原起特异性反应。而非特异性免疫是人生来就有的,对各种入侵的病原微生物均能快速反应。

免疫功能下降是亚健康的重要标志之一,也是功能食品的功能体现的重要指标之一。各种成分都有各自的作用机制,香菇多糖是通过刺激 T 细胞产生抗体而起到提高机体免疫功能作用。裂褶多糖是通过促进抗体形成细胞数量的增多,消除抗胸腺球蛋白对机体免疫功能的抑制来实现这一作用。β-葡聚糖、姜黄素、白藜芦醇等通过产生更多的 T 细胞发挥免疫调节作用。

4. 抗疲劳作用

在高强度的体能消耗过程中,机体部分细胞,尤其是肌肉细胞会出现暂时性缺血,细胞三磷酸腺苷(ATP)生成量将因此而减少,造成细胞内的能量缺乏、腺苷酸(AMP)增多、不能维持正常离子浓度等负面作用,使得脱氢酶不可逆地转化成氧化酶,减少了细胞内的电子接收体,过多地产生自由电子。所产生的 AMP 将逐步分解成次黄嘌呤。当供血恢复时,氧分子重新进入组织,与所积累的次黄嘌呤和氧化酶发生反应生成大量活性氧自由基,导致细胞膜脂质过氧化、透明质酸和胶原蛋白降解,改变了细胞的结构与功能,造成组织的不可逆损伤,这种现象称为重灌流损伤。缺血,组织合成抗氧化酶类(自由基清除剂)的能力发生障碍,从而加重灌流损伤的程度。由于缺血缺氧细胞内有大量乳酸生成,加上严重的重灌流损伤,会引起肌肉组织疲劳和劳损。

超氧化物歧化酶(SOD)能有效地清除自由基,因而也具有抗疲劳作用。美国加利福尼亚大学的研究人员最近就乙酰肉碱和硫辛酸做了三项研究,结果发现乙酰肉碱能增强人体能量,而硫辛酸则是一种抗氧化剂,这两种物质混合使用对动物细胞中的线粒体有益,具有抗衰老作用。研究人员还发现,随着年龄的增长,人类及其他一些动物的肉碱不如年轻时活跃。服用这两种混合物后,年老试验鼠细胞内的肉碱便会活跃起来,记忆力得到改善。

5. 抗辐射作用

电离辐射由能直接产生电离的粒子或间接产生电离的粒子或二者的混合粒子所组成。直接产生电离的粒子为高速带电粒子包括 α 粒子、β 粒子、质子等,这类粒子可以直接引起物质的电离;间接产生电离的粒子,包括 X 射线、γ 射线和中子等不带电的粒子,它们不能直接引起物质电离,但是他们与物质相互作用之后能产生带电粒子,然后再引起电离。

电离辐射作用于生物体造成辐射损伤,其作用方式可概括为直接作用(射线直接作用于生物靶分子)与间接作用两种。间接作用认为生物靶分子的灭活不是由射线直接击中,而是由电离辐射产生的自由基作用所致。迄今,已有许多学者对辐射损伤防护剂的作用原理提出种种不同的学说,主要包括以下几个方面:①清除自由基学说;②降低组织氧张力,减弱"氧效应";③供给氢原子,使靶分子迅速修复;④螯合酶功能所必需的金属离子;⑤转移辐射能学说;⑥混合二硫化物的形成;⑦"生化休克"学说;⑧内源性巯基释放或内源性防护剂释放学说;⑨防护剂与 DNA 结合学说;⑩环-磷酸腺苷(cAMP)作用学说。其中,前5项可归纳为辐射化学原理,即辐射防护剂的作用是参与辐射化学的变化,从而减轻辐射对生物靶分子的损伤;后5项可归纳为生化生理学原理,即药物作用于机体,通过改变代谢过程和功能状态提高机体的抗辐射能力。

研究发现,某些多糖(如银耳多糖)具有促进因射线而受损伤时造血细胞修复的作用,可以加速造血功能的恢复,对环磷酰胺引起的白细胞数目下降有明显抑制效果,可作为临床放化疗的辅助治疗物质。SOD通过催化自由基的破坏,有利于损伤的恢复和提高白细胞数量,有效地防治放射病。

6. 抗肿瘤作用

肿瘤是指机体在各种致瘤因子作用下,局部组织细胞异常增生所形成的新生物,这种新生物多呈占位性块状突起,也称赘生物。根据新生物的细胞特性及对机体的危害程度,又可将肿瘤分为良性肿瘤和恶性肿瘤两大类。这种异常增生除了表现为肿瘤本身的持续生长外,在恶性肿瘤中还表现为对其他正常组织的入侵以及经由血管、淋巴管等结构向身体其他部位的转移。天然产物抗肿瘤机制主要有:①抑制拓扑异构酶,如喜树碱;②抑制微管蛋白聚合,使肿瘤细胞有丝分裂终止而死亡,如长春新碱、紫杉醇;③抗氧化作用,抑制氧自由基的形成,如槲皮素;④抑制新生血管生成,如姜黄素;⑤诱导肿瘤细胞凋亡,如金丝桃素;⑥增强机体免疫功能而发挥抗肿瘤活性,如香菇多糖。

7. 降低胆固醇作用

胆固醇是哺乳动物体内含量最丰富的甾醇类分子,是细胞膜的基本组分之一,能与邻近脂类分子作用调节膜的刚性、流动性和渗透性,或与跨膜蛋白结合维持或改变后者的构象。胆固醇也是氧化甾醇和甾醇类激素的必备合成前体。胆固醇代谢平衡对维持细胞和机体的生命活动至关重要,胆固醇代谢异常与心脑血管疾病、神经退行性疾病及肿瘤等的发生密切相关。某些功能因子如壳聚糖,在消化道内能与胆酸结合,使之随粪便排出,阻碍了胆酸在肠内的循环,从而减少血液胆固醇含量。n-3脂肪酸能使HDL-C(高密度脂蛋白胆固醇,有将胆固醇带出机体细胞的功能)水平升高,控制或降低血胆固醇水平。

8. 调节血压作用

有些功能食品起直接调节作用,而有的则起间接作用。血管紧张素系统是体内血压调节机制之一。在肝脏合成的血管紧张素原随血液循环到肾脏,并与肾素结合形成血管紧张素Ⅱ,具有收缩血管升高血压的作用。体内的另一种激素——血管紧张素转化酶(ACE)是导致血管紧张素Ⅱ分泌增多的主要因子,而Cl^-则是血管紧张素转化酶的活化剂。某些功能成分如壳寡糖、几丁聚糖就是通过与Cl^-结合,使血管紧张素转化酶活化程度降低,从而抑制血管紧张素Ⅱ分泌,达到调节血压的目的。

9. 调节血脂作用

血脂主要包括磷脂、固醇和三酰甘油(TG),是人体的重要组成成分。尽管血脂在机体中发挥重要作用,但是医学研究表明,血脂代谢紊乱、脂质运转异常会导致高脂血症,进而引起内皮细胞的功能障碍、血管壁的功能和结构损伤、氧自由基增加和脂肪氧化等,动脉粥样硬化、冠心病、高血压等心血管疾病和胰腺炎等其他疾病也随之而来。

目前,活性成分调节血脂的作用机理主要包括:①抑制外源性脂类的吸收,如荷叶生物碱可在人体肠壁形成一层脂肪隔离膜,阻止脂肪的吸收和堆积;②抑制内源性脂类的合成,如柴胡、黄芩水提物可显著降低小鼠脂肪细胞 3T3-L1 内的脂质积累,下调过氧化物酶体增殖物激活受体 γ 和 CCAAT/增强子结合蛋白 α 及其下游基因 *AdipoQ*、*aP2* 和 *Lipinl* 的表达,抑制脂肪生成;③促进胆汁酸的分泌及外排,如丹参素可上调高脂血症大鼠肝组织卵磷脂胆固醇脂酰基转移酶(LCAT)和胆固醇 7α-羟化酶(CYP7A1)的表达,促进 HDL-C 将肝外游离 TC 转运到肝脏,并加快 TC 分解成胆汁酸排出体外;④抗脂质过氧化,如胡芦巴种子乙酸乙酯提取物可降低胆固醇喂养大鼠的血浆 TC、TG、低密度脂蛋白胆固醇(LDL-C)含量,提高 HDL-C 含量,改善脂质过氧化;⑤提高 HDL-C 的活性和数量,如生姜提取物可通过抑制氧化应激,修复 apoA-I 的质量和数量,从而刺激功能性 HDL 的产生,同时可以促进小肠胆固醇流出,预防或逆转脂质代谢紊乱,其作用机制可能与修复 SIRT1-LXRα/β-PPARγ 信号通路有关;⑥减轻胰岛素抵抗,如虎杖提取物和苦瓜提取物可以改善 2 型糖尿病大鼠或四氧嘧啶诱导的高血糖大鼠的胰岛素抵抗,改善糖脂代谢紊乱;⑦调节肠道菌群稳定,如茶多酚可维持高脂血症小鼠肠道的氧化还原状态,从而调节肠道菌群稳定,改善血脂异常。

10. 改善贫血症状作用

缺铁性贫血是血液科的常见疾病,患者受铁元素缺乏等因素的影响,红细胞生成及红细胞数量减少,进而出现贫血症状。临床上常通过补充铁元素对缺铁性贫血进行治疗。然而,补充化学形式铁元素还会导致过度蓄积,增加阿尔茨海默病风险。有研究发现,肝脏分泌的铁调素(hepcidin)是调节人体铁稳态关键物质,它会"叫停"泵铁蛋白(ferroportin)的工作,以调节人体铁吸收。而人体内 hepcidin 过度活跃会令血液中含铁量过度下降,进而限制红细胞的合成。鸡血藤提取物、黑豆皮提取物能够有效抑制 hepcidin 的活跃度,促进小肠对铁的吸收及脾脏对铁的动员,从而增加机体的血清铁水平,促进机体造血功能,防治缺铁性贫血。

慢性病贫血也称为炎症性贫血,是指继发于急慢性感染、自身免疫性疾病以及恶性肿瘤的一种轻中度贫血综合征,发病率仅次于缺铁性贫血。病理机制研究表明主要是炎性诱导的 hepcidin 通过抑制单核巨噬系统铁的输出以及肠道铁的吸收,导致循环铁的利用率降低,造成铁限制性红细胞生成障碍。当归多糖能够改善贫血症状。

此外,还有许多生物活性成分目前正处于探索或证实其功效的过程中。

5.1.3　生物活性成分的吸收与代谢

食物供应中含有多种生物活性物质,这些食物成分的潜在有益健康效应将高度依赖于它们从食物中的摄取、新陈代谢以及在目标组织和细胞中的利用。本节将概述调节食物供应中常见的生物活性物质的吸收和代谢机制,包括多酚、类胡萝卜素、植物甾醇、含硫化合物等。

1. 多酚

多酚常被用作食品制剂和膳食补充剂中的一种功能成分。由于其在食品感官特性和人类健康中的重要性,更好地了解其与人体吸收、代谢和生物利用度相关的结构将有助于显示其作为治疗制剂的潜力,也有助于预测和控制食品质量。多酚通常与葡萄糖、鼠李糖、半乳糖、阿拉伯糖、木糖、葡萄糖醛酸或其他物质以酯、糖苷或聚合物形式存在于膳食中,不会被直接吸收,需经过肠道水解,如乳糖酶-根皮苷水解酶或微生物菌群水解。然后,在细胞色素 P450 家族(CYPs)、儿茶酚-O-甲基转移酶(COMT)、硫酸基转移酶(SULTs)、葡萄糖醛酸转移酶(UGTs)等代谢酶作用下进行甲基化、硫酸化和葡萄糖醛酸化。之后,一部分多酚进入血液循环,通过主动、被动或促进运输通过门静脉到达肝脏;一部分被肠道外排转运体如 P-糖蛋白(P-gp)外排回肠腔,并通过粪便排出,导致生物利用率降低(图 5.1)。

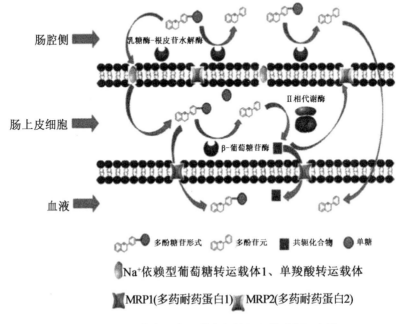

图 5.1 膳食多酚在肠道中释放和吸收过程示意图

2. 类胡萝卜素

类胡萝卜素不能在没有两亲性的简单水介质中分散,因为它们是高度疏水的化合物,而且在常温下是固体。因此,膳食类胡萝卜素在消化液中的分散极大地影响了它们的生物利用度。从食物基质中释放的类胡萝卜素在膳食脂肪、胆盐和胆汁衍生磷脂的帮助下分散在胃肠道中,然后被溶解在由磷脂、游离脂肪酸、单酰甘油和胆盐组成的混合胶束中。这些增溶步骤决定类胡萝卜素可以被肠道细胞吸收的量。一般来说,碳氢类胡萝卜素,如番茄红素和 β-胡萝卜素,不像叶黄素那样容易溶解。因此,类胡萝卜素在消化道混合胶束中的增溶作用是影响类胡萝卜素生物利用度的关键因素之一(图 5.2)。

代谢和肠道吸收影响膳食类胡萝卜素的生物利用度。然而,除了维生素 A 的形成外,目前对哺乳动物饮食中类胡萝卜素的代谢知之甚少。在脊椎动物中,负责将类胡萝卜素与 β-紫罗兰酮环裂解为维生素 A 的酶及其基因已得到很好的表征。

在人体血浆和组织中发现了 9 种类胡萝卜素的代谢物,包括 3'-表叶黄素和酮类胡萝卜素,如 3-羟基-β,ε-胡萝卜素-3'-酮、3'-羟基-ε,ε-胡萝卜素-3-酮和 ε,ε-胡萝卜素-3,3'-二酮。这些代谢物被认为是由叶黄素和玉米黄质通过反复氧化、还原和双键迁移形成的。此外,在口服 4,4'-二甲氧基-β-胡萝卜素的受试者血浆中检测到角黄素和其他氧化代谢物,这表明 C-4 和 C-4'发生了氧化。在摄入辣椒素作为主要类胡萝卜素的辣椒汁的受试者血浆中,在辣椒素达到最高水平后,辣椒素 C-3′位的羟基会被氧化成羰基,形成辣椒酮。

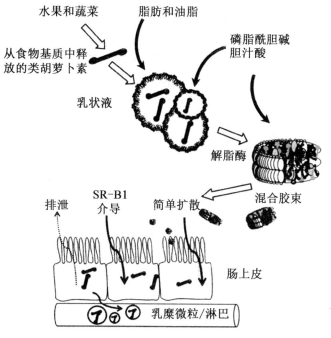

图 5.2　膳食类胡萝卜素的增溶和肠道吸收

3.植物甾醇

在人和动物体内植物甾醇不能通过自身合成,只能通过摄入食物后在肠道中被吸收。研究显示,植物甾醇在人和动物肠道内的吸收率极低,健康人群肠道对植物甾醇的吸收率通常不超过食物中甾醇含量的 5%,而胆固醇的吸收率为 35%~70%。植物甾醇和植物甾烷醇在小肠的吸收率分别仅为 0.4%~3.5% 和 0.02%~0.3%。据种类不同,植物甾醇的吸收效率依次为:菜油甾醇>β-谷甾醇>豆甾醇。一般来说,植物甾醇的吸收率随着 C-24位侧链 C 原子数目的增多呈下降趋势。各种植物甾醇在体内的吸收与化学形式上的变化关系密切,如 β-谷甾醇的 5α-位双键被转变为谷甾烷醇后吸收率明显降低,但是菜油甾醇的双键被饱和后吸收率则提高。研究表明,各种植物甾醇能否被酯化决定其是否容易被肠道吸收。因此,通过对植物甾醇进行改性处理,提高其水溶性,使其更易被酯化,能够大幅提高植物甾醇在体内的吸收率。

植物甾醇的代谢与胆固醇类似,在肠道被吸收后在血液中与脂蛋白一起运输,再选择性地分配到全身各处。健康成年人在正常膳食条件下的血清中植物甾醇浓度仅为 7~24 μmol/L,但随植物甾醇摄入量增多,植物甾醇在血清中的浓度可增加一倍。动物体内肝脏、卵巢、肾上腺、睾丸等脏器中植物甾醇的含量较高,提示其在体内可被作为甾醇激素的前体。研究表明,人或大鼠体内的植物甾醇可被内分泌组织利用后生成氢化可的松和性激素;而在昆虫和对虾体内植物甾醇可被转化为胆固醇,并进一步合成固醇类激素。植物甾醇在肠道内未吸收或体内代谢后的部分可经过肠道菌群转化,形成一系列代谢产物排出体外。

4. 含硫化合物

含硫氨基酸的代谢包括与几种中间体和产物的各种反应和途径。甲硫氨酸(Met)和半胱氨酸(Cys)是两种主要的含硫氨基酸,其氧化和分解代谢产生的 H_2S 可以通过硫化物刺激氧化磷酸化醌氧化还原酶(SQR)和亚硫酸盐氧化酶。还可通过其众所周知的代谢产物,如 S-腺苷甲硫胺酸(SAM)、牛磺酸(Tau)和谷胱甘肽(GSH)发挥关键功能。

SAM 是一种高能硫化合物,在大量甲基转移酶催化的反应中主要作为甲基供体。鉴于其高能量,该分子在体外并不是很稳定,即使在室温下也可以快速降解,产生 S-腺苷同型半胱氨酸(SAHC)、高丝氨酸(HSer)、5′-甲硫腺苷(MTA)和脱羧 S-腺苷甲硫氨酸(dSAM)(图 5.3)。

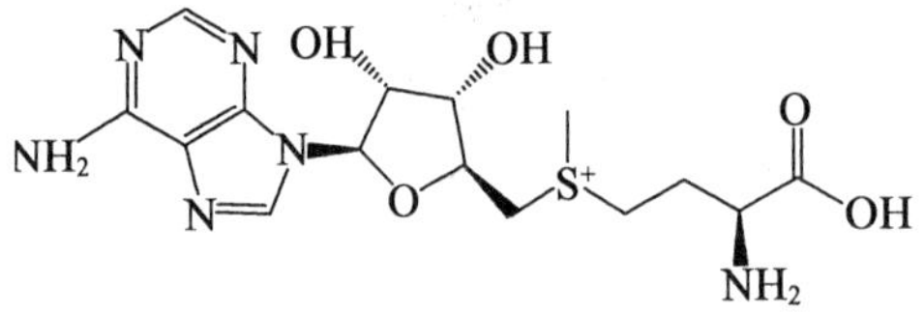

S-腺苷甲硫氨酸(SAM) 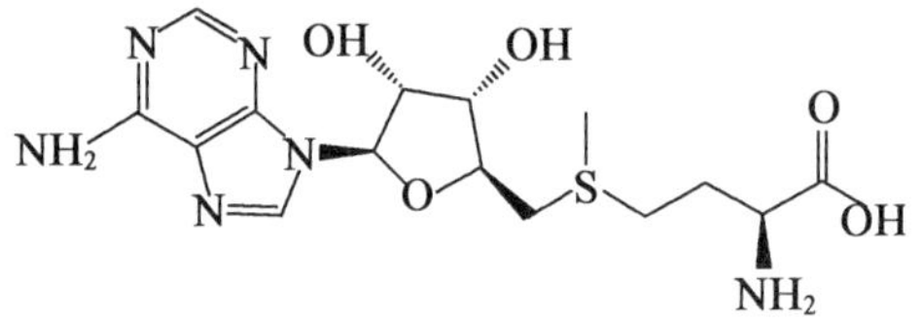　　　　　　　　S-腺苷同型半胱氨酸(SAHC)

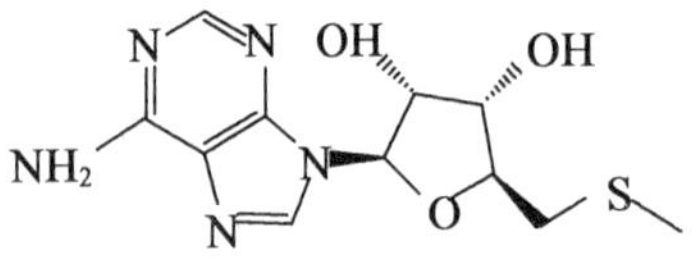

5′-甲硫腺苷(MTA) 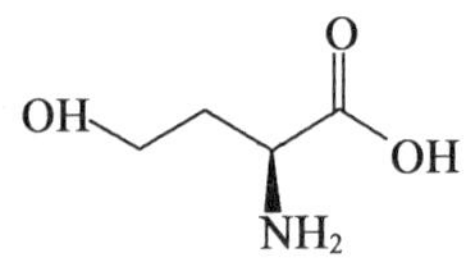　　　　　　　　高丝氨酸(HSer)

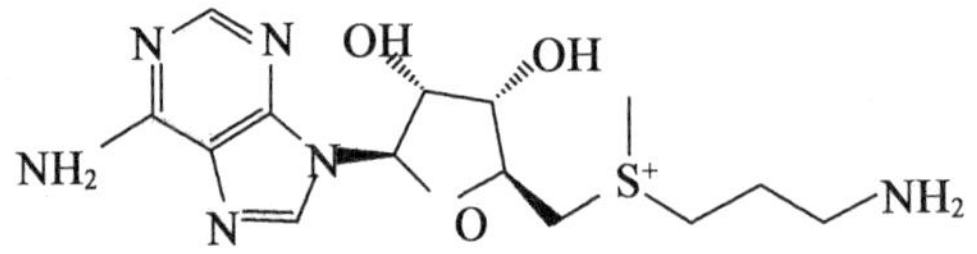

脱羧S-腺苷甲硫氨酸(dSAM)

图 5.3　高丝氨酸 SAM 及其降解产物分子结构

GSH 三肽来源于哺乳动物细胞中的半胱氨酸(Cys)、谷氨酸(Glu)和甘氨酸(Gly),分子结构中连接 Glu 和 Cys 的是不寻常的 γ-谷氨酰键,需要一种特定的酶——γ-谷氨转肽酶(γGT)降解(图 5.4)。GSH 经 γGT 分解产生谷氨酸、半胱氨酰和甘氨酸,释放的氨基酸可以被细胞吸收,也可被重新用于 GSH 的合成。除了 GSH 的几种重要功能外,GSH 还充当 Cys 的储存器,并将 Cys 运输到肝外组织。Cys 和 GSH 的代谢异常与体内氧化还原稳态以及神经退行性变之间密切关联。

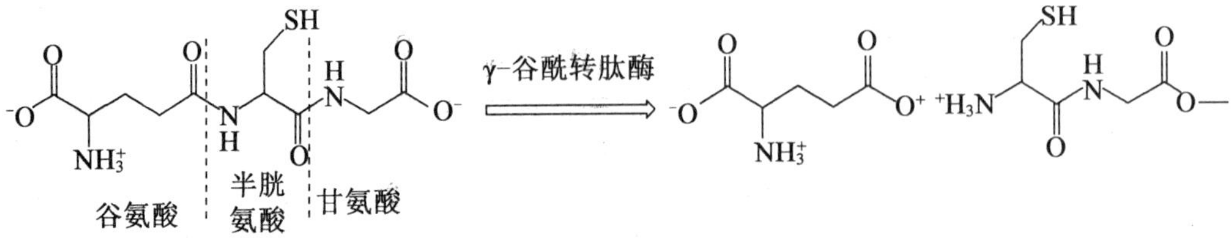

γ-谷氨转肽酶

谷氨酸　半胱氨酸　甘氨酸

图 5.4　谷胱甘肽(GSH)及其酶降解产物的分子结构

此外,在哺乳动物从 Cys 到牛磺酸(Tau)的途径中,亚牛磺酸(Htau)是 Tau 的主要代谢前体。Htau 的产生取决于半胱氨酸双加氧酶(CDO)的顺序作用,该酶将分子氧添加到 Cys 的硫醇基以形成半胱亚磺酸(CSA),以及半胱氨酸亚硫酸酯脱羧酶(CSAD)的顺序反应,该酶最终产生 Htau。在次要途径中,CSA 也可以进行氧化以产生磺基丙氨酸(CA),并通过随后的脱羧形成 Tau(图 5.5)。

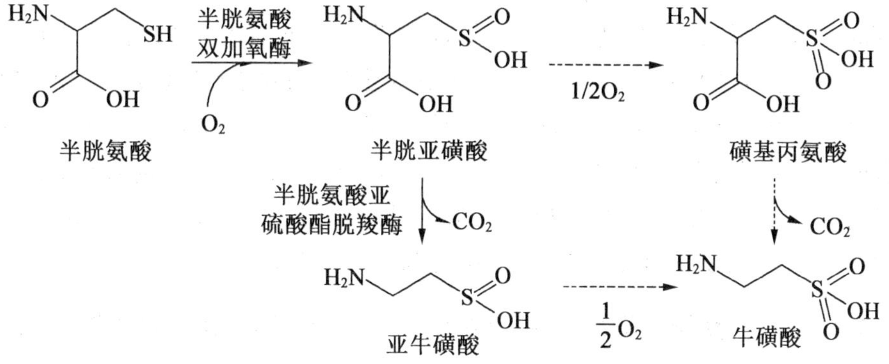

图 5.5　半胱氨酸或半胱胺生物合成牛磺酸的替代途径

5.1.4　领域前沿

天然活性物质是治疗重大疾病的药物或先导化合物的重要来源。19 世纪初,一系列生物碱的发现,包括士的宁、吗啡等,预示着在天然产物领域分离植物生物活性物质的新时代到来。在青霉素发现之后,生物活性物质的研究扩展到微生物,从而诞生出多种通用抗生素,如头孢菌素、四环素和红霉素。此外,从海洋活性物质产生了两种具有代表性的海洋衍生药物,强效止痛药齐考诺肽(ziconotide)和抗软组织肿瘤药曲贝替定(trabectedin)。这些来自天然活性物质的重要药物为人类健康做出了不可估量的贡献。如今,生物活性物质及其衍生结构在药物发现和开发中继续发挥着重要作用,这仍然处于化学和生物学研究的前沿。根据最近的一项综述,在过去 38 年中,大约 2/3 具有新化学实体的药物来源于活性产物或其化学设计模拟物。

在药物化学领域中,天然活性物质在提供先导化合物来源方面发挥着不可或缺的作用。而且,新型天然活性物质的分离和结构表征为有机合成研究提供了基础与灵感。如今,天然活性物质也被用作生物化学和分子探针,以揭示人类药理学的原理。作为关键的交叉点,天然生物活性物质研究越来越需要多学科的方法,包括各种传统方法和新兴技术。

天然活性物质的研究进程与纯化及分析技术的发展高度同步。在过去的十年里,人们设计多种技术来破译活性成分的结构,例如各种新的基于核磁共振(NMR)的技术和微晶电子衍射(MicroED)。此外,分子网络已被证明是一种有效的工具,可以快速识别复杂混合物中的活性物质。机器学习方法已逐渐被用来简化活性物质的发现,并预测活性物质的类别和生物效应。

生物活性物质的来源并不是无限的,重复开发有限的生物资源往往会导致很高的重复率。近年来,由于测序技术的革命性发展,微生物特别是大量的细菌,越来越受到天然产物化学家的关注,产生了大量结构新颖且具有生物活性的聚酮、非核糖体肽和核糖体肽。此外,有效的挖掘方法使一些难以开发的领域成为可能,包括来自人类微生物群的共生细菌、厌氧菌和未培养的细菌。这些新的来源无疑成为天然活性物质研究领域的新发展趋势。

发现植物来源的活性物质仍然是开发传统天然药物的快速途径。经典案例是抗疟疾青蒿素,它是从用于治疗疟疾的中草药青蒿中筛选鉴定出来的。从这个角度来看,抗疟疾药物 Fortunilide A 的发现也是受到其原始植物药效的启发。此外,探索一些被忽视的领域也是发现新颖活性成分的方法,例如从三尖杉属植物中发现了结构多样的头孢烷类去甲二萜物质。

将化合物引入临床开发需要可持续和经济上可行的足量化合物供应,而化学合成或生物合成在一定程度上已经克服这一障碍。未来,在科学技术进步的推动下,通过多学科交叉研究和综合性研究,进一步提升新药创制的源头供给能力,实现理论突破、范式创新和重大产出,在原始创新和自主创新方面必将取得标志性成果。

5.1.5 教学案例(青蒿素——跨越千年,来自传统中药的礼物)

青蒿素是一种倍半萜内酯化合物(图 5.6),具有独特的化学结构,来源于甜艾草植物青蒿。自发现以来,它已成为最重要和最有效的抗疟疾药物。

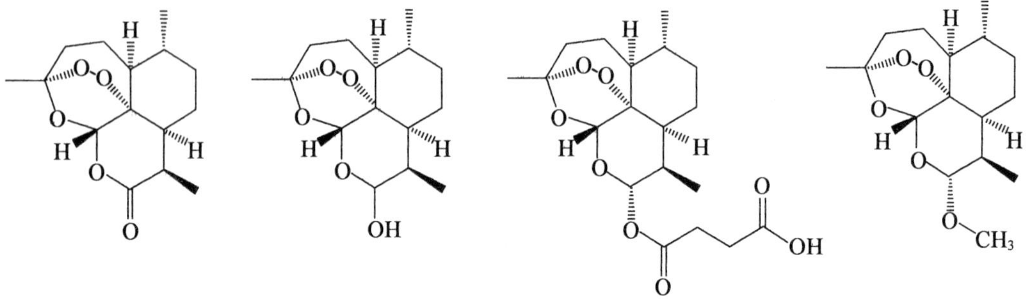

| 青蒿素 | 二氢青蒿素 | 青蒿酯 | 青蒿醚 |

图 5.6 青蒿素及其临床应用衍生物

青蒿素联合疗法作为疟疾的官方一线治疗手段已经实施了十多年。在这段时间里,青蒿素疗法的临床和药理学特征得到了广泛的审查和报道。尽管各种衍生物的具体情况可能有所不同,但青蒿素类药物的特点是起效快、效力强、毒性低、半衰期短,这使得与长效抗疟疾药物的联合治疗成为理想和推荐方式。综合目前对青蒿素的理解以及青蒿素机制研究的最新进展,青蒿素的杰出治疗特性可以认为是两个主要过程的结果:①独特的激活机制:首先,许多青蒿素及其衍生物在体内快速转化为二氢青蒿素(DHA);其次,依赖内过氧化物桥的裂解激活药性。②下游活性和多靶点的混杂机制。

具体来讲,青蒿素及其衍生物是绝对需要内过氧化物基团切割才能进行药物激活和随后发挥抗寄生虫活性的前药。青蒿素的激活依赖于富含血红素的环境,血红素对感染的红细胞是特异性的,也是寄生虫代谢的必然结果。富含血红素的环境本身被活性药物利用,以实现有效的寄生虫杀灭。这一机制从本质上将感染和寄生虫生长与药物激活联系起来,从而确保了青蒿素疗法的特异性和耐受性。与此同时,被激活的青蒿素无区别地损害近端蛋白质和细胞结构。青蒿素不像大多数传统药物(包括大多数抗疟疾药物)那样具有靶向单一蛋白质或细胞功能,而是像一种识别力很弱的"炸弹",但在激活后引爆,造成大面积的损害。因此,青蒿素的特异性可能是基于其激活,而不是基于其靶点。

混杂靶向药物的优势在于,一个或几个特定靶点的突变不足以严重影响药物活性,因此,不易产生耐药性。这一优势很好地解释了为什么青蒿素在几十年来的广泛使用中仍然普遍有效。尽管如此,最近的趋势表明,青蒿素联合疗法清除疟疾的速度较慢,尤其是在亚洲流行地区。尽管对"青蒿素耐药性"确切结论存在争议,但这种威胁无疑是真实存在的。为了解决这一紧迫问题,必须克服两大挑战:①必须充分了解青蒿素的作用机制;②必须明确新出现的青蒿素抗性菌株的遗传和生理特征。尽管在过去几年中,青蒿素的作用机制在很大程度上已经掌握,但抗青蒿素的疟疾分子特征还远不清楚。需要继续努力,全面了解青蒿素耐药性与其作用方式之间的关系。

尽管疟疾仍然是青蒿素被批准治疗的唯一疾病,但多年来,青蒿素在抗癌、抗炎、抗寄生虫(疟疾以外)和抗病毒等方面的潜在应用已经得到了广泛的探索。二十多年来,基于青蒿素在癌症中的作用发现大量潜在的靶点和机制。如青蒿素可诱导线粒体凋亡和其他形式的细胞死亡;抑制癌症血管生成和转移,并阻滞癌症细胞周期。这些结果由氧化损伤、DNA 损伤、基因表达改变以及与多种信号通路的相互作用所介导,这些信号通路包括 mTOR、NF-κB、丝裂原活化蛋白(MAP)激酶和 Wnt/β-catenin 等。此外,青蒿素通过调节调节性 T 细胞(Treg)活性和产生促癌生存免疫抑制细胞因子,如前列腺素 E2(PGE2),在癌症中发挥免疫调节作用。最近的研究发现(尽管存在争议),青蒿素通过诱导胰腺 α 细胞分化产生 β 细胞,在糖尿病治疗中发挥显著作用。

5.2　多酚类化合物

多酚是多羟基酚,具有多个酚类结构单元的特征,主要来源于植物,是研究最多的一类植物化学物质。它们存在于全谷物、豆类、谷物、咖啡、葡萄酒和茶中,也存在于葡萄、梨、西蓝花、杏、橙、柠檬、樱桃和蓝莓等蔬果中,因此很容易通过饮食获得,具有抗氧化、抗炎、抗菌、保护免疫系统、抵御病原体攻击和紫外线辐射的作用。在全植物食品中已鉴定出 8 000 多种此类多酚化合物,其中,儿茶素、姜黄素、矢车菊素、鞣花素、坎普韦醇、杨梅素、槲皮素、白藜芦醇和芦丁(图 5.7)是具有重要生物活性的多酚。

5.2.1　多酚类化合物的结构与分类

多酚是植物中发现的最大量的一组次生代谢产物,其特征是具有一个或多个羟基的芳香环。根据酚环的数量和连接在环上的结构元素,它们主要被分为组和亚组。主要类别为酚酸、类黄酮、二苯乙烯类、木脂素类和单宁(图 5.8)。酚酸可细分为羟基苯甲酸,包括没食子酸或羟基肉桂酸以及阿魏酸、香豆素酸和咖啡酸。类黄酮亚类包括花青素、黄烷醇、黄烷酮、黄酮、黄酮醇和异黄酮。这些存在于植物中的多酚大多在其基本多酚骨架上的不同位置被不同的碳水化合物单元和酰化糖基化。

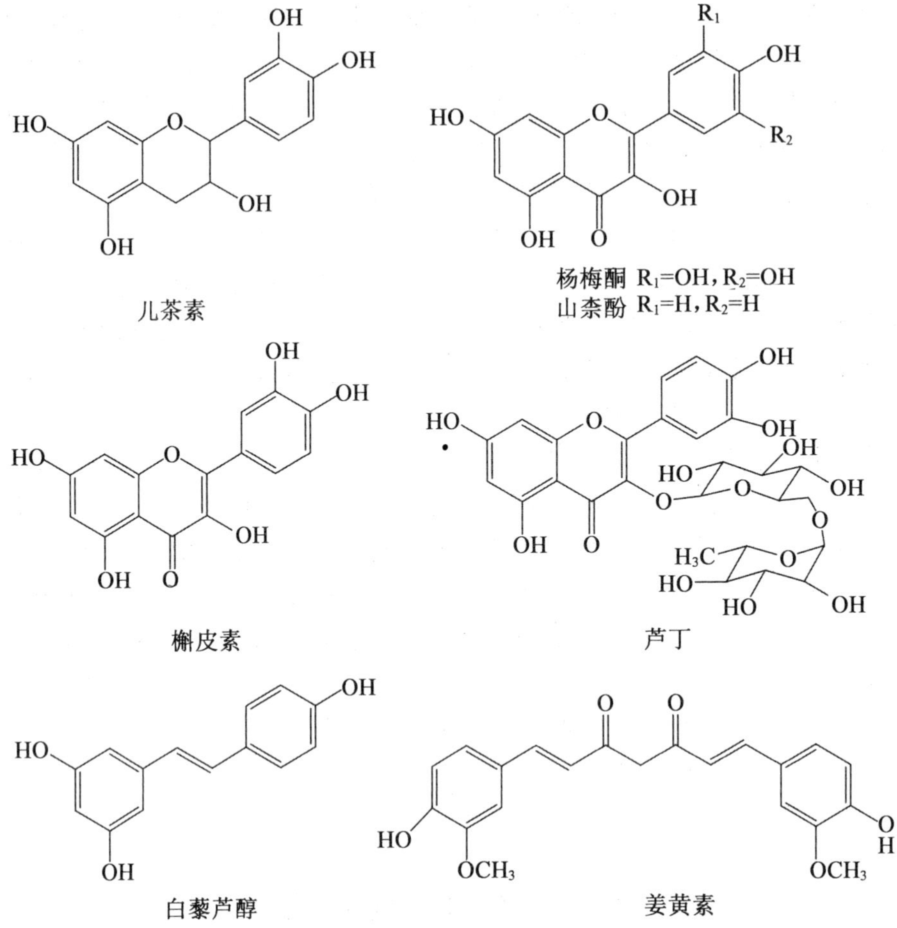

儿茶素

杨梅酮 $R_1=OH, R_2=OH$
山柰酚 $R_1=H, R_2=H$

槲皮素

芦丁

白藜芦醇

姜黄素

图 5.7　部分多酚类化合物的化学结构

5.2.2　多酚类化合物的生物学作用

1. 抗氧化活性

活性氧(ROS)和活性氮(RNS)的产生对身体系统有害。如果细胞反应产生的 ROS 和 RNS 处于平衡水平,它们将成为细胞功能的有益化合物。然而,如果它们的产生水平不平衡,就会产生氧化应激,从而导致生物体退行性疾病。许多科学家将类黄酮和酚类化合物描述为植物中具有最高抗氧化特性的植物化学物质。如紫荆叶提取物中含有类黄酮化合物,通过离子结合能力、还原能力和自由基中和作用,对氧化应激表现出强大的抗氧化能力;2-羟基-2-苯乙酸(扁桃酸)和 2-(3,4-二羟基苯基)-3,5,7-三羟基-4H-铬-4-酮(槲皮素)是七叶树中的主要生物活性分子,它们在减少由活性氧引起的氧化应激方面显示出显著作用;方城山茶叶提取物黄烷-3-醇低聚物和单体具有强效抗氧化活性。多项研究指出,官能团的排列、构型、取代和羟基的数量与多酚化合物的抗氧化活性密切相关。

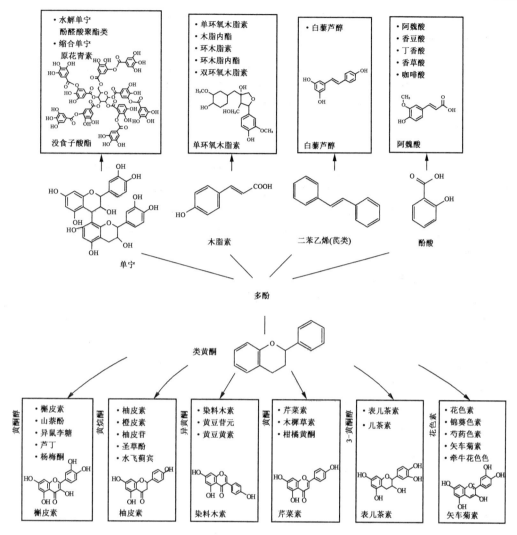

图 5.8　多酚类化合物的结构与分类

2. 多酚的抗炎和免疫调节作用

多酚可以抑制与炎症密切相关的 ROS 生成转录因子(如 NF-kB24)和酶,如姜黄素可抑制黄嘌呤氧化酶(XO)和环氧合酶-2(COX-2);姜黄素、水飞蓟素和白藜芦醇等抑制脂氧合酶(LOX),介导炎症过程。多酚也是解毒酶诱导剂,其中还包括Ⅱ相酶的诱导,如醌还原酶(QR)和谷胱甘肽 S-转移酶(GST)。多酚能够降低促炎细胞因子的分泌,如蓝莓多酚减少肿瘤坏死因子(THF-α)和白细胞介素-6(IL-6)分泌,抑制炎症促进氧化应激。此外,多酚如土茯苓根茎的乙醇提取物落新妇苷,还可以通过抑制一氧化氮产生、TNF-α 以及 mRNA 诱导型一氧化氮合酶的表达发挥抗炎作用。

3. 多酚的抗菌活性

从植物多酚的研究中获得的证据表明,多酚具有抗菌活性,可以改变肠道中的微生物有利于机体健康。如奎宁酸、咖啡酸、没食子酸和绿原酸,已被证明是有效的抗菌化合物,可对抗影响人类呼吸系统或泌尿道系统的典型微生物菌株,包括念珠菌;高良姜可通过抑制细菌酶 DNA-B 解旋酶来抑制肺炎克雷伯菌(革兰氏阴性菌)的复制。

4. 皮肤保护作用

过度暴露在紫外线辐射下会诱导活性氧的大量产生,并最终导致皮肤损伤。然而,有研究发现植物化学化合物,特别是酚类化合物和黄酮类化合物对紫外线照射的皮肤表现出有益的效果。多酚的抗氧化活性使它们基于铁螯合能力而具有光保护作用,避免氧化损伤破坏细胞膜上的蛋白质和脂质,并调节相关信号通路,如抑制黄嘌呤氧化酶催化氧化应激。

因此,多项研究利用酚类化合物的抗氧化能力治疗紫外线辐射引起的皮肤病,如苹果皮、洋葱皮和贯叶金丝桃叶含有黄酮醇——槲皮素,可以抑制紫外线对无毛小鼠的皮肤损伤。同样,银杏叶提取物(EGb 761)中高含量的槲皮素衍生物可以减轻紫外线晒伤症状。水飞蓟素可修复由 UVB 引起的 DNA 损伤,并防止暴露于 UVB 的人表皮角质形成细胞和成纤维细胞的细胞凋亡。

5. 多酚的心脏保护活性

据报道,药用植物中天然存在的植物活性物质(酚类)具有心脏保护作用,可作为抗氧化剂来解决抗癌药物阿霉素对心脏的不良影响。而且,这些酚类化合物(山奈酚、木犀草素、芦丁和白藜芦醇)在发挥心脏保护作用的同时,并不影响该药物的抗癌活性,甚至还能促进该药物的抗癌功效(如异鼠李素)。此外,雪莲种子多酚提取物,包含肉桂酸、阿魏酸、没食子酸、明胶酸、槲皮素和丁香酸可以减轻 H9C2 成心肌细胞的氧化应激,分子对接证明这些化合物与预防心血管疾病的关键酶之间具有相关性。

6. 多酚的抗癌活性

据报道,多酚具有抗癌活性。生姜(根茎)和姜黄提取物中存在高浓度的多酚化合物,是对抗恶性黑色素瘤的天然抗癌化合物,它们对小鼠黑色素瘤 B164A5 细胞系具有潜在的抗癌特性。药用蕨类植物中的类黄酮化合物(Gliricinin-7-O-己糖苷和槲皮素 7-O-芸香糖苷)被认为是对抗人类宫颈癌 Hela 和人类肝癌 HepG2 细胞的潜在抗癌化合物。同样,利用 9 种不同的癌症细胞系,如急性淋巴母细胞白血病 MOLT-4 T 细胞、嗜铬细胞瘤 PC12 细胞、结肠癌 CT-26 细胞、人类淋巴 Raji 细胞、卵巢癌 CHO 细胞和结肠癌 CT-26 细胞的体内外研究证实,槲皮素可以显著诱导每个测试细胞系的凋亡,显示广泛的抗癌活性。

7. 多酚预防 2 型糖尿病的作用

多酚类物质对 2 型糖尿病的预防作用如图 5.9 所示。其作用机制主要归因于多酚类物质能够减少对膳食碳水化合物的吸收,改善 β 细胞功能,刺激胰岛素的作用和分泌,调节葡萄糖代谢中的酶以及抗氧化活性。类黄酮、单宁和酚酸等酚类化合物通过抑制负责消化碳水化合物的关键酶(α-葡萄糖苷酶和 α-淀粉酶),降低机体对碳水化合物的吸收。富含酚类-C/O-葡萄糖苷和类黄酮的提取物通过抑制 Na^+ 依赖性葡萄糖转运蛋白 SGLT1 和 SGLT2 影响肠道对葡萄糖的吸收。绿原酸、阿魏酸、咖啡酸和单宁酸等酚酸通过肠促胰岛素肽 GLP-1 调节餐后血糖,并抑制葡萄糖不耐受的发生。槲皮素、白藜芦醇和 EGCG 等一些多酚类化合物主要通过诱导 AMPK 途径将葡萄糖转运蛋白 GLUT4 转运到质膜,从而改善肌肉细胞和脂肪细胞对胰岛素依赖性葡萄糖的摄取。

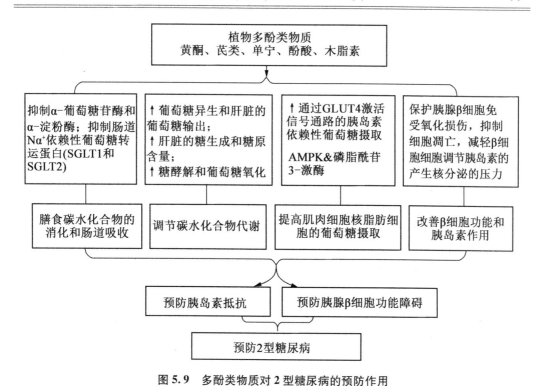

图 5.9 多酚类物质对 2 型糖尿病的预防作用

5.2.3 领域前沿

多酚的体内生物活性作用取决于它们各自的摄入量、吸收、代谢和生物利用度。尽管多酚类物质在食物中含量丰富,但其中一些利用率很低,另一些甚至根本没有被人体循环吸收,因此它们在体内的作用受到极大限制。许多类黄酮化合物的摄入量相当低,血浆浓度很少超过 1 μmol/L,如黄酮醇、黄酮和黄烷醇。黄烷酮和异黄酮是生物利用度最好的类黄酮化合物,血浆浓度可达 5 μmol/L。然而,这些物质的分布仅限于柑橘类水果和大豆。此外,虽然在人们的饮食中含有一些酚酸,但是,摄入后会酯化,降低吸收。一般来说,多酚从血浆中清除得很快,这表明每天食用天然产物对于维持血液中高浓度的代谢产物是必要的。

目前许多研究已发现,多酚的体内生物利用度受多方面因素影响,如肠道吸收、循环代谢产物的特征、肝脏酶代谢、血浆动力学、葡萄糖醛酸排泄、微生物代谢、细胞摄取和细胞内代谢。因此,评估酚类化合物对健康影响需要将所有因素结合起来。然而,考量这些因素的影响实际是很困难的,因为每个因素的相对影响权重会由于多酚种类的不同而有所差异。如某些酚类化合物的吸收效率低于其他酚类化合物,但由于消除量相对较低,仍能达到等效的血浆浓度。因此,更好地了解生物利用度对于研究多酚的健康影响是必不可少的。

事实上,大多数酚类苷元在血液中不是重要的代谢产物,因为它们在消化道中具有全面的结合作用。然而,许多关于多酚生物作用机制的体外研究继续集中在苷元或配基上,而不是其相应的代谢产物,而且通常采用的是体内无法达到的浓度。因此,通过使用体内实际发现的代谢产物的生理浓度进行研究,来证实多酚苷元的作用更为重要。此外,在过去的 20 年里,从最初的临床观察到更科学的方法,肠道微生物群和健康领域存在无可辩驳的因果关系,因此,未来还需要对微生物发酵产生的多酚代谢物的生物学效应进行更深入的研究,以确定活性多酚代谢物的结构、可用浓度以及调节微生物产生活性代谢物的潜在因素。

5.2.4　教学案例(多酚类物质对胃肠道黏膜免受氧化应激的保护机制)

关于多酚在抗氧化机制下对胃肠黏膜的保护,毫无疑问,这主要取决于它们的氧化还原特性:一方面,在中和 ROS 中起着重要作用;另一方面,通过抑制自由基生成酶或解毒酶(如 SOD、GSH、GR 等)发挥抗氧化作用(图 5.10),其中涉及的细胞信号通路如下。

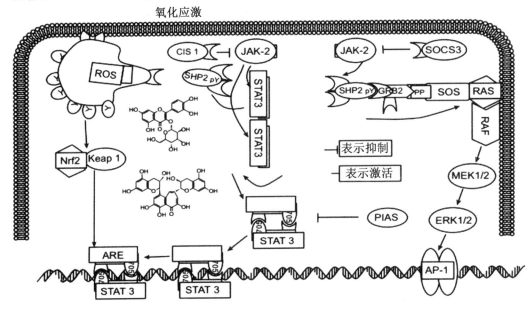

图 5.10　胃肠道黏膜对氧化应激的保护作用及其潜在机制

(1)NF-E2 相关因子 2(Nrf2)-抗氧化反应元件(ARE)信号通路。

ARE 是编码 Ⅱ 期解毒酶和抗氧化蛋白的基因的顺式调节元件,如 NAD(P)H 醌氧化还原酶、GSH 转移酶和谷氨酸-半胱氨酸连接酶。Nrf2 在各种细胞类型中调节 ARE 驱动基因。有研究发现,迷迭香酸可以有效抑制 EGF 诱导的 EGFR 自磷酸化、PI3K 的激活以及 AKT 和 MAPK 的磷酸化,而 MAPK 以 Nrf2 依赖的方式参与 ARE 调节。

(2)谷胱甘肽抗氧化系统。

研究证明,在吲哚美辛诱导的损伤中,用槲皮素处理后白血病细胞中过氧化物而不是超氧化物会增加。这一结果表明,槲皮素抗氧化活性的可能机制是干扰谷胱甘肽抗氧化系统,因为谷胱甘肽抗氧化系统参与过氧化物的清除。类似研究表明,白藜芦醇、柚皮素、橙皮苷、咖啡酸和芦丁可以调节 GSH 活性,包括降低细胞内 GSH 水平,或抑制 GSH 酶活性。

(3)JNK 途径。

研究发现,没食子酸对 ROS 依赖性激活 p38 MAPK 和 JNK 具有作用。此外,咖啡酸介导的抗氧化酶表达涉及 ERK 和 JNK 途径,但不涉及 p38 MAPK。然而,对 HepG2 细胞采用矢车菊素-3-O-葡萄糖苷处理增加了 Gclc 的表达,这导致肝脏 ROS 水平和 MKK4/JNK/Fas 促凋亡信号传导降低。

(4)其他途径。

花青素抑制 NF-κB 的激活,抑制 NF-κB 依赖性 NOX-1 的表达。

总之,多酚和富含多酚的膳食在抗氧化剂对抗氧化剂诱导的损伤方面发挥着重要作用,因此它们可以作为胃肠黏膜保护剂。

5.3　类胡萝卜素类化合物

多烯色素(polyene pigments)是由异戊二烯残基为单元组成的共轭双键长链为基础的一类色素。其中,最早发现的是存在于胡萝卜肉质根中的红橙色色素即胡萝卜素(carotenes),因此,这类色素又总称为类胡萝卜素(carotenoids)。类胡萝卜素是疏水性的,可溶于有机溶剂(甲醇、丙酮等、四氢呋喃、乙酸乙酯等)。类胡萝卜素是自然界中分布最广泛的色素,由于其维生素原和抗氧化功能,受到了极大的关注。这类生物活性化合物的主要来源是蔬菜和水果。番茄红素广泛存在于粉色番石榴、粉色葡萄柚、西红柿、木瓜和西瓜中,而叶黄素主要存在于柿子、玉米和羽衣甘蓝、菠菜和西兰花等叶菜中。

5.3.1　类胡萝卜素的结构与分类

类胡萝卜素是一种脂溶性色素,含有 700 多种化合物,大多含有 40 多个碳和两个末端环。类胡萝卜素的基本结构如图 5.11 所示。类胡萝卜素分为两大组:第一组包括不含氧分子的胡萝卜素直链烃,它们倾向于在化合物的两端环化;第二组包括含氧胡萝卜素衍生物。胡萝卜素直链烃的例子包括 α-胡萝卜素(α-carotene)、β-胡萝卜素(β-carotene)和番茄红素(lycopene),而含氧胡萝卜素衍生物的例子包括叶黄素(lutein)、新黄质(neoxanthin)、紫黄质(violaxanthin)和玉米黄质(zeaxanthin),也被称为胡萝卜素的叶黄素类。含氧基团通常具有羧基、环氧基、羟基、酮基或甲氧基。

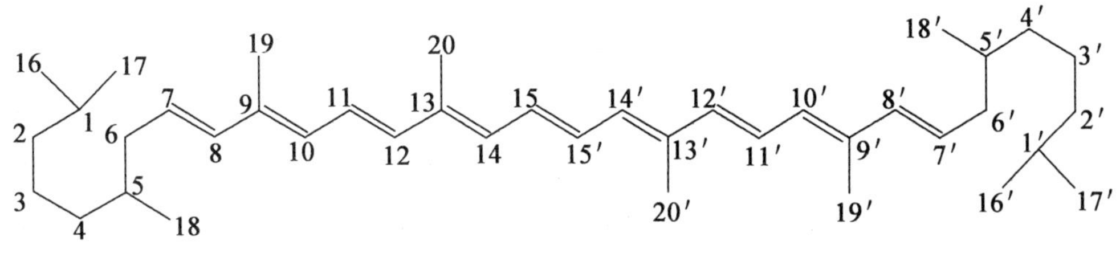

图 5.11　类胡萝卜素的基本结构

5.3.2　类胡萝卜素的生物学作用

1.抗癌活性

富含类胡萝卜素的水果和蔬菜的饮食可以降低癌症的风险、发展和持续性。

叶黄素、玉米黄质、岩藻黄质、α-胡萝卜素、β-胡萝卜素、虾青素和β-隐黄质是具有抗癌活性的类胡萝卜素的实例,对预防癌症至关重要。番茄红素是存在于血清中的主要类胡萝卜素,据报道,番茄红素可以刺激缝隙连接蛋白的表达,该基因编码缝隙连接蛋白,可导致缝隙连接上调,从而可能阻止癌症细胞增殖。此外,据报道,人体血浆中发现的叶黄素类胡萝卜素(包括隐黄素、叶黄素和玉米黄质)的摄入增加,可降低癌症、白内障形成、黄斑变性和心血管疾病等年龄相关性疾病的发病率。岩藻黄素是另一种类胡萝卜素,在裙带菜中大量存在。据报道,它通过引发 DNA 片段化和抑制细胞增殖,使人类 HL-60 癌症细胞凋亡。PPARγ 是一种核激素受体超家族,是配体激活的转录因子。它参与多种病理和生理过程,控制细胞分化、增殖和凋亡。这一特性使 PPARγ 成为制造新型有效抗癌药物的重要靶蛋白。据报道,类胡萝卜素可调节 PPARγ 的功能,在许多肿瘤细胞(包括结肠、白血病、乳腺、前列腺、黑色素瘤和肺细胞)中发挥强烈的生长抑制作用。

2. 抗糖尿病活性

据报道,类胡萝卜素在糖尿病的治疗中更有效,血浆中高浓度的 β-胡萝卜素与胰岛素抵抗和空腹血糖水平呈负相关。饮食中的类胡萝卜素可大大降低女性和男性 2 型糖尿病(T2D)的发病率。研究表明,叶黄素、玉米黄质和番茄红素能够抑制糖尿病视网膜病变发展;虾青素是一种经过深入研究的类胡萝卜素,与其他类胡萝卜素(如叶黄素、玉米黄质和 β-胡萝卜素)相比,具有更高的抗氧化特性,可以有效地保护 β 细胞的功能和形态;β-隐黄质和 α-胡萝卜素能够显著降低 T2D 发病率;另一种具有抗糖尿病作用的重要类胡萝卜素是岩藻黄素,它能够恢复肥胖小鼠血清胰岛素和血糖水平正常,增强骨骼肌中 GLUT-4 基因的表达和 mRNA 水平。

3. 抗炎活性

炎症是防御系统对刺激或感染的初始反应,也称为先天系统。炎症反应会导致多种疾病,包括结肠炎、肺炎、胃炎、关节炎、神经炎症性疾病和肝炎。抗炎物质通过抑制环氧合酶 2(COX2)和诱导型一氧化氮合酶(iNOS)的活性,以及前列腺素 E2、促炎标志物和 NO 的合成预防和治疗炎症。如虾青素能够抑制促炎基因的表达,并阻止 PGE2 和 NO 的产生而降低 NF-κB 级联作用,通过削弱 IκB 激酶的活性而降低 iNOS 启动子的功能,并对脂多糖喂养的小鼠表现出剂量依赖性抗炎作用。

4. 抗肥胖活性

肥胖能增加阻塞性睡眠呼吸暂停、2 型糖尿病和冠心病等危及生命的疾病的风险,已成为全球性健康问题。肥胖表现为脂肪组织的积累,脂肪细胞大小和数量常被用作确定脂肪组织质量的指标。由于 β-胡萝卜素在抑制脂肪组织形成和分化中的作用,其抗肥胖活性越来越受到人们的关注。作用机制归纳如下:β-胡萝卜素和 β-apo-8'-胡萝卜素通过上调 RAR、抑制 PPARγ2 显著降低 3T3L1 前脂肪组织细胞系向脂肪组织的分化;β-胡萝卜素参与脂肪细胞分化基因的调节,抑制脂肪细胞中分化标志物如 C/EBPα、PPARα 和 PPARγ 以及其他与代谢脂质相关的基因(CPT1B、AP2)和(LPL)的表达。此外,类胡萝卜素通过解偶联蛋白(UCP)家族(包括 UCP1、UCP2 和 UCP3)对抗肥胖、糖尿病和高脂血症的生理防御机制已成为人们关注的目标。如岩藻黄素显著降低小鼠和大鼠的白色脂肪组织(WAT)，并在 WAT 中显著表达 UCP1mRNA 和蛋白质，每天摄入岩藻毒素可显著降低体重。

5. 抗氧化/促氧化活性

类胡萝卜素可以抑制氧化应激，在所有生物体中起抗氧化剂的作用。据报道，它通过三种主要机制淬灭脂质过氧自由基，包括电子转移反应式(5.1)、氢原子转移反应式(5.2)和加成反应式(5.3)。

$$ROO^{\cdot} + CAR \longrightarrow ROO^- + CAR^{\cdot+} \tag{5.1}$$

$$ROO^{\cdot} + CAR \longrightarrow ROOH + CAR^{\cdot} \tag{5.2}$$

$$ROO^{\cdot} + CAR \longrightarrow ROO-CAR^{\cdot} \tag{5.3}$$

式中　CAR——类胡萝卜素；

　　　ROO$^{\cdot}$——过氧自由基。

类胡萝卜素通过接受来自超氧化物的电子，形成自由基阴离子，实现清除超氧阴离子自由基的目的。以番茄红素为例进行说明：

$$番茄红素 + O_2^{-\cdot} \longrightarrow 番茄红素自由基 + O_2 \tag{5.4}$$

还可以通过清除单线态氧($^1O_2$)发挥抗氧化剂的作用，即

$$番茄红素 + {}^1O_2 \longrightarrow {}^3O_2 + {}^3番茄红素 \tag{5.5}$$

单个番茄红素分子通常清除两个或多个自由基，是一种显著的抗氧化剂和单一的氧清除剂。番茄红素以外的其他类胡萝卜素，如 β-胡萝卜素，在体外和体内模型中也显示出抗氧化特性。α-胡萝卜素和番茄红素比 β-胡萝卜素具有更高的抗氧化功能。此外，其他强效抗氧化剂，如生育酚(维生素 E)和类胡萝卜素的组合，能够提高它们对自由基的清除能力。

6. 心脏保持活性

氧化应激和心血管系统持续严重的低炎症状态，将导致心血管疾病的形成。通过氧化应激修饰的 LDL-C 参与动脉粥样硬化的最初形成和进展，最终导致冠心病。研究发现，类胡萝卜素对心脏的保护作用机制为：作为抗氧化剂对 LDL-C 进行氧化保护，预防冠心病发生；降低血清中的总胆固醇浓度；阻止 IL-1 的分泌，进而避免刺激其他促炎标志物的产生和初始动脉粥样硬化斑块的形成；降低 NO 的水平，从而抑制动脉粥样硬化和相关疾病的发展；影响环磷酸鸟苷酸 cGMP 水平和一氧化氮的生物利用度，刺激内皮细胞中核因子 κB(NF-κB)依赖性黏附因子的下调；降低胆固醇在小肠中的吸收，降低有助于胆固醇代谢的相关基因(*ABCG*1、*ABCG*5 和 *ABCG*8)的表达。

7. 肝脏保护活性

肝脏是身体中一个非常重要的器官，它在血浆蛋白的生物合成、激素的产生和储存糖原的代谢中发挥着重要作用。氧化应激在肝损伤的发病机制中起着至关重要的作用。在肝脏中，激活的炎症细胞(如库普弗细胞、巨噬细胞以及受损肝细胞)的细胞色素 p450 和

线粒体酶是 ROS 的主要来源。高水平的 ROS 不仅降解大分子,如 DNA、蛋白质、碳水化合物、脂质和其他生物分子,而且诱导生物化学调节,如细胞因子的转录。

类胡萝卜素与其他具有抗氧化活性的微量营养素一样,通过有效减少自由基和单线态氧的产生,在保护细胞免受氧化应激方面至关重要。类胡萝卜素在肝脏中积累,结合成脂蛋白,以帮助它们在细胞外液中运输,抑制肝脏损伤的形成。如 β-胡萝卜素、叶黄素、β-晶体黄原和番茄红素等类胡萝卜素,它们具有抗氧化特性,可对抗大鼠肝细胞中的脂质过氧化,防止肝损伤的发展。

8. 其他活性

人体免疫缺陷病毒(Anti-HIV)的攻击可导致 ROS 的产生和氧化应激的进展,并相应地抑制体内的抗氧化系统。类胡萝卜素能够显著促进 HIV 病毒退化。此外,类胡萝卜素还具有骨保护活性。如 β-隐黄质,具有调节骨骼健康和抑制骨质疏松症的能力。

5.3.3　领域前沿

由于类胡萝卜素对植物和人类的重要性,人们对植物中的类胡萝卜素代谢进行了深入研究。类胡萝卜素生物合成途径已经建立起来(图 5.12),并在许多植物物种中得到了广泛的探索。近年来,人们的注意力转向了类胡萝卜素代谢的调控。

虽然人们对类胡萝卜素代谢和调节的认识以及阐明类胡萝卜素代谢物在植物生长发育中的新功能方面取得了重大进展。未来类胡萝卜素的研究仍有各种突出的问题。类胡萝卜素代谢内在调控因子的鉴定和验证仍然是类胡萝卜素研究的重点。虽然一些转录因子和调节因子已被证明可以调节类胡萝卜素代谢途径基因或酶的表达(图 5.13),但它们是否为真正的调节因子,是否在植物物种中发挥作用,或者它们在调节类胡萝卜素代谢方面的作用模式如何,仍存在差距。

据报道,类胡萝卜素酶可形成酶复合物,从而有效地驱动代谢通量通过该途径合成类胡萝卜素。然而,缺乏关于酶复合物的确凿证据。揭示类胡萝卜素生物合成酶复合物并了解其相似性也是未来的研究问题。

由于类胡萝卜素是必要的光合产物,植物绿色组织中类胡萝卜素的合成必然与叶绿素的合成密切相关,以实现最佳的光合作用和叶绿体发育。这两种生物合成途径是如何协同调节的,或者常见的调节因子是什么,还有待探索。

最近发现的类胡萝卜素信号扩展了人们对植物信号的了解。同时,也提出了一些基本科学问题:许多未知的类胡萝卜素信号分子的特性是什么? 类胡萝卜素信号传导的感知机制是什么? 发育和(或)环境线索如何触发类胡萝卜素信号传导? 由于色质体是类胡萝卜素积累的细胞器,因此,在许多园艺植物中色质体的发育对于类胡萝卜素的积累至关重要。尽管已知橙色蛋白(OR)的获得功能型等位基因会触发色质体的形成,但色质体生物发生的本质仍然未知,这不仅需要进一步研究质体生物学,还需要进一步探索主要粮食作物中类胡萝卜素的富集。

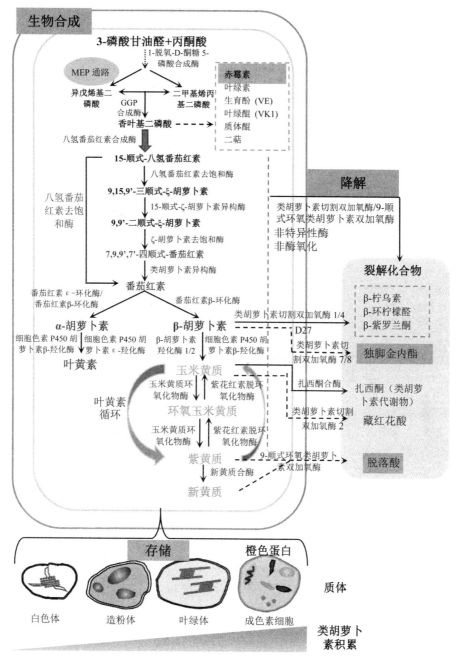

注:类胡萝卜素生物合成利用质体 MEP 途径提供 C5 前体代谢产物异戊烯基二磷酸(IPP)和二甲基烯丙基二磷酸(DMAPP)。类胡萝卜素生物合成途径中的第一个关键步骤是在类胡萝卜素合成的主要限速酶八氢番茄红素合成酶(PSY)的催化下,将两个 C20 香叶基二磷酸(GGPP)缩合为 C40 类胡萝卜素八氢番茄红素。类胡萝卜素降解涉及类胡萝卜素切割双加氧酶(CCD)和 9-顺式环氧类胡萝卜素双加氧酶(NCED)、非特异性酶和非酶氧化的特异性酶促氧化裂解,以产生多种类胡萝卜素,包括植物激素脱落酸(ABA)和金内酯。植物激素以蓝色突出显示。不同的质体提供了不同的储存能力,在原生质体中积累很少的类胡萝卜素,在色质体中积累大量的类胡萝卜素。橙色蛋白(OR)是唯一已知的色质体生物发生调控因子。

图 5.12   植物类胡萝卜素在质体中的代谢途径示意图

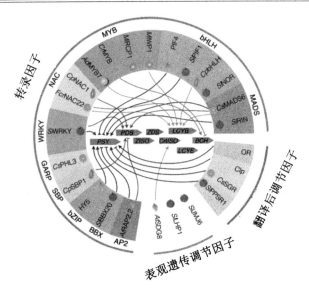

注:这些转录因子直接作用于不同器官(如叶片、富含类胡萝卜素的果实和花朵)中的通路基因或 PSY 蛋白。它们被转录因子家族聚集在一起。MYB,骨髓母细胞增多症转录因子家族;RCP1,减少类胡萝卜素着色 1;WP1,白色花瓣 1;NAC、NAM、ATAF 和 CUC 转录因子;含有转录因子的 WRKY、WRKYGQK 基序;PHL3,类似磷酸饥饿反应因子3;SBP1,鳞片启动子结合蛋白 1;HY5,伸长的下胚轴 5;BBX,B 盒转录因子;RAP2.2,APETALA2/乙烯反应因子型转录因子 2.2;PIF,光敏色素相互作用因子;bHLH,碱性螺旋环螺旋转录因子;NOR,非成熟转录因子;MADS,含有转录因子的 MADS 盒;RIN,催熟抑制剂;Clp,Clp 蛋白酶;SGR,保持绿色;PPSR1,质体蛋白传感环 E3 连接酶 1;JMJ6,含有去甲基化酶 6 的 Jumonji C-末端(JmjC)结构域;LHP1,类似异染色质蛋白 1;SDG8,设置域组 8。At,拟南芥;Sl,番茄;Cp,番木瓜;Cs,柑橘、甜橙;Cr,柑橘、蜜橘;Ad,猕猴桃、奇异果;Ml,小叶紫檀、猴花;Mt,蒺藜苜蓿。

图 5.13　部分已知的转录因子、翻译后调节因子和表观遗传调节因子

5.3.4　教学案例(认识叶黄素)

　　叶黄素是视网膜黄斑色素的两种主要成分之一,在人类血清中以高浓度存在。叶黄素是叶黄素组的一员,叶黄素组是类胡萝卜素家族的一个亚组,通常与玉米黄质共存。叶黄素和玉米黄质广泛分布在色彩鲜艳的水果和深绿色蔬菜中。由于人体不能自行合成叶黄素,因此需要通过饮食来源来满足其需求,如菠菜、豆类和羽衣甘蓝等深绿色叶菜,玉米等蔬菜,以及猕猴桃、葡萄、橙子等含有叶黄素的水果。

　　天然叶黄素可以用作营养品或营养补充剂。它可以保护皮肤免受损伤,通过抑制氧化来防止低密度脂蛋白胆固醇。它可以延缓肺部衰老,对抗关节炎。它也被用作一种特征性的黄橙色颜料,用于改善食品和饮料的颜色。血浆中的低叶黄素水平也与心肌梗死的增加趋势有关,而高叶黄素摄入量与中风风险呈负相关。

　　叶黄素在人类健康中有着广泛的用途,可以作为"纳米食品"的理想候选者,这可能会提高叶黄素的生物利用度和光稳定性。传统上,在食品技术中,喷雾干燥和包合物络合等封装技术被广泛用于提高氧化稳定性和提高活性化合物在水中的溶解速率。

5.4　植物甾醇

甾体化合物广泛存在于植物、动物体内和微生物代谢产物中。在动植物生命过程中起着十分重要的作用,被誉为"生命的钥匙"。在植物界以植物甾醇、甾体皂苷、强心苷、甾体生物碱等形式存在,在动物界以甾醇、性激素、肾上腺皮质激素、胆汁酸等形式存在。

5.4.1　植物甾醇的结构与分类

植物甾醇是三萜烃家族的成员,具有四环环戊菲结构的有机化合物(图 5.14)。其中最常见的由 28 或 29 个碳结构组成,该结构由 4-碳环系统(A、B、C、D)、碳 5 和 6 之间的双键、碳 3 上的羟基和从碳 17 延伸的烃侧链组成(图 5.15)。最常见的植物甾醇通过位于类固醇核的碳 24 侧链上的乙基或甲基来区分。植物甾烷醇是植物甾醇的饱和衍生物,在 B 环 C5 位含有单键而非双键,在植物中的丰度要低得多,但在谷物中的浓度更高。

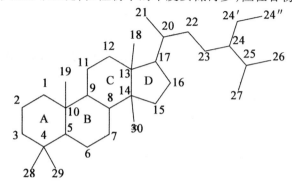

图 5.14　类固醇骨架术语

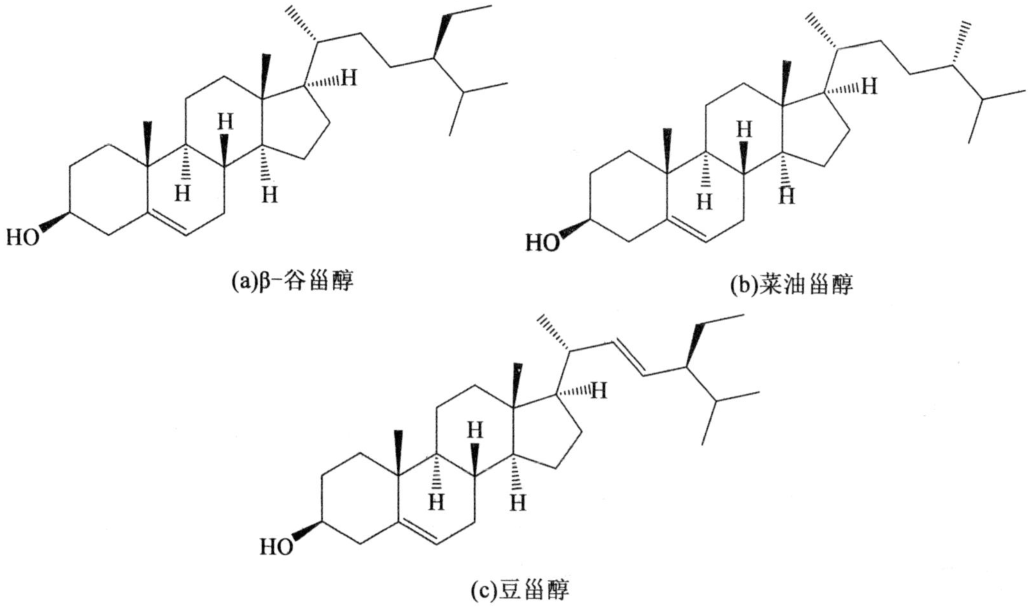

(a)β-谷甾醇

(b)菜油甾醇

(c)豆甾醇

图 5.15　三种常见的天然植物甾醇的结构

各种植物甾醇可以被认为是胆甾烷醇分子的密切相关变体,胆甾烷醇是一种在三萜环系统中只有饱和键的分子。与胆甾烷醇(cholestanol)相比,菜油甾烷醇(campestanol)和谷甾烷醇(sitostanol)在 24 位具有分别连接到碳上的额外的甲基或乙基。与它们的烷醇对应物相比,胆固醇(cholesterol)、菜油甾醇(campesterol)和谷甾醇(sitosterol)在 5 和 6 位的碳之间具有额外的双键。与菜油甾醇和谷甾醇相比,菜籽甾醇(brassicasterol)和豆甾醇(stigmasterol)在碳 22 和 23 之间具有额外的双键。最后,相对于菜籽甾醇,麦角甾醇(ergosterol)在碳 7 和碳 8 之间有一个额外的双键(图 5.16)。

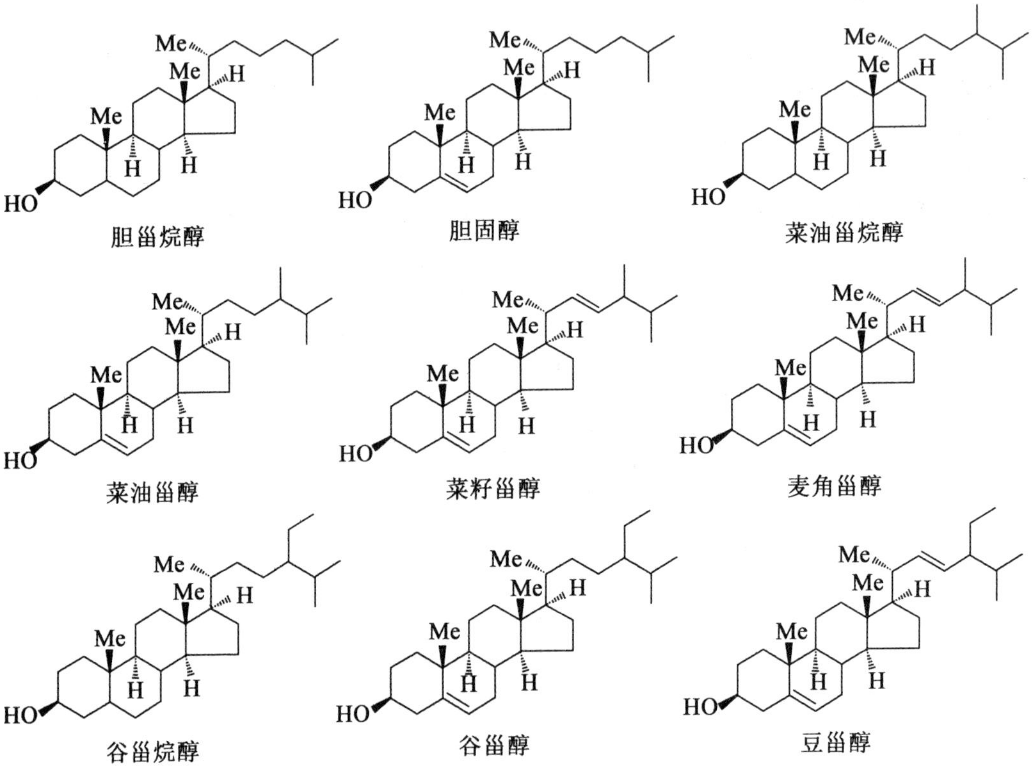

图 5.16　植物甾醇间的结构关系

5.4.2　植物甾醇的生物学作用

动物和细胞试验都表明,植物甾醇具有多种生物学作用,包括抗癌、抗氧化、抗炎、抗糖尿病、抗动脉粥样硬化和心脏保护等。

1. 抗癌作用

植物甾醇通过与各种细胞靶点和生物途径的相互作用而具有抗癌特性。根据相关研究,其作用机制归纳如下:降低异常隐窝的数量和隐窝的多重性;减弱 β-连环蛋白和增殖细胞核抗原(PCNA)的表达;增加 Fas 蛋白表达,Caspase 8 和肿瘤坏死因子相关凋亡诱导配体(TRAIL)触发凋亡;通过雌激素信号非依赖性过程刺激细胞凋亡并降低肿瘤大小;减少乳腺增生病变和总肿瘤负担;阻滞细胞周期在 G2/M 期,促进癌细胞凋亡;通过 BAD 去磷酸化、线粒体去极化和 Caspase 3 依赖性 PARP 切割、细胞内 Ca^{2+} 内流和 ROS 水平升高,诱导癌细胞凋亡;触发 G0/G1 期和 S 期的细胞周期停滞;干扰 DNA 断裂。

2. 抗氧化和抗炎活性

炎症过程越来越与氧化应激和 ROS 的过度产生有关,因此具有显著抗氧化作用的生物活性分子也具有抗炎潜力,植物甾醇也不例外。

研究表明,植物甾醇的抗氧化机制是作为细胞膜的自由基清除剂和稳定剂;作为抗氧化酶的增强剂。

抗炎活性机制归纳为:减少巨噬细胞和中性粒细胞介导的炎症反应;降低水肿和促炎细胞因子浓度;在结肠炎疾病中,降低疾病强度并增强临床缓解,恢复结肠、回肠和胆囊的运动能力,改善结肠缩短,阻断结肠黏膜损伤;在骨关节炎中,抑制软骨降解的各种促炎和基质降解介质。

3. 抗糖尿病作用

研究确定,植物甾醇是葡萄糖代谢的关键调节剂。植物甾醇可通过干扰 AMP 活化激酶(AMPK)激活或过氧化物酶体增殖物激活受体(PPARs)到转录调节途径,调节血糖水平;通过增加 GLUT4 向质膜的转运,增加葡萄糖摄入。

4. 抗动脉粥样硬化作用

植物甾醇通过阻断膳食胆固醇吸收并进一步影响肝脏/肠道生物转化,导致总胆固醇(TC)和 LDL-C 水平降低,极低密度脂蛋白(VLDL)分泌减少,升高 HDL 水平,表现出抗动脉粥样硬化。

关于植物甾醇干扰肠道胆固醇吸收的机制(图 5.17),人们普遍认为,由于植物甾醇与胆固醇具有更大的疏水性和结构相似性,与胆固醇相比,它们对微细胞掺入的亲和力更高,因此,植物甾醇能够减少微细胞摄取胆固醇。或者,据推测,植物甾醇可能调节肠道胆固醇代谢的整体膜蛋白的表达或活性。肠道 ABCG5/G8 外排蛋白的表达在转录水平上受到肝 X 受体(LXR)的调节,LXR 是一种核受体,已被证明对细胞内植物甾醇配体结合有反应。据推测,通过植物甾醇 LXR 敏感途径诱导 ABCG5/G8 表达导致肠道胆固醇吸收减少。也有人认为,植物甾醇可能与胆固醇竞争 ACAT 的细胞内酯化作用,这一过程将限制胆固醇形成新生的乳糜微粒,减少胆固醇进入血液。

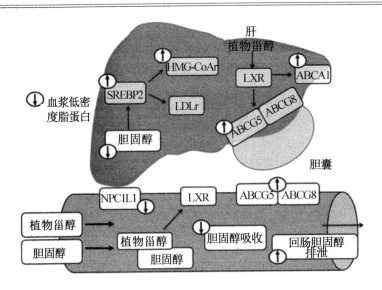

图 5.17 植物甾醇调节肠道和肝脏胆固醇代谢以降低血液胆固醇浓度的作用机制

5. 其他作用

植物甾醇除了上述的生物活性外,还具有抗溶血以及神经保护的作用,调节微生物菌群。研究证实,植物甾醇能够增加红细胞数量和体积,防止溶血和谷胱甘肽耗竭,减少细胞内 Ca^{2+} 内流和 ROS 的过量产生。此外,高剂量植物甾醇对丹毒科和真杆菌科微生物的比例以及代谢物均产生影响。最近,有研究报道源自海洋的植物甾醇具有神经活性作用。研究明确强调岩藻甾醇、24(S)-马尾藻甾醇、谷甾醇和豆甾醇能够减少 β-淀粉样蛋白(Aβ)斑块形成;岩藻甾醇和 24(S)-马尾藻甾醇能对抗记忆缺陷;岩藻甾醇能够增加大脑中乙酰胆碱水平;24(S)-马尾藻甾醇能够增加 Aβ 的清除率。

5.4.3 领域前沿(颠覆传统认知:"动物"合成"植物甾醇")

甾醇是在所有多细胞真核生物中发挥重要作用的脂质。它们在植物和动物中的分布不同,大多数动物主要产生 27 碳原子的胆固醇,真菌和植物则主要合成具有 28 或 29 碳原子的植物甾醇,这些界间差异反映了甾醇合成的复杂进化史。但在最新的一篇 *Science* 论文中,来自德国马普海洋微生物研究所等机构的研究团队颠覆了这一传统认知。

作者发现,一种海洋无骨环节小型蠕虫(*Olavius algarvensis*)能够生产植物甾醇——谷甾醇。综合运用多组学、代谢物成像、异源基因表达和酶分析发现这些动物使用非典型的 C_{24} 甾醇甲基转移酶(C_{24}-SMT)从头合成谷甾醇。这种酶对植物中的谷甾醇合成至关重要,但在大多数两侧对称动物却不为人所知。系统发育分析显示,C_{24}-SMT 同源物存在于至少 5 个动物门(刺胞动物、多孔动物、轮虫动物、环节动物和软体动物)中,这表明在动物中合成常见植物甾醇比目前所知的更为普遍。

近年来许多研究开始关注植物甾醇对人体健康的有益作用。然而,植物甾醇活性作用机制还远未被理解清楚。这项研究的报道,使得这种海洋蠕虫必将可以成为一种重要的模式生物,帮助科学家揭示植物甾醇对人体健康的奥秘。同时,通过在化石中寻找甾醇的遗骸,有可能绘制动物界甾醇生物合成的进化图,并最终理解为什么人类只产生胆固醇。

5.4.4　教学案例(氧化甾醇)

随着世界人口老龄化日益严重,神经退行性疾病已经成为一个主要的公共卫生研究热点。神经退行性疾病分为两个亚家族:脱髓鞘性神经退行性病变[如多发性硬化症(MS)、过氧化物酶体白细胞营养不良(X-ALD)]和非脱髓鞘性神经退行性病变[包括阿尔茨海默病(AD)、帕金森病(PD)、亨廷顿舞蹈症、尼曼-皮克病、肌萎缩性侧索硬化症(ALS)]。这些疾病的特征是大脑功能紊乱,涉及一种或多种机制:氧化应激、炎症和细胞死亡。美国的一项研究分析结果显示,全球有 22.3 万人患有 ALS,到 2040 年,这一数字将增加 69%,主要是由于人口结构呈现老年化。这些研究强调了一个事实,即有必要增加对这种疾病的了解,例如识别该疾病的早期生物标志物。

基于最新研究结果,氧化甾醇和植物甾醇可能构成神经退行性疾病生物标志物(图5.18)。如在肌萎缩侧索硬化症中,25-羟基胆固醇(25-hydroxycholesterol)和 24S-羟基胆固醇(24S-hydroxycholesterol),以及植物甾醇,如 β-谷甾醇(β-sitosterol)及其糖苷衍生物(β-sitosterol-D-glucoside)作为生物标志物的使用。

近年来,人类流行病学研究的重点是脂质代谢紊乱和阿尔茨海默病。植物甾醇可直接作为核受体、过氧化物酶体增殖物激活受体(PPARs)、激活 Sirtuin 1(SIRT-1)的配体,参与脂质代谢的调节和阿尔茨海默病的发病机制。此外,植物甾醇介导细胞和膜胆固醇流出或 Aβ 代谢,对阿尔茨海默病具有预防和治疗作用。研究发现,在脂筏中掺入植物甾醇可以有效减少膳食脂肪,并改变膳食纤维、脂肪和胆固醇的组成,以调节食欲和热量。总之,植物甾醇对老年痴呆症的进一步治疗具有很好的应用前景。然而,未来的临床试验仍需阐明植物甾醇对认知功能的影响及其潜在机制。

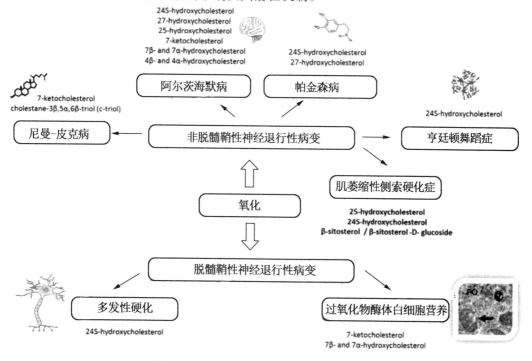

图 5.18　各种神经退行性疾病中的氧化甾醇

5.5　含硫化合物

几项流行病学研究表明,富含十字花科蔬菜的饮食与健康益处之间存在关系,因为它们含有生物活性化合物,如含硫的代谢物。硫是微生物、植物和动物等生物的基本营养物质,它参与机体同化作用连接到有机物结构中,如氨基酸、辅酶和生物活性化合物等生物分子。就植物来源而言,十字花科蔬菜(如西兰花、卷心菜、花椰菜)被认为是含 S 化合物的最大来源,其次是其他科的物种,如百合科、山柑科和番木瓜科。

5.5.1　含硫化合物的结构与分类

1. 含硫氨基酸

硫可以以许多不同的化学形式结合,例如具有重要抗氧化活性的含硫氨基酸。含硫氨基酸可分为必需氨基酸和非必需氨基酸。必需氨基酸包括甲硫氨酸和半胱氨酸(图 5.19)。非必需氨基酸包括牛磺酸、同型半胱氨酸和含有谷胱甘肽的氨基酸(图 5.20)。

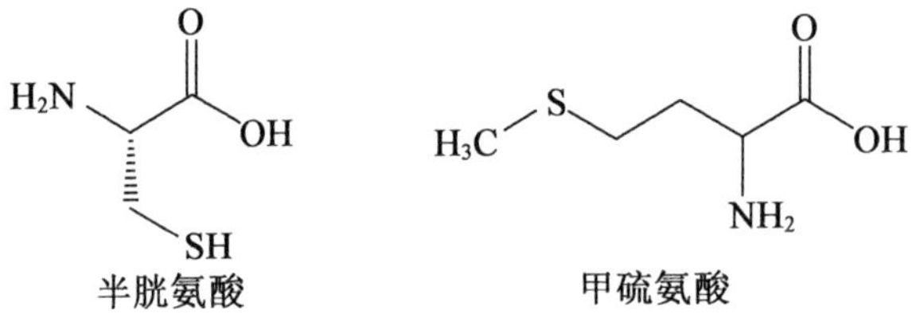

图 5.19　含硫必需氨基酸结构

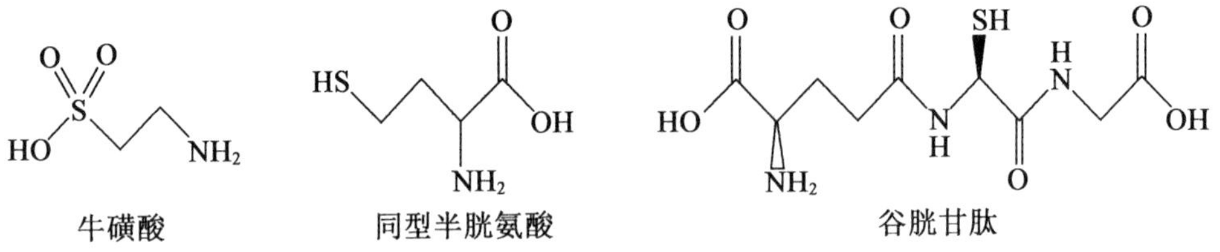

图 5.20　含硫非必需氨基酸结构

半胱氨酸($HSCH_2CH(NH_2)COOH$)是最重要的含 S 氨基酸之一。它负责不同的细胞活动,特别是与代谢、蛋白质折叠(由于其形成二硫键的能力)或解毒等有关。其巯基在蛋白质和酶的生物活性中具有重要作用。此外,半胱氨酸对于维持氧化还原平衡和保护细胞免受氧化应激非常重要。

蛋氨酸($CH_3S(CH_2)_2CH(NH_2)COOH$)是一种在生物甲基化中起重要作用的必需氨基酸。它是大多数真核蛋白质开始合成的起始氨基酸(N-甲酰甲硫氨酸在原核蛋白质中具有相同的功能),也是最疏水的氨基酸之一,因此球状蛋白质中的大多数甲硫氨酸残基可以在疏水内核中找到。其主要功能是防止氧化应激。

牛磺酸($NH_2CH_2CH_2SO_3H$)是一种氨基酸,尽管它没有参与蛋白质合成,但参与细胞体积的调节,并且为胆盐的形成提供底物,也是身体不同部位(如大脑、眼视网膜和其他部位)中最丰富的氨基酸之一。

同型半胱氨酸(HS-CH$_2$-CH$_2$-CH$_2$-CH(NH$_2$-COOH))是蛋氨酸的前体,它是在蛋氨酸代谢过程中产生的,对大多数酵母、细菌和动物细胞具有毒性。此外,这种氨基酸的高水平与心血管疾病高发有关。

谷胱甘肽(C$_{10}$H$_{17}$O$_6$N$_3$S)是动物和植物界的一种基本三肽物质,由谷氨酸、半胱氨酸和甘氨酸组成。它具有多种功能,能除去活性氧毒性,具有表达防护基因的能力,参与除草剂和重金属的解毒以及氧化还原稳态和抗氧化生物化学过程。

2. 硫代葡萄糖酸盐

硫代葡萄糖酸盐(Glucosinolates,GSLs)是一类含有硫和氮的次生代谢产物。它们的化学结构是一个 β-吡喃葡萄糖单元(葡萄糖)、硫代羟基肟酯-O-磺酸酯基团(与葡萄糖相连)和一个侧链(R)。侧链(R)来源于以下3类8种氨基酸,即脂肪族(丙氨酸、亮氨酸、异亮氨酸、甲硫氨酸或缬氨酸)、芳香族(苯丙氨酸或酪氨酸)和吲哚类(色氨酸)。萝卜硫素、葡萄糖芸香苷和葡萄芸苔素是分别衍生自脂肪族 R(4-甲基亚磺酰基丁基)、芳香族 R(2-苯基乙基)和吲哚 R(吲哚-3-亚甲基)的 GSL 的例子(图5.21)。

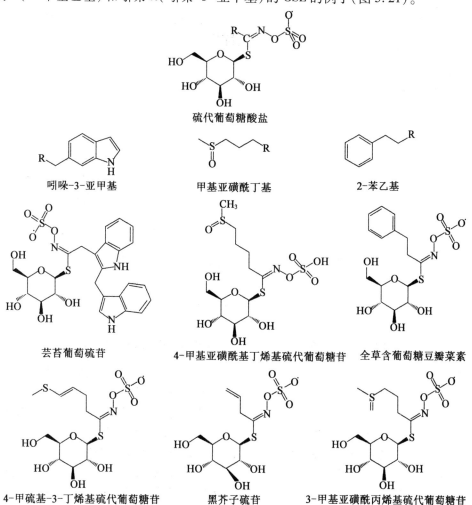

图5.21　硫代葡萄糖苷的化学结构和取决于侧链的实例

如今,大约有200种已知的GSL结构;然而,只有5种GSL与人类饮食有关,即芸薹葡萄硫苷(Glucobrassicin,GBS)、黑芥子硫苷(Sinigrin,SIN)、4-甲硫基-3-丁烯基硫代葡萄糖苷(Glucoraphasatin)、4-甲基亚磺酰基丁烯基硫代葡萄糖苷(Glucoraphanin,GRA)和3-甲基亚磺酰丙烯基硫代葡萄糖苷(Glucoiberin,GIB)。GSL主要存在于十字花科植物中,十字花科包含约3 000种植物和大多数食用植物。然而,GSL在植物中的分布不均,幼叶、生殖组织和根中含量最高,而芽和成熟叶中含量最低。此外,在同一种类蔬菜中,GSL的种类也存在很大差异。如,芸薹属羽衣甘蓝、卷心菜、西兰花和球芽甘蓝之间存在差异。羽衣甘蓝中最丰富的GSL是SIN;而在卷心菜中GIB最为突出;西兰花总GSL的50%左右是GRA;然而,SIN、孕激素(PRO)和GBS是球芽甘蓝中的主要GSL。

3.硫代葡萄糖酸水解产物(GHPs)

当植物组织受到某些应激因素的影响,如加热、切割、昆虫攻击或咀嚼时,会释放并激活被称为肌苷酶的β-硫代葡萄糖苷酶(图5.22)。当GSL与这种酶接触时,肌苷酶通过催化和水解GSL,产生β-D-葡萄糖和硫代羟肟酯-O-磺酸酯(不稳定的糖苷配基)。然后,苷元被重组为具有生物活性的分子,称为GSL水解产物(GHPs)。这些活性分子被植物用作防御和保护系统,以抵御食草动物、病原体或环境变化等应激条件。然而,GHP可以对人体健康发挥有益的作用,例如抗氧化、抗癌和抗炎功效。

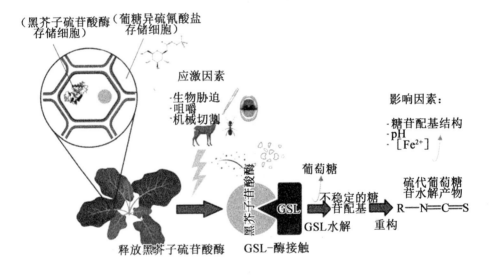

图5.22　硫代葡萄糖苷降解形成硫代葡萄糖苷水解产物的过程

在GHPs中,异硫氰酸盐(ITCs)(图5.23)、腈、环硫腈和硫氰酸盐最常见。最终产物取决于糖苷配基结构、基因型、与肌苷酶相互作用的蛋白,以及影响肌苷酶作用的化学因素,如pH、亚铁离子(Fe^{2+})、干燥方法或植物储存的时间和温度等。例如,如果介质pH为中性,不稳定的糖苷配基会重组为ITCs形式,而腈则在酸性pH下形成。当侧链中存在末端双键时形成环硫腈,而如果侧链的碳3水解,则形成噁唑烷-2-硫酮。

ITCs(一般结构,$R—N=C=S$)结构中的R基是烷基或芳基,类型将取决于它们衍生的GSL的类型。因此,SIN是烯丙基ITCs的前体;葡糖黄酮是苄基ITCs的前体;苯乙基ITCs是由葡萄糖酸盐的降解形成的;以及由GRA降解形成的萝卜硫素(Sulforaphan,SFN)(图5.24)。ITCs在蔬菜中的作用与植物保护免受食草动物和其他病原体的攻击有关,而在人类中则用于改善炎症。

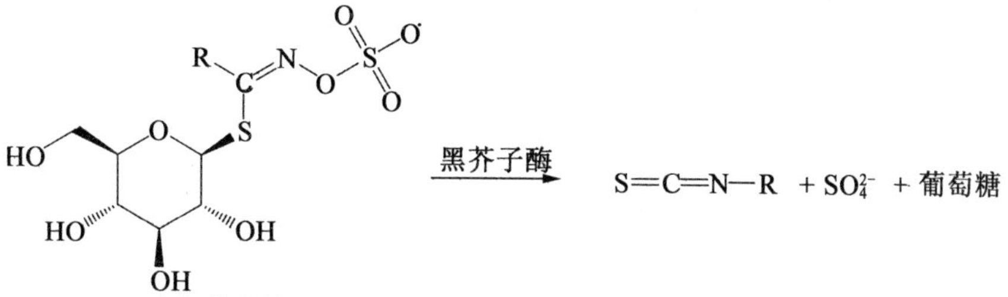

硫代葡萄糖酸盐　　　　异硫氰酸盐

图 5.23　硫代葡萄糖酸盐水解和异硫氰酸盐形成

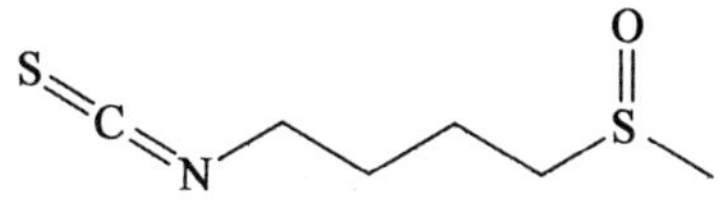

图 5.24　萝卜硫素的化学结构

4. 烷基和烯丙基-S-氧化物

大蒜是在饮食中摄入具有生物活性的含硫化合物(抗氧化剂和抗菌分子)的完美例子。大蒜具有一种独特的风味,这是由于新鲜大蒜被压碎时会产生特定的化合物。当大蒜被切碎时,前体蒜氨酸(allin)、异蒜氨酸(isoallin)和其他 S-alk(en)yl-L-半胱氨酸-S-氧化物通过蒜氨酸酶介导的酶促过程转化为各自的硫代亚磺酸盐(Thiosulfinate,TSN),如大蒜素(allicin)、异大蒜素和烷基亚磺酸盐,它们也负责新鲜大蒜的香气及其防腐活性(图 5.25)。

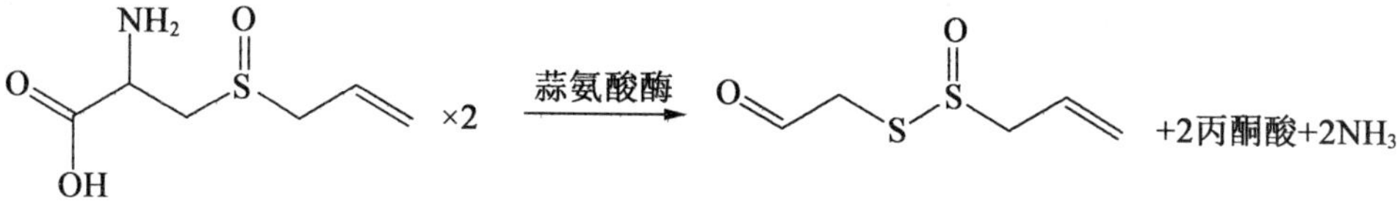

蒜氨酸　　　　大蒜素　　　　丙酮酸盐

图 5.25　在压碎的新鲜大蒜中,大蒜素原转化为大蒜素的反应

5. 多硫化物和植物螯合素

其他两类重要的非芳香硫衍生物是环状亚甲基硫化合物(多硫化物)和植物螯合剂聚合物。环状多硫化物中最著名的分子是香菇素(图 5.26),它是早期从可食用的香菇提取物中分离出来的,对其风味有一定影响。植物螯合素(图 5.26)是一类硫衍生物,从结构上讲,它们是谷胱甘肽的聚合物,其主要作用是通过作为螯合剂的强大活性发挥环境解毒作用。

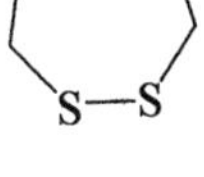

香菇素

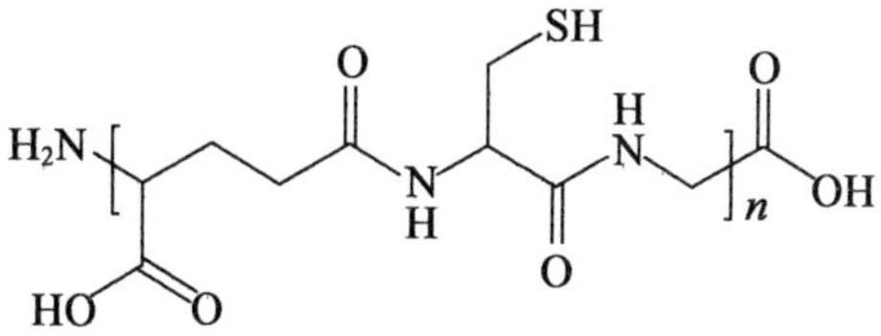

植物螯合素

图 5.26　环状多硫化物香菇素和植物螯合素的结构

5.5.2　含硫化合物的生物学作用

1. 抗癌作用

众所周知,癌症是世界上主要的死亡原因之一,许多天然产品已被证明具有抗癌特性,包括浆果、十字花科蔬菜、西红柿、生姜或大蒜等。过去十年进行的研究表明,含 S 的代谢产物,即 ITC,如异硫氰酸烯丙酯(AITC)、萝卜硫素和异硫氰酸苯乙酯(PEITC),以及 TSN(如大蒜素),可以通过不同的作用机制预防多种癌症。

从辣木籽中提取的 4-[(α-L-鼠李糖基氧基)苄基]异硫氰酸酯(MIC-1)能够抑制肾癌细胞的生长和迁移;诱导细胞凋亡和细胞周期停滞;显著增加肿瘤组织中的 Bax/Bcl-2 比率,是一种有效、天然、无毒的饮食补充剂,用于预防和治疗肾癌。

AITC 可以根据 TP53 基因型调节基因表达,抑制膀胱癌增生;通过调节 p53 信号通路,在乳腺癌细胞系中诱导凋亡并调节生物标志物的表达。PEITC 通过调控肿瘤微环境防癌,还能够减少肿瘤的进展和多能性标志物的表达,通过下调 12 个与炎症和免疫反应相关的基因,如直接参与癌症转移的 CXCL 1-3 发挥抗癌作用。SFN 通过抗血管生成、抗转移和抗血管生成,发挥对结肠癌细胞的抗癌作用,并调节多种信号通路,包括皮肤癌症中的 p53 信号和细胞周期阻滞。

2. 预防神经退行性疾病

由于预期寿命的稳步增长,神经退行性疾病的患病率预计在未来 30 年内将翻一番。研究发现,S-代谢物的抗氧化和抗炎特性能够减少与年龄相关的氧化应激和炎症,从而防止神经退化过程。SFN 可以减少阿尔茨海默病中的炎症生物标志物和主要病理因素。它通过增强神经元脑源性神经营养因子(BDNF)表达及其原肌球蛋白受体激酶 B(TrkB)信号通路预防神经元疾病,减少 β-淀粉样蛋白和 Tau 蛋白(两种异常结构,淀粉样蛋白斑块和神经元纤维缠结,其积聚与阿尔茨海默病发展直接相关)的积聚,并改善神经行为缺陷。AITC 通过减轻氧化应激和炎症改善创伤性脑损伤。

3. 抗炎抗菌能力

炎症在多种慢性传染病和急性疾病的发病机制中起着关键作用,如关节炎、炎症性肠病、癌症、乳腺炎、皮炎、感染和败血症。在传统医学中,植物用于治疗这些疾病已有数千年的历史。在过去的一个世纪里,已经开发出多种具有强烈抗炎特性的含硫代谢物。6-(甲基亚磺酰基)己基异硫氰酸酯(6-MITC)通过抑制 NF-κB 信号传导,能够减轻葡萄糖硫酸钠诱导的肠道应激。SFN 能够降低 2,4-二硝基氯苯(DNCB)诱导的敏性皮炎小鼠的抓痕数量和耳郭厚度,降低与敏性皮炎相关的基因表达和蛋白质水平,减少 DNA 损伤和凋亡;改善胶原蛋白沉积,通过激活 Nrf2 途径减缓皮肤老化。Allicin 和 PEITC 通过减少 IL-1β 和 TNF-α 的产生,抑制 NF-κB 和丝裂原活化蛋白激酶途径,从而对金黄色葡萄球菌诱导的乳腺炎发挥抗炎作用,并通过调节肥大细胞增殖改善炎症反应。

微生物感染与炎症过程密切相关,而炎症过程可以通过含 S 分子的双重抗炎和抗菌作用来消除。例如,大蒜素对革兰氏阳性菌和革兰氏阴性菌,以及多重耐药病原体(即耐甲氧西林金黄色葡萄球菌,MRSA)具有广泛的抗菌活性,通过干扰肺致病菌、白色念珠菌和金黄色葡萄球菌的生物膜形成,发挥抑菌抗炎潜力。

4. 糖尿病和心血管疾病中的糖脂调节

含 S 的代谢产物已被证明在预防不同的脂质代谢紊乱、心血管疾病和糖尿病控制方面具有有益作用,有望成为治疗传统疾病的有效新方法。研究证实,SFN 能够降低 T2D 患者的血糖水平,并减少肝癌细胞系中葡萄糖的产生;保护血管紧张素 Ⅱ 介导的损伤,减少动脉粥样硬化;抑制氧化应激和炎症可改善心脏功能。Allicin 可以有效降低低密度脂蛋白携带胆固醇进入动脉的概率,进而起到预防动脉硬化、心肌缺血、心绞痛等作用;还可以放松血管周边平滑肌,起到扩张血管降低血压的作用。饮食中分别补充 ITCs 和 TSNs,即 AITC 和 Allicin,可改善小鼠非酒精性脂肪肝的脂质积聚和炎症;补充 SFN 可减少小鼠肥胖相关的肾小球疾病;补充 PEITC 和 SFN 可通过改善小鼠的脂质代谢和炎症,以及调节脂质代谢相关基因的表达,控制脂质代谢相关疾病。

5.5.3　领域前沿

生物体需要硫作为营养物质,并主要通过饮食进行同化过程,从而将硫元素结合到有机结构中,如氨基酸、辅酶和生物活性化合物等。关于植物作为含 S 化合物的来源,许多蔬菜脱颖而出。十字花科的家庭蔬菜,如西兰花、卷心菜和花椰菜,以及由大蒜和洋葱组成的百合科。由于富含硫代葡萄糖苷和水解产物异硫氰酸盐,食用这类蔬菜可以降低患癌症、阿尔茨海默病等神经系统疾病的风险,并减少炎症性肠病、乳腺炎、光老化、糖尿病、心血管疾病、脂肪肝和肥胖的风险。因此,含有含 S 代谢产物的功能性食品和营养品在预防和治疗多种疾病方面具有巨大潜力。

然而,未来应更深入地了解含 S 代谢物的有效性和相互作用机制。此外,为了开发新的创新产品和治疗方法,必须研究含 S 代谢物的更多生物功能和加工方法,如烹饪和其他热处理对其生物功能和安全性的影响。此外,还需进行更多的临床试验,以确认含 S 代谢产物对人类的健康益处,并特别注意潜在的副作用,建立安全的剂量。

5.5.4　教学案例(大蒜有机硫化合物的抗菌特性)

大蒜(*Allium sativum*)属于百合科,主要是大蒜的鳞茎,在世界各地,特别是在意大利和东南亚,被用作烹饪的香料。大蒜在世界各地都有种植,人均每年消费量约为 900 g。根据联合国食品和农业组织报道,我国和印度的大蒜平均产量分别为第一和第二(1961—2017 年)。大蒜的抗癌、抗炎、抗真菌、抗病毒和抗菌活性对健康有益。

PubMed 对"大蒜抗菌"的搜索产生了 350 多篇研究论文。这些文献包括研究大蒜粗品、大蒜的各种提取物和大蒜的单个有机硫化合物对包括 MDR 细菌在内的各种细菌的抗菌活性的研究论文。

1. 大蒜的活性植物化学

大蒜的大多数健康益处归因于大蒜中存在的大量半胱氨酸衍生的含硫有机化合物。完整大蒜瓣的有机硫化物与压碎大蒜后获得的大蒜汁中的有机硫化物有很大区别。

完整的大蒜主要含有非挥发性的 γ-谷氨酰-S-alk(en)yl-L-半胱氨酸(γ-glutamyl-S-alk(en)yl-L-cysteine),即 γ-谷氨酰-S-烯丙基-L-半胱氨酸、γ-谷氨酰-S-反式-1-丙烯基-L-半胱氨酸;S-alk(en-)yl-L 半胱氨酸亚砜(S-alk(en)yl-L-cysteine sulfoxide),如 S-烯丙基-L-半胱氨酸亚砜(allin,蒜氨酸)S-(反式-1-丙烯基)-L-半胱氨酸亚砜(isoalliin,异蒜氨酸)和 S-甲基-L-半胱氨酸亚砜(methiin,甲基蒜氨酸)(图 5.27(a))与少量 S-烯丙基半胱氨酸(SAC)、S-甲基半胱氨酸(SMC)、S-烯丙基巯基-L-半胱氨酸(SAMC)(图 5.27(b))。压碎或切割大蒜瓣会释放出滞留在液泡中的蒜氨酸酶,该酶与胞质大蒜素相遇,将其转化为一系列硫代亚磺酸盐,其中最典型的是大蒜素。高活性、不稳定和易挥发的大蒜素分解产生大量硫化物,如二烯丙基硫醚(Diallyl Sulphide,DAS)、二烯丙基二硫化物(Diallyl Disulphide,DADS)、二烯丙基三硫化物(Diallyl Trisulphide,DATS)、甲基烯丙基硫醚(methyl allyl sulphide)、大蒜烯(ajoene)和乙烯基双硫醚,包括2-乙烯基-1,3-二硫醚(2-vinly 1,3-dithiin)、3-乙烯基-1,2-二硫醚(3-vinly 1,2-dithiin),如图5.27(c)所示。硫化物是油溶性化合物,是大蒜特有气味和风味的来源。大蒜素表现出优异的体外抗菌活性,因此,大量研究评估大蒜素和大蒜油溶性有机硫化合物作为抗菌剂的潜力。

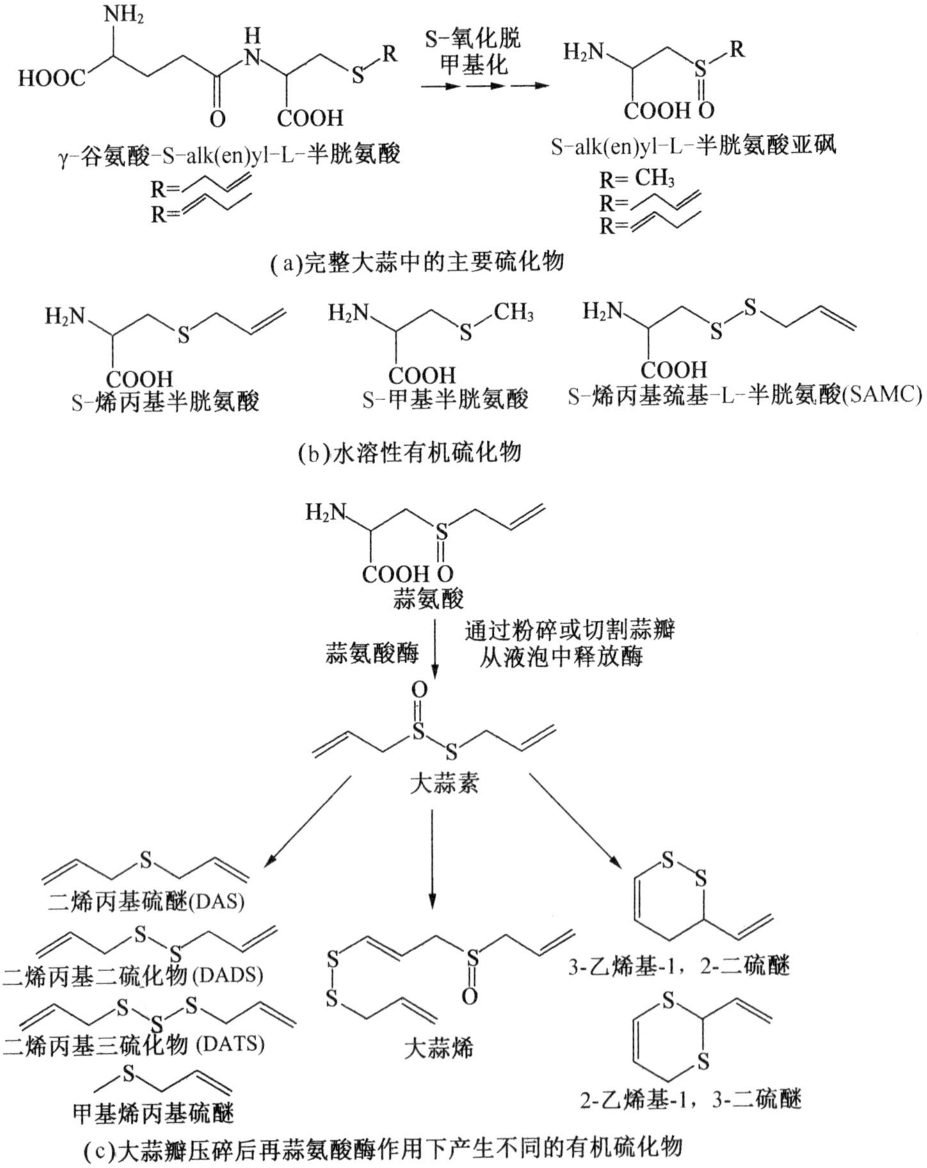

图 5.27　大蒜中存在的主要有机硫化合物

2. 大蒜有机硫化合物的抗菌作用机理

大蒜有机硫化合物的两种主要作用机制：①大蒜化合物与蛋白质和（或）酶上的游离巯基反应，使其失活；②破坏细菌细胞膜和（或）细胞壁的组成和完整性。此外，一些研究还表明，大蒜化合物也可能对 DNA、RNA 和蛋白质合成产生全局影响。然而，需要注意的是，大蒜素的作用机制是非特异性的，这可能使其具有细胞毒性，进而限制它们的临床应用。

问答题：

1. 多酚类物质的种类与结构特点。

2. 多酚类物质对 2 型糖尿病调控机理是什么？

3. 类胡萝卜素由于脂溶性，生物利用率较低，目前有哪些技术可用来提高其生物利用率。

4. 大蒜素作为一种重要的抑菌物质，由于其非特异性限制其临床应用。根据你所掌握的专业知识，可采取哪些措施增加其特异性。

5. 人体可以从哪些途径获得植物甾醇。

6. 植物甾醇是否会对人体产生不良反应？

第6章　各类食物的营养

6.1　食物营养价值的评价及意义

6.1.1　食物营养价值的评价及常用指标

1. 营养素种类与含量

食物成分的种类与含量分析是食物营养评价的基础,因此需要首先明确食物中所含各种营养素及其他对人体有益成分的含量水平。

2. 营养素质量

对食物营养价值的评价,不仅包括食物中营养素的"量",同时包括"质",也就是分析食物中的营养素是否齐全、比例是否合适、消化吸收特征等。食物营养素质量的评价是建立在严谨的食物成分含量分析基础之上的。营养质量指数(Index of Nutritional Quality,INQ)常用来综合评价食物,它是指食物或膳食中含有各种营养素占推荐摄入量的百分比,与其能量占推荐摄入量的百分比之间的比值。营养质量指数将食物中营养素含量与其所提供的能量结合起来进行综合判断。INQ 计算公式为

$$INQ = \frac{营养素密度}{能量密度} = \frac{一定量食物中某营养素含量/该营养素推荐摄入量}{一定量食物提供的能量/能量推荐摄入量} \quad (6.1)$$

其中,INQ=1,表示食物提供营养素的能力与提供能量的能力相当,二者满足人体需要的程度相等;INQ<1,表示该食物提供某营养素的能力小于提供能量的能力;INQ>1,表示该食物提供营养素的能力大于提供能量的能力。

3. 营养素在加工烹调过程中的变化

适当的加工与烹调使食品更易于消化吸收、更加适口、美观、方便、安全等,但加工与烹调会造成食物中营养素的损失,特别是过度的加工。例如适当的加工精度可改善适口性和贮藏性能,但会造成维生素和矿物质的损失。因此应选用适当的加工与烹调方式对食物进行处理,尽量减少营养素的损失。

4. 食物血糖生成指数(Glycemic Index,GI)

食物成分中影响血糖的最主要因素是碳水化合物,食物血糖生成指数可用来评价食物中碳水化合物的营养价值及转变成葡萄糖的速率和能力。

5. 食物抗氧化能力

食物中具有抗氧化活性的成分能明显降低活性基团(如活性氧、活性氮)对人体正常生理功能有害的影响,有助于增强机体抵抗力和预防与营养相关的慢性病。目前测定食

物抗氧化活性的方法主要有黄嘌呤氧化酶法、氧化自由基吸收能力（Oxygen Radical Absorbance Capacity，ORAC）和铁离子还原能力（Ferric Reducing/Antioxidant Power assay，FRAP）。

6.食物中的抗营养因子

食物中抗营养因子的存在会影响营养素的利用率，因此在进行食物营养价值评价时也应考虑抗营养因子的存在。但随着研究的深入，发现一些抗营养因子具有一定的保健作用，如植酸具有抗氧化作用，可延缓餐后血糖的上升。

6.1.2　评价食物营养价值的意义

（1）了解各种食物的天然组成成分，包括所营养素种类、生物活性成分及抗营养因子等；发现各种食物的主要缺陷，为改造或开发新食品提供依据，解决抗营养因子问题，以充分利用食物资源。

（2）了解在食物加工过程中食物营养素的变化和损失，采取相应的有效措施，最大限度保存食物中的营养素。

（3）指导人们科学选购食物及合理配制平衡膳食，以达到促进健康、增强体质、延年益寿及预防疾病的目的。

6.1.3　领域前沿

近年来，食物中所存在的天然抗氧化活性成分成为一大研究热点。抗氧化能力是对食物营养价值评价的重要指标之一。为了研究化学物质的抗氧化活性，多种评价植物和食物成分抗氧化活性的方法已被开发与应用：基于电子转移的测定主要包括二铵盐（ABTS）测定、三硝基苯肼（DPPH）测定等；基于氢原子转移的检测是通过氢原子来测量抗氧化剂淬灭自由基的能力，主要包括氧自由基吸收能力测定、硫代巴比妥酸测定等。

6.1.4　教学案例（食物血糖生成指数）

介绍食物血糖生成指数的概念，让学生了解不同的食物因为自身所含化学成分的不同从而引起人体餐后不同的血糖反应。通过 2002—2018 年我国 18 岁及以上成年人糖尿病患病率的变化趋势呈现逐年上升，让学生深刻意识到对不同食物的血糖生成指数进行评价，是食物营养价值评价中非常重要的组成部分。

6.2　各类食物的营养价值

6.2.1　谷类及薯类

1.谷类食品的营养价值

谷类主要指以禾本植物为主的粮食作物籽实总称，种类较多，主要包括稻米、小麦、玉米、大麦、高粱、粟、燕麦、荞麦、糜子等，也包括少数虽然不属于禾本科，但是习惯作为主食的植物种子，如双子叶蓼科植物的荞麦和藜科的藜麦。

（1）谷类籽粒结构与营养素分布。

谷类籽粒具有相似的基本结构，都是由谷皮、糊粉层、谷胚和胚乳四个部分组成。

谷皮为谷粒的最外层，主要由纤维素、半纤维素等组成，含有一定量的蛋白质、脂肪和维生素，含较多的矿物质。谷皮不含淀粉，因为其中纤维素和植酸含量高，在加工中常作为糠麸除去；糊粉层含有较多的纤维素、蛋白质、脂肪、矿物质和维生素，具有较高的营养价值。但不易消化且由于含有较多酶类而影响产品的贮藏性能，因此常与谷皮一起被磨去；胚乳是谷类的主要部分，含有大量的淀粉和一定量的蛋白质、少量的脂肪和矿物质。谷类的胚乳易消化，适口性好，但维生素和矿物质等营养素含量较低；谷胚富含蛋白质、脂肪、矿物质和 B 族维生素，谷胚蛋白质富含赖氨酸，生物价值很高。但谷胚吸湿性强，且所含脂肪易发生氧化酸败，因此谷胚在精白处理中大部分被除去。

依据谷物加工的精度可分为全谷物和精制谷物。与精制谷物相比，全谷物富含膳食纤维（如 β-葡聚糖）、维生素（如 B 族维生素、维生素 E）、矿物质（如铁、锌、镁）、植物化学物（如多酚）、蛋白质等。目前研究表明，增加膳食中全谷物的摄入，对人体健康具有多种益处：①有助于降低胆固醇水平、降低血压和心血管疾病发病风险；②减缓葡萄糖吸收速度，有利于血糖调节；③有助于调节肠道菌群，改善便秘，降低直肠癌的发病风险；④有助于维持正常体重，通过降低食欲、增加饱腹感及调节胰岛素分泌，调节体重。同时，全谷物与机体免疫调节有关。

（2）谷类营养价值。

谷类食物含有丰富的碳水化合物，是人类最经济的能量来源，也是 B 族维生素、矿物质、蛋白质和膳食纤维的重要来源。根据中国营养学会制定的《中国居民膳食指南（2022）》成年人每日谷类食物的摄入量为 200～300 g。

①碳水化合物。谷类是人类膳食碳水化合物的主要来源。谷类中的碳水化合物主要为淀粉，质量分数为 40%～70%，是人体所需能量的良好来源。各种谷物的口感不同，在很大程度上取决于其中淀粉的特性差异，直链淀粉与支链淀粉的比例在品种间差异较大。一般来说，直链淀粉比例低、支链淀粉比例高，则口感黏软。不同谷类和品种之间淀粉的性质差异影响谷类的消化速度以及摄入后血糖上升的速度。

除淀粉以外，谷类中尚含有少量可溶性糖和糊精。一般来说，可溶性糖的质量分数低于 3%，包括葡萄糖、果糖、麦芽糖和蔗糖。含可溶性糖最多的部分是谷胚。

谷类中含有较多的非淀粉多糖（Non-Starch Polysaccharides，NSP），包括纤维素、半纤维素、戊聚糖等。

②蛋白质。谷类中蛋白质的质量分数为 7%～16%。谷类中的蛋白质根据溶解性可分为清蛋白、球蛋白、谷蛋白、醇溶谷蛋白。谷蛋白和醇溶谷蛋白是谷类中的贮藏蛋白质，在多数谷类蛋白质中占比较大，主要存在于胚乳中。所有谷类的醇溶谷蛋白中赖氨酸、色氨酸和蛋氨酸的含量较低，因而谷类蛋白质的生物价值较低。清蛋白和球蛋白中赖氨酸、色氨酸和蛋氨酸的含量均高于醇溶谷蛋白，目前多数具有生理活性的蛋白质均发现于清蛋白和球蛋白中。

赖氨酸是多数谷类的第一限制性氨基酸，如与少量豆类、奶类、蛋类或肉类同食，则可以通过蛋白质互补作用有效提高谷类蛋白质的生物价值。

③脂类。谷类的脂肪含量较低，多数品种仅含有 2%～3%。谷类中的脂类可分为淀

粉脂类和非淀粉脂类。淀粉脂类存在于淀粉粒内部,又可分为非极性脂类(9%)、糖脂(5%)和磷脂(86%)。磷脂是最主要的淀粉脂类。非淀粉脂类主要集中于外层的胚、糊粉层和谷皮,其中含有丰富的亚油酸等多不饱和脂肪酸,还含有磷脂和谷固醇等成分,并富含维生素 E。

④维生素。因品种不同,谷类中所含有的维生素的种类和数量存在较大差异,谷粒中维生素含量很少,绝大部分存在于籽粒的胚和糊粉层里。

谷类中尚未发现维生素 A,但黄色籽粒的谷类中含有一定量的类胡萝卜素,可在动物体内转变成维生素 A。谷类中不含有维生素 D,但含有少量维生素 D 的前体麦角固醇。谷类中维生素 K 含量较少。谷物谷胚中富含维生素 E,以小麦胚芽中含量最高,为 $30\sim50$ mg/100 g;玉米胚芽含量次之。谷类中富含 B 族维生素,特别是维生素 B_1 和烟酸含量较高。

⑤矿物质。谷类中含有的矿物质达 30 多种,随谷物种类、品种、种植区域、气候条件等不同而不同,而且矿物质在谷类中的分布极不平衡,糊粉层含量最高,胚乳含量最低。随着加工精度的提高,其矿物质含量降低。谷类所含的矿物质中以磷含量最高,占矿物质总量的 50% 左右;其次是钾,占总量的 $1/4\sim1/3$;镁含量也较高,但钙含量较低。

(3)一些谷类食物的营养价值。

①小米。小米又称粟,是谷子脱壳后的食物,具有较高的营养价值。小米中蛋白质含量较高,质量分数一般为 9%～14%,其蛋白质组分中以醇溶谷蛋白最高,严重缺乏赖氨酸,使蛋白质利用率低于稻米和小麦,但其他氨基酸比例较为合理。小米的淀粉含量与其他粮谷类相当。其膳食纤维在各种粮谷类食物中相对较低。其中,钾元素和 B 族维生素含量远远高于精白大米,铁元素含量在谷类中位居前列,对于素食为主的贫血者具有一定的营养意义。

②燕麦。燕麦中蛋白质质量分数达 15%～17%,其中赖氨酸含量较高,醇溶谷蛋白占总蛋白质的 10%～15%。燕麦淀粉含量低于其他谷类食物,质量分数在 60% 以上。燕麦中富含可溶性的半纤维素,其中 β-葡聚糖占 70%～87%,且分布于整个谷粒中。燕麦脂肪质量分数在 5%～9%,大部分存在于胚乳中,其中亚油酸质量分数为 38%～46%,油酸含量高于其他谷物。燕麦中的 B 族维生素和维生素 E 含量略高于其他谷类,矿物质含量显著高于其他谷物,特别是钙、铁、锌等。

2. 薯类食品的营养价值

薯类是指各种含淀粉的根茎类食品,包括马铃薯、甘薯、芋头、山药、木薯等品种。薯类是膳食的组成部分,它们除了提供丰富的碳水化合物、膳食纤维外,还有较多的矿物质和 B 族维生素。薯类食物含水分 60%～90%,营养成分介于谷类和蔬菜之间,既可以充当主食,部分替代粮食类食品,又可以部分替代蔬菜。根据中国营养学会制定的《中国居民膳食指南(2022)》每天应摄入薯类食物 50～100 g。

(1)薯类营养价值。

①蛋白质。薯类的蛋白质质量分数通常为 1%～2%,但按干重计算时,薯类食品的蛋白质含量与粮谷类相媲美。如马铃薯的粗蛋白质量分数平均为 2%,按照 80% 的水分计算,则相当于干重的 10%,与小麦相当;而甘薯则为 1.4% 左右,按照 73% 的水分计算,相当于干重的 5.2%,略低于大米。从蛋白质中的氨基酸组成来看,薯类蛋白质的质量相当

于或优于粮谷类蛋白质。

②碳水化合物。薯类食品富含淀粉,其淀粉质量分数达鲜重的 8%~30%,达干重的 85%以上,超过粮食中的碳水化合物含量。薯类淀粉易被人体消化吸收,故而可以用作主食。研究表明摄入薯类食物可降低 2 型糖尿病的发病风险,并改善胃肠道功能,特别是增加甘薯的摄入能够有效预防便秘。

③脂类。薯类脂肪质量分数通常低于 0.2%,主要由不饱和脂肪酸组成,按干重计算低于糙米和全麦。但薯类与脂肪结合的能力极强,故而薯类经过油炸的加工品往往含有较高的脂肪,如炸薯条、炸薯片等。

④维生素。薯类食物中含有除维生素 B_{12} 之外的各种 B 族维生素,以及较为丰富的维生素 C,可以在膳食中部分替代蔬菜。薯类食物中维生素 B_1 含量较高,按干重计算可达大米的 2~3 倍。

⑤矿物质。薯类富含矿物质,其中以钾含量最高,镁元素也比较丰富。按干重计算,薯类中的铁含量可达到与谷类相当的水平,钙含量则高于谷类食品。用薯类替代部分精白米和精白面粉作为主食,有利于增加钾、镁元素和膳食纤维的摄入量,对预防和控制心脑血管病及肠癌等疾病有益。

(2)常见薯类食物的营养价值。

甘薯,又名红薯、白薯、山芋、甜薯、地瓜等,具有较高的营养和药用价值。一般甘薯含 60%~80%的水分、10%~30%的淀粉及少量的蛋白质、油脂、纤维素、半纤维素、果胶等。甘薯蛋白质的质量与大米相近,而赖氨酸含量高于大米。此外,甘薯含有黏蛋白,具有一定的免疫调节作用。甘薯中胡萝卜素、维生素 B_1、维生素 B_2、维生素 C 和烟酸的含量比其他谷物含量高,钙、磷、铁等矿物质也较多。与马铃薯相比,甘薯含有大约相等的能量值,以及较少的蛋白质、维生素 C 和较多的视黄醇活性当量。红心甘薯中含有较丰富的胡萝卜素,是膳食中维生素 A 的补充来源之一。

6.2.2　豆类及其制品

1.豆类食品的营养价值

按照营养成分含量的多少,可将豆类分为两大类,一类是大豆,包括黄豆、青豆和黑豆,含有较高的蛋白质(35%~40%)和脂肪(15%~20%),而碳水化合物相对较少;另一类是除大豆外的其他豆类,如红豆、豌豆、绿豆、蚕豆等,含有较高的碳水化合物(55%~65%)、中等量的蛋白质(10%~30%)和少量的脂肪(低于 5%)。豆类是高蛋白、低脂肪、中等碳淀粉含量的作物,籽粒中含有丰富的矿物质和维生素,营养价值高,豆类所含能量值与谷物相当。除了营养成分之外,豆类还含有蛋白酶抑制剂、植酸、单宁、草酸、皂苷、凝集素等抗营养物质,这些因素不利于消化吸收。

目前对豆类与疾病风险方面的研究表明,摄入大豆和大豆制品有利于延缓绝经期和降低绝经后亚洲女性乳腺癌的发病风险,还可能预防肺癌、肠癌和前列腺癌。淀粉豆类部分替代精白米面主食能提升餐后饱腹感,对预防肥胖和延缓血糖上升速度有一定帮助。汇总分析表明在主食中纳入淀粉豆类有利于降低血压和低密度脂蛋白胆固醇(LDL-C),并降低全因死亡率。

（1）大豆的营养价值。

大豆是蛋白质含量最丰富的植物,其蛋白质质量分数达 35%～45%,与动物食品中蛋白质含量很相近。大豆中的蛋白质不仅含量高,而且营养价值高。蛋白质由球蛋白、清蛋白、谷蛋白及醇溶蛋白组成,其中球蛋白含量最高。生大豆中蛋白酶抑制剂活性较高,能抑制人体内胰蛋白酶、胃蛋白酶、糜蛋白酶等蛋白酶的活性,故未烹调豆类的蛋白质消化吸收率很低。

脂肪质量分数为 15%～20%,不饱和脂肪酸达 85%,其中油酸占 32%～36%,亚油酸占 51.7%～57.0%,亚麻酸占 2%～10%,磷脂占 2%～3%。此外,大豆中还含有丰富的脂氧合酶,它不仅是产生豆腥味的原因之一,而且在贮藏中容易造成不饱和脂肪酸的氧化酸败和胡萝卜素的损失。

碳水化合物的质量分数为 20%～30%,其组成比较复杂,主要成分为蔗糖、棉籽糖、水苏糖、毛蕊花糖,以及阿拉伯半乳聚糖等多糖类。

大豆中各种 B 族维生素含量较高,如维生素 B_1、维生素 B_2 的含量是面粉的 2 倍以上。大豆及大豆油中维生素 E 含量很高,同时含有比较丰富的维生素 K。干豆类几乎不含维生素 C,但经发芽做成豆芽后,其含量明显提高。

大豆中含有丰富的矿物质,可达干重的 4.5%～5.0%。钾、钙、镁和磷元素的含量高于谷类食品,铁、锰、锌、铜、硒等微量元素的含量也较高。然而大豆中的大量植酸和草酸对铁、锌、钙等元素的吸收有一定妨碍作用,如铁的生物利用率仅有 3%～7%。

除营养物质和抗营养物质之外,大豆还含有多种有益预防慢性疾病的生物活性物质,如大豆低聚糖、活性肽、大豆皂苷、大豆异黄酮、大豆固醇等。

（2）其他豆类的营养价值。

除大豆之外,其他品种的豆类也具有较高营养价值,包括红小豆、绿豆、蚕豆、豌豆、豇豆、芸豆、扁豆、鹰嘴豆、小扁豆等。蛋白质质量分数为 10%～30%,脂肪质量分数低于 5%,碳水化合物在 55%～65%。因淀粉含量较高,被称为淀粉类干豆或杂豆。这些豆类的碳水化合物消化速度低于全谷类食品,血糖指数通常低于 40,适用于血糖控制膳食中。蛋白质氨基酸构成比例与大豆相近,可与谷类食品发挥营养互补作用,作为素食者的主食食材可帮助供应蛋白质。淀粉类干豆的 B 族维生素和矿物质含量也高于谷类食品。

2. 常见豆制品的营养价值

传统豆制品包括豆浆、豆腐脑、豆腐、豆腐乳、豆芽等。相比于整粒大豆,豆制品食用更为方便,而且去除了大部分抗营养因子以及大部分纤维素被,因此消化吸收率明显提高。按照生产工艺,可将大豆制品分为发酵豆制品和非发酵豆制品。发酵豆制品包括腐乳、臭豆腐、豆瓣酱、酱油等,非发酵豆制品包括豆浆、豆腐、豆腐脑、油豆腐等。

豆制品是膳食中蛋白质的重要来源,豆制品的蛋白质含量与水分含量密切相关,如干腐竹的蛋白质质量分数达 45%～50%,豆腐干的蛋白质质量分数达 18% 左右,而水豆腐的蛋白质质量分数为 5%～10%。豆制品也是膳食脂肪的来源之一,其中以亚油酸为主,含有较为丰富的磷脂,不仅不含胆固醇,还含有降低胆固醇吸收利用率的大豆固醇。豆制品也是矿物质的良好来源,大豆本身含钙较多,在豆腐制品加工中,常以钙盐(石膏)或镁盐(卤水)为凝固剂,使豆腐成为膳食中钙、镁元素的重要来源。大豆中的微量元素基本上都保留在豆制品中,但是,大豆中的 B 族维生素和大豆异黄酮等水溶性成分在豆腐制作过程中有较大损失。

6.2.3 蔬菜、水果类

1.蔬菜的营养价值

蔬菜是维生素、矿物质、膳食纤维和植物化学物的重要来源,对提高膳食微量营养素和植物化学物的摄入起到重要作用。同时蔬菜中还含有较多的果胶和有机酸,能刺激胃肠蠕动和消化液的分泌,因此它们还能促进人们的食欲和帮助消化。新鲜蔬菜是平衡膳食的重要组成部分。根据中国营养学会制定的《中国居民膳食指南(2022)》每天应摄入蔬菜 300~500 g。

通常野菜的营养素含量高于栽培蔬菜,露地栽培、应季采收的蔬菜比温室栽培和反季节栽培的蔬菜具有更高的营养素含量。从部位来说,叶片的营养价值通常高于茎秆和根部,外层叶片高于内层叶片,靠外部分的果肉高于中间部分的果肉。

研究表明,增加蔬菜摄入量可降低心脑血管疾病的死亡风险,特别是对预防中风具有重要意义。蔬菜摄入不足会增加食管癌和结肠癌的危险,十字花科蔬菜的摄入量与多种癌症的风险呈现负相关性,包括肺癌、胃癌、结肠癌和乳腺癌;而增加绿叶蔬菜的摄入量可降低糖尿病和肺癌的发病风险,并有利于减少随年龄增加出现认知能力衰退的危险。

(1)蛋白质和脂肪。

蔬菜不是人类蛋白质的主要来源,不同品种和种类的蔬菜蛋白质含量相差很大。通常新鲜蔬菜的蛋白质质量分数在 3%以下。在各种蔬菜中,以鲜豆类、菌类和深绿色叶菜的蛋白质含量较高,瓜类蔬菜的蛋白质含量较低。蔬菜蛋白质质量较佳,如菠菜、豌豆苗、豇豆、韭菜等的限制性氨基酸均是含硫氨基酸,赖氨酸则比较丰富,可与谷类发生蛋白质互补。

蔬菜中脂肪质量分数低于 1%,属于低能量食品。例如 100 g 黄瓜所含能量仅为 63 kJ(15 kcal)。蔬菜中的脂肪以不饱和脂肪酸为主。

(2)碳水化合物。

大部分蔬菜的碳水化合物含量较低。以胡萝卜、洋葱、南瓜等含糖较多,为 2.5%~12%,一般蔬菜如番茄、青椒、黄瓜等含糖量仅为 1.5%~4.5%,几乎不含淀粉。但根和地下茎等储藏器官的碳水化合物含量比较高,如藕质量分数为 15.2%,其中大部分是淀粉。荸荠、鲜百合、甜玉米粒等含淀粉蔬菜的可消化碳水化合物质量分数为 10%~20%。蔬菜中纤维素、半纤维素和低聚糖等不可消化的碳水化合物含量较高,叶菜类质量分数通常为 1.0%~2.2%,瓜类较低,为 0.2%~1.0%。部分蔬菜富含果胶,如西兰花、菜花和南瓜。在主食精制程度越来越高的现代饮食中,蔬菜中的膳食纤维在膳食中具有重要的意义。

菌类蔬菜中的碳水化合物主要是菌类多糖,如香菇多糖、银耳多糖等,菇类中的多糖具有免疫功能,能抑制人体癌细胞增殖,同时它们还具有多种保健作用。海藻类中的碳水化合物则主要是属于可溶性膳食纤维的海藻多糖,如褐藻胶、红藻胶、卡拉胶等,能够促进人体排出多余的胆固醇和体内的某些有毒、致癌物质,对人体有益。一些蔬菜中还含有少量菊糖,如菊苣、洋葱、芦笋、牛蒡等。蔬菜中还有少部分碳水化合物以糖苷形式与类黄酮等成分结合而存在。

（3）维生素。

蔬菜中含有除维生素 D 和维生素 B_{12} 之外的各种维生素,尤其是含有丰富的维生素 C 和胡萝卜素。此外,绿叶蔬菜是维生素 B_2、叶酸和维生素 K 的重要膳食来源。菌类蔬菜中还含有少量维生素 B_{12}。

蔬菜中胡萝卜素的含量与颜色有明显的相关性。具有绿、黄、橙等色泽的蔬菜均含有较丰富的胡萝卜素;蔬菜中同时还含有不能转变成维生素 A 的番茄红素、玉米黄素、叶黄素等其他类胡萝卜素,也具有重要的健康意义。

蔬菜是膳食中叶酸和维生素 K 的主要来源,其含量与叶绿素含量呈正相关,故而绿叶蔬菜是叶酸和维生素 K 的最好来源。

维生素 C 在各种新鲜的绿叶菜中含量丰富,其次是根茎类,一般瓜类含量较少。蔬菜中天然存在的维生素 B_1,往往以单磷酸盐、焦磷酸盐和过磷酸盐的形式存在。维生素 B_1 溶解于水,易在洗菜中流失;新鲜的绿叶菜、花类蔬菜和豆类蔬菜是维生素 B_2 的重要来源,如雪里蕻、油菜、四季豆等。

（4）矿物质。

按照营养素密度来比较,蔬菜是矿物质含量最高的食品类别之一,是钾、钙、铁、磷、镁元素的重要膳食来源。蔬菜为高钾食品,含钾较多的蔬菜包括辣椒、榨菜、蘑菇、香菇等。蔬菜也是钙和铁的重要膳食来源。绿叶蔬菜铁含量为 $2\sim3$ mg/100 g,但蔬菜中的铁为非血红素铁,吸收率很低,易受食物中一些因素干扰。蔬菜中的维生素 C 可促进铁吸收。因叶绿素中含有镁,故绿叶蔬菜也是镁元素的最佳来源之一。一些蔬菜可富集某些微量元素,如大蒜、胡萝卜、洋葱中含有较多的硒;菠菜、萝卜缨、鲜苜蓿中含有较多的钼;卷心菜中含有较多的锰;豆类蔬菜、大白菜、萝卜、茄子、南瓜等则含有较多的锌。部分菌类蔬菜微量元素含量丰富,尤其是铁、锌和硒,其含量约是其他食物的数倍甚至十余倍。在海产植物中如海带、紫菜等中还含丰富的碘。

（5）其他。

蔬菜中有机酸主要是苹果酸、柠檬酸、酒石酸,其含量比水果少,对人体无害,并能促进消化液的分泌,有利于食物的消化。蔬菜中的草酸可与多种矿物质形成沉淀,对钙、铁、锌等营养成分的吸收利用具有阻碍作用,经沸水焯烫后食用可以除去大部分草酸,从而提高矿物质的吸收利用率。

除去营养素之外,蔬菜中还含有多种对人体有益的植物化学成分。十字花科蔬菜（白菜、甘蓝、萝卜等）中的异硫氰酸酯类化合物有利于预防多种癌症。多酚类化合物广泛分布于各种植物性食物中,如豇豆、蒜薹、紫甘蓝等,新鲜蔬菜中多酚质量分数高达 0.1%,这些多酚类化合物具有抗氧化、抗肿瘤、保护血管、抑制炎症反应及抗微生物等作用。

2.水果的营养价值

水果为人类膳食提供丰富的微量营养素、膳食纤维和多种植物化学物。多数水果中水分质量分数达 80%~90%,主要成分包括碳水化合物、维生素和矿物质,此外还含有机酸、类黄酮、类胡萝卜素、花青素、芳香物质等有益健康的成分。研究表明,水果和蔬菜的摄入总量越大,则心血管疾病、肺癌、结直肠癌的发病风险越小。根据中国营养学会制定的《中国居民膳食指南（2022）》每天的膳食应摄入水果 200~350 g。

（1）碳水化合物。

水果中的碳水化合物质量分数为 5%～20%。蔗糖、果糖和葡萄糖是水果甜味的主要来源，其含量与比例因种类、品种和成熟度的不同而异。蔷薇科水果中山梨糖醇较为丰富；柿子等水果还含有甘露醇。水果中含有较丰富的膳食纤维，是膳食中果胶的重要来源。

（2）蛋白质和脂肪。

水果中蛋白质质量分数多在 0.5%～1.0%，主要为酶蛋白，包括果胶酶、蛋白酶和酚氧化酶。水果中含有游离氨基酸，占含氮物质的 50%。水果中的胺类来自色氨酸代谢产物，如多巴胺、去甲肾上腺素、脱氧肾上腺素等。

水果的脂肪质量分数多在 0.5% 以下，但少数水果如榴莲、鳄梨（牛油果）、余甘子、椰子等脂肪含量较高。椰子肉所含脂肪以月桂酸为主，而鳄梨的脂肪中富含油酸。

（3）维生素。

含维生素 C 丰富的水果为鲜枣、草莓、山楂、猕猴桃、橙、柑、柿等；含胡萝卜素较高的水果为具有黄色和橙色的水果，如柑、橘、黄杏、芒果等；水果中维生素 B_1 和维生素 B_2 含量不高（低于 0.05 mg/100 g），有的含有少量的维生素 K 和维生素 E，但不含有维生素 D 和维生素 B_{12}。

（4）矿物质。

水果中含有多种矿物质，质量分数约为 0.4%。水果中主要的矿物质是钾，由于水果无须加盐烹调，摄入水果可有效改善膳食中的钾钠比例。草莓、大枣和山楂含有丰富的铁，因这些水果中富含维生素 C 和有机酸，因此其中的非血红素铁的生物利用率较高。微量元素含量则因栽培地区的土壤微量元素含量和化肥施用情况不同有较大差异。

（5）其他。

水果中有机酸质量分数为 0.2%～3.0%，其中主要种类为柠檬酸、苹果酸、酒石酸和抗坏血酸。仁果、核果、浆果和热带水果以柠檬酸为主，蔷薇科水果以苹果酸为主，而葡萄中含有酒石酸。一些水果中还含有少量的草酸、水杨酸、琥珀酸、奎宁酸等。多数有机酸可以提供能量，如每克柠檬酸和苹果酸所含能量分别为 2.47 kcal 和 2.39 kcal，但酒石酸几乎不提供能量。有机酸具有开胃和促进消化的作用，还能起到螯合和还原的作用，从而促进多种矿物质的吸收。

水果中的酚类物质包括酚酸类、类黄酮、花青素类、原花青素类、单宁类等。其中，绿原酸、咖啡酸等各种酚酸具有重要的抗氧化作用，黄酮类物质的摄入量与心血管疾病的死亡率之间呈负相关关系。人体所摄入的类黄酮物质约有 10% 来自水果，其他则来自蔬菜和茶。花青素也具有较高的抗氧化活性。总体而言，水果是多酚类物质的良好来源。

6.2.4　畜、禽、水产品

1. 畜肉类的营养价值

畜肉指猪、牛、羊等牲畜的肌肉及内脏。畜肉的营养价值较高，饱腹作用强，可加工烹制成各种美味佳肴，是一种食用价值很高的食物。研究表明，畜肉类摄入量增加时，结肠、直肠癌的风险增加、肥胖和 2 型糖尿病的发病风险增加，男性的全因死亡率也增加，但贫血风险较小。

（1）蛋白质。

一般食用的肉属于动物的骨骼肌组织,根据其功能和溶解性大致可分为肌原纤维蛋白质、肌浆蛋白质和结缔组织蛋白质。畜肉肌原纤维蛋白质和肌浆蛋白质含有人体必需的各种氨基酸,然而,结缔组织蛋白质以胶原蛋白为主,其氨基酸组成特点是甘氨酸和脯氨酸含量高,且含有羟脯氨酸和羟赖氨酸,而酪氨酸、组氨酸、色氨酸和含硫氨基酸的含量极低,必需氨基酸组成并不全面,为不完全蛋白质。畜肉中蛋白质质量分数为 10% ~ 20%,因动物种类、年龄、部位等不同而不同。

（2）脂肪。

畜肉中脂肪含量因动物的品种、年龄、肥瘦程度、部位等不同有较大差异,低者为 2%,高者可达 89% 以上。在畜肉中,猪肉的脂肪含量最高,羊肉次之,牛肉最低。老年动物肉中的脂肪比例比幼小动物的高。肥育动物瘦肉部分的脂肪含量比瘦肉型动物同部位的瘦肉要高。不同部位脂肪含量差异较大。畜肉脂肪组成以饱和脂肪酸为主,主要由硬脂酸、棕榈酸和油酸等组成,熔点较高。

胆固醇在瘦肉中含量较低,约为 70 mg/100 g,肥肉比瘦肉高 90% 左右,内脏一般为瘦肉的 3~5 倍,其中脑中胆固醇含量最高,达 2 000 mg/100 g。畜肉的肌肉和内脏中富含磷脂。

动物脂肪所含有的必需脂肪酸明显低于植物油脂,因此其营养价值低于植物油脂。猪脂肪的必需脂肪酸含量高于牛、羊等反刍动物的脂肪。

（3）维生素。

畜肉中富含多种维生素,特别是 B 族维生素含量非常丰富,是膳食 B 族维生素的良好来源。此外,畜肉中还含有丰富的烟酸和泛酸。

家畜内脏含有多种维生素且含量高于畜肉。肝脏中各种维生素含量均较高,特别富含维生素 A 和维生素 B_2。

（4）矿物质。

畜肉中矿物质质量分数一般为 1% ~ 2%,是铁、锰、锌、铜、硒等微量元素的重要膳食来源。一般瘦肉中的含量高于肥肉,内脏高于瘦肉。畜肉中富含钾和磷,但钾含量低于植物性食物。

2. 禽肉类的营养价值

禽肉主要包括鸡肉、鸭肉、鹅肉、鹌鹑肉、火鸡肉、鸵鸟肉、鸽子肉等,通常被称为“白肉”,而畜肉则被称为“红肉”。

（1）蛋白质。

禽肉蛋白质含量因种类和部位的不同而存在差异。禽肉的蛋白质是优质蛋白质,生物价与猪肉和牛肉相当。禽类的内脏中也含有较高的蛋白质。

（2）脂肪。

内脏中,心脏脂肪含量最高,质量分数为 9% ~ 12%,肝脏、胗等内脏的脂肪含量较低。禽类脂肪中多不饱和脂肪酸的含量高于畜肉,主要是亚油酸,禽类脂肪的营养价值高于畜类脂肪。禽肉胆固醇含量与畜肉相当。

（3）维生素。

禽肉中脂溶性维生素含量较少,水溶性维生素含量较多(除维生素 C),尤其是 B 族维生素含量丰富。禽肉中富含烟酸、泛酸,并含有一定量的维生素 E($90\sim400\ \mu g/100\ mg$)。禽类内脏富含各种维生素,特别是肝脏,是维生素 A、维生素 D、维生素 K、维生素 E 和维生素 B_2 的良好来源。

(4)矿物质。

禽肉中矿物质质量分数为 1%~2%,含钾、钠、钙等多种矿物质。其中,钾含量最高,磷次之。禽肉中的铁为血红素铁,但含量低于红肉。肝脏和血中铁含量也较高,为 10~30 mg/100 g,是铁的优质膳食来源。禽类的心脏和胗也是含矿物质非常丰富的食物。

3. 水产类的营养价值

水产品是指生活于海洋和内陆水域野生和人工养殖的具有一定经济价值的水产动植物产品的总称,包括鱼类、藻类等。许多水产品具有高生物价的蛋白质、脂肪和脂溶性维生素,其味道鲜美。研究表明,摄入鱼类有利于降低心血管疾病和中风的发病风险,减少随着年龄增加发生认知功能障碍和视网膜黄斑变性的风险。

(1)蛋白质。

水产动物类的蛋白质质量分数为 15%~25%。其中鱼贝类、虾蟹类蛋白质易于消化吸收,必需氨基酸种类齐全,组成比例均衡,属于优质蛋白质。海参体壁是海参的主要可食部分,蛋白质含量较高,但以胶原蛋白为主,其中精氨酸含量较高,可改善脑神经传导作用。

水产动物类还含有较多的其他含氮化合物,主要有游离氨基酸、肽、核苷酸等呈味物质,因此水产动物类的肉质一般都非常鲜美。水产品中还含有氨基乙磺酸,即牛磺酸,贝类中牛磺酸的含量高于鱼类。

(2)脂肪。

水产的脂肪含量因品种不同而差异较大。不同鱼种含脂肪量有较大差异,鱼肉中脂肪呈不均匀分布,主要存在于皮下和脏器周围,肌肉组织中含量较少。鱼肉中脂肪含量低于一般动物性食品,但其中 n-3 系列的多不饱和脂肪酸含量相当丰富,占总脂肪酸含量的 9%~45%。软体动物(如贝类、头足类)与甲壳类动物(如虾、蟹)脂肪含量较低,多为不饱和脂肪酸。

水产类中的 n-3 系列的多不饱和脂肪酸主要是二十碳五烯酸(EPA)和二十二碳六烯酸(DHA)。DHA 一般在冷水鱼中含量较高,在富含脂肪的鱼类中含量较高。

(3)维生素。

鱼油和鱼肝油是维生素 A 和维生素 D 的重要来源,也是维生素 E 的一般来源。多脂的海鱼肉也含有一定数量的维生素 A 和维生素 D。鱼肉中含有一定量的维生素 B_1、维生素 B_2、烟酸等,而维生素 C 含量很低。鱼肉中维生素 E 的质量分数一般低于3%。蟹类含有多种维生素,维生素 B_2 的含量是畜肉类的 5~6 倍;维生素 B_1 的含量较一般鱼类高出 6~10 倍。

(4)矿物质。

甲壳类食品是锌、铜等微量元素的最佳来源,磷含量较一般鱼类高出 6~10 倍。贝类、虾和鱼罐头是钙的良好食物来源。海鱼和海生虾贝类还是碘、硒、锌、铜、锰等元素的优质来源。然而,贝类和食肉鱼极易富集重金属,故而食用水产品应适量。

（5）其他。

水产品中含有多种生物活性物质。贝类多糖具有一定的生物活性；鱿鱼中鱿鱼墨黑色素具有抗肿瘤、降血压和血脂、免疫调节等生物活性；海参中的皂苷具有抗癌活性；海胆黄中含有动物性腺特有的结构蛋白、卵磷脂等，具有雄性激素样的作用；虾中的虾青素具有抗肿瘤、抗氧化、预防癌症、增强免疫力的功效；甲壳类动物的外壳中含有大量的壳多糖和甲壳胺，具有改善糖尿病、增加肠内益生菌等活性。

6.2.5　乳及乳制品

1. 乳品的营养价值

（1）蛋白质。

牛乳中蛋白质质量分数一般为 3.0%~3.5%。牛乳蛋白质为优质蛋白质，生物价为85，容易被人体消化吸收。山羊乳中蛋白质质量分数约为 3%，绵羊乳中约为 5.25%。

乳中蛋白质可分为两类：酪蛋白（casein）和乳清蛋白（whey protein）。酪蛋白中含有大量的磷酸基，能与钙离子结合，促进钙吸收。乳清中的蛋白质属于乳清蛋白，其中主要包括 β-乳球蛋白和 α-乳清蛋白，还有少量血清蛋白、免疫球蛋白等。乳清蛋白富含亮氨酸，这种氨基酸有利于刺激肌肉组织的生长。

（2）脂肪。

牛乳含脂肪 2.8%~4.0%。乳中磷脂含量为 20~50 mg/100 mL，胆固醇含量约为13 mg/100 mL，均明显低于肉类和蛋类。水牛奶脂肪含量在各种奶类当中最高，质量分数为 9.5%~12.5%。随饲料的不同、季节的变化，乳中脂类成分略有变化。

乳脂肪以脂肪球的形式分散于乳汁中，不同来源的乳中脂肪酸组成存在较大的差异。牛乳与羊乳中以饱和脂肪酸为主，占总脂肪酸的 64%~70%，其中长链饱和脂肪酸所占比例较大。牛羊乳中的不饱和脂肪酸以单不饱和脂肪酸为主，其中油酸（C18：1）所占比例最大。

（3）碳水化合物。

乳糖是乳中主要的碳水化合物形式。乳糖在乳中的含量相对于其他营养成分较稳定，质量分数为 4.2%~6.5%。牛乳与羊乳中乳糖含量相似，质量分数为 4.6%左右。乳糖可以促进钙、磷、镁等矿物质的吸收，也为婴儿肠道内双歧杆菌的生长所必需，对于幼小动物的生长发育具有特殊的意义。但对于消化道内缺乏乳糖酶或乳糖酶活性过低的人群，特别是部分不经常饮奶的成年人，大量食用乳制品可能引起乳糖不耐受的发生。

（4）维生素。

乳类含有几乎所有种类的维生素。不同来源的乳品各种维生素的含量差异较大。牛乳和羊乳是 B 族维生素的良好来源，特别是维生素 B_2。脂溶性维生素存在于牛奶的脂肪部分中，而水溶性维生素存在于水相。所以脱脂奶的脂溶性维生素含量显著下降，需要进行营养强化。羊奶中也富含多种维生素，其中维生素 A 和维生素 E 含量高于牛奶。

（5）矿物质。

乳类中的矿物质主要包括钠、钾、钙等。乳类钙磷比例合理，同时含有维生素 D、乳糖等促进吸收因子，因此乳类是膳食中钙的最佳来源之一。但乳类中铁、锌、铜等微量元素含量较低。

(6)其他生理活性物质。

乳中含有大量的生理活性物质,如乳铁蛋白、生物活性肽等。乳铁蛋白可调节铁代谢,促进生长。牛乳蛋白质在消化道内经消化可产生具有一定生物活性的肽类,包括具有镇静安神肽、抗高血压肽等。乳中的共轭亚油酸具有多种生理活性,包括预防动脉粥状硬化、调节免疫系统活性等。乳类中的丁酸对肿瘤细胞的生长和分化具有一定的抑制作用,可诱导肿瘤细胞凋亡,预防癌细胞的转移。

2. 乳制品的营养价值

乳制品是指以生鲜牛(羊)乳及其制品为主要原料,经加工而制成的各种产品。因加工工艺不同,乳制品营养成分有很大差异。

(1)液态乳类。

液态乳类主要包括杀菌乳、灭菌乳、酸牛乳、配方乳等。巴氏杀菌乳是原料乳经巴氏杀菌等工序制得的液态奶制品,处理条件较温和,可极大保存鲜乳中营养成分,但需要冷藏保存,保存期较短,为 3~10 天。超高温灭菌乳是将原料乳经过 132~140 ℃高温瞬时杀菌并无菌灌装的液态奶制品。常温下可保存且保质期较长,但营养成分损失较大。调制乳是用不低于 80% 的牛乳或相应数量的乳粉再添加其他配料制成的产品。调制乳的蛋白质质量分数不低于 2.3%,脂肪质量分数不低于 2.5%,略低于巴氏杀菌乳和灭菌乳。

(2)发酵乳。

最常见的发酵乳产品为酸奶,是牛乳经乳酸菌发酵制成的酸味乳制品。经发酵后,保留了牛乳中的大部分营养成分,增加了游离氨基酸和肽的含量,易于消化;一部分乳糖水解并转化为乳酸,减少了乳糖不耐受问题;乳酸菌中的许多菌株还可产生维生素 B_{12} 和叶酸,增加产品中维生素 B_{12} 和叶酸的含量。此外,一些酸奶中含有有益菌,如各种双歧杆菌等,在人体肠道内定植后,具有调节肠道菌群、促进人体健康的作用。

酸奶制作中往往使用明胶、果胶、卡拉胶等增稠剂,它们对人体健康均有益无害。

(3)干酪。

干酪也称奶酪,是一种营养价值很高的发酵乳制品。在原料乳中加入适当量的乳酸菌发酵剂或凝乳酶,使蛋白质发生凝固,并加盐、压榨排出乳清之后的产品。干酪中的蛋白质大部分为酪蛋白。硬质干酪是钙的极佳来源。钠含量因干酪品种不同差异较大。

6.2.6　蛋类及其制品

1. 蛋类的营养价值

(1)蛋白质。

蛋类蛋白质质量分数一般在 10% 以上,如鸡蛋中蛋白质质量分数为 11%~13%。鸡蛋蛋白质为优质蛋白质,其生物价为 100,蛋白质净利用率为 94%,蛋黄中蛋白质含量较蛋清中高,如鸡蛋蛋清部分含蛋白质约 11.0%,蛋黄部分含蛋白质约 17.5%。

蛋清中主要蛋白质包括卵清蛋白、卵黏蛋白等糖蛋白,其含量共占蛋清总蛋白的80% 左右。此外,蛋清中还含有卵球蛋白、溶菌酶以及 9% 左右的其他蛋白质。

蛋黄中的主要蛋白质是与脂类相结合的脂蛋白,包括低密度脂蛋白(65%)、高密度脂蛋白(16%)、卵黄球蛋白(10%)、卵黄高磷蛋白(4%)等。

（2）脂肪。

蛋类的脂肪质量分数为9%~15%,蛋清中脂肪含量较少,而蛋中98%的脂肪存在于蛋黄当中。蛋黄中的脂肪几乎全部以与蛋白质结合的良好乳化形式存在,因而消化吸收率高。蛋黄中的磷脂主要为卵磷脂和脑磷脂,以及神经鞘磷脂,其中卵磷脂具有降低血液胆固醇的作用,并能促进脂溶性维生素的吸收。鸡蛋蛋黄中胆固醇含量较高,每个蛋黄约含200 mg胆固醇。

（3）维生素。

蛋中维生素含量丰富,包括所有的B族维生素、维生素A、维生素K和微量的维生素C等。其中,绝大部分的维生素A、维生素D、维生素E和大部分维生素B_1都存在于蛋黄中。蛋中的维生素含量受品种、季节和饲料中含量的影响。

（4）矿物质。

蛋中的矿物质主要存在于蛋黄部分,蛋黄中含矿物质1.0%~1.5%,其中磷最为丰富,占60%以上,钙占13%左右。蛋中含铁较高,以非血红素铁形式存在,同时卵黄高磷蛋白对铁的吸收具有干扰作用,因此蛋黄中铁的生物利用率较低,仅为3%左右。蛋黄是多种微量元素的良好来源,包括硫、镁、钾、钠等。蛋中的矿物质含量受饲料因素影响较大。

（5）其他。

蛋黄是胆碱和甜菜碱的良好来源,甜菜碱具有降低血脂和预防动脉硬化的功效。蛋黄中还含有核黄素、胡萝卜素、叶黄素和玉米黄素。

2. 蛋制品的营养价值

（1）皮蛋。

皮蛋又称为松花蛋、彩蛋、变蛋、泥蛋等。经过加工皮蛋中水分和脂肪含量相对减少,其中磷脂因发生碱水解而含量下降。在脂肪酸组分中饱和脂肪酸含量下降较为显著,而单不饱和脂肪酸含量上升。皮蛋中不含甲硫氨酸、脯氨酸和赖氨酸,而其他氨基酸含量则高于鲜蛋。由于碱的作用,皮蛋中维生素B_1和维生素B_2受到较大程度的破坏。

（2）咸蛋。

咸蛋又称盐蛋、腌蛋及味蛋。由于盐水腌制,蛋中水分含量下降,氯化钠浓度上升;碳水化合物、矿物质和微量元素含量有所增加;维生素E含量有所提高,其余维生素略损失;蛋白质和脂肪含量变化不大。选用低钠盐替代普通盐,可降低产品中的钠含量。腌制过程中蛋壳中的钙部分溶出并向鸡蛋内部渗透,使咸蛋中的钙含量比腌制前有显著上升,其中蛋清的钙含量升高幅度可达10倍以上。

6.2.7 坚果类

坚果类食品中富含脂肪和多不饱和脂肪酸以及多种微量营养素,适量食用有利于预防心脑血管疾病。按照脂肪含量,坚果可分为油籽类坚果和淀粉类坚果。油籽类坚果富含油脂,包括核桃、榛子、巴旦木、开心果、松子、香榧、腰果、碧根果（美洲山核桃）、夏威夷果（澳洲坚果）、鲍鱼果（巴西坚果）、葵花籽、西瓜子、南瓜子等;淀粉类坚果富含淀粉,包括栗子、银杏、莲子、芡实等。坚果具有低水分含量、高热量、富含各种矿物质和B族维生素的特点,是一类营养丰富的食品。但由于坚果属于高能量食品,不宜食用过多。

1. 蛋白质

富含油脂的坚果蛋白质质量分数多在 12%～22% 之间,其中有些蛋白质含量更高。坚果类蛋白质的第一限制氨基酸因品种各异,如澳洲坚果不含色氨酸而富含蛋氨酸。坚果蛋白质生物效价较低,与其他食品营养互补后方能发挥最佳作用。

2. 脂类

富含油脂的坚果中脂肪质量分数为 40%～70%,且脂肪酸组成以不饱和脂肪酸为主。温带所产坚果的不饱和脂肪酸含量普遍高于热带所产坚果,质量分数通常达 80% 以上。然而腰果在热带坚果中不饱和脂肪酸含量最高,质量分数达 88%。

3. 碳水化合物

富含油脂的坚果中可消化的碳水化合物含量较少,多在 15% 以下,富含淀粉的坚果则是碳水化合物的良好来源。虽然淀粉含量高,但这些坚果的血糖生产指数远低于精白米面。坚果类的膳食纤维含量也较高。此外,坚果类还含有低聚糖和多糖类物质。

4. 维生素和矿物质

坚果类是维生素 E、维生素 B_1、维生素 B_2、烟酸和叶酸的良好来源。富含油脂的坚果中维生素 E 含量高于富含淀粉的坚果。

富含油脂的坚果中钾、镁等各种矿物质的含量相当突出,是多种微量元素的良好补充来源。芝麻中铁、锌、镁、铜、锰等元素含量较高,是传统的补充微量元素的食品。

此外,坚果中还含有多酚类物质、固醇类、磷脂等多种与人体健康相关的植物化学成分。坚果类食品可为人体提供不饱和脂肪酸和多种微量营养素,适量地食用对于预防慢性疾病有益。研究表明,经常食用适量坚果有利于降低全因死亡率。

6.2.8 领域前沿

流行病学研究表明全谷物摄入量与冠心病、中风和心血管疾病发病率呈负相关。目前针对全谷物膳食健康功效的作用机制开展了大量研究。全谷物食品中的天然活性物质如酚酸、叶黄素、类胡萝卜素、植物甾醇、生育酚和生育三烯醇等,是全谷物食品发挥健康效应的重要组成部分。研究表明大豆及其制品的摄入可降低乳腺癌、心血管疾病的发生风险。大豆异黄酮可显著改善更年期女性腰椎、髋部、股骨颈的骨密度。

随着营养科学的发展,食物中非营养素类的植物化学物日益引起人们的关注,特别是这些化学物在预防慢性病中的作用。这些植物化学物包括酚类、萜类、含硫化合物、植物多糖等,它们具有多种生理功能,如抗氧化作用、抗炎、调节免疫力等,可预防心血管疾病、癌症等慢性病,对人体健康有积极的促进作用。

6.2.9 教学案例(土鸡蛋、红皮鸡蛋、白皮鸡蛋,哪个营养价值更高?)

土鸡蛋是没有使用专门饲料,主要以虫子、蔬菜、野草等为食物的土鸡所生的蛋。其价格较高,蛋黄较好。而一般的鸡蛋则是养殖户用饲料喂养的鸡所生的蛋。相对而言,土鸡蛋的蛋白质、碳水化合物、胆固醇、钙、锌、铜等含量较饲料鸡蛋高,而脂肪、维生素 A、维生素 B_2、烟酸、硒等含量较低,其他营养素差别不大。红皮蛋与白皮蛋的营养素含量相差不大。蛋壳颜色与遗传基因有关,与其营养价值无关。

6.3 食物营养价值的影响因素

6.3.1 加工对食物营养价值的影响

1. 谷类加工

稻谷与小麦通常需经一定程度精制,精制过程中会带来营养素损失。加工精度越高,谷皮、糊粉层和胚损失越多,矿物质和维生素损失也越多,尤以 B 族维生素损失显著。

2. 豆类加工

豆制品在加工过程中一般需经浸泡、磨浆、加热、凝固等处理,使蛋白质的结构从密集变成疏松状态,因此消化吸收率明显提高。不同方法,对消化率有明显的影响。

大豆经发酵工艺可制成豆腐乳、豆豉等,由于微生物的作用,蛋白质的消化吸收率大大提高,B 族维生素含量也有所增加。

3. 蔬菜水果加工

蔬菜水果加工包括脱水、罐藏、榨汁等,不同的加工方式对其营养价值的影响不同,但主要是导致维生素和矿物质的损失,特别是维生素 C。水果加工中的碱液去皮会破坏表皮附近的维生素,如维生素 C 和叶酸。热加工也会导致水果蔬菜中维生素被破坏。

4. 畜禽鱼肉类加工

畜禽鱼类食物可加工制成罐头食品、熏制食品、干制食品、熟食制品等,与新鲜食物比较,更易保藏,且具有独特风味儿,在加工过程中对蛋白质、脂肪、矿物质影响不大,但高温制作时会损失部分 B 族维生素。

6.3.2 烹调对食物营养价值的影响

1. 谷类

米类食物在烹调前一般需要淘洗,淘洗会引起一些营养素的损失,特别是水溶性维生素和矿物质。在制作面食时,一般蒸、烙、烤过程中 B 族维生素损失较少,但高温油炸时则损失较大。在面团发酵时加碱,可使 B 族维生素绝大部分遭受损失。

2. 蔬菜

烹调时应注意蔬菜中水溶性维生素和矿物质的损失和破坏。烹调对蔬菜中维生素影响与洗涤方式、切碎程度等有关。因此,先洗后切、现做现吃可降低蔬菜中维生素的损失。

3. 畜禽鱼肉类

烹调过程中,畜禽鱼中的蛋白质受热变性更有利于消化吸收,而含量变化则不大。在高温烹调时,B 族维生素损失较多。上浆挂糊、急火快炒可减少营养素的损失。

6.3.3　保藏对食物营养价值的影响

1. 谷类

在适当的保藏条件下谷物蛋白质、维生素、矿物质含量变化不大。当保藏条件不当发生霉变时,谷类感官性状与营养价值均降低,严重时失去食用价值。

2. 蔬菜水果

贮藏温度和湿度与蔬菜水果中营养素损失密切相关。如多数蔬菜在 1~2 ℃和 85%~90% 相对湿度贮藏时,维生素 C 的损失速度较慢,而室温下或低湿度贮藏时损失速度较快。

3. 畜禽鱼肉类

冷藏可使畜、禽、鱼肉类的生命代谢过程延缓,保持新鲜度,适合短期储存。冷冻保藏适用于长期储存,"快速冷冻,缓慢融化"是减少畜、禽、鱼肉类营养损失的重要措施。

6.3.4　领域前沿

在食品保鲜中,天然产物特别是具有生物相容性、可获取性和实用性的植物挥发性有机化合物(Volatile Organic Compounds,VOCs)在食源性病原菌(foodborne pathogen)和腐败生物(spoilage organism)的防治中表现出较好的效果,是传统化学防腐剂的良好替代品。

冷冻是一种有效的长期保藏食品的方法。冷冻与预处理协同技术,如超声冷冻、高压冷冻等具有提高产品质量、解冻操作简单等优势。随着研究的深入,根据不同物料的性质,自动识别和响应不同冷冻条件,高效智能冷冻技术将广泛应用于食品工业。

将物理场如压力场、电磁场、声场以及不同能量场等应用于预处理和油炸过程中,不仅可以克服传统油炸技术热利用率低和加工效率差的缺点,还可以加速传质、减少油的吸附和有害物质的产生,减少营养素的损失,同时最大限度地保留生物活性成分。因此油炸技术与物理场协同作用在商业油炸技术领域的应用具有良好的前景。

超微粉碎技术近几十年来已成功应用于食品加工。该技术可将粒径减小到微米或纳米尺寸,使得物理化学和功能特性发生一些显著变化,从而改进食品粉末的品质,因此具有在食品工业中广泛应用的前景,特别是用于特殊饮食。

6.3.5　教学案例(烹调对蔬菜营养价值的影响)

凉拌菠菜是夏天餐桌上一道较常见的菜品,烹饪这道菜的工序之一是焯水。焯水的原因是菠菜中含有较多的草酸,草酸会干扰矿物质的消化与吸收,适当地焯水不仅可以保持菠菜的绿色,还能去除草酸,但是时间不宜过长,避免造成其他营养素损失。

6.4　食物成分数据库

6.4.1　概述

1. 国际食物成分数据库的发展

最早的食物成分表诞生于 1818 年,一名英国糖尿病医生及其学生把食物中的碳水化合物含量与预防和治疗糖尿病结合,一本仅有 40 种食物成分数据的单行本开始在英国流行。随后美国开始了食物成分的研究并于 1906 年出版了《美国食物化学成分》。1983 年在国际粮农组织(FAO)和联合国大学(UNU)的支持下成立了国际食物成分数据协作组织(International Network of Food Data System,INFOODS)。目前 INFOODS 已在全球成立了11 个地区性分支机构。在 20 世纪 90 年代 INFOODS 提出了食物成分数据的标准化描述建议和规则,为实现世界范围内数据表达科学化和数据共享提供了措施和目标。

2. 我国食物成分数据库的发展

我国历史上第一份有意义的“食物成分表”是生物化学家吴宪教授于 1928 年发表的《中国食物的营养价值》,书中记录了 270 种常用食物的蛋白质、脂肪、碳水合物和灰分的含量,61 种食物的钙、磷和铁的含量,以及 74 种食物用加减号表示的 4 种维生素相对含量。1939 年李维荣、张昌颖就上海、南京食物的数据进行补充和修订。随后,以周启源教授为代表的老一辈营养学家于 1952 年编制成我国第一部真正意义上的《食物成分表》并出版发行。1952—1981 年,经过多次修改、补充,食物种类及营养成分不断扩充,1981 年出版《食物成分表》(新三版),为我国第一次全国营养调查和教学等提供了有力支撑。

20 世纪 80 年代,以王光亚、沈志平研究员为主的营养学家开展了新一轮的食物成分研究工作,分别于 1991 年和 1992 年出版了《食物成分表(全国代表值)》与《食物成分表(分省值)》共两册。此次研究成果覆盖了 28 大类 1 358 种食物 26 种营养素的含量,456种食物的氨基酸含量,356 种食物脂肪酸含量以及 400 种食物胆固醇含量。新版食物成分表统一了采样、样品处理和分析方法。为满足国际交流需要,1997 年出版并发行了英文版 *The Composition of Chinese Foods*。

20 世纪 90 年代,杨月欣研究员主持并开展了食物成分数据研究工作,完成了千余种食物的能量、营养素、氨基酸、脂肪酸等 70 余种成分分析工作,以及 500 余种特色食物的叶酸、碘、大豆异黄酮、食物血糖生成指数、维生素 K、胆碱、泛酸、生物素等含量分析,并在食物分类、数据表达标准化、编码和编制形式开展了一系列科学研究。于 2002 年、2004年、2009 年先后出版了《中国食物成分表》。2002 年版的《中国食物成分表》在编制的形式上和食物分类上都做了较大的调整,进一步增加了食品种类与营养成分数据;同时为了便于查阅、计算机的应用及信息化发展,改版在数据呈现形式上对每条食物都给予特定的编码,数据字段、表达和索引等以“数据库”技术要求重新规划。

从 2010 年开始,省级疾控体系启动全国食物成分监测系统,以完成省内代表性主产食物、居民常消费食物、地方特色食物等营养成分分析。经过 10 余年的努力,目前已建成全国食物成分监测工作实验室共 31 个,遍布全国,我国基本食物和包装食品覆盖率也越来越高。2018 年修订出版的植物册和 2019 年出版的动物册《中国食物成分表标准版》对全部食物数据进行了标准化，并大量增补了食物种类和植物化学物等的数据。目前已经有各种版本用途的食物数据库。

6.4.2　食物成分数据库概念和基本原则

1. 食物成分数据库概念

（1）食物成分表。

食物成分表（Food Composition Table，FCT）是描述食物成分及其含量数据的表格。一个国家或地区的食物成分表包括当地常用食物和有健康意义的数据。

（2）食物成分数据库。

食物成分数据库（Food Composition Database，FCD）是按照一定方式和规则排列，组成各种食物成分数据的集合，是描述食物营养学特性、成分含量分布的资料信息。食物成分数据库具有多种形式。

①综合性参考数据库。综合性参考数据库是经过严格检查的数据的完整集合，主要用于科学研究和国家政策指导等，供专业人员应用。在综合性参考数据库中，不仅要列出一种营养素的各种形式的数据（如果有），还应将测定值和计算值同时给出。综合性参考数据库可以是计算机管理系统的一部分，用已开发的计算机程序对任一事物进行计算、修改、查询、合并、平均和求权重数值。利用这类数据库和相应的程序，可以制作用户水平的数据库。

②用户水平数据库。用户水平数据库一般包括简化食物成分数据库（表）和特殊用途的食物成分表。

用户水平数据库可根据具体的用途或特殊情况对每一种成分进行取舍，为保证数值的有效性也可进行权重或平均。对于以多种形式存在于食物中的营养素，通常应同时给出其"总和"和"可利用部分"的数值，并采用统一的标准单位，如总糖、维生素 A 活性等，而不显示其各个组成部分。相对来说，简化食物成分数据库（表）中覆盖的食物类别与食物成分较少。如肉食的数据可能只有一般烹制的食物，而不包括罕见的食物数据；数值可能按每 100 g 食物或平均一份食物给出，也可能按居民家庭经常使用的量具单位或一份食物的多少来表示。

特殊用途的食物成分表是为满足需要特殊膳食的特定人群而制成只包括选定营养素的食物成分数据库（表）。如针对糖尿病患者、肾功能失调而需要控制膳食蛋白质、钠和钾摄入量的人群，以及营养教育者等而制作的数据库或表等。数据可按每 100 g 食物或每份食物大小或普通的家庭量具的形式给出。数据也可以采取多种形式进行编辑，供非专业人员使用。

2. 基本原则

建立食物成分数据是建设食物成分数据库的基础工作，涉及食物选择、抽样方案、检测技术、数据质量等方面，数据的代表性决定了其应用范围，也决定了其满足用户需求的可信度。

（1）食物的选择与确定。

一个食物成分数据库所包括的食物及其成分数据越多越好,但目前没有一个食物成分数据库能够覆盖所有的食物及其成分。因此依据国家或地区的实际需要、要解决的工作目标等确定纳入食物成分数据库的食物种类,然后结合有关食物销售和消费资料确定具体待测食物。

按照食物类别来进行食物成分数据研究是选择食物的基本原则,因此做好食物分类是食物成分数据研究的第一步。为了确定某类食物是否纳入食物成分数据库,一般可依据国家或地区的实际需要、要解决的工作目标,依据重要意义列出优选排序。确定食物类别后,根据食物销售和消费资料确定待测食物。确定了一类食物中相对重要的食物后,要进行一定的分析。

（2）样品来源与类型。

食物样品的来源应代表对国家和地区的覆盖程度和范围,样品抽取、制备、待检的分析样品等每一个阶段都有一定的要求,抽样方法、样品性质和检测数量决定了食物成分数据的科学性和代表性。食物样品的来源应包括大批散装食物、批发食品、零售食品和田间食物。抽取食物样品的过程中,依据样品处理的不同阶段可分为试验样品和分析或待测样品。同时样本数量是保证分析数据质量的一个重要方面,因此尽可能多地抽取样本,并达到能够处理的最大量。

（3）待测食物成分确定原则。

食物成分是数据库的精华,因此数据库中应包括所有已知或可能对人类健康有重要作用的营养成分,但由于各方面的限制很难达到。因此依据"成分-效益"原则对食物成分有所选择并进行优先排序。基本原则包括:第一,国家或地区亟待解决的公共健康问题;第二,营养学的发展状况和毒理学的认识;第三,现有资料的可利用性;第四,分析方法的可行性;第五,条件支撑能力。对食物中营养素的分析检验,受到资金、人力、试验设备等多方面的限制,因此需要结合实际情况有所选择。

6.4.3　食物成分主要研究内容和出版

1.食物成分主要研究内容

（1）食物成分和分析方法研究。

①食物成分研究。不同的食物对人类有着不同的营养价值和意义,但目前尚无统一的方法和标准对食物的营养价值进行评价。而对食物营养素的数量和质量进行评价是食物营养价值最基本的研究之一,也是食物成分数据库研究的首要环节。例如,系统地评价一个食物中所含营养素种类、含量、功能因子及生物利用率等;有些研究也涉及食物整体的功能和特点,如食物血糖生成指数、抗氧化能力等。此外发现新的食物成分,包括非营养素类具有生物活性的物质也是食物成分研究的重要任务。

②食物成分分析方法研究。食物成分的分析方法是研究食物中各种营养素的存在形式和含量的关键。随着分析技术的发展,各种营养素的分析方法不断向快速、准确化的方向发展。

（2）食物可食部研究。

食物可食部（Edible Potion,EP）一般是指按照日常生活习惯,去除食物不可食用部分后的剩余部分。食物可食部比例计算公式为:食物可食部(%)=(可食部分质量/食物总质量)×100%。食物成分表上的营养素含量均指可食部的含量,常用的度量单位是以每100 g可食部食物计,对于液体食物可使用每100 mL来表示,对于特殊用途的数据库也可以食物"份"或家庭量具如碗、勺、盘等。需要注意的是,食物废弃率和可食部比例并非固定不变,这一比例会因品种、运输、贮藏、加工处理方法等不同而变化。

(3)营养素定义及转化系数研究。

食物成分表中每个营养素都有与其分析方法和人类营养意义相一致的"定义",否则不能很好地完成"定量"和达到数据间共享。有些成分通过适合的分析方法可直接测定含量,但有些成分不能直接测定其含量,需要通过计算而来,常常需要转化或依赖转换因子的计算。

①能量。通常采用可利用的代谢能来表示食物能量值,通过加和计算产能营养素含量与相应能量换算系数的乘积获得。目前常采用Atwater能量转化系数,也就是碳水化合物4 kcal/g、蛋白质4 kcal/g、脂肪9 kcal/g,来间接推算食物可提供的热量值。用公式表示食物总能量为

食物总能量(kcal)= 4×蛋白质含量(g)+4×可利用碳水化合物含量(g)+9×脂肪含量(g)+3×可利用有机酸含量(g)+7×酒精含量(g)

②蛋白质。一般采用凯氏定氮法间接计算食物中的总氮,再乘以相应折算系数来计算得到食物蛋白质的数据。通过测定氮含量来推测蛋白质的含量得到的是粗蛋白含量。严格来讲,蛋白质的含量应根据蛋白质含量乘以折算系数来计算才更为精确。

③脂类。在食物成分数据库中的脂类成分通常包括脂肪、脂肪酸、胆固醇等成分数据,有的数据库也会包括磷脂等成分。脂肪是指食物中的总脂质,根据分析方法,可分为采用提取法获得的粗脂肪,或通过水解法获得的总脂肪。不管采用何种分析方法,在食物成分库中统一表达为脂肪。脂肪酸一般表示为各种脂肪酸占总脂肪酸的百分比,也可按照每100 g可食部食物中的含量来表示。两种表达方式可通过相应的转换因子来进行转换。数据库中一般只列出胆固醇的数据,个别数据库会同时给出植物固醇的含量。数据库中固醇总含量是游离型和结合型固醇的总和。食物成分表或数据库给出的数值包括卵磷脂等单体化合物或者是这些成分在内的总磷脂。

④碳水化合物。食物中的碳水化合物包括糖、寡糖和多糖等成分,不同的碳水化合物检测或计算方法也不相同,因此在使用该数据时应格外注意。

减法计算:利用减法计算食物中的碳水化合物仅用于能量值的估计。依据是否扣除膳食纤维,膳食中的碳水化合物可以分为总碳水化合物和可利用碳水化合物。式(6.1)、式(6.2)适合富含脂肪蛋白质等物质的复杂食物。

总碳水化合物(g/100 g)= 100 g-水分含量-灰分含量-蛋白质含量-脂肪含量

(6.1)

可利用碳水化合物(g/100 g)= 100 g-水分含量-灰分含量-蛋白质含量-脂肪含量-膳食纤维含量 (6.2)

加法计算:通过测定不同类型的碳水化合物再经加和计算膳食中的碳水化合物,即

碳水化合物(g)= 淀粉含量+糖含量 (6.3)

此方法适合单一性原料的食物,如含糖饮料、糖果等。

对于膳食纤维,测定技术不同则该数据的表达方式不同。如用酶质量法或酶质量-色谱法可以获得的总的、可溶性、不溶性膳食纤维含量数据;而采用中性洗涤剂法检测膳食纤维含量仅包括纤维素、半纤维素和木质素等,适合对小麦等谷类食物进行分析,对果蔬类则可能给出偏低的数值。

因此对食物中碳水化合物的评价是非常复杂并具有相当难度的,若可能在食物成分数据库中应依据不同的分析方法对数据进行说明与罗列。

⑤维生素。维生素的表达与其质量及生物活性有关。

a.总维生素 A:目前一般采用视黄醇当量或视黄醇活性当量两种表达方式,即
$$总维生素 A(\mu g\ RE) = 视黄醇含量(\mu g) + \beta-胡萝卜素含量(\mu g)/6 +$$
$$其他类型胡萝卜素含量(\mu g)/12 \qquad (6.4)$$
$$总维生素 A(\mu g\ RAE) = 视黄醇含量(\mu g) + \beta-胡萝卜素含量(\mu g)/12 +$$
$$其他类型胡萝卜素含量(\mu g)/24 \qquad (6.5)$$

b.维生素 D:包括维生素 D_3 和维生素 D_2,表达方式以质量单位或转化成国际单位(IU),其中 1 IU 维生素 $D = 0.025\ \mu g$ 维生素 D_3 或维生素 D_2。

c.维生素 E:混合膳食中总维生素 E 活性按式(6.6)计算:
$$总 \alpha-TE 当量(mg) = 1 \times \alpha-生育酚含量(mg) + 0.5 \times \beta-生育酚含量(mg) + 0.1 \times \gamma-生育$$
$$酚含量(mg) + 0.3 \times \alpha-三烯生育酚含量 \qquad (6.6)$$

d.B 族维生素:B 族维生素比较经典的测定方法为微生物法,也可利用光谱法、色谱法对很多 B 族维生素及其衍生物进行定量分析。如采用荧光法或 HPLC-荧光法对维生素 B_1(硫胺素)和维生素 B_2(核黄素)进行测定,并以质量单位进行表达。

e.矿物质:常用灰分表示食物中总的矿物质含量;多采用原子吸收分光光度法或电感耦合等离子体光谱法对各种矿物元素进行测定,以质量单位进行表达。

⑥其他。

a.酒精:虽不是营养成分但却是重要的供能物质。测定酒精含量的经典方法为蒸馏法。

b.有机酸:因为有机酸参与能量代谢,对于一些含有有机酸的食物,如水果及其制品、部分蔬菜(尤其是用经乙酸保存的)以及其他加工食品(如醋、以有机酸为主要成分的色拉味调料、软饮料、酸奶等),常采用酶法和 HPLC 法进行测定。

(4)食物营养素损失和保留率研究。

食物中的营养素含量在加工、烹饪等过程中受到影响,在估算膳食营养素摄入时常需考虑加工、烹饪过程中营养素的破坏,因此研究营养素的损失和保留,对提供可靠数据十分重要。

①营养素保留率。食物营养素的含量在加工、烹饪等过程中受到的影响程度随食物、营养素的不同而不同,一般维生素的损失率较大,其次为矿物质,宏量营养素相对较小。为了准确评估食物由生变熟过程中维生素含量的变化,为营养调查、维生素摄入量的研究提供基础数据,在食物成分数据库中引入了膳食营养素保留因子(Nutrient Retention Factor,NRF)。以维生素为例,维生素保留因子(Vitamin Retention Factor,VRF)有两种计算方法:表观保留率(Apparent Retention,AR)(式 6.7)和真实保留率(True Retention,TR)(式6.8)。

$$AR = \frac{烹调食物中某种维生素含量(mg/g)(干重)}{食物原料中该维生素含量(mg/g)(干重)} \times 100\% \qquad (6.7)$$

$$TR = \frac{烹调食物中某种维生素含量(mg/g) \times 烹调后食物质量(g)}{食物原料中该维生素含量(mg/g) \times 烹调前食物质量(g)} \times 100\% \qquad (6.8)$$

由于表观保留率没有计算烹饪后食物质量的变化,因此较真实保留率更易高估营养素保留情况。

②质量变化因子。在烹调过程中,由于水分、脂肪、蛋白质、碳水化合物的变化而引起食物总质量产生变化,食物质量变化因子(Weight Change Factor,WCF)反映了这一变化。计算公式为

$$WCF = \frac{烹调后食物的质量(g) - 烹调前食物的质量(g)}{烹调前食物的质量(g)} \times 100\% \qquad (6.9)$$

食物质量变化因子的变化直接影响营养素保留因子。在食物成分数据库中引入食物质量变化因子和营养素保留因子,可为营养学研究、营养调查、营养素摄入量研究提供真实基础数据。

③溶胀率。当食物亲水性的高分子化合物如碳水化合物、蛋白质处于分子质量比其小的溶液时小分子物质就进入高分子中,导致体积胀大,超过原来的数倍或数十倍,即溶胀现象。对于晒干、晾干的食物在烹调前需要先浸泡溶胀后方可使用,而溶胀率是反映干食物实际食用时的质量变化的重要指标。根据食物的状态(鲜、干等)计算食物的溶胀率,再进行食物的质量转换。之后依据食物成分表中所提供的不同状态的食物数据,计算相应食物中各种营养素的含量。

2.食物成分表出版和编辑

食物成分表的编辑和出版是数据应用的重要内容。根据 FAO/INFOODS 的指导建议,一部国家食物成分表至少应包括使用说明、一般营养成分表、其他成分表和附录等几个部分。《中国食物成分表(标准版第 6 版)》包括使用说明、食物样品描述、食物成分表、附录等。食物成分表则包括能量和食物一般营养成分、食物氨基酸含量、食物脂肪酸含量、常见食物碘含量、食物维生素含量和食物中植物化学物含量。

6.4.4　食物成分数据库的应用

根据不同使用者的不同目的,如专业人员、广大消费者等,食物成分数据库被编辑成为不同的版本。其应用范围包括食谱设计、膳食调查、科学研究和教学、公共政策制定、食品加工和营养标签、营养科普教育等领域。

我国最新食物数据库包含了近万种食物或食品,为了提高使用效率和结果准确性,应注意:食物匹配度;鲜或干食物选择;可食部计算;包装食品。预包装食品营养标签标注了该食品主要营养素的含量,但受到保质期的影响,营养标签上的数据信息可能会略高于或低于实测数据。

6.4.5　领域前沿

随着对食物营养的重视,在食物成分表或数据库的基础上开发出了各种实用工具。膳食营养计算软件结合食物消费量、食物成分数据来计算及评价个体或群体一段时间的

膳食平衡状况,并给出相应的膳食指导建议;电子营养天平将食物成分数据与电子秤等设备相连,通过食材称重,将质量信息与食物成分数据库对接实现自动计算、数据累积等功能,有助于精准记录和评估一个家庭或集体膳食配制状况;将食物成分数据库、食物消费信息、运动信息、体格测量等信息进行融合的健康管理系统等。随着电子技术和通信网络的日益完善,食物成分数据库的应用研发将不断提升。

6.4.6　教学案例(食物成分分析方法研究)

2008 年我国奶制品污染事件:很多食用三鹿集团生产的奶粉的婴儿被发现患有肾结石,随后在其奶粉中被发现化工原料三聚氰胺。经典的凯氏定氮法是通过测定氮的含量去计算蛋白质的含量,被广泛用于食品工业中。通过该事件,让学生了解这种分析方法的缺陷。如何弥补? 可先用三氯乙酸处理样品让蛋白质形成沉淀,测定沉淀中的氮含量来计算蛋白质的真正含量。随后我国又制定了相关产品中非蛋白氮的检测方法,推动了食物成分分析方法的发展。

问答题:

1. 从食物营养价值的角度分析"全谷物是平衡膳食的重要组成部分之一"。
2. 大豆的营养特点。
3. 烹调与加工对水果蔬菜营养价值的影响。
4. 食物成分数据主要应用于哪些领域?
5. 建立食物成分数据库的基本原则。
6. 烹调与加工对谷类营养价值的影响。
7.《黄帝内经·素问》中提到"五谷宜为养,失豆则不良;五畜适为益,过则害非浅;五菜常为充,新鲜绿黄红;五果当为助,力求少而数",试述你对这四句话的理解。
8. 计算题:已知标准人的 RNI 和大豆的营养成分见表 6.1,采用营养质量指数对大豆营养价值进行评价。

表 6.1　大豆的营养成分

能量及营养素	能量/kcal	蛋白质/g	硫胺素/mg	核黄素/mg	钙/mg	铁/mg
含量(100 g)	390	35.0	0.41	0.20	191	8.2
RNI 或 AI	2 249	65	1.4	1.4	800	12

第7章　特殊病理时期人群的营养

7.1　营养与糖尿病

7.1.1　概述

糖尿病(Diabetes Mellitus,DM)是一组由多病因引起的以慢性高血糖为特征的代谢性疾病,是由胰岛素分泌和(或)作用缺陷所引起的。

糖尿病是常见病、多发病,是严重威胁人类健康的世界公共卫生问题。目前在世界范围内,糖尿病患病率、发病率和糖尿病患者数量急剧上升,近几十年来,随着我国经济的高速发展、生活方式西方化和人口老龄化,肥胖率上升,我国糖尿病患病率呈现快速增长趋势。另外,儿童和青少年2型糖尿病的患病率显著增加,目前已成为超重儿童的关键健康问题。

7.1.2　糖尿病的临床分型

糖尿病的分型是依据对糖尿病的临床表现、病理生理及病因的认知建立的综合分型,目前国际上通用 WHO 糖尿病专家委员会提出的分型标准(1999)。

1.1 型糖尿病(T1DM)

胰岛细胞破坏,常导致胰岛素绝对缺乏。

(1)免疫介导型(1A)急性型及缓发型。

(2)特发性(1B)无自身免疫证据。

2.2 型糖尿病(T2DM)

从以胰岛素抵抗为主伴胰岛素进行性分泌不足到以胰岛素进行性分泌不足为主伴胰岛素抵抗。

3.其他特殊类型糖尿病

(1)胰岛 β 细胞功能的基因缺陷。

(2)胰岛素作用的基因缺陷。

(3)胰腺外分泌疾病。

(4)内分泌疾病。

(5)药物或化学品所致的糖尿病。

(6)感染。

(7)不常见的免疫介导性糖尿病。

(8)其他与糖尿病相关的遗传综合征。

4. 妊娠糖尿病(GDM)

妊娠糖尿病指妊娠期间发生的不同程度的糖代谢异常。不包括孕前已诊断或已患糖尿病的患者,后者称为糖尿病合并妊娠。

7.1.3　糖尿病的病因与临床表现

1. 病因

糖尿病的病因和发病机制极为复杂,至今未完全阐明。胰岛素由胰岛 β 细胞合成和分泌,经血循环到达体内各组织器官的靶细胞,与特异受体结合并引发细胞内物质代谢效应,该过程有任何一个环节发生异常均可导致糖尿病。

不论其病因如何,糖尿病都会经历几个阶段:患者已存在糖尿病相关的病理生理改变(如自身免疫抗体阳性、胰岛素抵抗、胰岛 β 细胞功能缺陷)相当长时间,但糖耐量仍正常。伴随病情进展首先出现糖调节受损(IGR),包括空腹血糖调节受损(IFG)和糖耐量减低(IGT),两者可分别或同时存在。IGR 代表了正常葡萄糖稳态和糖尿病高血糖之间的中间代谢状态,最后进展至糖尿病。

2. 临床表现

(1)基本临床表现。

①代谢紊乱症状群。血糖升高后因渗透性利尿引起多尿,继而口渴多饮;外周组织对葡萄糖利用障碍,脂肪分解增多,蛋白质代谢不平衡,渐见乏力、消瘦,儿童生长发育受阻;患者常有易饥、多食。故糖尿病的临床表现常被描述为"三多一少",即多尿、多饮、多食和体重减轻。

②并发病和(或)伴发病。

(2)常见类型糖尿病的临床特点。

①T1DM。免疫介导性 T1DM(1A 型):诊断时临床表现变化很大,可以是轻度非特异性症状、典型"三多一少"症状或昏迷。多数青少年患者起病较急,症状较明显;如未及时诊断治疗,当胰岛素严重缺乏时可出现糖尿病酮症酸中毒。多数 T1DM 患者起病初期都需要胰岛素治疗,使代谢恢复正常,但此后可能有持续数周至数月不等的时间需要的胰岛素剂量很少,这是由于 β 细胞功能得到部分恢复。

特发性 T1DM(1B 型):通常急性起病,β 细胞功能明显减退甚至衰竭,临床上表现为糖病酮症甚至酸中毒,但病程中 β 细胞功能可以好转以至于一段时期无须继续胰岛素治疗。

②T2DM 为一组异质性疾病。T2DM 可发生在任何年龄,但多见于成人,常在 40 岁以后起病;多数起病隐匿,症状相对较轻,半数以上无任何症状;不少患者因慢性并发症、伴发病或仅于健康检查时发现,常有家族遗传史。

③妊娠糖尿病。GDM 通常是在妊娠中、末期出现,一般只轻度无症状性血糖增高。GDM 妇女分娩后血糖一般可恢复正常,但未来发生 T2DM 的风险显著增加,故 GDM 患者应在产后 6~12 周筛查糖尿病,并长期追踪观察。

7.1.4　糖尿病的营养防治

膳食与糖尿病的发生密切相关,糖类、膳食纤维、脂肪、畜肉和含糖饮料等食物及营养素与糖尿病的发生有一定联系。研究显示,精制谷物、小分子单糖摄入过多是糖尿病的危险因素,能够加重胰岛 β 细胞负荷,引起血糖快速升高,增加糖尿病的患病风险;多吃新鲜蔬菜水果是糖尿病的重要保护因素,蔬菜水果中富含膳食纤维,可以延缓食物吸收,降低餐后血糖浓度并改善糖耐量。

1. 营养素

(1)脂肪。

糖尿病患者由于糖代谢异常,体脂分解增加,脂肪代谢紊乱,常伴有血脂异常、脂肪肝等,成为引起糖尿病血管并发症的重要因素。研究表明,饱和脂肪酸过量和反式脂肪酸是 2 型糖尿病发生的危险因素,而单不饱和脂肪酸和多不饱和脂肪酸则可能对调节糖代谢更有利,可改善血脂以及血糖代谢,降低糖尿病与心脑血管疾病的发生率。

(2)蛋白质。

近年来,多数研究认为高蛋白饮食可减少 2 型糖尿病的发病风险,无论是否限制能量,高蛋白组均可降低整体血糖水平。进食蛋白质的种类及形式不同,对机体糖代谢的影响程度也不同。

(3)碳水化合物和膳食纤维。

糖尿病患者应尽量减少或禁食单糖及双糖类食物的摄入,主食以富含淀粉、膳食纤维、维生素和矿物质的杂粮及全谷类食物为主。

(4)维生素。

糖尿病患者三大营养素代谢紊乱会影响维生素的代谢。不建议长期大量补充维生素 E、维生素 C 及胡萝卜素等具有抗氧化作用的制剂。

(5)矿物质。

与糖尿病相关的矿物质包括铬、锌、硒、镁等。

①铬。铬与胰岛素的合成、分泌及其在体内的含量关系密切,人体缺铬会导致糖代谢紊乱,胰岛素靶细胞的敏感性减弱、胰岛素受体数目减少、亲和力降低。

②锌。锌在糖的分解代谢中,直接参与糖的氧化供能。锌还能调节胰岛素及其受体的水平,在维持受体磷酸化和去磷酸化水平及胰岛素传导方面发挥重要的作用。

③硒。血硒水平异常与糖代谢及脂质代谢紊乱密切相关,糖尿病患者血液中硒浓度明显低于正常人,这会引起自由基清除受阻,胰腺萎缩变形乃至坏死,胰腺细胞功能发生障碍。硒还具有降低血糖和调节胰岛素介导的生理过程等类胰岛素作用。

④镁。镁是碳水化合物代谢酶的辅助因子,在维持葡萄糖稳态、胰岛素作用发挥着重要作用。镁补充剂有利于胰岛素的释放以及胰岛素介导的葡萄糖控制。

2. 饮食原则

糖尿病高危人群应改变传统膳食模式,减少总脂肪酸和饱和脂肪酸摄入,减少精制碳水化合物、增加膳食纤维等,利于血糖、血压、血脂调控,预防心脑血管疾病的风险。

(1)少量多餐。

少量多餐是糖尿病患者饮食疗法中采用的重要方式之一,具有明显降低餐后血糖浓度的作用。不同餐次分配的降糖效果不同,有研究显示,四餐分配较三餐分配的降糖效果好,可能原因是四餐较三餐间隔时间短,每餐进食能量少,可分散每次营养物质的消化吸收和负荷,每餐吸收入血的葡萄糖量减少,使餐后血糖峰值降低。

（2）主食定时定量,粗细搭配。

饮食中需注意,保持碳水化合物摄入的一致性,即每日进餐时间和碳水化合物摄入量保持一致,以避免血糖不稳定及低血糖。全谷物和杂豆类较精制谷物含有更多的膳食纤维、B族维生素、植物化学物,升糖指数较低,有助于增加饱腹感,降低糖尿病患者的餐后血糖升高,并增加胰岛素的敏感性,有利于控制体重,宜占主食摄入量的1/3。

（3）常吃鱼、禽、奶、豆,适量畜肉,减少肥肉。

过多脂肪和过多能量摄入导致的超重肥胖,可以引起不同程度的胰岛素抵抗和糖耐量损害。常吃鱼肉,推荐每周吃鱼2~4次。每天蛋类和禽、畜肉类适量,尽量选择瘦肉;鸡蛋不超过一只;大豆包括黄豆、黑豆、青豆,大豆及坚果类每日30~50 g。少吃加工肉类,如烟熏、烘焙、腌制等。

（4）多吃蔬菜,水果适量,种类、颜色要多样。

多吃新鲜蔬菜水果是糖尿病的重要保护因素,蔬菜水果中富含膳食纤维,可以延缓食物吸收,降低餐后血糖浓度并改善糖耐量。水果每日250 g左右,以血糖生成指数（GI）低于55（含）以下的水果为宜。升糖指数较高的水果,每次食用水果数量不宜过多。

7.1.5　领域前沿

1. 热点话题

（1）医学营养治疗在改善结果方面的效果。

根据报告,对比应用现已上市的药物治疗2型糖尿病的预期效果,医学营养治疗降低糖化血红蛋白的效果显示等效或略优效。强有力的证据支持注册营养师提供的医学营养治疗干预措施对改善糖化血红蛋白的有效性,持续医学营养治疗的支持有助于维持血糖改善。生活方式干预及医学营养治疗在预防和管理糖尿病方面的成本效益已在多项研究中得到证实。作为糖尿病护理多学科方法的一部分,美国医学科学院建议在医生转诊时由注册营养师提供的个体化医学营养治疗。糖尿病医学营养治疗是医疗保险的承保范围,由于其可以改善结果（如降低糖化血红蛋白和节省成本）也应该由保险和其他付款人充分报销,或捆绑在不断发展的基于价值的护理和支付模式中。

（2）糖尿病患者与普通人群的常量营养素需求是否不同。

尽管许多研究尝试确定糖尿病患者饮食计划中常量营养素的最佳组合,但一项系统综述发现,没有适用的理想组合,常量营养素的比例应因人而异。据观察,糖尿病患者平均摄入的宏量营养素比例与普通大众大致相同:45%的热量来自碳水化合物,36%~40%的热量来自脂肪,其余的来自蛋白质。无论宏量营养素的组合如何,总能量摄入应该是适当的,以达到体重管理的目标。此外,常量营养成分的个体化将取决于个人的状态,包括代谢目标（血糖、血脂等）、体育活动、食物偏好和可用性。

（3）糖尿病患者与普通人群对碳水化合物的需求是否不同。

碳水化合物是主要影响餐后血糖的一种化合物。不同比例的糖、淀粉和纤维的碳水化合物食物对血糖反应有很大的影响,会导致血糖浓度的长期上升和缓慢下降,也会导致血糖浓度迅速上升后迅速下降。应将所选碳水化合物食物作为健康饮食的一部分,这些食物富含膳食纤维、维生素和矿物质,添加糖、脂肪和钠的含量较低,个性化的饮食计划,包括最佳营养所需的所有成分。人体最佳健康所需的碳水化合物摄入量是未知的,虽然对于没有糖尿病的成年人(19 岁及以上),建议饮食中碳水化合物的供过于求,而且部分取决于大脑对葡萄糖的需求,但这种能量需求应该通过身体的新陈代谢过程来满足,其中包括糖原分解、糖异生和(或)在饮食中碳水化合物摄入量很低的情况下的生酮作用。

(4)特定的饮食模式控制糖尿病前期和预防 2 型糖尿病的证据。

关于预防糖尿病前期或 2 型糖尿病的饮食模式,目前最有力的研究是地中海式、低脂或低碳水化合物饮食计划。一项大型的随机对照试验比较了地中海式饮食模式和低脂饮食模式在预防 2 型糖尿病发病方面的作用,地中海式饮食模式导致相对风险降低 30%。流行病学研究表明地中海式饮食、素食和防止高血压的饮食模式与较低的 2 型糖尿病风险有关,而对低碳水化合物饮食模式没有影响。大量多中心的 2 型糖尿病预防随机对照试验使用低脂肪饮食计划来实现减肥和改善糖耐量,一些试验表明降低了糖尿病的发病率。鉴于证据有限,目前还不清楚哪种饮食模式是最佳的。

2. 未来的科学问题

考虑到多种饮食因素影响血糖管理和心血管疾病且综合因素的影响可能很大,因此评估营养证据非常复杂。根据对证据的回顾,需要进一步对 1 型糖尿病、2 型糖尿病和糖尿病患者前期的营养和饮食模式进行研究。未来的研究方向应涉及:

①不同饮食模式相互影响,补充建议(如减压、锻炼身体或戒烟)。

②减肥对其他结果的影响(哪些饮食计划仅对减肥有益,哪些饮食计划无论体重是否存在变化都可以显示出益处)。

③文化或个人偏好、社会经济地位等其他因素对饮食计划及其有效性的影响一致性。

④需要增加研究的时间和规模,以便更好地了解对临床相关结果的长期影响。

⑤为不同的种族/民族和社会经济群体量身定制医学营养治疗和自我管理教育与支持。

⑥成本效益研究,将进一步支持第三方支付机构的覆盖范围,或将服务捆绑成基于价值的护理和支付模式。

7.1.6　教学案例

大连医科大学张博雄等针对我国台湾地区 114 例初诊 2 型糖尿病的患者进行营养加运动治疗,并进行疗效分析。研究随机分成对照组与营养加运动组,每组人数各占一半,均为 57 人,两组病例试验前记录的性别、年龄等资料,各项理化指标和进行试验治疗中的能量膳食构成具有可比性。

营养加运动组患者每天进行 1 次规定的体育锻炼,每次锻炼 30 min,日常饮食由专业的营养师针对糖尿病患者制定。对照组仅采用营养师制定的糖尿病患者专用饮食,遵循以往的生活规律及习惯。6 个月后,比较治疗前后两组病例各指标的改变,包括糖化血红蛋白、空腹血糖、餐后 2 h 血糖、总胆固醇、血尿酸和三酰甘油以及肝功、血压等,通过统计比较分析以判断营养加运动治疗是否具有临床效果。

结果显示治疗随访 6 个月后,两组患者血尿酸和 BMI 指数与治疗前比较无明显差异($P>0.05$),但糖化血红蛋白和空腹血糖及餐后 2 h 血糖、总胆固醇和三酰甘油值均较治疗前显著改善,但仅采用营养治疗的对照组改善不如采用营养加运动治疗的试验组明显,两组经比较,可看出差异具有统计学意义($P<0.05$)。其中,反映血糖控制情况的糖化血红蛋白、餐后 2 h 血糖、空腹血糖三个指标在营养加运动组达到理想控制的病例分别占40.35%(23 例)、33.33%(19 例)和 43.85%(25 例),对照组分别为 15.79%(9 例)、14.04%(8 例)和 24.56%(14 例),在对血糖控制上,营养加运动的试验组优于仅营养治疗的对照组($P<0.05$);在血脂的调控效果上,营养加运动组的总胆固醇和三酰甘油达到理想控制的病例数分别占组内的 57.89%(33 例)和 25.56%(14 例),对照组为 33.33%(19 例)和 7.01%(4 例),仅采用营养治疗对血脂的控制效果不如营养加运动治疗($P<0.05$);应用不同治疗方法的两组在血压控制上并无明显差异($P>0.05$)。在治疗达标率方面对照组血糖达标率为 43.9%,营养加运动组为 63.2%,运动组明显高于对照组,两组相比差异有统计学意义($P<0.05$);营养加运动组血脂达标率为 64.9%,明显高于对照组 35.1%,两组比较差异有统计学意义($P<0.05$);治疗后全部达标率营养加运动组为 29.8%,对照组为 13.4%,营养加运动组达标率更高,与对照组比较差异有统计学意义($P<0.05$)。

综上所述,营养加运动治疗能使糖尿病患者糖化血红蛋白、餐后 2 h 血糖、空腹血糖、总胆固醇和三酰甘油得到显著改善,在应用常规药物治疗的基础上配合营养加运动治疗能进一步加强对血脂、血糖的控制,这对于临床上提高糖尿病的治疗达标率起到了积极的作用。

7.2　营养与超重肥胖

7.2.1　概述

肥胖症(Obesity,OB)指体内脂肪堆积过多和(或)分布异常、体重增加,是遗传因素、环境因素等多种因素相互作用所引起的慢性代谢性疾病。超重和肥胖症在全球流行,已成为严峻的公共卫生危机之一。肥胖症作为代谢综合征的主要组分之一,与多种疾病如2 型糖尿病、血脂异常、高血压、冠心病、卒中、肿瘤等密切相关。肥胖症及其相关疾病可损害患者身心健康,使生活质量下降,预期寿命缩短。肥胖可作为某些疾病的临床表现之一,称为继发性肥胖症,约占肥胖症的 1%。

7.2.2　超重肥胖的病因

脂肪的积聚是由于摄入的能量超过消耗的能量,即多食或消耗减少,或两者兼有,均可引起肥胖,但这一能量平衡紊乱的原因尚未阐明,肥胖者这些因素与正常人的微小差距在统计学上未能显示,但长期持久下去则可能使脂肪逐渐积蓄而形成肥胖症。

肥胖症有家族聚集倾向,但遗传基础未明。某些肥胖症遗传因素在发病上占主要地位,如一些经典的遗传综合征、Laurence-Moon-Biedl 综合征和 Prader-Willi 综合征等,均表现为肥胖。近来又发现了数种单基因突变引起的人类肥胖症,但这极为罕见,环境因素变化是近年来肥胖症患病率增加的主要原因。

遗传和环境因素如何引起脂肪积聚尚未明确,较为普遍被接受的是"节俭基因假说"。节俭基因是指参与的各个基因的基因型组合,能使人类在食物短缺的情况下有效利用能源而生存下来,但在食物供应极为丰富的条件下引起(腹型)肥胖和胰岛素抵抗。

潜在的节俭基因包括 $PPAR\gamma$ 基因等,这些基因异常对肥胖的影响尚未明确。

7.2.3　膳食与超重肥胖防治

膳食营养因素在肥胖发生的过程中发挥了非常重要的作用,与肥胖相关的膳食因素主要包括营养素摄入和食物摄入两方面。饮食行为与情绪和社会认知密切相关,合理膳食需要自我调控。焦虑、抑郁等精神心理症状是肥胖的重要诱因,不仅影响食物的摄入量,还会影响食物的选择。

1. 营养素

(1)碳水化合物。

近年来研究发现,伴随脂肪供能比的降低和碳水化合物供能比的上升,肥胖的发生率也在增加。碳水化合物的摄入增加能够快速升高血糖水平并刺激人体产生胰岛素,促使人体发生腹型肥胖。膳食纤维具有减少体内脂肪,预防和治疗肥胖的作用。膳食纤维能较好地保留肠道内水分,同时刺激肠道蠕动,增加排便次数,有效预防和改善便秘,从而降低肥胖的发生风险。膳食纤维还可以增加食物黏性,对消化酶形成一种机械屏障,减少胃排空时间,增加饱腹感,减少食物摄入量。膳食纤维可抑制有助于脂肪吸收的脂肪酶的活性,阻止脂肪的吸收。除此之外,膳食纤维还可通过抗炎、调节肠道菌群等方式预防和治疗肥胖。

(2)脂肪。

膳食中动物脂肪摄入量增加是导致近年来各国肥胖率不断升高的因素之一,主要原因是脂肪能够提高食物的能量密度,容易导致能量摄入过多。另外,膳食脂肪有更高的利用效率,摄入人体的脂肪更容易储存在脂肪细胞中,增加人体体重。

2. 食物

食物、膳食结构与肥胖的研究多采用大规模人群队列研究的方法,具有一定代表性。

(1)粮谷薯类。

全谷物比精致谷物有助于维持正常体重,减少体重增长。精制谷物或不吃全谷物可引起皮下脂肪和内脏脂肪增长。这可能与膳食纤维摄入增加、总脂肪和饱和脂肪摄入下降有关。

(2)动物性食物。

动物性食物中脂类以饱和脂肪酸为主,过多摄入可能增加肥胖的发病风险。研究显示每天摄入 250 g 畜肉的人群每年体重增加 422 g,5 年后体重增加 2 kg 以上。

(3)豆类。

摄入低脂和高大豆蛋白食物可以改善肥胖和超重人群的体重。大豆异黄酮的摄入能减轻绝经后女性的体重。同时,研究发现大豆纤维的摄入能改善超重和肥胖人群的体重。

3. 饮食原则

肥胖防控的饮食原则是使患者的能量代谢处于负平衡状态,一方面能量摄入降低,另一方面能量消耗增加。应遵循平衡膳食、食物多样的原则,确定合适的能量摄入量,保证各种营养素的合理摄入量与适宜的分配比例,同时兼顾个体化,采用合理的膳食模式,纠正不健康的饮食行为,降低减重对机体造成的不良影响,减少机体的脂肪含量。

（1）总能量的控制。

肥胖的营养控制措施首先是控制总能量的摄入，即饮食供给的能量必须低于机体实际消耗的能量，在机体造成能量的负平衡，直至体重恢复到正常水平。

对轻度肥胖的成年患者，一般在正常供给量基础上按每天少供给能量 523~1 046 kJ 的标准来确定其一日三餐饮食的供能量。而对中度以上的成年肥胖者，每天以减少能量 2.30~4.60 MJ 为宜。一般认为，在 6 个月内将体重降低 5%~15% 是可行且有利于维持健康状态的减重目标，对于重度肥胖者来说，体重在 6 个月内可降低 20%。

（2）三餐分配及安排。

肥胖者的三餐分配应遵循平衡膳食原则，在控制总能量摄入的基础上，保证蛋白质、必须脂肪酸、矿物质、维生素和膳食纤维等营养素的合理摄入量与适宜的分配比例。

建议多摄入优质蛋白和含不饱和脂肪酸的油脂和食物；碳水化合物应选择全谷物，严格限制糖、巧克力、含糖饮料及零食的摄入。新鲜的蔬菜和水果含能量低，营养丰富且饱腹感明显，不仅有助于减肥，还能改善代谢紊乱。每天膳食纤维的供给量在 25~30 g 为宜。

三餐的食物能量分配可参照早餐 27%、午餐 49%、晚餐 24%。在分配一日三餐比例时，应体现出两条：一是将动物性蛋白和脂肪含量多的食品尽量安排在早餐和午餐吃，晚上以清淡为主，含糖量低且利于消化；二是三餐量的比例午餐>早餐>晚餐。

食物的烹调方法宜采用蒸、煮、炖、氽等，忌用油煎、炸的方法，煎炸食物含脂肪较多，并刺激食欲，因此不利于减肥治疗。

7.2.4　减脂手术人群营养

减脂手术中最经典的四种手术方式有：腹腔胃旁路术（LRYGB）、腹腔镜袖状胃切除术（LSG）、胆胰分浪—十二指肠转位术（BPD-DS）、腹腔镜可调节胃绑带术（LAGB）。手术只是减重的第一步，减脂术后管理及随访是维持手术效果、降低并发症的有力保障，需要形成新的饮食习惯来促进并维持代谢的改善，并针对出现的问题及时分析原因，调整下一阶段的干预方案。具体营养管理措施如下。

1. 营养素

（1）蛋白质。

减脂手术造成的消化道重建后吸收面积减少、吸收时间缩短等是导致蛋白质消化吸收不良的机械性因素，同时伴随的胰酶、胃蛋白酶等消化液分泌减少是导致机体消化吸收能力减低的化学性因素，此外，术后频发的恶心、呕吐也是蛋白质营养缺乏的危险因素。长时间不补充蛋白质则会出现肌肉无力、皮肤改变、头发及指甲脱落、水肿等表现。对于少数严重低蛋白血症相关的营养不良，可能需要人工营养支持。

（2）碳水化合物。

术后淀粉多糖不容易被消化，由于小肠部分切除造成吸收面积的减少等都会造成糖吸收效率降低。

（3）微量元素及维生素。

在术后 3 个月内全部维生素与微量元素以口服咀嚼或液体形式给予，术后补充每日必需量的 2 倍,并额外补充适量的铁、枸橼酸钙、维生素 D 及维生素 B_{12}。BPD-DS 的患者术后还应补充脂溶性维生素,包括维生素 A、维生素 D、维生素 E 及维生素 K。

2. 饮食原则

(1)饮食进展及进食速度。

①饮食进展应采用渐进式阶段饮食,依序如下:少量进水(术后第一天)→清流质(术后 1 周)→流质(术后 2~3 周)→软食(术后 3~12 周)→固体食物(术后 12 周后),维持低能量均衡饮食。

②进食速度宜放慢,每餐时间为 30 min。

③避免过度饮食,少量多餐、细嚼慢咽(咀嚼至少 25 下),以预防胃出口阻塞、呕吐等情况的发生。

(2)其他注意事项。

①食物及饮料的选择会影响体重,尽管进食液态食物的量少,但若为高热量食物,体重减轻仍不理想;反之,若摄取极低热量液态食物,而蛋白质食物摄取不足,则易影响身体健康,降低免疫力,容易有脱发等现象发生。

②若喝牛奶有乳糖不耐症者,可使用不含乳糖的商业配方。

7.2.5　领域前沿

1. 热点话题

近十年来,全球超重、肥胖的患病率以惊人的速度增长,并呈现快速蔓延趋势。中国营养学会临床营养分会、中华医学会糖尿病学分会,中华医学会肠外肠内营养学分会、中国医师协会营养医师专业委员会共同协作撰写了《中国超重、肥胖医学营养治疗指南(2021)》以预防、控制和管理超重及肥胖。

(1)低碳水化合物饮食(LCDs)对减重的作用,是否可以长期应用 LCDs 模式,超重/肥胖的 T2DM 患者是否可以采用 LCDs 改善血糖控制,LCDs 是否适用于儿童和青少年超重/肥胖者减重。

大量临床研究数据表明,短中期低碳水化合物饮食干预有利于体重控制、改善代谢;但其长期的安全性和有效性仍待进一步研究;超重/肥胖的 T2DM 患者在短中期采用 LCDs 有利于血糖控制;不推荐儿童和青少年以减重为目的执行长期 LCDs。可在临床营养师严格指导下短期进行,应定期检测血清微量营养素水平,适当补充膳食纤维和微量营养素。

(2)超重、肥胖者采用间歇性能量限制(IER)干预对减重和脂代谢的影响,对超重或肥胖者的糖代谢的影响。

与常规饮食相比,IER 干预可以减轻超重/肥胖者的体重,改善脂代谢指标;在非糖尿病的超重/肥胖者中,IER 可改善其胰岛素抵抗水平,提高胰岛素敏感性,但对血糖的影响尚不明确;与常规饮食相比,IER 对健康人群减重是安全的。与间歇性能量限制(CER)相比,IER 对糖尿病患者也是相对安全的,但需关注降糖药物的调整。

(3)低血糖指数(GI)饮食模式的益处,低 GI 饮食和减重的关系。

低血糖指数食物具有低能量、高膳食纤维的特性,可使胃肠道容受性舒张,增加饱腹感,有利于降低总能量摄入。低 GI 饮食可降低餐后血糖峰值,减少血糖波动、胰岛素分泌的速度和数量,从而降低餐后血糖和胰岛素应答,促进脂肪酸合成和储存,阻止脂肪动员和分解,降低游离脂肪酸水平和拮抗激素的反应,增加胰岛素敏感性;限制总能量的低 GI 饮食可减轻肥胖者体重,且短期应用的减重效果优于高 GI 饮食。

(4)代餐食品减重如何保证营养充足、安全性。

代餐食品是为满足成人控制体重期间一餐或两餐的营养需要,代替部分膳食,专门加工配制而成的一种控制能量食品。中国营养学会发布的首个《代餐食品》团体标准,对于代餐食品的原料、感官、营养成分、标签、名称等做出了明确要求。然而,由于代餐食品长期应用的有效性并不确定,许多指南并未提及或不建议将代餐食品用于超重、肥胖者的日常管理;应选择符合标准的代餐食品,结合复合维生素和矿物质补充剂保证减重期间营养充足;短期应用代餐食品减重是安全的,严重不良反应少,耐受性较好,但长期安全性仍待进一步研究。

2. 未来的科学问题

(1)特殊部分人群(围孕期女性、重度肥胖者、老年肥胖者、肌肉衰减综合征患者、多囊卵巢综合征患者等)的医学营养减重的临床证据等级较低。

(2)心理治疗与医学营养减重的相关性。

(3)精准营养与医学减重的相关性。

(4)医学营养减重后的体重维持的方式。

7.2.6　教学案例

上海交通大学瞿蕾等在上海市招募 282 名成年健康素食者及同性别同年龄的 282 名非素食者作为对照者,研究其膳食营养状况及其与肥胖代谢指标的相关性。控制年龄、学历、吸烟、饮酒、锻炼时间等混杂因素后,研究发现素食人群超重肥胖率低于非素食人群,肥胖相关的血脂、血糖及血尿酸水平也更低。素食人群能量、蛋白质摄入量及供能比适宜,维生素 C、维生素 E、锌和铁的摄入充足,但是维生素 B_1、维生素 B_2、钙和硒摄入不足,其中硒的缺乏尤为严重。同时,无论全身性肥胖还是中心性肥胖,谷薯杂豆类、豆制品、蔬菜摄入增加是保护因素,肉类摄入增加则是危险因素。

7.3　营养与心脑血管疾病

7.3.1　概述

心脑血管疾病是两类疾病的总称,分为心血管疾病和脑血管疾病。心血管疾病以冠心病为主,由于供应心肌血液的冠状动脉发生粥样硬化,动脉血管变窄,心肌供血不足;表现为隐形心脏病、心绞痛、心肌梗死、心肌硬化和心源性猝死等多种形式。脑血管疾病指脑血管破裂出血或血栓形成引起的以脑部出血性或缺血性损伤症状为主要临床表现的一组疾病。

7.3.2　膳食、营养与心脑血管疾病的发生

心脑血管疾病具有"四高一多"(发病率高、致残率高、死亡率高、复发率高、并发症多)的特点。心脑血管疾病的危险因素主要包括不合理的膳食营养、身体活动减少、吸烟、环境污染、高血压、血脂异常、糖尿病、超重和肥胖、凝血功能异常、高同型半胱氨酸血症等。其中,不合理的膳食营养是最重要的危险因素。

1. 脂肪和脂肪酸

血脂水平受膳食总脂肪和饱和脂肪酸影响明显。研究显示,膳食脂肪提供的能量增加 5%,人群血清胆固醇水平升高 10%。除了脂类摄入的总量外,脂肪酸的饱和程度与碳链的长短不同,对血脂的影响也不同。长期以来,大多数研究认为脂肪酸摄入超过总能量的 30% 促进动脉粥样硬化斑块的形成。有研究发现饱和脂肪酸在升高 LDL-C 的同时,也升高 HDL-C,降低富含 TG 的脂蛋白,并可降低心血管独立危险因素。

2. 胆固醇

膳食胆固醇摄入增加,会升高血脂异常的发病风险。膳食胆固醇摄入量 ≥300 mg/d 的人群发生高胆固醇血症的危险性明显增高。中国营养与健康调查显示,我国居民胆固醇的摄入量从 1991 年的 165.8 mg/d 上升到 2011 年的 266.3 mg/d。20 年间增加了 60%,与此同时,高 TC 检出率大幅增加。

3. 碳水化合物

近年来有很多试验性研究表明,碳水化合物的摄入量与心血管疾病包括冠心病、高血脂存在关联。有研究报道高碳水化合物的摄入会增加心血管疾病的患病风险。

4. 钠

高钠、低钾膳食是我国人群重要的高血压、脑卒中发病危险因素。膳食钠的摄入量与人群高血压的患病率密切相关,当过多摄入钠离子和氯离子增多时,细胞内外渗透压的改变,引起细胞外液增多,细胞间液和血容量增加,同时回心血量、心室充盈量和输出量均增加,可使血压升高。除提高血容量外,高钠摄入还可以提高交感神经兴奋性而提高排出量和外周血管阻力。

7.3.3　高脂血症的营养防治

1. 营养素

(1)脂肪和脂肪酸。

膳食中饱和脂肪酸含量增加,而单不饱和或多不饱和脂肪酸,特别是 ω-3 多不饱和脂肪酸摄入降低,会导致血浆 TC 升高。

(2)膳食纤维。

膳食纤维作为人体不可代谢的一类重要物质,通过促进脂质排泄、吸附脂类物质等,可降低血清 TC、LDL-C 水平。可溶性膳食纤维比不溶性膳食纤维的作用更强。

(3)矿物质。

镁对心血管系统有保护作用,具有降低胆固醇、降低冠状动脉张力、增加冠状动脉血

流量等作用。流行病学研究表明,水质的硬度与冠心病的发病率和死亡率呈负相关,而水质的硬度与钙、镁、锌等含量有关。

(4)维生素。

目前认为对血脂代谢有影响的维生素主要是维生素 C 和维生素 E。维生素 C 对血脂的影响可能通过促进胆固醇降解或增加脂蛋白酶活性,从而降低血清 TC 水平,加速血清 VLDL-C、TG 降解。维生素 E 是脂溶性抗氧化剂,可抑制细胞膜脂质过氧化反应,增加 LDL-C 的抗氧化能力。

2. 食物

(1)蔬菜和水果。

蔬菜和水果中的膳食纤维可以吸附脂肪、胆固醇和胆汁酸,使其在肠道的吸收率下降,起到降血脂的作用。此外,维生素 C 和维生素 E 可以降低 TC 浓度,减少 LDL-C 的氧化。

(2)全谷类。

全谷类食物同样富含膳食纤维和矿物质等营养物质,摄入增加可改善血脂。此外,全谷类食物可促进肠道产生短链脂肪酸的菌群丰度增高,通过改善肠道菌群来调节血脂。

(3)肉类。

研究认为,红肉类富含饱和脂肪酸和胆固醇,过量摄入会增加血脂异常的风险。采用鸡肉、鱼肉作为蛋白质来源,均能降低 TC 和 LDL-C 水平。

(4)含糖饮料。

大量研究认为,含糖饮料通过提供过多能量可引起血脂异常和血压升高,这一现象在儿童、青少年中尤为突出。

3. 饮食原则

(1)减少脂肪的摄入。

膳食脂肪是影响血脂最重要的营养因素,脂肪摄入不应超过总能量的 20%～30%。膳食中反式脂肪酸提供的能量应小于每日摄入总能量的 1%。优先选择富含 ω-3 多不饱和脂肪酸的食物,避免摄入高脂肪食品。

(2)每日摄入胆固醇小于 300 mg/d。

《中国血脂异常防治指南》仍沿用不超过 300 mg/d 的建议,依此推荐每天可摄入一个全蛋(胆固醇含量为 141～234 mg),并减少动物内脏的摄入。

(3)选择使用富含膳食纤维和低血糖生成指数的碳水化合物。

每日饮食应包含 35～45 g 膳食纤维(其中 7～13 g 为水溶性膳食纤维)。碳水化合物摄入以全谷物为主。限制含糖饮料和高糖食品的摄入。

(4)多摄入蔬菜水果等。

提倡多摄入水果、蔬菜,这类食物富含钾、镁、维生素、膳食纤维、抗氧化物质、植物化学物。鼓励多摄入豆类和坚果等食物,这类食物不饱和脂肪酸含量高,而饱和脂肪酸含量低。

(5)饮食模式。

地中海膳食和 DASH 膳食模式具有改善血脂异常的作用,建议按照这两个膳食模式,增加蔬菜、水果、全谷类、豆类、坚果类食物和橄榄油的摄入,每周至少摄入 2 次海产品

（鱼、虾、蟹、贝类），适量摄入禽肉、乳制品和红酒；烹饪时用植物油来代替动物油，提倡用橄榄油和茶油；食物的加工程度尽可能低，烹饪时应避免煎、炸、烤等方法。

7.3.4 冠心病的营养防治

1. 营养素

（1）脂肪酸。

单不饱和脂肪酸可改善血胆固醇水平，膳食中缺乏单不饱和脂肪酸增加了动脉粥样硬化的风险。多不饱和脂肪酸尤其是 ω-6 和 ω-3 系列多不饱和脂肪酸在影响动脉粥样硬化方面具有重要的作用。ω-6 系列的 PUFA 能够提高 LDL 受体活性，降低 LDL-C 和 HDL-C，ω-3 系列 PUFA 可抑制肝内脂类的合成。

（2）膳食纤维。

膳食纤维摄入量与心血管疾病的风险呈负相关。膳食纤维具有调节血脂的作用，可降低血清 TC 和 LDL-C 水平。

（3）维生素。

目前很多流行病学研究发现，血液维生素 D 水平与心血管疾病风险包括冠心病成反比，提示维生素 D 是冠心病的保护因素。

2. 饮食原则

高血压和血脂异常是冠心病的重要危险因素，两者的膳食防治措施适用于冠心病的膳食营养防治。动脉粥样硬化或动脉粥样硬化冠心病的防治原则是在平衡膳食的基础上，控制总能量和总脂肪，限制饱和脂肪酸和胆固醇，保证充足的膳食纤维和多种维生素，保证适量的矿物质和抗氧化营养素。

7.3.5 高血压的营养防治

膳食与高血压的发生密切相关，合理的膳食模式可降低人群高血压、心血管疾病的发病风险。饮食以水果、蔬菜、低脂奶制品、富含食用纤维的全谷物、植物来源的蛋白质为主，减少饱和脂肪和胆固醇摄入。

1. 营养素

（1）钾。

流行病学研究表明，单独的膳食钾量和钠/钾比值都与血压相关联，个体的钾摄入量与血压之间呈显著负相关，这一关系在高盐膳食者中更为明显。

（2）钙。

钙吸收减少是高血压的发病原因之一，原发性高血压患者中血清总钙含量明显低于正常血压人群，维持足够的高钙摄入可抵抗高钠的有害作用。增加饮食钙摄入量可以降低高钠饮食及有高血压家族史人群患高血压的风险。

（3）镁。

镁是人体的基本元素，很多基础研究表明镁可能在血压调节中具有重要的作用，研究人员也一直在探索镁在预防高血压中的潜在价值，但目前临床研究结果存在争议，尚无定论。

（4）脂肪酸。

动物和人群的研究都证明 n-3 和 n-6 多不饱和脂肪酸具有调节血压的作用。在高血压动物试验模型中，亚油酸（n-6 多不饱和脂肪酸）和鱼油（富含 EPA 和 DHA，n-3 多不饱和脂肪酸）都能减少原发性高血压的发生。

2. 食物

《中国高血压防治指南（2018 年修订版）》中建议高血压患者和有进展为高血压风险的正常血压者，膳食以水果、蔬菜、低脂奶制品、富含膳食纤维的全谷物、植物来源的蛋白质为主，减少饱和脂肪和胆固醇摄入，增加蔬菜和水果的摄入量能显著降低高血压的发病率。

（1）水果和蔬菜。

增加水果和蔬菜的摄入能明显改善动脉血管舒张功能，这主要是由于水果和蔬菜富含钾、镁、钙等矿物质和膳食纤维、抗氧化物质等。膳食中钾主要来源于蔬菜、水果和豆类。

（2）牛奶。

大量横断面调查和前瞻性流行病学研究证明多喝牛奶可以降低血压。相比乳制品摄入量低的人群，多喝牛奶，无论是全脂乳制品还是低脂乳制品，均可将高血压发生风险降低 36%~54%。牛奶降低血压的作用可能源于其富含酪蛋白、多肽、钙、钾和镁。

（3）含糖饮料。

糖是促使高血压发生的主要原因。过多摄入糖会使机体胰岛素分泌负荷增加，导致胰岛素抵抗，增加高血压的发病风险。此外，含糖饮料的饱腹感较弱，增加能量的摄入，导致体重增加和肥胖，从而促进高血压发生。

3. 饮食原则

（1）限制钠盐摄入量。

限制钠盐摄入成为膳食营养防治高血压的一项重要措施。我国开展的减盐研究结果表明，平均每日食盐摄入量每减少 1 g，收缩压下降 0.58 mmHg，舒张压下降 0.3 mmHg。还有研究指出，将人群钠的摄入量降低至 50~100 mmol/d，将有效地降低总人口心血管疾病的发病率。

（2）增加钾和镁的摄入。

中国营养学会提出健康成年人钾预防非传染性疾病的建议摄入量为 3 600 mg/d。含钾食物种类很多，其中蔬菜和水果是最好的来源。每 100 g 中含钾量超过 800 mg 的食物有赤豆、杏干、蚕豆、扁豆、冬菇、竹笋、紫菜等。富含镁的食物有各种干豆、鲜豆、蘑菇、桂圆和豆芽等。

（3）限制脂肪的摄入。

脂肪摄入不应超过总能量的 30%。每日摄入烹调油为 25~30 g。优先选择富含 n-3 多不饱和脂肪酸的食物（如深海鱼、植物油）。

（4）限制含糖饮料和高糖食品。

建议每天摄入食物中糖提供的能量不超过总能量的 10%，最好不超过总能量的 5%，即成年人每天添加糖摄入量应控制在 25~50 g/2 000 kcal 以内。对儿童和青少年来说，含糖饮料和高糖食品是添加糖的主要来源,建议不喝或少喝含糖饮料,不吃或少吃高糖食品。

7.3.6　营养与脑卒中的营养防治

膳食中的脂肪,尤其是一些特定的脂肪成分,可以通过血脂、血栓形成、血压、动脉功能和炎症等途径影响患脑卒中的风险。因此,应控制饮食中饱和脂肪酸的摄入量。水果和蔬菜中含有丰富的钾、膳食纤维、维生素和植物化学物,对脑卒中具有明显的保护作用。

1. 营养素

(1)蛋白质。

推荐蛋白质摄入量至少为 1 g/(kg·d),存在分解代谢过度的情况下(如有压疮时)应将蛋白摄入量增至 1.2~1.5 g/(kg·d),动物蛋白与植物蛋白比例为 1∶1 左右。

(2)脂肪。

总脂肪能量占一天摄入总能量的比例不超过 30%,对于血脂异常的患者,不超过 25%。饱和脂肪酸能量占一天摄入总能量的比例不超过 7%,反式脂肪酸不超过 1%。n-3 多不饱和脂肪酸摄入量可占总能量的 0.5%~2.0%,n-6 多不饱和脂肪酸摄入量可占总能量的 2.5%~9.0%。

(3)碳水化合物。

在合理控制总能量的基础上,脑卒中患者膳食中碳水化合物应占每日摄入总能量的 50%~65%。

(4)膳食纤维。

膳食纤维每日摄入量为 25~30 g,卧床或合并便秘患者应酌情增加膳食纤维摄入量。

(5)维生素和矿物质。

不建议常规补充单一或多种维生素。但是对于营养不良或有营养不良风险的患者,使用营养补充剂是合理的,尤其是富含维生素 B_6、维生素 B_{12}、维生素 C、叶酸等维生素的食品,预防微量元素的缺乏并降低患者的发病风险。

(6)水。

在温和气候条件下,如无限制液体的临床要求,脑卒中患者每日最少饮水 1 200 mL,对于昏迷的脑卒中患者可经营养管少量多次补充,保持水、电解质平衡。

2. 食物

合理膳食对脑卒中的预防有积极作用。合理膳食可以通过控制脑卒中的多种高危因素,如原发性高血压、肥胖、高脂血症、糖尿病等降低脑卒中风险。国内外流行病学调查显示,食用高钾、高镁、高钙、高膳食纤维、富含不饱和脂肪酸、低饱和脂肪酸的食物对降低血压和低密度脂蛋白有明确效果,也可控制肥胖,降低高脂血症、糖尿病的发病风险,从而降低脑卒中发病风险。

(1)水果蔬菜。

蔬菜水果中含有很多对心脑血管有保护作用的物质,如维生素、矿物质、膳食纤维、生物活性成分。

（2）坚果。

坚果含丰富的蛋白质、脂肪、维生素、矿物质、建议每周可摄入 50 g 左右。优选开心果、大杏仁、白瓜子、核桃等。

（3）油脂。

以植物油为主，不宜吃含油脂过高及油炸类食物，如肥肉、动物油等。

（4）谷类和薯类。

保证粮谷类和薯类食物的摄入量在 200~300 g，可以降低血脂、血压，改善脂质代谢等，降低脑卒中的发病风险。

（5）鱼虾类。

建议每日鱼虾类食物的摄入量在 75~100 g。

（6）蛋类。

对伴有高血压、血脂异常、糖尿病的脑卒中患者，可 2~3 天吃一个鸡蛋。

（7）奶类及奶制品。

每天饮 300 g 或相当量的奶制品，优选低脂肪、脱脂奶及其制品。

3. 饮食原则

减少能量的摄入，控制体重；减少钠盐摄入，降低血压；常吃奶类、豆类及其制品；经常适量吃鱼，富含优质蛋白的食物；多摄入蔬菜水果，获得充足的 B 族维生素，降低血同型半胱氨酸水平；减少脂类和饱和脂肪酸的摄入，增加全谷类食物、坚果和豆类食物的摄入；在人群推行健康的地中海膳食模式，健康的素食膳食模式可有效预防脑卒中发生。

7.3.7 领域前沿

1. 热点话题

（1）心血管疾病营养治疗原则。

医学营养治疗是心血管疾病综合防治的重要措施之一。营养治疗的目标是控制血脂、血压、血糖和体重，降低心血管疾病危险因素的同时，增加保护因素。鼓励内科医生推荐病人咨询临床营养师。对于心衰患者，营养师作为多学科小组（包括医师、心理医师、护士和药剂师）的成员，通过提供医学营养治疗对患者的预后具有积极的影响，对减少住院天数、提高生活质量等有重要作用。

（2）医学营养治疗计划持续时间。

医学营养治疗计划需要 3~6 个月的时间。首先是行为干预，主要是降低饱和脂肪酸和反式脂肪酸的摄入量，即减少肉类食品、油炸油煎食品和糕点摄入；减少膳食钠的摄入量，清淡饮食，增加蔬菜和水果摄入量。其次是给予个体化的营养治疗膳食 6 周。在第 2 次随访时，需要对血脂、血压和血糖的变化进行评估，如有必要，可加强治疗。第 2 次随访时可指导患者学习有关辅助降脂膳食成分（如植物甾醇和膳食纤维）知识，增加膳食中的钾、镁、钙的摄入量，此阶段需对患者的饮食依从性进行监控。在第 3 次随访时，如果血脂或血压没有达到目标水平，则开始代谢综合征的治疗。当血脂已经大幅度下降时，应对代谢综合征或多种心血管病危险因素进行干预和管理。

2. 未来的科学问题

人类营养科学未能阻止近几十年不断上升的肥胖及相关的心血管疾病，这引发了关于该领域的问题和局限性的辩论。

①动物性食品消费增长迅速,猪肉占肉类消费主导地位,应鼓励食用家禽、鱼或海鲜类以替代猪肉。

②油盐摄入水平居高不下,传统饮食调查方法评估食用油和盐的摄入量的准确性面临挑战(调研统计方法亟须改进)。

③世界卫生组织将微量营养素缺乏或营养不均衡称为"隐性饥饿"。摄取足够的谷类、蔬菜、水果、乳制品等食物,可确保各种营养素的均衡摄入;而当这些食物摄入不足时则会导致营养缺乏,目前"隐性饥饿"高发仍成问题。

7.3.8　教学案例

宁夏医科大学田彩红等开展 186 例住院脑卒中患者的营养状况调查及营养风险相关因素分析。试验选取收住在宁夏医科大学总医院神经内科二病区普通病房符合纳入标准和排除标准的脑卒中患者 186 例,其中脑梗死患者 170 例,脑出血患者 16 例;首次卒中患者 117 例,2 次及以上卒中次数者 69 例。在入院 24 h 内完成营养筛查,根据筛查结果分为有营养风险组(NRS-2002≥3)和无营养风险组(NRS-2002<3)。

结果显示其中营养不良患者 104 例,占 55.9%;营养不足患者 5 例,占 2.7%,营养过剩(超重和肥胖)患者 99 例,占 53.2%;营养风险筛查显示其中有营养风险的患者为 88 例,占 47.3%;无营养风险的患者 98 例,占 52.7%。

提示脑卒中住院患者存在营养风险,入院后应尽早进行营养风险筛查,早期干预,以减少不良临床结局的发生,且年龄越大、神经功能缺损程度越重,脑卒中患者发生营养风险越大。

7.4　营养与肌肉衰减综合征

7.4.1　概述

肌肉衰减综合征,也称肌肉减少症,是一组与年龄相关的骨骼肌质量和力量的进行性和普遍性减少和丧失的综合征。肌肉减少症在老年人群中非常普遍,患肌肉减少症的老年人发生失能、生活质量降低和死亡等临床不良事件的风险大大增加。营养不良也是老年人群常见问题。虽然营养状态正常的老年人也会罹患肌肉减少症,但研究发现营养不良的老年人其患病风险会进一步增高。此外,缺乏某些特殊的微量营养元素也被发现与肌肉减少症的患病有关。鉴于肌肉减少症给老年人带来的不良影响,越来越多的研究开始探索肌肉减少症的有效干预手段。

7.4.2　肌肉衰减综合征的临床分型

1.原发性肌肉衰减综合征

除年龄外,无其他明显的病因。

2.继发性肌肉衰减综合征

继发性肌肉衰减综合征包括身体活动相关性(长期卧床、久坐等生活方式)和疾病相关性(心、肺、肝、肾、脑等器官功能衰竭,炎症性疾病,或内分泌疾病等引起骨骼肌质量和功能下降)两种形式。

3.营养相关性肌肉衰减综合征

营养相关性肌肉衰减综合征主要由能量或蛋白质摄入不足、胃肠道功能紊乱、消化吸收障碍或服用药物造成厌食等引起。

7.4.3　肌肉衰减综合征的病因与临床表现

1.肌肉衰减综合征的病因

肌肉衰减综合征是一种与年龄增长相关的,进展性、广泛性的全身骨骼肌质量与功能丧失,合并体能下降、生存质量降低及跌倒与死亡等不良事件风险增加的临床综合征。肌肉衰减综合征的病因尚未完全明确,其中个体内在因素包括老龄化、内分泌系统功能变化、骨骼肌去神经支配、体力活动量下降、营养失衡与基因遗传等;外在因素则包括各种原发疾病和全身慢性炎症,各种因素间相互影响,共同促进疾病的进展。

2.肌肉衰减综合征的临床表现

肌肉衰减综合征最主要的表现为四肢骨骼肌质量与功能的下降。随着年龄的增加,肌腱硬度下降、肌束缩短、肌纤维成角降低,肌肉功能下降。通常,老龄化与下肢明显于上肢、伸肌明显于屈肌等显著的力量下降有关。此外,部分患者出现呼吸肌群受累,特别是慢性阻塞性肺疾病、慢性充血性心力衰竭患者。除对骨骼肌结构与功能有直接影响外,肌肉衰减综合征还可增加患者跌倒与骨折风险,降低体力活动表现,提高入院概率与次数,加重护理负担,甚至增加死亡风险等。

7.4.4　肌肉衰减综合征的营养防治

营养不良是肌肉衰减综合征的病因之一,补充蛋白质与氨基酸有望增加肌肉蛋白质合成,改善患者症状。适量增加富含亮氨酸等支链氨基酸的优质蛋白质以及补充抗氧化营养素有助于进一步提高康复治疗效果。

1.营养素

(1)蛋白质。

许多老年人由于蛋白质摄入不足,导致肌肉质量和力量明显下降,四肢肌肉组织甚至内脏组织消耗使机体多系统功能衰退。

(2)脂肪酸。

补充 n-3 多不饱和脂肪酸可以增加老年人的握力和蛋白质合成率,可改善炎症反应及减少机体组织的丢失。

(3)维生素 D。

维生素 D 对骨骼肌的作用通过与维生素 D 受体结合发挥作用。补充维生素 D 对骨骼肌的作用体现在对骨骼肌力量和功能的影响,血清 $1,25-(OH)_2D_3$ 水平的降低与老年人肌肉力量下降和老年人活动能力的下降存在明显的相关性。当老年人血清 $1,25-(OH)_2D_3$ 低于正常值范围时,应予以补充。肌肉衰减综合征营养与运动干预的中国专家共识建议维生素 D 的补充剂量为 15~20 μg/d(600~800 IU/d);维生素 D_2 与维生素 D_3 可以替换使用。

(4)抗氧化营养素。

抗氧化营养素主要包括维生素 C、维生素 E、类胡萝卜素、硒等。

2. 食物

(1)富含蛋白质食物的摄入。

食物蛋白质能促进肌肉蛋白质的合成,有助于预防肌肉衰减综合征。乳清蛋白富含亮氨酸和谷氨酰胺,亮氨酸促进骨骼肌蛋白合成能力最强;而谷氨酰胺可增加肌肉细胞体积,抑制蛋白质分解。

(2)富含脂肪酸食物的摄入。

在控制总脂肪摄入量的前提下,应增加深海鱼油、海产品等富含 n-3 多不饱和脂肪酸的食物摄入。

(3)抗氧化营养素食物的摄入。

鼓励增加深色蔬菜和水果以及豆类等富含抗氧化营养素食物的摄入,以减少肌肉有关的氧化应激损伤。

7.4.5 领域前沿

1. 热点话题

(1)针对肌肉衰减综合征的干预措施。

目前,针对肌肉衰减综合征的干预措施主要有运动干预、营养干预、激素补充以及药物干预等。其中,营养干预是肌肉减少症干预研究中的重要环节。据文献报道,高水平的必需氨基酸和维生素等能够降低患肌肉衰减综合征的风险。

(2)钙元素与肌肉衰减综合征的相关性。

在肌肉衰减综合征研究中,钙是一种被广泛关注的矿物质元素。然而,研究者对钙与肌衰肉减综合征的相关性尚没有统一的结论。几项研究认为,钙摄入量与肌肉衰减综合征无明显相关性;还有研究表明,钙的摄入量并不影响肌肉性能。但大多数研究认为肌肉衰减综合征与钙的吸收调控有关,钙的吸收依赖于维生素 D 的参与,维生素 D 缺乏会影响钙的吸收和利用。

(3)肌酸与肌肉衰减综合征的相关性。

临床数据表明,虽然肌酸可以提高老年人肌肉的质量和力量,但其具体机制尚不明确,就临床应用而言,目前肌酸补充联合抗阻力训练可以有效改善肌肉功能,但单一补充肌酸是否同样有效尚缺乏证据。

(4)补充蛋白质对肌肉衰减综合征的相关性。

总体来看,绝大部分研究认为补充蛋白质的干预措施对肌肉衰减综合征有一定的促进作用,但其证据质量有限,额外补充蛋白质对肌肉质量和性能的改善作用仍需更多高质量的研究支撑。关于蛋白质摄入总量和每餐计量分配,目前没有统一的结论,仍推荐三餐均衡摄入蛋白质。

2. 未来的科学问题

未来肌肉衰减综合征的营养干预问题应主要集中于以下几项:①明确研究人群。目前营养干预纳入的人群异质性较大,绝大部分以健康老年人群为主,部分研究纳入衰弱老人,针对肌肉衰减综合征老人的研究较少。②应采用 4 臂设计的随机对照研究以明确单独的营养、运动干预以及联合干预的有效性,或者 2 臂设计的对照研究,并设置安慰剂对照。③对研究对象的基线营养状况及营养素摄入情况进行调查和报道。④同一营养素不同剂量之间的有效性和安全性研究。⑤对不同性别受试者的有效剂量和安全剂量进行探索。⑥提高受试者的依从性。

7.4.6　教学案例

空军特色医学中心探讨单独口服乳清蛋白、维生素 D 或两者联合补充促进绝经期女性骨骼、骨外健康效应及改善肌肉衰减综合征的影响。通过连续 6 个月每日单独补充 800 IU 维生素 D,可以使受试人群的体内血清 $1,25-(OH)_2D_3$ 水平达到 30 ng/mL,且恢复到正常水平。当同时联合每日 30 g 乳清蛋白进行干预,6 个月以后其受试者体内的血清 $1,25-(OH)_2D_3$ 水平也可达到 30 ng/mL。通过干预试验的结果表明,受试人群体内的白蛋白水平、血清肌酐水平、四肢骨骼肌量、步速、握力都有了较为明显的提高,尤其在联合补充维生素 D 和乳清蛋白后变化更为显著。

7.5　营养与癌症

7.5.1　概述

目前,癌症已成为高收入国家和一些中、低收入国家居民的常见病和多发病,对人类的健康和生命造成严重威胁和难以承受的负担,预防和控制癌症的危害已成为各国人民的迫切愿望。流行病学调查研究提供的证据表明,随着经济社会的发展,人们生活水平的提高和行为生活方式的改变,居民的死因构成和癌谱发生了巨大的变化,许多国家和地区慢性病的疾病负担超过 70%,死亡负担超过 80%,过去高发和常见的癌症如食管癌、胃癌、宫颈癌发病率逐步降低,肺癌、结直肠癌、乳腺癌和前列腺癌发病率快速增长,癌症已成为世界大多数国家排名第二位的死亡因素。

7.5.2　膳食、营养与癌症的发生

通过流行病学研究的不断深入,大量证据证实了膳食、营养与癌症的发生之间有一定关联。食物中既存在多种抗癌成分,也可能存在致癌物或其前体;在癌症发生、发展中,膳食因素既有重要的保护作用,也有重要的病因性作用。营养不足,特别是蛋白质不足,将削弱机体的防御功能,对免疫功能的影响主要表现在:①淋巴组织萎缩;②细胞免疫功能下降;③抗体水平下降;④铁传递蛋白减少;⑤蛋白质摄入过少,热量摄取过低,可能与胃癌和食管癌的发生有关。缺乏膳食纤维易发生肠癌;许多食物与癌症的关系与其储存、加工和烹饪方式有关,如新鲜的非淀粉蔬菜摄入可降低人体多部位癌症的发生风险,而腌制的非淀粉蔬菜可能增加胃癌和乳腺癌的发生风险。维生素 A 缺乏可能诱发皮肤、黏膜、

腺体肿瘤,同时还与肺癌发生有关;食管癌、胃癌等癌症的发生可能与维生素 C、维生素 E 缺乏有关。食管癌和胃癌发生与铁或锌缺乏有关;甲状腺癌、乳癌、子宫内膜癌、卵巢癌与缺碘相关;硒或有机锗缺乏,与消化道和泌尿系肿瘤的发生可能有关。脂肪摄取过多可能诱发结肠癌、乳癌、宫颈癌、卵巢癌、睾丸癌和前列腺癌等;动物蛋白摄取过多则易引发肠癌。

7.5.3 营养在癌症治疗中的实施与意义

在癌症治疗中,采用手术、化疗、放疗和其他治疗手段是首要和必要的,营养支持作为主要抗癌手段的辅助措施,其目的在于提高多种抗癌治疗手段的成功率和效果,维持器官功能,减少并发症和副反应。对于手术治疗、放化疗患者来说,由于手术创伤、放射线辐射损伤、化疗药物等带来的毒副作用,患者的营养代谢受到一定影响,易造成营养不良甚至使病情恶化。一是当癌组织快速生长时,需要大量营养素,并与正常组织争夺营养素,因此使癌症患者失去大量蛋白质及其他营养素;二是癌症引起消化系统的生理功能障碍,影响营养素的消化、吸收,对体力造成很大影响;三是癌症患者味觉、嗅觉逐渐迟钝,造成食欲不振、食物摄入减少。以上多种因素使患者营养代谢发生异常,表现为营养不良或营养素缺乏,造成机能储备下降、免疫功能下降、抗感染及防癌抗癌能力下降。营养不良是癌症病人发生并发症和死亡的重要因素,严重营养不良限制了手术、放疗、化疗的实施,影响预后。应及时科学地给这类癌症患者补充营养,增强其抗感染、抗损伤能力,提高患者对手术治疗的耐受性,减少术后感染,加速伤口愈合;提高患者耐受放化疗能力,减少治疗带来的毒副作用,有助于综合治疗方案的实施和治疗效果的发挥。对于晚期癌症患者,常因肿瘤转移至其他脏器而无法实施切除手术,这些患者能量常出现负平衡,表现为严重营养不良,血中脂质过氧化物明显升高、抗氧化能力降低,免疫功能极度低下。因此,晚期癌症患者的治疗原则是提高其进食能力、抗氧化能力及免疫功能;同时,对其他器官功能进行调整,增强免疫力,达到延长生存期和提高生存质量的目的。可考虑采用药食同源中药和营养素结合的治疗方法,益气养阴中药含有多糖类成分,可提升免疫功能。

对于营养的监测指标主要侧重于营养状态、免疫功能、器官功能和生活质量是否有所改善,以及对并发症、毒副反应等指标的改进。此外,对癌症患者实施营养治疗时应考虑个体化,充分考虑肿瘤的异常代谢和治疗所导致的额外消耗。在临床实际工作中,可估算基础能量消耗,并结合活动量、年龄、体温、应激情况等条件进行实际能量消耗校正。

7.5.4 膳食营养与癌症预防

1.营养素

(1)脂肪。

不同脂肪对癌症的危险性不同,大多数饱和脂肪来源于动物性食物,高脂肪特别是饱和脂肪酸和动物性脂肪可能增加肺癌、乳腺癌、结肠癌、直肠癌、子宫内膜癌、前列腺癌发生的危险性。

(2)碳水化合物。

碳水化合物本身并不会增加癌症的发生风险,但如果过量摄入或大于能量消耗时,过量的碳水化合物会转化为脂肪,将增加多种癌症风险。不同类型的碳水化合物对癌症的风险不同。膳食纤维含量高的食物能降低结肠癌、胰腺癌的发病风险,而食用过多精制的淀粉则能增加罹患胃癌、结肠癌直肠癌的风险。很多研究认为高淀粉膳食易引起胃癌,但是需要明确的是,高淀粉膳食本身并无促癌作用,而是往往伴随着大容量和蛋白质摄入量偏低,同时因其他保护因素不足,故易损伤胃黏膜。另外,有研究报道食用菌类食物及海洋生物中的多糖,如蘑菇多糖、灵芝多糖、云芝多糖、海参多糖等能够提高人体免疫功能,具有防癌作用。

（3）维生素。

维生素缺乏或过量均可导致生理功能紊乱,易引发癌症。研究较多的是维生素 A、类胡萝卜素、维生素 C 以及维生素 E 等。流行病学资料表明,支气管癌、食管癌、胃癌、口腔癌、喉癌、结直肠癌、乳腺癌、前列腺癌患者血浆或血清中维生素 A 和 β-胡萝卜素的含量较低,相对危险度增高。摄入大量类胡萝卜素可降低肺癌危险度,亦可降低食管癌、胃癌、结直肠癌、乳腺癌和子宫颈癌的危险度。有证据表明,含维生素 C 的食物能够预防结直肠癌,降低肺癌的发生风险。维生素 D 与结肠癌、直肠癌风险关联的潜在机制大多通过体外试验模型进行研究,可能的机制包括:血液中维生素 D 通过改善先天和适应性免疫功能、抑制血管生成、减少炎症等来控制癌症的发生。α-生育酚能调节免疫,诱导细胞凋亡。

（4）矿物质。

①钙。充分的证据显示,钙补充剂能预防结直肠癌,钙结合非结核胆汁酸和游离脂肪酸,减少其对结肠、直肠的毒性作用。钙也能通过影响不同的细胞信号转导途径来减少癌细胞增殖并促进细胞分化。

②铁（血红蛋白铁）。铁能参与氧运输、氧化磷酸化、DNA 合成和细胞生长的过程。但是,过量摄入铁能催化结肠产生自由基,增加活性氧的合成,活性氧可诱导脂质过氧化和细胞、DNA 损伤。

③硒。硒能诱导肿瘤细胞凋亡并抑制细胞增殖,还可以调节谷胱甘肽过氧化物酶的活性。

2. 食物

（1）谷物。

全谷物富含膳食纤维,能促进肠道蠕动、增加排便量、减少肠内毒素。全谷物能降低体重增加、超重和肥胖的风险,因此全谷物可影响与体脂过高相关癌症的发生风险。富含膳食纤维的食物能够吸附致癌物质和增加容积,稀释致癌物质;减少肠道转运时间,从而减少粪便诱变物与结肠黏膜相互作用的可能性;被大肠内的微生物发酵形成短链脂肪酸,如丁酸盐能够诱导细胞凋亡和细胞周期停滞;可能降低胰岛素抵抗,而胰岛素抵抗是结直肠癌的危险因素。另外,因为膳食纤维体积大和能量密度低,可降低增重、超重、肥胖等癌症发生的概率。

（2）蔬菜、水果。

蔬菜、水果对癌症的保护性作用研究得较多,也较被认可。非淀粉蔬菜和水果含有丰富的营养素和植物化学成分,如维生素 A（包括类胡萝卜素）、维生素 C、维生素 E、硒、酚类、黄酮类、蛋白酶抑制剂、植物甾醇、硫代葡萄糖苷等,这些均具有抗肿瘤作用,能降低肺癌、胃癌、口腔癌发病的危险性。

食用腌制的非淀粉蔬菜,"很可能"是胃癌发生的一个原因。高盐水平已被证明是导致细胞损伤、促进胃癌发展的主要原因,腌制蔬菜中盐浓度高,可促进致癌性亚硝胺和相关的 N-亚硝基化合物的形成,增加食管癌、胃癌、鼻咽癌的发病风险。另外,高盐摄入可能会刺激幽门螺杆菌的定植,而幽门螺杆菌感染是发生胃癌的最强已知危险因素。

(3)肉类。

畜禽类、鱼类和蛋类等动物性食物是人体优质蛋白质及矿物质、维生素的重要来源。但是需要注意的是,在食用肉和鱼时,需用较低的温度进行烹饪,避免食用烧焦的肉和鱼,减少食用炙烤、熏制和烟熏处理的肉和鱼。

①鱼类。鱼类含有大量的维生素 D 和硒,还含有丰富的长链 n-3 脂肪酸,包括二十二碳六烯酸(DHA)和二十碳五烯酸(EPA),这些脂肪酸能通过调节转录因子活性和信号转导,以及改变雌激素代谢,调节炎性类花生酸的产生和抑制肿瘤细胞生长。另外,动物研究显示富含 n-3 脂肪酸的饮食可以减轻由非酒精性脂肪性肝炎导致的肝损伤氧化应激和炎症,进而延缓肝癌的发生产生发展。鱼类 EPA 和 DHA 可通过抑制 n-6 不饱和脂肪酸衍生的类花生酸类化合物的合成,来影响炎症途径,进而抑制结肠癌、直肠癌的发生。

②红肉。红肉在高温下烹饪时易形成杂环胺和多环芳烃,杂环胺和多环芳烃化合物已被证实对人体有致癌和致突变作用;另外,血红蛋白含量高的血红蛋白铁可通过刺激致癌性 N-亚硝基化合物的内源性形成。

③加工肉制品。加工肉制品含有丰富的脂肪、蛋白质、血红蛋白铁,加工肉制品通常会在高温下烹饪,形成杂环胺和多环芳香烃,刺激致癌性 N-亚硝基化合物的内源性形成而促进肿瘤发生。另外,加工肉制品的脂肪含量高于红肉,可通过合成次级胆汁酸促进癌症发生。同时,加工肉制品本身是硝酸盐和亚硝酸盐的来源,是外源性 N-亚硝基化合物的来源,可能具有致癌作用。

(4)乳及乳制品。

乳及乳制品是人类优质蛋白质和钙的良好食物来源,乳制品的防癌作用主要归功于其中的钙,钙可结合游离胆汁酸和游离脂肪酸,以减少它们对结肠、直肠的毒性作用;还能通过影响不同的细胞信号通路,促进细胞分化和减少癌细胞扩散。乳制品中除了钙,乳酸菌也可以预防结肠、直肠癌症。另外,酸奶可以提高幽门螺杆菌的根除率,可在降低胃癌发病风险中发挥重要作用。

(5)大豆、坚果。

大豆是膳食中优质蛋白质的重要来源,大豆中还含有丰富的钙、铁、维生素 B_1、维生素 B_2,以及大豆异黄酮、大豆皂苷、大豆甾醇等植物化学物质,这些物质有助于防癌。大豆及豆制品是膳食异黄酮的主要来源,异黄酮能抑制酪氨酸蛋白酶及拓扑异构酶 I 异常增生,而这两种酶正是癌细胞增殖的关键。大豆异黄酮是一种植物雌激素,可降低绝经前妇女发生乳腺癌的风险。近年来,国际上对大豆与包括癌症在内的慢性疾病关系的研究很多,多项试验研究结果揭示了大豆的防癌作用和作用机制。

植物固醇是一类主要存在于各种植物油、坚果、种子中的植物性甾体化合物,主要包括 β-谷固醇、豆固醇、菜油固醇等及其相应的烷醇,能降低一些癌症如结肠癌、乳腺癌和前列腺癌等的发病风险。

（6）油脂、食盐。

目前研究表明，长期高盐摄入会造成胃黏膜细胞与外界较高的渗透压，导致胃黏膜直接损伤，发生广泛性的弥漫性出血、水肿、糜烂、溃疡等病理改变，使胃黏膜细胞有发生癌变的风险。摄入过量的盐分还能使胃酸分泌减少，从而抑制前列腺素 E 的合成，增加胃部病变及发生胃癌的风险，提示高盐（钠）摄入可增加胃癌的发病风险。

3.饮食原则

（1）东方膳食模式。

东方膳食模式以植物性食物为主，具有"三低一高"特点，即低热能、低蛋白、低脂肪、高碳水化合物。其中，谷类、蔬果、大豆等植物性食物所占比例较高，富含维生素、膳食纤维等营养素，有利于预防心血管疾病和结肠癌。有机硫化物是存在于百合科葱属植物中的含硫化合物，常见的食物来源有大蒜、洋葱、葱等。大蒜中的有机硫化物，尤其是脂溶性成分对肿瘤有较强的抑制作用。

（2）西方膳食模式。

西方膳食模式以动物性食物为主，在西方膳食模式中优质蛋白质占的比例较高，但是膳食中含有大量的游离糖、肉类和脂肪，易导致热量过剩，可能增加超重和肥胖的风险，进而提升相关癌症风险。

7.5.5　领域前沿

1.热点话题

（1）癌症的营养干预与干预对象的相关性。

癌症的营养干预研究必须正确选择干预对象。低收入国家居民由于社会经济发展水平的制约，无法保证各种食物和营养，特别是新鲜水果和蔬菜的供应，营养不足甚至缺乏的情况依然普遍存在，针对这类人群开展营养补充干预无疑是恰当和合理的。高收入国家居民虽然营养供应充分，但也存在某些营养素不足群组，例如老年人因日照减少，导致维生素 D 合成不足和钙吸收下降，也许使用维生素 D 和钙补充干预是正确的策略。另外，有些国家环境污染和食品卫生问题相当突出，感染和炎症流行严重，使用有解毒能力的防癌食品（如西兰花苗）和非甾体类抗炎药（阿司匹林等）进行干预，不但十分必要而且获得成功的概率可能更高。

（2）营养干预癌症的时间。

饮食和营养干预必须尽早开始，贯穿整个生命过程并持之以恒，才能奏效。某项营养干预试验结果表明，营养干预导致总死亡、总癌亡率降低，参试者的基线年龄在 55 岁以前比 55 岁以后显然更有效；许多研究也发现，女孩和青少年年龄阶段妇女已开始和持续消费大豆和大豆制品，是成年期后乳腺癌发病下降的关键，这种假说也得到了动物试验结果的支持。

（3）研发癌症营养干预食品需要考虑的内容。

研发营养干预制剂和防癌食品，必须考虑各个国家或地区的社会经济发展水平，尽量使用当地种植和生产的产品，并与该地区的产业发展计划相结合，既能发展经济，改善和提高居民的生活水平，又能实现保健和防癌的双重目的，真正做到负担得起和可持续的癌症"绿色"化学预防。

2. 未来的科学问题

食物发展为癌症的化学预防药物有很大的前景,例如来自食物姜黄的姜黄素是多种癌症非常有希望的化学预防药物,具有有效、低毒、经济实用和易于普及等特点,但稍显不足的是其生物可用性较差,必须加以改进;益生菌、药用蘑菇以及一些中草药等,这些天然产物或其中所含有的活性成分,在体外细胞系统和动物体内鉴定试验中,大多显示具有抗致突变或抗癌作用,机制研究结果也十分诱人。这些临床前筛检研究仍在不断重复进行,文献报道已呈泛滥之势。但至今进入人体试验研究的为数不多,更谈不上开展严谨的Ⅲ期人群和临床随机对照试验,这种状况应予以改进。

7.5.6 教学案例

头颈部恶性肿瘤由于涉及口腔、咽、喉等特殊的解剖部位,疾病本身及手术、放疗等均可导致患者吞咽困难、不能经口进食,但患者胃肠道功能仍正常,因此是肠内营养的主要人群之一。头颈部癌症患者家庭肠内营养配方的选择包括商业化的肠内营养制剂和匀浆膳。肠内营养制剂优势很多,但在应用过程中也存在胃肠道不耐受等问题,因此在家庭肠内营养中有许多患者选择成分更天然、胃肠道耐受性更好的匀浆膳。结合我国国情,当患者条件允许且胃肠道对肠内营养制剂耐受性较好时,应鼓励头颈部癌症患者使用标准配方的营养制剂或肿瘤型营养制剂,使患者获得最优的营养支持。当患者选择使用匀浆膳时,应根据患者的营养状态为患者提供科学合理的营养食谱,指导患者配制营养全面的食物,并注意配制和使用过程中的卫生与消毒,使患者在家庭环境中得到更好的肠内营养支持。

7.6 食物的不耐受和先天代谢障碍

7.6.1 概述

食物不耐受是一种复杂的变态反应性疾病,人的免疫系统把进入体内的某种或多种食物当作有害物质,从而针对这些物质产生过度的保护性免疫反应,产生食物特异性 IgG 抗体,IgG 抗体与食物抗体结合形成免疫复合物,免疫复合物在体内沉积后将会引起机体相应组织器官发生炎症反应。

先天性代谢缺陷病是指由于基因突变引起酶缺陷、细胞膜功能异常或受体缺陷,从而导致机体生化代谢紊乱,造成中间或旁路代谢产物蓄积,或终末代谢产物缺乏,引起一系列临床症状的一组疾病,也称为基因病、酶病。

7.6.2 食物不耐受的病因及临床表现

1. 食物不耐受的病因

(1)胃肠道功能紊乱。

①酶缺乏。酶缺乏主要包括乳糖酶缺乏,是指小肠黏膜乳糖酶缺乏或活性降低,机体

在摄入大量奶及奶制品后可能出现腹胀、腹痛、腹泻等不耐受症状;葡萄糖-6-磷酸水解酶缺乏,机体对蚕豆不耐受,可引起溶血性贫血,称为"蚕豆黄"。

②疾病因素。疾病因素,如胆囊纤维化、胆道疾病、肠道疾病等,病人在食入某些食物,尤其是高脂肪食物以及一些蛋白质之后会加重临床症状,如腹胀、大便松软、腹痛等。

(2)出生代谢异常。

①苯丙酮尿症。病人不耐受含苯丙氨酸的食物,可引起血浆苯丙氨酸水平升高,影响神经系统的发育与功能,引起智力障碍、癫痫样发作等症状。

②半乳糖血症。半乳糖血症是由于缺乏半乳糖-1-磷酸尿苷转移酶,故半乳糖不能被利用,发生半乳糖血症,半乳糖沉着积累于各种脏器。患病幼儿吃奶几天后就发生呕吐、腹泻、失水、黄疸。以后逐渐出现营养不良,智力低下,白内障,肝硬化,肝、脾肿大。

(3)某些食物成分所引起的反应。

①作用于血管的胺类,主要包括苯胺、酪胺、组胺。

②组胺释放因子,如牡蛎、巧克力、草莓、西红柿、花生、猪肉、葡萄酒、菠萝等可引起荨麻疹、湿疹等。

(4)食品添加剂引起的反应。

①苯甲酸或苯甲酸钠。苯甲酸或苯甲酸钠相关食物包括软饮料、某些奶酪、无盐人造奶油以及马铃薯的加工产品等,主要引起机体患荨麻疹、皮疹、哮喘等。

②亚硫酸盐。亚硫酸盐主要用于虾和许多加工食物,如鳄梨、干燥水果、蔬菜、饮料以及葡萄酒等,目的是防止食物褐变、防腐、改善食物感官以及漂白某些食物。亚硫酸盐的不耐受者主要发生于哮喘病人中,发生率为 3%~8%。主要引起急性哮喘发作、过敏和意识丧失。

③谷氨酸钠。谷氨酸钠主要存在于我国和日本的一些饮食中,引起所谓的"中国餐馆综合征",出现头痛、面部紧张、出汗、胸痛以及头晕等。

(5)心理反应。

任何不佳的心理状态都可加重病人的症状,其症状可有多种表现。

2. 食物不耐受的临床表现

摄入食物后数十几分钟(或几十分钟)出现多气、打嗝、腹胀、腹鸣、痉挛、肚子痛、稀便和腹泻等症状,有时会在几小时后出现上述症状,排便或排气之后症状会明显减轻。一般情况下,当停止摄入后约 24 h 上述症状会消失,成年人出现的症状比儿童更重、更多。

7.6.3　食物不耐受的营养防治

食物不耐受营养治疗的目的是保证食物能够提供充足的能量及营养素,预防和避免因食物不耐受引起的如摄入不足、吸收障碍等问题导致的营养不良。食物不耐受营养防治过程中需要注意膳食平衡,以同等营养价值的食物替换不耐受的食物。主要应关注以下几方面。

1. 限制含有不耐受食物成分的食物

当已明确对某种食物或食物中的成分不耐受,须避免或限制摄入相应食物和成分。乳糖不耐受患者需限制摄入含有乳糖的所有食物,个体对乳糖耐受量存在差异,且不同产品乳糖含量不同,如常见的全脂牛奶、低脂牛奶,乳糖质量分数一般在 4.8%~5.2%,而奶油、奶酪则低于 0.1%。

2.补充相应酶类

当人体缺乏消化某种食物成分的酶时,会无法对该食物成分进行分解和吸收,导致患者出现一系列食物不耐受的症状。乳糖不耐受患者因为体内缺乏乳糖酶,无法消化乳及乳制品中的乳糖。如果在进食含乳糖食物前外源性补充乳糖酶制剂能帮助肠道分解乳糖,从而避免发生乳糖不耐受。

3.替代配方食品选择

食物的选择对食物不耐受患者来说至关重要,可选择完全不含或者通过加工去除不耐受食物成分的食品,避免摄入该不耐受食物成分。乳糖不耐受患者则可以通过选择无乳糖或脱乳糖替代配方食品满足日常所需,如以大豆为基质的配方粉本身不含有乳糖,是较为安全的选择之一。

7.6.4 先天代谢障碍的病因及临床表现

1.先天性代谢障碍的病因

由于酶蛋白均由基因编码,如果编码某一种酶蛋白的基因发生的突变使所编码的蛋白质的活性中心发生了改变,那么这种酶的活性往往降低甚至完全丧失,相应的生化反应也就不能顺利地进行,由此可以造成这一反应的底物或前体的积淀,正常产物不足或异常产物出现。如果前体是有毒害的或正常产物是必需的,就会带来先天性代谢异常疾病。

2.先天性代谢障碍的临床表现

(1)新生儿和儿童期。

尿黑酸尿是唯一的特点,黑酸尿是黑尿症(alkaptonuria)的主要临床特点,黑尿症又称黑尿病、黑尿酸症、伽罗德综合征,是人类的一种罕见隐性遗传代谢缺陷病,因病人的尿色发黑而得名,该病与酪氨酸和苯丙氨酸的代谢障碍有关,早期除了尿色发黑,多无表现,成年后会造成骨关节及脏器的损害。

(2)成人期。

除了尿黑酸尿以外,由于尿黑酸增多,并在结缔组织中沉积,会发生褐黄病,如果累及关节则会进展为褐黄病性关节炎。

7.6.5 先天代谢障碍的营养防治

先天性的代谢异常由遗传性生化代谢缺陷引起,由人体内某些酶、膜及受体等生物合成的遗传缺陷所导致,以常染色体隐性遗传最多。基因突变是其发病基础,基因突变导致蛋白质分子在结构上发生缺陷,或在合成、分解的速度上存在异常,从而使蛋白质的功能发生改变,出现相应的病理和临床症状,对机体的不良影响可表现为以下一个或多个方面:①代谢终末产物缺乏;②前质堆积;③次要的代谢途径加强;④物质的生物合成障碍;⑤物质的转运功能障碍。先天代谢障碍致使某些物质或代谢产物在体内累积过多时,应设法使积蓄物质排出体内。黏多糖病Ⅰ型和Ⅱ型患者,因缺乏 α-L-艾杜糖醛酸苷酶和艾-杜糖醛酸-α 硫酸酯酶,使硫酸皮肤素(DS)和硫酸苷类降解发生障碍,造成黏多糖在细胞中大量蓄积,导致出现骨骼畸形、关节僵直、特别面容等症状。在输入正常人的白细胞后,如患者对其表现出较好的耐受性,则可补充患者缺乏的酶;经过治疗后,患者尿中排出黏多糖的量显著增加,关节活动性和其他症状也可获得一定改善。

7.6.6　领域前沿

1. 热点话题

(1)食物不耐受和食物过敏的区别。

食物不耐受和食物过敏均是摄入食物后的不良反应。食物过敏涉及免疫系统,即使很少量的食物也可引起严重的反应,乃至危及生命。食物不耐受是非免疫性过敏反应,症状发生与食物摄入量相关,或者反复/多次进食后发生;有时症状可在进食后几小时或几天才出现,存在延迟性;对同一种食物不同的人表现具有异质性。由于食物不耐受通常较为隐匿易忽视,常涉及多种食物,可引起多系统的不适症状,因此了解食物的不耐受有利健康。

(2)食物不耐受与肠易激综合征的关系。

食物通过两种途径对消化道产生影响,包括食物过敏及食物不耐受。食物相关的消化道症状在肠易激综合征患者中相当常见,约60%以上患者认为自己在摄入某些食物后会有各种不适症状,其中在进食15 min内即发生症状的约占30%,绝大多数的患者在3 h内出现症状。但通过肠镜下诱发或皮肤针刺试验发现真正存在食物过敏的患者仅占少数。所以目前认为食物因素对于肠易激综合征的影响主要是食物不耐受。

(3)"减法饮食"参与食物不耐受。

"减法饮食"是让身体从炎症中暂时抽离,找出是否对个别食物不耐受的简单方法。其中,以麸质食物、牛奶为最大概率的不耐受食物,其次是鸡蛋(特别是蛋清)和大豆、豆制品。通过重新摄入,可以逐一发现身体对这些食物是否不耐受。对于部分人,不耐受的食物在经过一段时间之后,身体炎症会恢复可以重新摄入。但对于部分人来说,在多吃、重新摄入不成功后,可能一生都不能吃有关食物。例如,适应性免疫系统是有"记忆"的,所以注射疫苗才可以对个别疾病有多年长期的免疫效果,免疫系统也可能对不耐受食物有"记忆",这样对有关食物的免疫反应也就可能是多年和长期的。但无论如何,都应找出不耐受食物,长期在不自知的情况下受不耐受食物的刺激,对身体会造成持久的伤害,找出不耐受食物可能是康复的重要一步。

(4)先天性代谢障碍引起疾病的途径。

①产物缺乏,如白化病为黑色素生产障碍。

②底物堆积,如半乳糖血症,为有害底物半乳糖-1-磷酸和半乳糖在血液中的堆积所致的疾病。

③激发次要代谢途径的开放,中间代谢产物的堆积,如苯丙酮尿症患者体内苯丙酮酸的堆积对神经产生毒性作用。

④酶缺陷导致反馈抑制减弱,如先天性肾上腺皮质增生症。

2. 未来的科学问题

大量研究表明,食物不耐受是肠易激综合征常见的临床症状之一,近年来更有特应性肠易激综合征的概念被提及。尽管肠易激综合征目前被归纳为功能性肠病,但越来越多的证据证明肠易激综合征患者的肠道存在低级别的炎症反应。食物作为参与因素之一,与肠道菌群和细胞因子等相互作用共同发生症状。因此,未来期望通过"减法饮食"干预有效改善食物不耐受和肠易激综合征的症状。

少数有限的几种代谢障碍可通过对不同代谢环节给予治疗,如补充所缺乏的代谢物(苯丙酮酸尿症用左旋多巴治疗);使用合剂加速有害代谢物的排出(青霉胺促使酮的排出,治疗肝豆状核变性);大剂量补充辅酶,以提高缺陷酶的活性(适用于有机酸代谢病)。大多数先天代谢障碍至今尚无特异疗法,只有支持和对症方法,根本的治疗应是遗传工程的方法,从基因水平给予纠正,但是这方面还有许多理论和技术问题仍在探索、研究之中,与实际应用还有相当远的距离。目前主要还是对先天代谢障碍进行预防,最重要的是检出杂合子,产前诊断和限制病人的生育。此外,酶的补充在目前仍处于试验阶段,有很多试验问题有待解决,例如足够量提纯酶的来源不易,酶补充后在体内很快降解失效,反复应用引起免疫反应,不能透过血脑屏障因而不能改善脑部症状等。

7.6.7　教学案例

食物不耐受与不同地区的饮食结构及习惯有关。采用酶联免疫吸附试验(ELISA)检测福建省龙岩地区 2 586 例血清中 7 种食物不耐受特异性 IgG 抗体。分析龙岩地区人群中不同性别、年龄的食物不耐受情况,为该地区食物不耐受疾病的防治提供科学依据。结果显示食物不耐受特异性 IgG 抗体阳性率为 51.93%(1 343 例),排名前三项的是鸡蛋(40.02%)、牛奶(12.34%)、大豆(11.56%),可能与本地区此类食物较大的摄入量和频数相关。按性别分组统计,除了牛奶和小麦,其余 5 项女性抗体阳性率高于男性,差异有统计学意义($P<0.05$)。按年龄段分组统计,未成年组的血清特异性抗体检测阳性率高于青壮年组和中老年组,且青壮年、中老年组中女性抗体阳性率高于男性,差异有统计学意义($P<0.05$),推测与男女内分泌调节的不同有关,有待进一步验证。抗体阳性水平主要集中在 1 级,预示多数人群的食物不耐受情况较轻,及时发现且调整饮食结构对预防疾病的发生发展具有参考意义。

问答题:

1.糖尿病的营养防治。

2.慢性胰腺炎的饮食原则。

3.肠外营养的适应证。

4.癌症饮食原则中东方膳食模式的特点。

5.计算。

张某,男,63 岁,身高 170 cm,体重 85 kg,被诊断为 T2DM。本题说明:①采用 kcal 为能量单位;②碳水化合物、脂肪、蛋白质分别占总能量的百分比为 60%、25%、15%;③成人 DM 每日应供给能量为 25 kcal/kg;④血脂水平正常,采用单纯饮食控制;⑤计算结果保留整数。请计算:

(1)患者的标准体重及其 BMI,并判断其肥胖程度。

(2)患者产能营养素全日应提供的能量(kcal)。

第8章 特殊工作人群营养与膳食

8.1 运动员营养与膳食

8.1.1 概述

现代竞技体育竞争日趋激烈,对运动员体能和生理负荷提出更高的要求。合理营养与保持良好的健康状态是运动员提高训练效果和竞技能力的物质基础,也是赛后减轻和消除疲劳、恢复体力及防治运动性损伤的基本保障。营养物质的不足或过量均可影响运动员的生理、生化代谢过程及各种功能的发挥和竞技状态。因此,根据运动员的营养需要制订相应的膳食计划,能够使运动员保持良好的健康和强大的运动能力,对运动员的身体状态、体力适应、运动后的恢复和伤病防治均有良好作用。

8.1.2 运动员膳食原则

1. 合理膳食

食物的数量和质量应满足运动员的需要。运动员食物的数量应满足运动训练或比赛能量消耗的需要,使运动员能保持适宜的体重和体脂。在运动员能量平衡的前提下,应合理安排蛋白质、碳水化合物和脂肪在食物中的比例。以热量的摄取为例,蛋白质占总热量的15%,脂肪占总热量的30%左右、碳水化合物占总热量的55%左右较为适宜。在满足基本能量需求的前提下,由于运动员在训练或比赛中消耗能量较多,只有及时补充能量,才能满足身体的正常需要,保持充沛的运动能力。然而过多的热量可导致体脂肪增多、身体发胖、运动能力降低。所以,运动员的饮食安排一定要合理,要因人并因项目而异。在质量方面应保证全面营养需要和适宜的配比。食物应当营养平衡和多样化,蛋白质的摄取应根据不同运动条件,合理安排动、植物蛋白的摄入比例。水、碳水化合物、脂肪等其他营养素的摄取也应如此。食物应包括所有谷类食物、蔬菜、水果、奶和奶制品、肉、鱼、禽、蛋、水产品、豆和豆制品等高蛋白食品及烹调用油和白糖等纯能量食物。

2. 合理的饮食制度

饮食制度包括饮食质量、饮食分配和进食时间。一日餐次及食物量的分配应根据运动训练或比赛任务安排。运动员在上午训练时早餐应有较高的能量,并含有丰富的蛋白质、无机盐和维生素等物质。下午训练时,午餐应适当加强,但要注意避免胃肠道负担过重。晚餐的能量一般不宜过多,以免影响睡眠。早、中、晚餐的能量大致比例为30%、40%、30%。如训练中有加餐,则加餐的总量所占的比例为5%~10%。大运动量训练时,能量消耗增加为5 000~6 000 kcal 或更多,可采取加餐的措施。若训练时间长,饮食受时间限制,可采用增加点心或其他加餐的办法,但应注意增添食物的全面营养。碳水化合物能够快速提供能量,在赛前的调整期应增加碳水化合物的摄取,比赛当日碳水化合物应为主要食物。进餐时间对运动员的身体状态也有影响,运动员的进食时间应考虑其消化功能和饮食习惯。最好在进餐 2.5 h 以后再进行训练或比赛,否则剧烈运动会使参与消化的血液流向四肢,影响胃肠道的消化和吸收。饭后立即剧烈运动还会因胃肠振动及牵扯肠系膜,引起腹痛和不适感。训练或比赛后也应休息 40 min 后再进餐,否则也会因进入胃肠的血液减少、胃液分泌不足而影响消化吸收功能。

3. 正确选择食物、合理烹调加工

正确选择食物是保证饮食质量的关键。运动员对各种营养素的需要由身体条件和运动项目强度来决定。选择食物要讲究营养,应选择有营养、易消化、符合运动员需要的食物,主食不宜过于精细,品种要多样化,谷物类、豆类、畜禽产品和蔬菜水果类食物应合理搭配,充分发挥食物的互补作用。同时,对运动员食物原料的选择要保证食品安全,尤其是一些畜禽产品中的生长激素类物质,要严格控制。食物的烹调和保存要合理,不食用变质的食物。食物保存时要做到卫生新鲜,防止维生素及其他营养素的流失,最大限度地保证食物的营养成分。烹调时要采用科学的烹调方法,尽量保持食物的营养成分,注意色、香、味、形俱全,以利于增加食欲,促进食物的消化和吸收。

4. 高能量密度和高营养素密度

运动员的食物应当是浓缩的、体积质量小的。食物体积过大会增加运动员消化过程中胃肠的负担,影响训练或比赛中的发挥。因此,为了减轻运动员的胃肠负担,力争在体积较小、质量较轻的食品中获得身体需求的热能供给,一般每天食物总量不宜超过2 500 g。尤其是有合理冲撞的运动项目(如足球)训练更需要注意食物的体积。

5. 充足的维生素

维生素是维持生命和调节代谢不可缺少的营养素。维生素缺乏会造成机体活动能力减弱、抵抗力降低,运动能力也会随之下降。不同的运动代谢水平、激素水平、排汗情况不同,因此,对维生素的需要量也因项目不同而不同。一般来说,耐力项目对维生素 B_1、维生素 C 的需要量较大。

6. 注意酸碱平衡

饮食的酸碱搭配不仅与运动员的健康具有密切的关系,而且直接影响运动后体力的恢复。剧烈运动,尤其是一些需要无氧呼吸的运动项目结束后,机体会产生大量乳酸,容易产生运动疲劳,对运动员体力的恢复有很大影响,因此在饮食中要注意食物的搭配。在日常的食物中,小麦粉、大米等谷类食物,花生、核桃、肉类、蛋类、糖及酒类含磷、硫、氯等元素较多,在人体内被氧化后会产生带阳离子的酸根,使体液出现酸性倾向。大豆、绿豆、水果、海带、牛奶、蔬菜等含钾、钠、钙、镁等元素,在人体内氧化后生成带阴离子的碱性氧化物,会使体液出现碱性倾向。因此,运动员饮食要求合理搭配食物,维持体液酸碱动态平衡。

8.1.3 运动员营养需要

1. 碳水化合物

(1)碳水化合物在运动中作用。

碳水化合物在运动中的作用主要包括提供运动所需的能量、延缓疲劳、抗生酮以及节约蛋白质等。

(2)运动前、中、后的补糖。

运动前补糖可增加体内碳水化合物(肌糖原和肝糖原)储备以及血糖的来源。运动前足量补充碳水化合物可以提高运动时碳水化合物参与能量代谢的比例,有利于保持较大的运动强度及维持较长的运动时间,对比赛前 24 h 饮食不合理或不注意碳水化合物摄入的运动员特别有益。在比赛当天,运动员通常根据个人的喜好和比赛时间在比赛前 2 ~ 6 h 进餐。赛前一餐应该是含高碳水化合物、中等蛋白质、较低脂肪和膳食纤维的食物,以便于消化和减少胃肠压力,碳水化合物的补充量可以达到 4 ~ 5 g/kg(总量为 200 ~ 300 g)。比赛前 2 h 内在不影响胃肠功能的情况下,尽量多补充糖,以补充含单糖、双糖、低聚糖的混合液体饮料为宜,补充量约为 1 g/kg。

运动中补充碳水化合物会受到时间、场合、竞赛规则、项目特点以及补充碳水化合物后对胃肠的影响等一系列限制。运动中,每隔 15 ~ 30 min 补充含碳水化合物的饮料,补充碳水化合物的量一般不大于 60 g/h。运动饮料是运动中补充碳水化合物的最佳方式,其碳水化合物质量分数通常为 6% ~ 8%,很容易被吸收,运动中每小时补充 500 ~ 1 000 mL 就可以提供足够的碳水化合物来维持血糖稳定。也可以在运动中食用能量密度高、易消化的含糖食品,如糖果、巧克力、面包等。

运动后补充碳水化合物的目的是促进体内肌糖原的恢复,从而尽快消除疲劳和促进体能恢复。运动后,应优先恢复内源性糖原的耗损。开始补糖的时间越早越好,在运动后即刻或最初 2 h 内补糖 50 g 最为理想。

(3)碳水化合物补充类型。

葡萄糖吸收最快,最有利于肌糖原合成。果糖吸收后主要在肝脏中代谢,其合成肝糖原的量约为葡萄糖的 3.7 倍。果糖引起胰岛素分泌的作用较小,不抑制脂肪酸动员,但使用量大时可引起胃肠道功能紊乱,因此其使用量不宜超过 35 g/L,并应与葡萄糖联合使用。低聚糖甜度小,渗透压低,吸收速度比单糖和双糖慢,可通过补充低聚糖使运动员获得较多的糖。淀粉类食物含糖量高但释放慢,不会引起血糖或胰岛素突然升高。除含有多糖外,淀粉类食物还含有维生素、矿物质和纤维素,可在赛后的饮食中补充。此外,补糖时应同时补充蛋白质,以增加血浆胰岛素敏感性,从而增加运动后糖储备的恢复。

2. 蛋白质

(1)蛋白质在运动中的作用。

蛋白质在运动中的作用主要包括氧化供能、提高运动能力和预防运动性中枢疲劳。

(2)运动对蛋白质代谢的影响。

运动对蛋白质代谢的影响主要包括调节肌肉组织蛋白质的合成与分解、促进支链氨基酸代谢和增加运动员蛋白质需要量。

（3）运动员蛋白质的补充。

在下列情况下应适当增加蛋白质的摄入量：①能量摄入不足和糖原储备不足时，蛋白质分解和氨基酸氧化供能增加，蛋白质需要量增加；②对于有体重控制需求的运动员，需适当选择蛋白质密度高的食物以维持肌肉组织质量，食物中蛋白质供给的能量应达到总能量的18%；③素食者应考虑膳食中有足量的来自不同食材的优质蛋白质，以避免由于缺失某些必需氨基酸导致营养不良，影响身体中蛋白质的合成；④生长发育期的青少年运动员由于生长发育的需要，应增加蛋白质的摄入（10%~15%），建议青少年运动员的膳食蛋白质摄入量为 2~3 g/（kg·d）；⑤运动员在训练中汗液流失较多时，汗液中氮的丢失可占身体总氮排出量的 10%~14%，蛋白质需要量增加。

（4）运动员的蛋白质推荐摄入量。

运动员对蛋白质的需要一般比普通人高。我国建议运动员的适宜蛋白质摄入量应占总能量消耗的 12%~15%，为 1.2~2.0 g/（kg·d），其中包括使用的蛋白质或氨基酸补充剂额外增加的蛋白质。运动员的蛋白质营养不仅应满足数量的要求，在质量上摄入的总蛋白质中至少应有 1/3 以上的优质蛋白质。从我国大多数运动员的膳食结构调查结果来看，我国运动员的蛋白质供给多数情况下偏高。因此，从合理的膳食结构方面考虑，提倡运动员增加植物蛋白质比例，以预防过多摄入动物食物而增加脂肪摄入量。

3. 脂肪

（1）脂肪在运动中的作用。

脂肪在运动中的作用主要包括运动中的能量来源、节约糖原消耗、提高耐力、提供中链三酰甘油。

（2）运动对脂肪代谢的影响。

长时间低强度运动训练可以提高运动员体内脂肪氧化的能力，有利于骨骼肌细胞氧化分解脂肪。耐力运动训练可使运动员的脂肪供能高于非耐力项目运动员 10% 左右，还能使骨骼肌细胞对三酰甘油的储备增多，便于运动时快速利用。同时，长时间低强度运动训练会导致骨骼肌中脂蛋白脂酶及其 mRNA 表达上调，乙酰辅酶 A 羧化酶 mRNA 表达下调，提高体内脂肪氧化能力，减少脂肪合成能力，有利于骨骼肌细胞分解脂肪氧化供能。

在低强度运动时，肌肉内三酰甘油的分解很少，从脂肪组织释放进入血浆的游离脂肪酸是肌肉收缩的主要能量来源；在中等强度运动时脂肪代谢最旺盛，脂肪组织和肌肉组织中三酰甘油分解氧化供能均增加；随着运动强度增加，游离脂肪酸进入血浆的速度明显减慢，肌肉组织内的三酰甘油分解不再增加，总脂肪氧化减少。

（3）运动员脂类参考摄入量。

运动员膳食中适宜的脂肪供能比例应为总能量的 25%~30%。饱和脂肪酸、单不饱和脂肪酸、多不饱和脂肪酸的质量比为 1:1:（1~1.5）。登山运动员或高原训练因为经常处于缺氧状态，对脂肪的动员能力较差，膳食中的脂肪量比其他运动员应更少一些。游泳及冬季运动项目，如滑雪、滑冰等，因机体散发热量大，食物中脂肪量可以高于其他运动项目，但也不宜超过总能量的 35%。

4. 维生素

（1）维生素在运动中的作用。

运动训练增强能量代谢，维生素作为能量代谢辅助因子，适量摄入有利于产生能量和改善神经系统。维生素缺乏或不足时会对运动能力产生不利的作用，即使是轻度的缺乏也会有影响，表现为倦怠、食欲下降、头痛、便秘、易怒、疲劳、活动能力减弱、运动效率降低、抵抗力下降。多数运动员认为补充维生素 C、维生素 E 等抗氧化剂能减少肌肉损伤，防止免疫功能紊乱、减缓疲劳而提高运动成绩，但目前的一些证据表明抗氧化可能损害训练适应性。

（2）运动员维生素推荐摄入量。

通常认为，运动员摄取平衡膳食（即能量充足和多样化的膳食）可以满足各种营养素生理需要量。一般情况下，采用平衡膳食的运动员在摄入能量充足时，中、小强度运动训练不会引起维生素营养状况的恶化，但是运动员营养调查结果常显示运动员存在临界维生素营养缺乏。运动量加大时，维生素需要量增加的幅度超过按能量比例计算的数值，肌肉活动可加速维生素缺乏症的发生，并使其症状加重。应当注意的是，目前对运动员的维生素营养状况缺乏经常性监测，无法做到准确衡量运动员维生素的营养状况。

5. 水和矿物质

（1）运动员水和矿物质代谢。

运动员在运动过程中代谢速度、肺通气量、出汗量均增加，因此，水和矿物质的代谢主要表现为代谢水、呼吸道水分丢失、汗液电解质和水分丢失增多。当运动员在高温高湿环境下进行大强度运动训练或比赛时，为排出体内产生的热，维持恒定体温，会大量出汗。运动强度和运动时间是影响出汗率的主要因素，运动强度越大、运动时间越长，出汗率越高。一次高强度大运动量的训练可丢失汗液 2~7 L。出汗率还与运动环境的温湿度、热辐射强度和运动员适应程度等因素有关，环境温度、湿度和热辐射强度越大，出汗率越高。运动员在高温高湿环境中训练，随着出汗量的增加，汗液中钠、钾、镁的丢失也显著增加。运动中和运动后评价血液电解质浓度的变化时，要注意血容量的改变，以避免因血容量浓缩或稀释而导致对电解质浓度变化的错误评定。

（2）运动对水代谢的影响及营养需要。

运动性脱水（exercise-induced dehydration）是指由运动而引起体内水分和电解质（特别是钠离子和钾离子）丢失过多。根据丢失水分的多少，可将运动性脱水分为轻度脱水、中度脱水和重度脱水。

通过提高运动员对脱水的适应性，或者及时补充失去的水分和电解质可以预防运动性脱水。当运动员长期处于高温环境下训练时，对高温和脱水可产生一定的适应性或耐受性。有研究表明，一般训练水平的运动员失水量达体重的 2%~3% 时，其循环系统、体温调节、最大摄氧量和运动能力都受到明显的影响。而高水平运动员失水量达体重的 5% 时，身体功能和运动能力并未出现明显的下降。增强训练水平和提高在高温高湿环境下运动的适应能力，对运动性脱水的预防具有积极作用。当然，预防运动性脱水最关键的方法是及时补充液体，使机体水分和电解质达到平衡。应根据运动员的个人情况和运动特点，在运动的前、中、后少量多次补充液体。

（3）矿物质对运动的营养作用。

矿物质是构成机体组织的重要材料,对维持体内的酸碱平衡、渗透压的稳定和神经系统的兴奋具有十分重要的作用。目前国际上研究较多的主要是钙、铁、锌、硒四种矿物质。

①钙。钙缺乏可引起肌肉抽搐,长期钙摄入不足可导致骨密度下降,骨质疏松和应激性骨折。在运动过程中,汗液中会丢失大量的钙。汗液中钙的含量约为 102.2 mg/L。不同项目的运动员对钙的需求量不同,我国运动员每日钙的推荐摄入量为 1 000~1 200 mg。在高温环境下训练或比赛时出汗较多,汗液钙流失增加,推荐运动员每日钙摄入量为 1 500 mg。

②铁。如果铁营养正常,补充铁对运动能力的提高效果不明显。高强度大运动量训练容易导致红细胞破坏增加、肌细胞损伤释放肌红蛋白,引起铁丢失增加。运动员中青少年、耐力性项目、女运动员和控制体重的运动员均为缺铁性贫血的易感人群。长期运动训练使组织内铁含量明显下降。当运动员的铁营养处于缺乏状态或已经发生缺铁性贫血时,补充铁剂对改善铁营养状况、提高运动能力的效果非常显著。推荐我国运动员每日铁的适宜摄入量为 20~25 mg,大运动量或高温环境训练的推荐摄入量为 25 mg。

③锌。锌可影响骨骼肌蛋白质和 DNA 的合成,骨骼肌的生长和质量,能量代谢及酸碱平衡等,从而对运动产生直接影响。高强度运动可使血清锌升高,但是长时间有氧训练则使运动员血清锌含量下降。血清锌升高的原因可能是运动导致肌肉损伤,锌从细胞中溢出入血;而长时间耐力训练使锌代谢速度加快,同时排汗、排尿增多。运动员锌的推荐摄入量比一般人高,为 20~25 mg。大运动量或高温环境下训练的推荐摄入量为 25 mg。

④硒。硒是谷胱甘肽过氧化物酶(GPX)和磷脂氢谷胱甘肽过氧化物酶(PHGPX)的活性中心,能清除细胞质和细胞膜上的过氧化物。在缺硒状态下进行急性运动和长期训练均显著降低红细胞膜 Na^+-K^+-ATP 酶的活性,心肌线粒体中的磷脂含量也降低,从而影响心肌线粒体能量代谢酶的活性,在缺硒情况下进行运动会加重生物膜的损伤程度。我国运动员硒的推荐摄入量为 50~150 μg。

8.1.4　教学案例

参考国内外食物分组的资料,采用的食物分组较多地侧重于运动员膳食炊管人员采购食物和编排食谱的需要,同时针对运动员膳食营养中存在的问题,强调一些食物的功能,具体分为 7 组,每组食物可按其营养价值进行等价交换。不同项目运动员每日膳食各类食物建议摄入量见表 8.1。

表 8.1　不同项目运动员每日膳食各类食物建议摄入量

运动项目	谷类 /g	蔬菜 /g	水果 /g	肉、禽、蛋、水产品/g	奶类 /g	豆类 /g	食用油脂 /g	饮料、果汁 /mL	食用糖/g
棋牌类	300~350	500	500	200	500	50	30	500	20

表 8.1(续)

运动项目	谷类	蔬菜	水果	肉、禽、蛋、水产品	奶类	豆类	食用油脂	饮料、果汁（mL）	食用糖
跳水、射击（女）、射箭（女）、体操（女）艺术体操、蹦床、垒球	350~400	500	500	250	500	50	30	750	30
体操（男）、武术散手（女）武术套路、乒乓球、羽毛球、短跑（女）、跳远（女）、跳高、举重（75 kg 以下）、网球、手球、花样游泳、击剑、射箭（男）、速度滑冰、花样滑冰（女）柔道（女）、赛艇（女）、皮划艇（女）、跆拳道（女）	550~600	550	500	300	500	50	45	1 000	40
花样滑冰（男）中长跑、短跑（男）、跳远（男）、竞走、登山、射击（男）、球类（篮球、排球、足球冰球、水球、棒球、曲棍球）、游泳（短距离）、高山滑雪、赛磊（男）、皮划艇（男）自行车（场地）、摩托车、柔道（男）、拳击、跆拳道（男）投掷（女）、沙滩排球（女）、现代五项、武术散手（男）越野滑雪、举重(75 kg 以上)、马拉松、摔跤（女）	650~700	600	500	400	500	50	65	1 000	50
游泳（长距离）、摔跤（男）公路自行车、橄榄球、投掷（男）、沙滩排球（男）、铁人三项	750~800	600	500	500	500	50	65	1 000	50

注:①神经系统紧张项目:适当增加维生素 B_1 和维生素 A 含量丰富的食物摄入量或添加多种维生素片;
　　②长期控制体重项目:增加维生素、微量元素和蛋白质的摄入量,达到运动员 AI 值。

8.2　脑力劳动者营养与膳食

8.2.1　概述

　　脑力劳动者指掌握一定科学文化知识、以消耗脑力为主要工作方式的劳动者,如长期从事科技、教育、卫生、文艺、财贸、法律、管理等领域的人员,主要包括科学研究人员、工程技术人员、行政和经济管理人员、医务工作人员、文艺工作者、教育工作者等。中学生、大学生、研究生虽然没有固定职业,但他们也属于脑力劳动者,其用脑时间和强度不亚于在职人员。脑力劳动者的工作性质决定了其必须经常性地使用脑力去分析、思考和记忆。脑力劳动者的工作特征是:思维劳动大于体力劳动。随着社会和经济的发展,脑力劳动越来越成为人们创造财富的重要手段,脑力劳动者的人数不断增加。维护大脑健康对每个人都十分重要,对脑力劳动者则更加重要,如何保护大脑健康、如何提高大脑工作效率是脑力劳动者关注的热点问题。

8.2.2　脑力劳动者膳食原则

1. 注意摄入全谷物和杂豆、薯类食物

全谷物是指未经精细化加工或虽经碾磨/粉碎/压片等处理仍保留完整谷粒所具备的胚乳、胚芽、麸皮及其天然营养成分的谷物。常见的薯类有马铃薯(土豆)、甘薯(红薯、山芋)、芋头、山药和木薯等。全谷物和杂豆可提供碳水化合物、B族维生素、矿物质、膳食纤维等营养成分及有益健康的植物化学物,这些正是脑力劳动者特别需要的营养物质,可以降低脑力劳动者患便秘、直肠癌、2型糖尿病、心血管疾病、肥胖等发病风险,预防慢性病的发生。因此,脑力劳动者应注意经常摄入全谷物和杂豆、薯类食物。

2. 提高优质蛋白质的比例

脑力劳动者在记忆、思考的过程中要消耗大量的蛋白质,同时脑组织在代谢中也需要大量的蛋白质来更新。膳食中提供优质、充分的蛋白质是保证大脑皮质处于较好生理功能状态的重要前提,应在保证提供充足蛋白质的基础上,适当提高优质蛋白质比例,最好占50%以上。做到每天食用各种奶制品,摄入量相当于每天液态奶300 g;经常食用豆制品及坚果,每天食用大豆、坚果25~35 g;适量食用鱼、禽、蛋、瘦肉。优先选择鱼和禽类,因其饱和脂肪含量相对较少、不饱和脂肪较多。鱼类中蛋白质质量分数一般为15%~25%,属于优质蛋白质,其中含有丰富的谷氨酸、天冬氨酸、甘氨酸等,有利于机体认知功能的维持与发挥。

3. 增加富含多不饱和脂肪酸的食物摄入

多不饱和脂肪酸是含有两个或两个以上双键且碳链长度为18~22个碳原子的直链脂肪酸,是脑组织的重要组成成分,对促进脑的发育和维持脑的功能至关重要。研究发现,多不饱和脂肪酸与心血管疾病呈负相关,同时还可降低失智发生的风险。富含多不饱和脂肪酸的食物有水产品、植物油和坚果。水产品,如深海鱼、贝类食物富含EPA和DHA。植物油中含有亚油酸,豆油和紫苏籽油、亚麻籽油中含α-亚麻酸较多。坚果指多种富含油脂的种子类食物,如花生、核桃、葵花籽、腰果、松子、开心果等,含有丰富的不饱和脂肪酸,尤其是油酸和亚麻酸,适量摄入坚果可以降低心血管疾病、全因死亡率、高血压、女性结肠癌的发病风险,推荐平均每周摄入量为50~70 g,可以作为零食用。

4. 增加富含磷脂的食物摄入

磷脂是大脑和神经组织的重要组成部分,构成并维护脑细胞膜及各种细胞器膜的完整性,对维持神经系统功能、提高敏捷性和学习记忆能力、促进大脑工作效率至关重要。鸡蛋是很好的健脑食品,蛋黄中富含卵磷脂和脑磷脂,以及磷、钙、钾、铁、镁、锌、硒、维生素A、维生素E、维生素B_2、维生素B_6、泛酸等微量营养素。《中国居民膳食指南(2022)》建议成年人每周摄入蛋类300~350 g,并且吃鸡蛋不弃蛋黄。大豆中富含卵磷脂和大豆异黄酮,能够降低心血管疾病和乳腺癌的患病风险。除蛋黄和大豆外,花生米、核桃仁、松子、葵花籽、芝麻等也富含卵磷脂,正是脑力劳动者特别需要的,应增加这些食物的摄入。

5. 增加富含原花青素和花色苷的食物

原花青素，是植物中广泛存在的一大类多酚类化合物的总称，其共同的特点是在酸性介质中加热均可产生花青素，故被称为原花青素。近年来的研究表明，原花青素可能通过降低收缩压、改善血管内皮功能以及抑制血小板活化实现对心血管疾病的预防作用，还可以增强记忆力，减缓衰老以及中风的风险。脑力劳动者增加含原花青素的食物的摄入量，有利于保护脑力劳动者心血管健康，帮助其改善记忆力和大脑功能。原花青素的主要食物来源有肉桂、葡萄子、高粱、花豆、芸豆、榛子、红小豆、苹果、蓝莓、草莓、葡萄等。

花色苷，是花色素与糖以糖苷键结合而成的一类化合物，广泛存在于植物的花、果实、茎、叶和根器官的细胞液中，使其呈现由红、紫红到蓝等不同颜色。研究表明花色苷能够直接清除人体代谢产生的自由基，发挥抗氧化作用；通过抑制炎性反应信号途径减少炎性因子的表达发挥抗炎作用。人群队列研究和干预研究表明花色苷可降低 2 型糖尿病、心血管疾病和阿尔兹海默病的风险；花色苷还有改善视力的作用。因此，脑力劳动者多摄入花色苷对预防慢性病和维护视力特别有意义。花色苷主要存在于一些深色的蔬菜、水果、谷薯类、豆类中。

6. 充分保证富含维生素的食物

维生素 B_1、维生素 B_2、尼克酸参与葡萄糖的氧化分解，为大脑组织正常代谢提供能量；维生素 B_1 在神经组织中可能具有特殊的非酶作用，当其缺乏时可影响某些神经递质如乙酰胆碱的合成与代谢，进而影响神经组织功能。维生素 B_6 涉及神经系统中的多项酶促反应，使神经递质水平升高，包括 5-羟色胺、多巴胺、去甲肾上腺素和 γ-羟基丁酸等。维生素 B_{12} 对维持神经正常功能也必不可少。维生素 B_6、维生素 B_{12}、叶酸通过维持正常同型半胱氨酸水平可减少心脑血管疾病风险。维生素 C 有利于维持血管壁的弹性，促进氨基酸合成神经递质 5-羟色胺及去甲肾上腺素。

维生素与视力有密切关系，它们是视觉功能的重要物质基础。维生素 A 是构成视觉细胞内视紫红质的成分，维生素 B_2 能保证视网膜和角膜的正常代谢，维生素 C 的抗氧化作用能阻止晶状体上皮细胞的氧化损伤。维生素 E 可消除脑组织等细胞中的过氧化脂质色素，预防衰老。因此，用脑多、用眼多的脑力劳动者每天要充分保证富含维生素食物的摄入。

7. 吃动平衡、生活规律、维护大脑健康

由于脑力劳动者体力活动少，体力活动水平低，故应注意控制总能量的摄入，要尽量做到：①定时定量进餐，可避免过度饥饿引起的饱食中枢反应迟钝而导致进食过量；②吃饭细嚼慢咽，避免进食过快，无意中进食过量；③分餐制，根据个人生理条件和身体活动量进行定量分配；④每顿少吃一两口，吃七八分饱；⑤减少高能量加工食物的摄入，学会看食品标签，了解食物能量值，少选择高脂肪、高糖食品；⑥减少在外就餐，在外就餐一般时间长，会不自觉地增加食物摄入量。

多运动有利于健脑，主要表现在：①经常运动会促进大脑释放内啡肽等物质，有利于促进记忆、增强思维能力，也会使人感觉神清气爽；②运动时思维转移，环境改变，脑的压力暂时缓解，思维强度降低，脑细胞获得休整，氧的供应增加，有利于消除脑疲劳，健脑护脑；③运动会增强消化功能，促进各种营养素的吸收，保证大脑的需要，提高工作效率。

8.2.3　脑力劳动者营养需要

1. 蛋白质

蛋白质是脑细胞的主要成分之一,占脑干重的 30% ~ 35%。蛋白质和核酸的合成是脑发育的重要标志,蛋白质缺乏极易造成发育期神经系统的损伤。研究表明动物饲料中若缺乏蛋白质,髓鞘形成和突触生成都将受到影响,进而导致运动失调、认知功能降低。长期严重蛋白质营养不良引发产生的氧化因子会对大分子物质造成损害,增加脑部脂质和蛋白质的氧化损伤,从而干扰蛋白质的合成和相关酶的活性,如抗氧化酶活性降低,可能影响脑内抗氧化系统,损伤细胞膜的完整性和稳定性。

氨基酸与认知功能也有密切关系。血-脑脊液屏障允许褪黑激素、氨基酸等一些生物活性物质进入大脑。因此,氨基酸在某些情况下可影响中枢神经递质合成并对行为产生潜在影响。胆碱、色氨酸、酪氨酸、苯丙氨酸、精氨酸和苏氨酸等几种氨基酸是某些神经递质或神经调质的前体,其利用率会影响一些神经递质的水平。

2. 碳水化合物

葡萄糖能够通过血-脑脊液屏障,是维持脑功能的主要能源,脑对葡萄糖的缺乏十分敏感。在临床上,低血糖对于大脑的损害是按一定顺序发生的。首先,出现大脑皮质功能的障碍,表现为定向力或者识别能力的丧失,出现意识模糊、嗜睡、多汗、肌张力低下等症状;其次,可以出现皮质下中枢功能的障碍,表现为躁动不安、痛觉过敏、痉挛性或者舞蹈样动作;第三,中脑的损害,表现为阵发性或者张力性的痉挛、扭转性痉挛、阵发性惊厥;最后,出现延脑的损害,表现为昏迷、去大脑强直反射消失、瞳孔缩小、血压下降等。

有关碳水化合物影响认知功能的科学文献非常有限。Lieberman 等在美军特种部队进行了一项随机双盲对照研究,评价了一种特殊碳水化合物处方 EGRO 饮料对士兵脑功能的影响。与商品化碳水化合物运动类饮料不同,EGRO 饮料的独到之处在于加入了一种复杂碳水化合物——麦芽糖糊精,用警觉检测仪评价听觉、警觉,试验期间供应的常规膳食不足以满足被研究对象的能量需求。结果显示,补充碳水化合物饮料可显著改善警觉而且其效用与剂量有关。6% 的碳水化合物(35 kJ/kg)对警觉的影响处于对照组(0 kJ/kg)和 12% 碳水化合物组(70 kJ/kg)之间。研究还发现,接受 EGRO 饮料的志愿者的情感、智力得到改善,同时思维混乱减少,其结果与警觉研究一致。可见以碳水化合物饮料形式提供能量可对行为学产生有益作用。

3. 脂类

大脑皮质脂类占脑干重的一半以上,组成脑组织的脂类基本属于类脂,包括磷脂、糖脂和胆固醇等。脑神经细胞中卵磷脂的含量占其质量的 17% ~ 20%。卵磷脂组成生物膜,对维护细胞、组织和器官的功能必不可少,可为人体内合成神经递质乙酰胆碱提供原料,从而提高神经反应速度;鞘磷脂是神经组织中髓鞘的主要组成部分,髓鞘可保护和绝缘神经纤维,有利于神经纤维快速并定向传递信号。脑组织中的脂类还包括不饱和脂肪酸。研究表明,不饱和脂肪酸为神经系统的功能和发育所必需,可以促进神经元的生长与分化,提高学习记忆能力。n-3 多不饱和脂肪酸与失智或认知损伤之间存在负相关关系。n-6 多不饱和脂肪酸与心血管疾病呈负相关,由于它可广泛影响脂类代谢,因而可降低失智发生的危险性。鱼类中的二十碳五烯酸(EPA)和二十二碳六烯酸(DHA)为婴儿脑生长发育和成人神经细胞膜发挥正常功能所必需,许多动物试验发现,膳食中添加DHA的大鼠学习能力强于对照组。

4. 矿物质

脑组织中含有多种矿物质,主要有铁、锌、钙、钠、氯、磷酸盐等。

铁是神经系统发育所必需的微量元素,铁对脑的影响主要在于髓鞘形成和多巴胺的 D_2 受体合成。研究发现,大鼠和小鼠脑中髓鞘质相对丰富的部位转铁蛋白含量较高。人脑中主要的含铁细胞——少突胶质细胞参与髓鞘的形成,如果脑发育过程中缺铁,髓鞘的形成将受阻。婴儿期铁营养状况可影响其行为发育,缺铁性贫血婴儿常常易激动或对周围事物缺乏兴趣,青少年缺铁则表现为注意力降低、学习记忆能力异常、工作耐力下降等。除参与髓鞘的形成外,铁还与神经递质的代谢有关。铁缺乏可影响脑中单胺氧化酶、色氨酸羟化酶和醛氧化酶的活性,进而导致脑中儿茶酚胺、5-羟色胺(5-HT)等一些神经递质的代谢障碍。铁离子的不平衡与精神疾病和神经退行性疾病的发生有关。

近年来,研究者们运用神经解剖学、神经生理学、神经生物化学、细胞生物学及分子生物学等多个学科的技术手段,从不同侧面探索了锌影响脑发育和行为功能的机制。研究表明,缺锌可影响大鼠脑中神经递质含量及其与受体的结合,并引起豚鼠皮质突触膜N-甲基-D-天冬氨酸(NMDA)受体水平的降低,NMDA在中枢神经系统中参与突触传递的调节及长时程增强效应的形成。锌对于脑内神经递质 γ-氨基丁酸(GABA)含量以及纹状体、大脑皮质和海马中的乙酰胆碱及其受体的表达也有影响。另外,锌可影响脑中核酸的合成及基因的转录。试验表明,缺锌使大鼠脑中DNA和RNA合成减少。锌可作为酶的活性中心组分参与基因表达,如RNA聚合酶Ⅰ、Ⅱ、Ⅲ为含锌金属酶,分别为合成rRNA、tRNA和mRNA所必需。锌还可作为锌指蛋白的组分调节基因表达。已有的研究结果显示,缺锌可影响脑中多种酶和功能蛋白质的活性与结构。缺锌可使幼鼠髓鞘质标记酶2′,3′-环磷酸核苷水解酶和L-谷氨酸脱水酶活性显著降低;还可能降低脑中金属硫蛋白、锌转运体蛋白、微管相关蛋白等一些功能蛋白的mRNA和蛋白质水平。可见,锌对脑功能的影响主要与中枢神经递质及其受体、神经活性肽及其受体、信号转导、脑中酶和功能蛋白的活性与结构、神经系统内某些基因表达的改变有关。

碘是合成甲状腺激素的重要组成成分,大脑的生长和发育需要甲状腺激素的参与,因此,碘是脑组织正常发育必不可少的营养物质。过量碘摄入除引起高碘性甲状腺肿外,也可对神经系统造成损害。研究显示,高碘甲状腺肿大鼠的子代临界期脑重减轻、脑蛋白质和DNA含量减少、蛋白质与DNA的比值以及RNA与DNA的比值降低,迷宫所用时间延长且错误次数增多,提示高碘可引起智力低下、学习记忆能力下降以及精神运动功能障碍。国内学者通过测试高碘地区人群的神经心理功能发现,高碘可引起儿童反应速度、动作技能、动作稳定性、准确性、耐力等受损。目前高碘对智力影响的机制尚不十分清楚,有待进一步研究。

5. 维生素

维生素可以通过血-脑脊液屏障,对中枢神经系统具有重要作用。维生素以辅酶的形式参与多种酶促反应,一些维生素的缺乏会导致多个酶促反应的功能障碍,进而引起一系列形态学、神经化学和神经生物学的变化,最终影响脑发育和脑功能。

维生素补充对认知功能的改善作用在人体研究中得到了验证。给 120 名 9~19 岁孤儿补充维生素 B_1 2 mg/d 一年后,其身高、视力、快速反应能力和智力水平均明显高于对照组。Cott 研究表明,500 名学习障碍儿童补充维生素 B_6、尼克酸和维生素 C 后成绩明显提高。健康成年人每日补充 50 mg 维生素 B_1,两个月后情绪和认知等心理行为均有改善。Meador 等发现,补充维生素 B_1 可在一定程度上改善东莨菪碱所致的认知功能损害。Deijen 等给 38 名 70~79 岁老人每日补充 20 mg 维生素 B_6 3 个月,其长时记忆功能明显改善。Sram 等给老年人连续补充维生素 E 一年,其短时记忆、运动能力以及情绪反应等多项指标均得到改善。Masaki 等在研究中发现,补充维生素 E 对老年血管性失智有明显的预防作用,同时对正常人群认知功能的改善有益。

8.2.4　教学案例(脑力劳动者一周膳食食谱)

根据脑力劳动者营养需要及膳食原则推荐的脑力劳动者一周膳食菜谱见表 8.2。

表 8.2　脑力劳动者一周膳食菜谱

	周一	周二	周三	周四	周五	周六	周日
早餐	煮鸡蛋、小馒头、韭菜炒豆芽、海带丝、香菇虾米粥	咸鸭蛋、双色花卷、韭菜炒千张、香酥花生、鲜豆浆	荷包蛋、紫薯馒头、醋熘土豆丝、干锅包菜、酸奶	卤鸡蛋、奶黄面包、清炒黄瓜、丁香鱼、玉米粥	茶叶蛋、玉米发糕、冬笋炒酸菜、豆腐乳银耳红豆粥	松花皮蛋、豆沙包、肉松、木耳拌茭白、薏米粥	蒸鸡蛋、包子、花生拌金针菇、四川泡菜、莲子红枣粥
午餐	米饭、淮山木耳炒肉片、干煸花菜、家常豆腐、西红柿蛋汤	米饭、蒜薹炒腊肉、清蒸鲳鱼、红烧茄子、白菜豆腐汤	米饭、西芹炒猪舌、鱼香肉丝、蒜蓉苋麦菜、冬瓜淡菜汤	米饭、醉排骨、干煸四季豆、酸辣白菜、鱼头豆腐汤	米饭、肉片炒香干、什锦烩肚片、炒菠菜、山药乌鸡汤	米饭、红烧带鱼、花菜炒肉片、双椒炒凤片、海鲜豆腐汤	米饭、青椒炒鸡丸、西红柿炒蛋、凉拌猪耳、素炒豆苗
晚餐	米饭、萝卜炖排骨、玉米烩青豆、炒天津白、绿豆粥	米饭、啤酒鸭、清炒荷兰豆、蒜蓉空心菜、地瓜粥	米饭、贵妃鸡翅、香菇炒肉、炒上海青、紫菜蛋汤	米饭、青椒炒鱿鱼、麻婆豆腐、清炒苋菜、三鲜汤	米饭、香酥小黄鱼、清炒莴笋、绝味鸭脖、蒜拌春菜	米饭、荔枝肉、木须肉、玉米滑子菇、虾米炒盖菜	米饭、红烧牛腩、青蒜炒平菇、素炒蕨菜、豉油菜心

8.3 其他人群营养与膳食

8.3.1 飞行员营养与膳食原则

驾机飞行是一项极为复杂的任务,需要飞行员拥有良好的心理素质和身体条件,在飞行时段保持注意力的高度集中。同时航空应激因素的影响使飞行员的消化功能和营养代谢发生改变,这些因素均导致飞行员有特殊的营养需求。因此,飞行员营养应在满足正常人群平衡膳食要求的基础上,针对航空飞行的特点进行安排,合理制定相应的营养标准。

1. 满足合理膳食的基本要求

合理膳食是飞行员营养的基础,飞行员营养首先要达到膳食平衡的标准,才能保证飞行员最基本的营养需求。合理膳食要求食物营养素种类齐全、数量充足、比例合适,食物类型应包括谷薯类、畜禽鱼蛋奶、蔬菜水果、大豆、坚果等;保证食物的清洁卫生,飞行员群体的特殊性导致他们对食品安全有更高的要求,飞行员的食物要严格按照我国相关法律法规中规定的卫生标准执行,保障飞行员身体健康和飞行安全;合理烹调加工,制作可口易消化的食物,培养良好的饮食习惯,一些食物中存在天然毒素和抗营养因子,一些不恰当的加工方式会导致加工过程产生一些有毒有害物质,为了提高食物营养价值并保证其安全性,食物的烹调要科学合理。

2. 根据飞行要求,供给充足的能量

飞行员能量消耗个体差异很大,而且与飞行机种、机型、飞行时间及岗位有一定关系,高空飞行状态下,缺氧、低气压、加速度和一些突发情况也会可增加飞行员的能量消耗。飞行员的能量消耗主要包括三个方面:基础代谢、劳动消耗和食物特殊动力作用,其中劳动消耗变异最大。2006 年,原空军航空医学研究所对南北方 8 个航空兵部队进行调研,测算出了飞行人员在训练状态下的能量消耗(表 8.3)。驾机飞行是一种特殊的职业活动,近年来,随着供氧设备的普及使用,操作系统的完善升级,飞行员的体力负荷已经大幅下降,在飞行过程中的能量消耗接近于机械化操作的中等劳动强度水平。《军人营养素供给量》(GJB 823B—2016)中规定,飞行员的每日能量供给量为 3 100~3 600 kcal。

表 8.3 飞行人员每日能量消耗

机种	能量/kcal
苏-27	2 896
苏-30	2 921
歼 8	2 832
歼轰七	3 176
运输机	3 014
轰炸机	3 396
均值	3 039.2±211.7

值得注意的是,对于民航飞行员来说,飞行活动只占飞行员日常生活的小部分,在无

飞行任务的日常生活中,飞行员的能量消耗较飞行日的能量消耗降低约 300 kcal,与正常成人的能量代谢水平没有太大差别。多项调查研究发现,飞行人员的能量摄入偏高,膳食结构呈"高热量、高脂肪、低碳水化合物"的模式,容易导致一些慢性非传染性疾病的发生。随着操作系统和设备的不断完善和升级,飞行活动的劳动强度和飞行员的身体负荷同早期相比,均已有大幅度的下降。因此,对飞行员的能量供给要全面综合地进行考虑,在计算飞行员的膳食能量总摄入量时,要针对飞行任务的实际情况和飞行员的身体状况进行科学评估,既要保证充足的能量供给和适宜的能量储存,又要维持人体的代谢平衡,避免慢性非传染性疾病的发生。

食物中的碳水化合物、脂肪和蛋白质是人体的主要能量来源,三种营养素既发挥各自的独立效应,又可以进行相互之间的转化,以维持机体的各种生理功能和体力活动。膳食中的碳水化合物、脂肪及蛋白质满足最优配比,才能发挥最大的营养效能。《中国居民膳食指南(2022)》推荐我国成年人碳水化合物供能占总能量的 50%~65%,脂肪占 20%~30%最为适宜,其中脂肪供能比不宜超过 30%。飞行员在无飞行任务的日常生活中,应采用推荐的能量构成比进行膳食搭配。在执行飞行任务的特殊时期,应提高碳水化合物的供能比,降低脂肪供能比。调整后的各营养素的供能比应为碳水化合物供能 60%~70%,脂肪 20%~25%,蛋白质 12%~14%。值得注意的是,目前我国飞行员群体普遍存在动物脂肪摄入过多的现象,因此,在执行飞行任务前,飞行员应减少油腻食物、肥肉及油炸食品的摄入。

3. 根据实际状况,补充适量的维生素

维生素是维持人体正常生理功能、营养和能量代谢的重要物质。缺氧、低气压、振动、噪声、疲劳及精神因素等都可影响维生素在体内的正常代谢。飞行过程中,飞行员对维生素的消耗量增加,视觉功能和抗疲劳能力下降。针对飞行员的代谢特点,在飞行任务开始之前有目的地补充相应维生素,可缓解飞行过程中的不良反应。

(1)维生素 A 是构成视觉细胞内感光物质视紫红质的重要成分。

维生素 A 缺乏可导致人体暗适应能力下降,夜间视力受到严重的影响。因此,飞行员在执行夜航任务时,应当额外补充维生素 A。需要注意的是,我国成人维生素 A 的推荐量为男性 800 μg RAE/d,女性 700 μg RAE/d,可耐受最高摄入量为 3 000 μg RAE/d,安全摄入范围较小,额外补充过量会引起中毒,因此,需要严格把握维生素 A 的额外补充剂量。

(2)B 族维生素如维生素 B_1、维生素 B_2、维生素 B_3、维生素 B_6 及叶酸等。

B 族维生素在人体内以辅酶或者其他形式参与机体的能量代谢、神经递质合成及酶促反应等多项重要生理活动。研究证实,低压、缺氧、噪声、振动以及精神紧张等因素可以影响维生素在体内的代谢,表现为 B 族维生素消耗量增加。对飞行员补充适量的 B 族维生素,可加速飞行员对高空飞行环境的适应,提高反应速度,缓解长时间飞行引起的疲劳,保障飞行效率。原空军航空医学研究所对我国东北某歼击机部队飞行人员维生素 B_1 的营养水平进行了研究,结果表明飞行人员每日摄入 3 mg 维生素 B_1 即能维持体内维生素 B_1 的充盈状态。针对维生素 B_2 的研究表明,每日摄入 2 mg 维生素 B_2 可以保证体内维生素 B_2 水平达到充盈状态。维生素 C 每日摄入量达到 124~148 mg 时,维生素 C 达到正常至充裕状态。

4. 严格执行合理用餐制度,确保飞行安全

高空飞行环境对人体消化功能有较大的影响。缺氧、大气压降低、噪声、振动等可影响腺体的分泌和胃肠道的正常运动,造成食欲缺乏、消化不良、胃排空时间延长及胃肠胀气等症状。因此,在日常生活中,飞行员的膳食供给应以正常人群为标准,遵循食物多样化原则,保证膳食平衡。而在执行飞行任务的时期,应供给飞行员风味良好、易于消化吸收的食物,同时执行合理的用餐制度,避免高空飞行环境对机体的不良影响。飞行人员的饮食制度应结合劳动特点进行安排,(GJB 4127—2000)规定,解放军飞行员在无飞行日实行一日三餐制,在飞行日实行一日四餐制。进餐时间应根据季节和飞行任务而定。如上午飞行应在起飞前 1~1.5 h 用餐,下午飞行应在起飞前 2 h 用餐,白天飞行 4 h 以上应供应间餐,间餐必须是量少质精、易于消化的食物,夜间飞行供应夜餐。

5. 禁止空腹、饱腹飞行

早起不进食为空腹,白天飞行时间距上次进餐 4~5 h 也视为空腹。空腹飞行可使飞行耐力下降,这是由于大脑主要靠血糖提供能量,因此对低血糖特别敏感。空腹飞行时由于血糖来源得不到及时补充,可引起低血糖反应,如出现全身无力、出虚汗、脸色苍白、心慌等症状,严重时会引起昏迷,危及飞行安全。

正常用餐后,人体血液重新分配,大量血液集中于消化器官,造成暂时性的脑部供血减少。此时如果立刻进行飞行,飞行员容易在操控飞机的过程中产生嗜睡、注意力不集中、反应时间延长、耐力降低等现象,影响飞行效率甚至危及飞行安全。同时,由于血液大量在腹部集中,胃部蠕动减弱,大量食物在腹部积存,随着飞机上升过程中大气压力的迅速降低,飞行员有可能出现腹痛、腹胀等现象,从而影响飞行。

6. 禁止饮酒

酒精可引起中枢神经系统功能障碍,加重高空缺氧症状,危及飞行安全。另外,长期过量饮酒容易引起血脂升高、脂肪肝和神经肌肉协调能力减弱,对飞行中精细操作有极为不利的影响。为保证飞行安全,除了重大节假日外,飞行员平时严禁饮酒,节假日担任值班的飞行员也严禁饮酒。

8.3.2　核技术工作者营养与膳食原则

核技术工作者是从事利用核聚变和核裂变反应开展工作的一类人群,在工作过程中,核反应所产生的人工辐射源会散射出低剂量辐射,尽管剂量在安全使用范围之内,但仍对人体健康有一定的影响。电离辐射对人体的影响可分为外照射和内照射两种形式:①X、γ 射线等对全身的外照射以及沉积于体表、衣服上的放射性核素对皮肤的照射属于外照射,只要远离辐射源,就不存在明显的辐射照射。外照射主要引起皮肤的结构和功能损伤,穿透能力强的 γ 射线可造成全身性的损伤,引起多器官和组织的疾病。②吸入或摄入放射性核素在沉积部位对甲状腺、肺或其他组织、器官的照射属于内照射,常以特殊器官或组织的局部损害为主。

电离辐射的危害按其表现可分为躯体效应和遗传效应。其中,躯体效应是指电离辐射效应显现在受照射本人身上,而遗传效应是指电离辐射效应显现在受照射者的后代身上。

躯体效应主要是对组织器官的影响。眼部晶体囊下的上皮细胞对射线最为敏感,受到辐射作用后不能发育成正常的晶状体显微组织,晶状体逐渐浑浊,最后形成白内障。甲状腺受到电离辐射影响会改变其功能和形态,随着与电离辐射接触时间的延长,患甲状腺癌的风险逐渐增加。皮肤是对辐射较为敏感的器官,放射性皮肤损伤病程缓慢早期可表现为暂时性红斑,暂时或永久性脱毛,水疱、溃疡等,如未经及时治愈可表现为皮肤色素改变,皮肤萎缩、变薄、纤维化,甚至形成长期不愈的溃疡或癌变等。电离辐射也会对造血系统和淋巴系统造成损伤,长期小剂量地接触电离辐射会导致自主神经功能紊乱,出现失眠、乏力、头痛头晕、食欲减退等神经衰弱症状。生殖系统对电离辐射很敏感,可导致女性及其子代卵巢储备功能下降、卵巢激素分泌功能紊乱,甚至引起卵巢早衰,对男性来说,电离辐射会引起睾丸的损伤,影响精子数量和活力。除此之外,电离辐射还会对免疫系统产生损伤,诱发肿瘤。

遗传效应是由于电离辐射作用于生殖细胞的遗传物质,引起基因突变或引起携带基因的染色体结构和数目的变化,即染色体畸变所致。研究发现,低剂量电离辐射会增加染色体畸变率和微核率。显性基因突变可在受辐射者的近几代,主要是 1~2 代显示出明显的遗传效应,而隐性基因突变则需要经过很长时间才能显现出来。

通过合理的膳食供应来减少由于辐射对机体的损伤,并促进已进入机体的放射性物质自机体内迅速排除,是综合性放射防护措施中不可缺少的部分,其合理地补充膳食能起到增强体质、减少电离辐射对机体不良影响的作用。

核工作人员的膳食营养和原则如下。

1. 营养素按需供给,保证供需平衡

核工作人员能量的供给量应高于一般人员,以减轻损伤。长时间接受小剂量电离辐射,可能会出现食欲不振、食量减少等情况,因而能量摄入量大大减少,难以满足机体需要,这势必引起机体进一步分解破坏,导致损伤加重。为了提高核工作人员的耐受力、降低敏感性,在其平时的膳食中应适当增加能量的供给。在辐射条件下,辐射作用于高级神经中枢可产生调节功能的异常,导致蛋白质分解代谢增强。因此适当增加蛋白质供给量可减轻辐射损伤,促进恢复。同时辐射还可降低机体对碳水化合物的吸收率,增加肝脏中排出的数量,并使脂肪的代谢变化趋向于利用减少、合成增加,因此脂肪的总供给量不宜过高。但应适当增加植物油的摄入量,因其含人体所需的必需脂肪酸较多,可使放射病症状减轻。除此之外,适当增加无机盐、维生素的供给量,但要注意不同无机盐元素和维生素之间的平衡。增加抗氧化剂如维生素 C、维生素 E 的供给量,可以改善照射动物的氧化损伤及营养状况。在临床治疗措施中为了配合防治辐射损伤时的食欲缺乏、出血和造血障碍,有些维生素如烟酰胺、维生素 C、维生素 K、维生素 B_{12}、叶酸供给量是生理需要量的 5~10 倍。维生素 A、维生素 B_1 和维生素 B_2 对辐射损伤均有一定的防治效果。

接触辐射作业人员建议每日营养素供给量见表 8.4。

表 8.4　接触辐射作业人员建议每日营养素供给量

能量/营养素	数量	能量/营养素	数量
能量/MJ	12.55（男）;11.71（女）	维生素 A/μg RE	1 000
碳水化合物	占总能量 60%～70%	维生素 D_3/mg	2.5～5.0
脂肪	占总能量 15%～25%	维生素 E/mg	5～10
蛋白质/g	85～90	维生素 K/μg	120～150
钙/mg	600～800	维生素 B_1/mg	1.6～1.7
磷/mg	600～800	维生素 B_2/mg	1.8～1.9
铁/mg	10～12	维生素 B_6/mg	1.25～1.5（低蛋白饮食）
镁/mg	300～350		1.75～2.0（高蛋白饮食）
锌/mg	15	维生素 B_{12}/μg	3
碘/μg	130～140	维生素 C/mg	80
烟酸/mg	20	叶酸/μg	400
泛酸/mg	4～7	生物素/μg	100～300

2. 增加具有较好防护效果的食物

乳类和蛋类可减轻小肠吸收功能障碍,改善辐射后的负氮平衡,改善维生素 B_2、维生素 C 或烟酸代谢异常。酸奶具有减轻辐射损伤、抑制辐射作业人员淋巴细胞数目下降的作用。肝提取液是临床上常用的药品,有些报道指出,不仅注射肝提取液对辐射损伤有效,而且食用肝也有同样、甚至更好的效果。胶原蛋白也具有一定的抗辐射损伤效果,可以提高受辐射动物的存活率和的存活时间,使其体重下降程度减缓,恢复较快。卷心菜能显著减轻受辐射大鼠的辐射损伤,但目前对其作用机制还不清楚。其他如花椰菜、番茄、胡萝卜、苹果、葡萄、香蕉等植物性食物也具有非常好的防护放射性损伤作用。食用菌具有营养丰富和天然安全的特点,常见的食用菌有金针菇、香菇、银耳等,也是一种重要的抗辐射食物。另外,食用海带和紫菜等海藻类食物有较为明显的抗辐射作用,其机制是可以在阻止辐射元素的吸收方面产生作用,同时可以将其快速排出体外。某些益生菌如双歧杆菌也具有很好的抗辐射作用。另外,绿茶、螺旋藻、中草药等也被发现有抗辐射损伤的作用。

3. 适量补充抗辐射生物活性成分

电离辐射可以激发体内产生大量自由基,引发脂质过氧化反应。很多植物化学物能够通过清除自由基或有助于减轻或修复自由基所致生物分子损伤,减少辐射带来的伤害,再加上具有毒性低、来源广的特点,其抗辐射防护作用备受研究者关注。除膳食营养素中的维生素 A、维生素 E、维生素 C 及硒元素等以外,番茄红素、植物多酚、黄酮类化合物和多糖类物质都对辐射损伤的防治有一定功效。

番茄红素是一种广泛存在于番茄、番茄制品及西瓜、葡萄柚等水果中的天然植物化学物,国内外多项研究表明,番茄红素抗氧化性较强,在中高剂量辐射所致的机体损伤方面,不仅具有良好的防护作用,而且可以促进损伤后组织的修复。Rossinow 在体外培养前列腺癌细胞时加入番茄红素,经 γ 射线照射后发现,番茄红素能明显降低微核细胞率,保护染色体,提高细胞的存活率。

植物多酚是指一组植物化学物的统称,因具有多个酚羟基而得名,具有优良的抗氧化活性,同时具有一定的抗辐射作用。葡多酚是从葡萄籽中提取的一种天然植物多酚类物质,具有良好的抗氧化、清除自由基功效。给某单位核辐射接触人员口服葡多酚胶囊,并检测淋巴细胞增殖活性和脂质过氧化水平等指标,结果显示葡多酚对核辐射接触人员氧化损伤具有防护作用。金飞等发现,葡多酚干预后辐射小鼠的外周血细胞、骨髓有核细胞计数增加,骨髓有核细胞 DNA 含量增加,表明葡多酚对辐射导致的血液系统、造血系统损伤具有一定的防护作用。蓝莓花色苷的复合物可改善 ^{60}Co-γ 射线辐射损伤的小鼠造血系统。还有研究观察到,含花色苷的多酚复合物可提高辐射后大鼠淋巴细胞的存活率,从而提高免疫功能。蓝莓花青素可有效拮抗辐射损伤导致的小鼠外周白细胞(WBC)及血清 SOD 活性的降低,减少辐射损伤。芝麻酚能够有效减轻 ^{60}Co-γ 射线辐射对大鼠造成的损伤,紫薯素对 ^{60}Co-γ 辐射导致的小鼠胸腺细胞损伤有抑制作用。Qi 等发现,扁茎黄芪种子中提取的黄酮类物质可明显提高 ^{60}Co-γ 射线辐射小鼠的存活率,降低辐射对小鼠脾脏和胸腺的影响,提高受辐射小鼠红细胞数、白细胞数、血小板数等血象指标。三羟异黄酮是大豆中的重要营养成分,也是具有多种生理活性的天然植物雌激素,不仅可以抑制多种肿瘤细胞的生长,提高辐射损伤小鼠的存活率,还可以促进小鼠辐射受损的造血系统恢复和重建,防止放射性造血损伤。

多糖具有抗氧化、抗辐射、抗肿瘤、抗疲劳、延缓衰老、免疫调节及防治心脑血管疾病等多种功能。虽然目前多糖抗辐射机制还不是十分清楚,但药理学研究显示多糖大多具有明显的抗辐射作用,能延长电离辐射照射后生物的存活时间,提高其生存率。大量文献报道,中草药多糖、菌多糖、藻类多糖、动物多糖等具有明显的抗辐射作用,能够及时清除辐射产生的自由基,提高机体抗氧化能力,保护造血系统等。孙元琳等发现,当归多糖可通过增强细胞 DNA 损伤修复能力来提高细胞的辐射耐受性,加速淋巴细胞的增殖,恢复造血功能,有利于受损造血干细胞和外周血细胞的恢复和再生。唐霖等发现,枸杞多糖对 X 射线所致的小鼠睾丸组织损伤有明显的保护作用。王晓琳等发现,磷酸酯化银耳多糖能够提高 ^{60}Co-γ 射线辐射损伤小鼠的骨髓有核细胞数、白细胞数、脾指数和胸腺指数。何颖等发现,方格星虫多糖对低剂量电离辐射损伤有保护作用,方格星虫多糖处理组的外周血红细胞、血小板计数及血细胞比容、血红蛋白水平、SOD 活性均显著升高,白细胞有升高趋势,骨髓 DNA 含量显著升高,而肝脏指数、脾脏指数、胸腺指数均无明显变化。还有一些研究表明,菌多糖、南沙参多糖和螺旋藻多糖等多种多糖能够通过提升机体的抗氧化系统和免疫系统的活性,从而发挥辐射防护的作用。

问答题:

1. 运动对蛋白质代谢的影响。
2. 飞行员膳食原则。
3. 运动对钙代谢的影响及钙对运动能力的影响。
4. 不同营养素对辐射损伤的防护作用。
5. 根据脑力劳动者的劳动特点,分析其营养需求。
6. 根据运动员的运动特点,分析运动前、中、后补糖的意义?
7. 核辐射对人体健康的影响及营养防护措施。

第9章　极端环境条件生存
人群营养与膳食

9.1　高温条件下人群营养与膳食

9.1.1　高温环境生理与代谢特点

1.高温环境生理变化

近年来,高温天气具有频率高、强度强、持续时间长的特点。高温不仅威胁到人体的身体健康,还影响社会活动和人们的日常生活。生理状态是暴露在高温环境中的身体的反射,它描述了身体在高温环境中产生生理反应的程度。因此,生理状态的定量是评估高温环境下生理安全性的重要课题,有助于高温环境下人体的健康评价和预警。根据评估结果,可以采取一些措施来保护身体免受与热有关的疾病或更严重的伤害,如事故或死亡。许多研究已经显示出高温对死亡率的直接影响,一些群体更容易受到伤害。例如,意大利的一项多城市研究发现,在高温条件下女性与高温相关的死亡率高于男性。此外,一些流行病学证据表明,老年人比年轻人面临更大的风险。

在高温环境中,身体的新陈代谢率和产热量增加。为了保持热平衡,心率增加,通过皮肤将内部热量消散到环境中。当热量不能及时消散时,热量会储存在体内,热量的积累导致体温升高,甚至引起热诱发疾病。暴露在极端炎热的环境中,人们面临各种与热有关的疾病的巨大风险,例如热疹、热痉挛、热晕厥、热衰竭和中暑。此外,心理健康、安全问题和生产力的降低在极端炎热的环境中也很常见。

核心温度是常用的热应激评价指标,其取决于人体代谢过程中产热和散热的动态平衡。在高温环境下,机体的交感神经活动减慢,然后皮肤血管舒张,增加血流量和皮肤温度,从而加强散热,它主要包括直肠温度和鼓室温度。然而,直肠温度的测量很复杂,也会影响受试者的正常工作。皮肤是调节温度的重要器官,因此皮肤温度也是重要的生理应激指数。然而,它受环境温度的影响很大。

当人们在极端炎热的环境中工作时,口腔温度升高,心率加快,血压波动。人体热适应是一种控制生理活动的生物适应。通过长时间反复暴露于运动-热应激,热适应可以诱导生物适应,降低口腔温度,改善热感觉和运动能力,并诱发流汗。

当机体因环境温度及代谢变化等因素处在热应激状态下时,可引起交感神经系统兴奋,激活交感神经末梢及肾上腺髓质嗜铬细胞,合成并释放儿茶酚胺,儿茶酚胺包括去甲肾上腺素、肾上腺素、多巴胺,它们可与淋巴细胞中的肾上腺素能受体以旁分泌或血流方式结合,起到免疫抑制作用。

2. 高温环境代谢特点

大多数研究者发现,在适应热带国家的人群中,基础水平的能量交换趋于降低。据报道,在温带地区生活的类似个体的基础水平比其低15%~25%。有人研究了在亚利桑那州南部的年轻女性的基础代谢,从5月到10月,环境温度较高,基础代谢水平远低于生活在温带地区的同类受试者。长期生活在高温条件下的人食欲显著下降,在高温条件下对食物的需求减少。在高温的影响下,营养中心的兴奋性明显降低,这不仅表现在胃液排出的复杂生理反射阶段的分泌减少,还有可能是高温条件下食欲的下降在很大程度上是由口渴引起的。

高温可能会损害运动过程中的新陈代谢。由于环境热量和运动引起的体温升高刺激体温感受器,因此,下丘脑通过增加外周循环来调节体温调节反应。这种现象导致出汗增加,并且可能会损失运动表现所必需的微元素。这些元素包括铁(Fe)和铜(Cu)。Fe是血红蛋白或肌红蛋白和氧转运酶等蛋白质的一部分,也是琥珀酸脱氢酶、NADH氢化酶和细胞色素C的一部分。因此,这种金属对于有氧代谢至关重要。Fe缺乏症主要是由饮食摄入不足引起的。此外,一些研究报告显示,运动期间出汗会导致Fe的显著损失。这种现象在炎热的环境中会加剧,从而增加损失,损害运动员体内Fe的状态。Cu与许多酶有关,也与Fe的代谢有关,对于通过铜蓝蛋白吸收Fe至关重要,铜蓝蛋白从储存中释放Fe。Cu是细胞色素C氧化酶的辅助因子,其参与电子传递链和ATP的产生。此外,是Cu-Zn超氧化物歧化酶的化合物,是一种重要的抗氧化酶。一项研究表明在炎热的环境中,或在未受HEHT运动影响的受试者的汗液中,或在受HEHT运动影响的受试者的尿液中,Fe会通过排泄途径流失,因此,关注高温条件下的Fe浓度很重要。像Fe一样,在体温正常和体温过高的测试之后,经过HEHT运动后,Cu的尿液排泄量非常显著。虽然血清中没有Cu的消耗或缺乏。但是,在长时间暴露于高温的受试者中,注意这些金属的血清水平非常重要,这可能使这两种元素的补充成为必要。

热能向皮肤表面的大量传递取决于皮肤血管反应。但是,这只有在皮肤温度低于身体核心温度时才有效。由于组织温度反映了局部代谢率、血液的温度和流动以及局部热交换,因此热应激期间皮肤温度的变化调节热损失。在高温下,表明温度被更均匀的皮肤温度所取代,这些温度降低了核心皮肤的热梯度以及从环境中获得的热量。然而,较高的皮肤温度会升高皮肤水蒸气压,增加恒定汗液流量下的蒸发量。因此,更大的皮肤血流量有两个目的:提高热量输送和蒸发冷却,这代表了一种复杂的相互作用。

9.1.2　高温对能量和营养素代谢的影响

1. 能量代谢

机体温度适度地升高使体内代谢酶的活性升高促进代谢活动。在热环境下运动,由于体温调节点上移使体温升高,心率增加,体内部分激素水平发生变化。机体在高热环境中运动时,糖的氧化供能增多,糖代谢产生改变,进而加速肌糖原的分解,乳酸堆积,使肝糖原分解加速,从而引起血糖增高。与常温环境相比,机体在热环境下能量消耗增加5%~9%。在温度从35℃上升至40℃,离体骨骼肌的等张收缩力下降20%,肌肉耐力下降25%,收缩功能和舒张功能不全。肌肉局部温度升高不仅影响物质和能量代谢水平,还会改变代谢途径,主要表现为有氧代谢比例下降,无氧代谢比例升高,蛋白质分解代谢增强,乳酸水平增高,呼吸熵增加。热环境中中枢神经系统功能受抑制,神经内分泌系统反应加强,导致血液中相关激素如肾素、血管紧张素Ⅱ、抗利尿激素、醛固酮浓度显著升高,引起机体耗氧量和产热量升高。在安静休息状态,当气温在 25～33 ℃时,能量消耗有随气温升高而呈减少的趋势,但气温在 33～40 ℃时,能量消耗又随气温升高而增加。

2. 蛋白质

高温环境时,机体基础代谢率增加,蛋白质分解代谢加强,尿中代谢产物如肌酐等排出增多。汗液中含氮物质如氨、氨基酸、肌酸、肌酐、尿素、尿酸等的排出量也增多,出现蛋白质的需要量增加。胡华成等人对某厂 72 名高温作业工人和 45 名非高温作业工人血浆中游离氨基酸含量进行分析,高温作业工人血浆中蛋氨酸、色氨酸、精氨酸等含量明显高于对照组,其他氨基酸与非高温作业工人虽然无明显差异,但均呈增高趋势。

3. 脂类

关于高温对脂类代谢的相关研究较少,有人报道膳食调查中有些热环境下的人们膳食中脂肪含量很少,但也有人报道有些热环境下人们食物中脂肪供能约占总能量的 30% 或 40%,结果并不一致,结果提示可能是调查对象膳食习惯不同所致,而非热环境下身体对脂肪的需求增加。目前高温膳食脂肪量尚无明确的特殊要求,但是摄入过高的脂肪反而会引起厌食,因此高温环境下的脂肪摄入量应适宜。

4. 水盐代谢

高温环境中汗液的蒸发是机体散热的主要途径,若环境温度高于体表温度,蒸发散热机就变成体散热的唯一途径,机体为保持恒定的体温会大量发汗。当脱水超过体重的 2% 时运动能力将下降,当体液下降 5% 时运动能力显下降,当体液下降达体重 6%～10% 时会出现热休克和热衰竭而危及生命。高温环境下机体大量出汗,汗液中 Na 浓度可由相对低出汗率时的 10～20 mmol/L 达到最大出汗率时的 100 mmol/L。

在高温下工作时喝足够的水可以防止脱水、热病和降低工作效率。口渴是水合状态的不良指标。当身体因缺水而体重下降 5%～6% 时,通常会出现强烈口渴。此时物理性能会受到影响。严重的缺水可导致血容量下降和血浆渗透压增加,从而导致出汗和散热减少。在炎热的环境中运动时代谢的能量的 80% 被释放为热量(有 20% 被利用),在干热环境中工作时 80%～90% 的热量散失是通过汗水的蒸发完成的。从皮肤蒸发的每毫升汗液会导致约 0.6 kcal 的热量流失。出汗率因人而异,但长时间内可达到每小时 2 L。脱水在很大程度上取决于出汗率,而出汗率又取决于工作量和持续时间。

5. 维生素

正常成人体内的维生素 C 代谢活性池中约有 1 500 mg,最高储存峰值为 3 000 mg。维生素 C 总转换率为每天 45～60 mg,每日消耗总量的 3% 左右。正常情况下,绝大部分维生素 C 在体内经与硫酸结合成抗坏血酸-2-硫酸或代谢分解成草酸由尿排出;另一部分可直接由尿排出体外。肾脏排泄维生素 C 有一定阈值,与维生素 C 在血液中的饱和度有关,而且此阈值个体差异也较大。当体内维生素 C 饱和后,再补充维生素 C,则大部分随尿排出。高温条件时,由汗和尿中丢失大量硫胺素量。有报道指出,汗中硫胺素的含量为 90～150 μg/L,在炎热季节由每小时汗液排出的硫胺素可达到 1.6～2.7 μg。出汗越多,体内硫胺素的丢失也越多。而在高温环境中因出汗丢失大量的核黄素,甚至比随尿排出的还多。

9.1.3 高温对膳食营养的需要

1.水分、维生素和矿物质的需求

在高温环境下通过排汗,人体不仅失去水和盐,而且还失去足够数量的维生素和氨基酸,以破坏这些物质的平衡,从而降低机体的生命活动。对于高温下的有机体来说,水分流失的补充是必要的。研究表明,当出汗过多时,只受口渴影响的饮水量是不受限制的。这样的饮水养生法可以保持水分平衡,确保身体健康和工作能力。但是,在高温条件下,无论是否摄入水,出汗的速度几乎是相同的;然而,液体摄入量的减少会降低工作能力和幸福感。排汗量主要由机体的热平衡决定,而在很大程度上取决于摄入的液体量。故在高温条件下限制液体的摄入量是不可取的。

因排汗而流失的盐分24 h可达18 mg,必须及时补充以保障正常的生理代谢。当有机体在高温条件下缺乏盐时,身体的温度会迅速升高,脉搏率会显著增加。由于汗液的流失,NaCl需要量增加;对适应环境的人来说,正常饮食中15~16 g的盐就足够。如果不能保证充足的钾摄入量,有可能出现钾缺乏。

随着高温条件下出汗量的增加,维生素的损失增加。然而,在高温条件下对维生素的需求增加,可能不仅是由排汗造成的,而是由代谢过程强度的变化造成的。虽然水溶性B族维生素的损失很少,但随着时间的推移,由于大量出汗加上饮食摄入不足,可能会出现缺乏。由于乙胺、核黄素、烟酸和维生素B_6对能量代谢很重要,这些维生素的摄入量应该与食物的摄入量有关。人体80%的维生素B_6存在于肌肉中,作为糖原磷酸化酶的辅酶,糖原磷酸化酶是糖原分解的第一酶。如果热量摄入不能满足高温工作的需要,维生素的摄入量也会降低,因此需要补充维生素。使用大剂量维生素B和维生素PP进行的试验表明,与在常温下工作的工人相比,在高温下进行工作的人的这些维生素的缺乏程度要大得多。研究还证实,在高温条件下,尿液中维生素C的分离含量急剧增加,高达15~29 mg。除此之外,研究人类汗水的氨基酸组成结果表明,汗液中氨基酸含量增加,但其组成与血清中游离氨基酸的组成有显著差异,汗液中苏氨酸的含量尤其高。可以看出,通过流汗损失了一部分在人体中作用十分重要的苏氨酸,故应对工人群体和运动员群体的营养方面加以关注。

2.蛋白质

蛋白质是细胞的主要组成部分,如果得不到及时补充,就会导致疲劳乏力、免疫力下降等。我国学者提出,蛋白质供给量应为总能量的12%~15%,一般为每日1.2~2.0 kg体重。在高温条件下,食物应含有大量蛋白质。研究人员已经确定,在热的影响下,生物体内氮的流失增加,蛋白质的分解加剧。莫尔查诺娃研究了生活在炎热气候下的人们的氮平衡,得出的结论是,提高饮食中的白蛋白含量至关重要,主要是减少动物源蛋白中丰富的蛋白质。关于糖对人体在高温环境下的气体和氮代谢的影响的研究表明,1%糖以含0.5%盐的含气水溶液的形式进入机体,使尿素形成功能正常化,并减少从尿液中提取的氨基酸和肌酸酐的数量。这些数据表明,在高温条件下,糖有助于白蛋白分解产物的再利

用和调节尿素的形成。因此,对于在高温条件下工作的工人来说,较佳的饮料是含 1% 的糖分和 0.5% 盐的含水溶液。

3. 脂质

在布拉格的国家营养研究所进行的关于炎热环境工人营养的观察发现,这些工人消耗了相当数量的脂肪(约占日常饮食热量的 40%)。试验表明,脂肪有利于在高温环境下人体内水的保存。而如果在试验的前一天,大量的脂肪被引入有机体中,第二天的利尿量就会明显降低,这进一步证明了脂肪在生物体中保留水分的特性。

在高温条件下长期停留,可以采取以下措施:①加强饮食管理;②提高食物中 B 族维生素和维生素 C 的含量;③蛋白质含量保持在一定的生理标准水平上,这对于一定的能量消耗是可以接受的;④食用含盐量高的食物(鲱鱼、泡菜等),以及刺激消化液分泌的辛辣开胃菜和菜肴;⑤使用能刺激消化液分泌并维持盐、糖、维生素的液体,以及摄入足够的液体。

9.1.4　领域前沿

近几十年来,全球变暖的趋势变得明显,平均气温持续上升。在全球变暖和快速城市化的双重影响下,全球极端高温事件的频率增加,城市高温热浪事件的持续时间变长。高温已逐渐成为严重的气象灾害和气候变化研究中的热点问题。城市高温灾害不仅消耗大量能源,而且对城市居民的身心健康造成巨大威胁。高温灾害可能增加中暑、呼吸道疾病和心血管疾病甚至死亡的风险。高温热浪负面影响造成的年平均死亡人数远高于其他极端天气事件。由于极端高温事件频繁发生,对人们的生命和健康构成巨大威胁,近年来许多学者对高温灾害的风险评估进行了研究。

一般认为,建筑环境是影响城市高温灾害的重要因素,其直接表现为城市热岛现象。目前,对城市高温灾害指数权重的定量确定方法已有一定程度的研究。科研人员评估了我国武汉市中心城市社区高温灾害的风险。首先,利用地理加权回归(GWR)模型来探索影响因素的空间差异;其次,建立风险评估模型,从灾害危险性、灾害发生敏感性和灾害脆弱性等角度对高温灾害进行评价;最后,提出了减少高温灾害的规划战略,促进高风险社区的复原力。结果表明:①建筑环境对高温灾害影响的意义与其空间分化系数明显不同;②旧城的风险很高,而河边地区的风险很低;③不同的风险区域应设计专门针对该区域的建筑环境优化策略。本研究的意义在于为风险识别、影响分化、差异优化等建立了高温灾害评估框架,为城市高温灾害防治减灾提供了理论支持。

了解极端高温(热浪事件(HWE))如何改变个人热量暴露和敏感性对于制定气候变化减缓和适应战略至关重要。尽管具有重要意义,但人们对 HWE 对发展中国家(如我国)个人日常生活的实时影响知之甚少。为了填补这一空白,研究人员采用超过 154.4 万条微博社交媒体数据,加上人们在发帖时面临的气象条件,评估我国 31 个特大城市的热暴露和人们对 HWE 的敏感性。结果表明,微博热点热度与极热温度相吻合,相关性为 0.7($P<0.05$)。地理和社交媒体空间中 HWE 的强度、频率和持续时间都具有很高的空间异质性。其空间变化可以用气候带的类型和独特的地理环境来解释。极端炎热天气的城市更有可能适应热浪,对 HWE 的敏感性较低。该框架融合了实时社交媒体语义分析、统计方法和空间技术,为评估我国 HWE 暴露和敏感性分析提供了新的范式。

由于人体温度保持不变,异常温度会通过改变体温调节反应来影响人体健康,特别是对于身体表现不佳的中老年人。异常高温可能导致中暑和神经、精神疾病。随着我国国民经济的快速发展,居民可支配收入不断增加。近年来,我国人民的健康意识得到了加强。人们越来越重视日常保健和疾病的防治。医疗支出占家庭消费总量的很大一部分,2020 年占比为 8.63%。有研究表明,异常高温会损害人体健康,增加人们购买商业健康保险的概率,这与早期研究相呼应,即当地气温异常高时,公众对气候变化的关注会提高。人们可以感觉到温度异常,并担心温度异常对自身健康的影响。因此,异常高温会增加人们购买商业健康保险的概率。此项工作推进了关于人们如何应对气候风险的现有研究,提供了气候风险影响个人健康保险决策的证据。此研究也为积极推进可持续发展,完善医疗保障体系建设提供了依据。

定期锻炼是维持健康生活方式的有效方法。当耐力运动与热暴露相结合,影响了许多生理功能,包括胃肠道(GI)系统。胃肠道不适可以影响 60% 以上的个体参与耐力活动,这可能会对锻炼、训练和比赛表现产生负面影响。研究探索了运动员的典型营养摄入是否会影响高温下高强度运动引起的任何胃肠道紊乱,这些信息可以帮助运动营养师在准备在炎热条件下的训练和比赛期间为运动员提供建议。

高温是我国最近几年常出现的现象,在高温条件下生活与工作导致机体对营养有特殊的要求。高温作业工人在消耗多、需要量增加的情况下,如果摄取不足而机体营养水平低,更容易使机体从生理改变过渡到亚临床状态,以致促成病理改变。而我国特殊作业人群的膳食指导及营养干预正处于起步阶段,需要在目前的生产环境下,以及当前我国人群生活方式、膳食摄入模式和食物加工方式等社会环境发生显著变化的背景下,结合高温作业环境、摄入和消耗等情况制定针对性的营养指导体系和干预策略,以提高特殊作业人群健康水平,减轻高温作业所致健康危害。同时,根据高温条件下现有的事件、人群身体状态、心理变化、行为等特点建立不同模型以评估高温下的风险并规避风险,促进高风险社区的复原力也是值得去研究的一个重要方向。

9.1.5　教学案例(高温对膳食营养的需要)

高温环境下,胃肠运动减弱,同时唾液、胃液、胰液、胆汁、肠液等消化液分泌减少,胃液酸度降低,消化功能减退,并常常出现食欲减退。另外,机体代谢率增加。通过这个案例同学们应该思考:①高温环境下人体的营养需求是什么? ②高温环境下如何合理膳食? 这些问题的剖析会直接得出一个结论:对于高温环境下人体膳食营养的需要有了一定的了解,培养了利用所学知识分析和解决问题的能力,做到理论联系实际、学以致用。该领域的研究工作对于更好地了解维持身体表现和限制生理代谢下降,对暴露于极端环境的个人所需的饮食要求至关重要。

9.2　低温条件下人群营养与膳食

9.2.1　低温环境生理与代谢特点

在过去的几十年中,全球冬季天气模式变得越来越多变,极端寒冷事件在世界许多地区变得越来越频繁。极寒环境对于一些户外工作者来说很常见,低温环境很容易影响人体的生理健康。极冷和较大的温度阶跃变化可能导致生理负担,手部性能受损,对人类健康、安全和职业表现产生巨大的不利影响。通过研究人体对极寒和环境温度瞬时变化的生理反应,结果可以揭示人体感冒应激和损伤的机理,为制定合理的个人防护策略提供科学依据。

寒冷使血压和皮肤温度的变化,增加了高血压和冻伤的风险,且手的灵活性也会降低,导致工作效率下降。从生理角度来看,人类通过代谢调节和体温调节来适应并维持热平衡,人体对寒冷的最初反应是通过减少热量流失来保存热量。冷可导致收缩压和舒张压(SBP 和 DBP)升高,皮肤温度和心率降低。之前的研究已经报道了心血管疾病的增加和寒冷之间的联系,如冬季运动运动员长在寒冷中更容易患心血管疾病。之前的一些研究已经证明,皮肤温度在冷暴露开始时开始下降,并持续下降。然而,这些文章大多讨论的是平均皮肤温度。在局部皮肤温度试验中,随着环境温度的降低和暴露时间的延长,局部和平均皮肤温度均呈下降趋势。对极端低温暴露条件下的基本生理参数进行监测评价,对实际工作具有指导意义。

1. 低温环境下的生理变化

(1)核心和局部皮肤温度的变化。

在一项研究中可以推测,当人核心温度在预处理期间稳定,然后遇到温度阶梯剧烈变化的突然降温时,核心温度会首先上升,以限制散热,保护人体内部环境,这是由于血管收缩和产热增加的综合作用。另外,核心温度的变化范围很小,温度阶跃变化剧烈且短时间的冷暴露可能不会导致紧急救援人员和户外工作人员体温过低。

在极冷的环境中,人体皮肤温度,特别是四肢皮肤温度迅速下降,这会降低手指的灵活性,从而影响身体工作表现,甚至导致冻伤。手指温度对极冷条件敏感,可根据式(9.1)计算:

$$HMP = 1.01 - 3.29 \times \exp(-0.185 \times T) \tag{9.1}$$

式中　HMP——手指灵活性;

　　　T——手指温度。

由于在实际极冷的工作环境中,核心温度不易测量,因此可以使用各类工人的局部皮肤温度来预测核心温度,评估工人生理反应的变化,并及时调整工作组织策略,从而确保职业安全。

(2)血压。

血压是评估极冷环境下生理反应的重要指标。当受试者经历寒冷暴露时,人类交感神经系统会兴奋,并分泌儿茶酚胺以抵御寒冷的环境,这些环境同时收缩外周血管,导致血压升高。此外,皮肤表面越暴露,血压变化就越大,特别是当面部暴露时。面部、前额和手暴露在冷空气中时,血压显著增加,然后缓慢增加并保持在一定范围内。血压在温度阶跃变化中迅速上升会导致高生理劳损,这对户外工作者来说是非常危险的。血压变化的另一个特征是,环境温度越低,进入寒冷环境时血压的变化越大。寒冷引起的血压升高可能导致心脑血管疾病患者的心血管负担增加。

2. 低温环境下的代谢

人类暴露在低温下是不可避免的,必须依靠协调一致的生理过程的激活来增加热的产生和降低热损失。颤抖产热(ST)和非颤抖产热(NST)的联合激活对于维持产热至关重要。暴露在寒冷的成年人中,热量的产生几乎完全是通过 ST 产生的,而 NST 的贡献可以忽略不计。这一假设主要与以下观点有关,即总 NST 的最大贡献者——高产热的棕色脂肪组织(BAT),BAT 可能是人类代谢相关的组织。尽管 ST 是寒冷人类热量的最大贡献者,但 BAT 对总产热率的潜在贡献不应被忽视,特别是在轻度寒冷期间。

体温调节系统由传入神经、神经中枢和传出神经组成。刺激通过脊髓将热传入信息传递到丘脑和大脑皮层,以进行有意识的感知和定位温度变化,以激活稳态的冷防御反应。下丘脑的视前区域被认为是体温调节中心,因为它整合传入信号并启动自主神经体温调节反应,例如皮肤血管舒缩反应、BAT 刺激和冷暴露期间的颤抖。由皮肤冷却引起的前馈反应,即冷防御效应器在核心温度(T_{core})变化之前被激活,确保了温度调节反应在环境热挑战引起对 T_{core} 的这种影响之前被激活。触发皮肤血管收缩(CVC)、BAT 或 ST 的阈值皮肤温度可能因效应物而异。刺激产热途径的过程如图 9.1 所示。

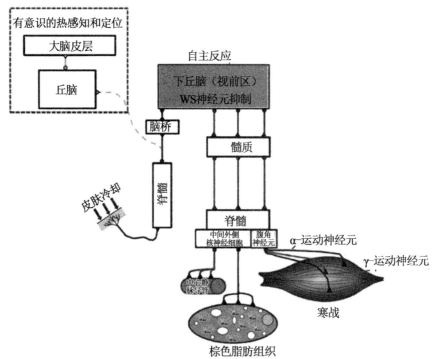

图 9.1 刺激产热途径的过程

ST 期间的肌肉收缩通过碳水化合物(碳水化合物),脂质和蛋白质的联合氧化来维持。每种代谢燃料在能量潜力和储备大小方面都存在明显的差异。为了在 ST 期间维持

ATP 的产生,这些底物需要在适当的时间和速率从肌内储备和(或)通过循环从其他组织提供给颤抖的肌肉。

9.2.2　低温对能量和营养素代谢的影响

有证据表明,在低温环境下,成年人能够使用多种代谢燃料维持 ST 和全身产热。当一种营养素耗尽或减少时,其他燃料源会进行补位,以维持 ATP 的产生和产热速率。

1. 碳水化合物

碳水化合物可以限制长时间的耐力运动,但似乎并不限制在寒冷中颤抖。在发抖期间,在具有正常糖原储备的男性和女性中,碳水化合物提供 20%~80% 产生的热量,从轻度到中度冷暴露过程中,氧化速率范围为 130~500 mg/(kg·h)。总之,在冷暴露期间和恢复温度期间的这些发现表明,碳水化合物是维持产热的重要燃料来源。肌肉糖原和血浆葡萄糖对总碳水化合物氧化的各自贡献保持不变,而与糖原可用性的变化或颤抖强度无关。与运动类似,肌肉糖原始终是葡萄糖的最大来源,用于维持全身碳水化合物氧化和寒冷中的能量需求。

2. 脂质

冷适应产生后机体利用脂肪的能力明显提高,参与脂肪代谢的酶的活性显著升高,脂肪动员的反应速度加快,脂类是所有代谢燃料储存中最多、能量密度最大的营养素。在寒冷条件下,当最大颤抖强度低于 50% 时,脂质的相对贡献占主导地位,但随着颤抖强度的增强,更多的 II 型纤维被利用,脂质的作用逐渐减弱。相对使用脂类的减少与绝对氧化率的降低无关。无论是在低温暴露期间的低到中等强度的寒战,还是在复温期间达到最大的寒战强度,脂质氧化的绝对比率始终保持在 140 mg/(kg·h) 左右的恒定水平。脂质被氧化为脂肪酸,脂肪酸是从储存在脂肪组织、肝脏或肌肉中的三酰甘油(TAG)的脂解中获得的。在轻度冷暴露期间,循环脂肪酸的周转率和脂肪分解率的增加与代谢率的增加成比例,这表明循环脂肪酸可能被用来维持低温条件下 ATP 的产生。

3. 蛋白质

几十年来,人们一直认为颤抖期间不自主的肌肉收缩几乎完全是由碳水化合物和脂质引起的,而蛋白质氧化的贡献仍然微不足道(10%)。因此,正如运动研究中的惯例一样,很少有冷暴露研究校正碳水化合物和脂质氧化速率来解释蛋白质的贡献。然而,有证据表明,蛋白质在寒冷中的贡献与血浆葡萄糖一样多,并且这种贡献受到个体颤抖强度和营养状况变化的影响。最重要的是,迄今为止没有研究表明蛋白质氧化的绝对速率受到急性寒冷暴露的影响。对总产热速率的相对贡献与冷诱导的代谢率增加成比例地降低。当蛋白质氧化速率在冷暴露前较高时,蛋白质在颤抖期间对总热量产生的相对重要性仍然很高。

9.2.3　低温对膳食营养的需要

寒冷环境中的能量需求受到寒冷强度、风速、物理因素(如融化的雪、在冰雪覆盖的表面上的运动等)和北极、南极地区改变的太阳周期的影响。暴露在寒冷中会增加能量需求。在自愿运动或不自主地颤抖过程中,骨骼肌的收缩是代谢热量的主要来源,以防止寒冷环境中体重的严重下降,使对寒冷的正常生理反应复杂化。因此,在寒冷的环境中,特别是在身体活动的条件下,保持足够的摄入量很重要。

1. 蛋白质

对于人体来说,对寒冷的适应似乎是一种行为适应模块,蛋白质摄入的产热效应在热中性条件下摄入后数小时内提高静息代谢率。为了达到正氮平衡,对于锻炼的男性来说,每天摄入 0.96 g/kg 的蛋白质似乎是必要的。然而在过去的几年里,一些间接的证据已经获得,建议增加对蛋白质的要求。来自膳食蛋白质和其他来源的氨基酸的周转和氧化也有助于身体工作的能量需求,尽管这一贡献可能比碳水化合物和脂肪的整体能量需求的贡献小。

2. 碳水化合物及脂肪

机体在抗寒产热过程中,首先利用血糖、肝糖原和肌糖原等碳水化合物氧化产热供能,然后才动用脂肪氧化供能。接触寒冷环境的开始阶段,寒冷刺激肝糖原和肌糖原氧化分解,心肌和骨骼肌摄取利用血糖加速。但是,由于血糖和糖原的储存量有限,如果冷暴露持续下去机体即动用脂肪参与供能。同时,糖异生作用加强而参与碳水化合物代谢的一些酶活性下降。故在寒冷温度下的膳食中应当注意脂肪与碳水化合物的比例,在保障机体正常代谢的情况下也要均衡营养饮食。

3. 水、无机盐和维生素

很多人认为在寒冷条件下进行耐力运动体内糖原储备不足是导致疲劳的重要原因。因此,运动饮料中含有一定浓度的糖对维持血糖和糖原、产热供能有一定作用。经常大量出汗的运动员应注意无机盐的补充。有研究发现,在寒冷环境中饮水与摄入的食物量成正比,摄水少,摄入的食物也少,易导致体重下降。时常补水保证机体水平衡有利于食物的正常摄入,维持充沛的体能。维生素 C 与机体的抗寒能力有关,研究观察发现,低温可使血液中的维生素 C 水平降低,尿维生素 C 排出量减少。说明维生素 C 在冷环境中代谢增强。还有研究显示寒冷环境下补充维生素 B_6、烟酸和泛酸对机体抗寒能力有提高作用。因此,在低温环境下也需要注意维生素的补充。

9.2.4　领域前沿

近年来,极端气候变得越来越频繁。恢复到热中性状态对于必须暴露在寒冷的户外建筑环境中的人来说很重要。对于许多人来说,暴露在严寒环境中是不可避免的,例如冬季奥运会露天场馆的观众、值班人员和面临极度寒冷的急救人员。如果暴露在极冷的室外建筑环境中是不可避免的,那么为他们创造一个合适而稳定的室内环境、合理的工作安排及合理的膳食营养是必不可少的。为了防止寒冷暴露引起的这些不良反应并维持有效功能,有必要在寒冷暴露后及时充分恢复。

高寒地区建筑和生活条件的改善一直是一个值得关注的问题,但目前还没有研究使用实地调查数据进行评估。位于我国西部高原的甘孜地区就是这种研究的典型例子。受自然条件和经济水平等因素限制,西部高原房屋冬季室内热环境普遍较差。有研究以甘孜地区新建住宅为例,进行了实地研究和分析。首先,通过热环境试验和调查,分析了建筑的施工技术和功能布局;其次,根据生产和生活方式分析了用户的活动路径;第三,通过问卷调查和预测均值投票(PMV)预测不满意百分比(PPD)评估模型,对室内热舒适性进行了综合评价。

低温是我国最近几年常出现的现象,在低温条件下生活与工作导致机体对营养有特殊的要求。通过研究人体对极寒暴露和环境温度瞬时变化的生理反应,结果可以揭示人体感冒应激和损伤的机理,为制定合理的个人防护策略提供科学依据。低温作业工人在消耗多、需要量增加的情况下,如果摄取不足而机体营养水平低,更容易使机体从生理改变过渡到亚临床状态,以致促成病理改变。而我国特殊作业人群的膳食指导及营养干预正处于起步阶段,需要在目前的生产环境下,以及当前我国人群生活方式、膳食摄入模式和食物加工方式等社会环境发生显著变化的背景下,结合低温作业环境、摄入和消耗等情况制定针对性的营养指导体系和干预策略,以提高特殊作业人群健康水平,减轻低作业所致健康危害。同时,根据低温条件下现有的事件、人群身体状态、心理变化、行为等特点建立不同模型,以评估低温下的风险并规避风险,促进高风险社区的复原力。

9.2.5　教学案例(低温环境生理与代谢特点)

2021 年 1 月,在瑞士圣莫里茨举办的一场滑雪比赛中,2 名选手因低温冻伤而截肢。2021 年 5 月,甘肃省白银市举办的马拉松越野赛期间突发极端天气,21 名选手因失温导致死亡。相比于运动人员,低温环境下生存及锻炼的人群更容易受到低温的危害。低温环境暴露给人体带来热不舒适感,并可能导致冻伤、失温等冷损伤症状。

通过这个案例同学们应该思考几个问题:①低温环境下人体主要生理变化有哪些?②低温环境下人体的主要代谢特点主要有哪些? 这些问题的剖析会直接得出一个结论:对于低温环境下人体生理与代谢变化的理论研究越来越全面,但在实际生活中由高温而发生的健康问题仍然存在,如冻伤、失温等冷损伤,因此采用可加大相关理论知识的宣传普及,减少生活与工作中此类健康安全问题发生的概率。该领域的研究工作对于更好地了解在极端环境下维持身体表现和生理代谢水平至关重要。

9.3　高原环境条件下人群营养与膳食

9.3.1　高原环境生理与代谢特点

高海拔对人体来说是一个极端的、具有挑战性的环境。寒冷,低空气湿度和高水平的紫外线辐射会使其难以适应这种情况。然而,对高度的生理反应的潜在主要因素是低大气压以及随之而来的吸入空气中氧气分压的比例降低(低压缺氧),进而诱发如急性高山病或慢性高山病等病症。肺动脉高压是急性高山病和慢性高山病的关键因素之一,也是肺水肿的致病因素。因此,多年来,从病理生理学和临床角度来看,高原肺循环得到了广泛的研究。相比之下,外周循环反应,特别是全身血压反应受到的关注要少得多。与肺动脉高压不同,到目前为止,血压的变化尚未与高海拔地区的病理反应明确相关。

1. 生理变化

海拔高度对人的生理反应具有较大的影响,特别是血压和心率。而海拔高度对血压和心率的影响可以突出表现在两个阶段。最初,高海拔地区的急性暴露在内皮依赖性和内皮非依赖性机制的基础上产生全身性血管舒张。这可能导致一定程度的血压降低几个小时。然而,在此之后,这种初始降压效应被全身感神经性肌张力亢进所抵消,随后出现血管收缩。从本质上讲,这是由于外周颈动脉化学感受器接收的动脉低氧血症和中脑的"信号",在那里它引起相反的反应。结果是在高海拔暴露后的几个小时内,血压持续升高,与达到的高度成正比。

交感神经性肌张力亢进也与休息和运动时心率增加有关。在暴露于高海拔的前几个小时,无论是在休息时还是在运动期间,心输出量增加,随之而来的血容量损失。从血流动力学的角度来看,另一个重要方面是达到高海拔人群常见的血液浓缩倾向,由于呼吸、泌尿和皮肤损失增加引起的血浆体积收缩。

在高海拔地区锻炼时,运动的压力会增加这种环境中氧气可用性降低引起的压力。急性高海拔暴露期间心血管对运动的适应性特征在于,任何运动水平下的心率、血压和通气当量都增高。然而,由于吸入空气中氧气的低分压,运动能力降低,这限制了肌肉氧气的供应,其方式与运动时的海拔高度成正比。在缺氧运动的任何给定水平下,血压和心率升高,加上心内膜下活力(反映舒张期冠状动脉灌注和冠状动脉循环中收缩期能量需求的主动脉压波特征的指标)比例的降低,可能导致非适应环境久坐不动的个体的心肌供需不平衡。

2. 代谢特点

在高海拔地区时,能量消耗会增加。在海拔 4 300 m 处,基础代谢率平均增加 10% ~ 17%。海拔暴露经常伴有体重下降,平均每周约 1.4 kg。在海拔 ≥ 3 500 m 时,食欲抑制,能量不足导致的体重下降增加了蛋白质作为代谢燃料的使用,导致负氮平衡和肌肉组织的损失。在暴露于高海拔环境的早期,血浆容量下降,导致血红蛋白浓度升高。随着持续暴露,红细胞体积增加。促红细胞生成素负责骨髓网织红细胞的产生和释放,这有助于增加红细胞数量、血容量和增强携氧能力。

高海拔暴露会导致身体总水分的减少。在最初的几个小时里,海拔引起的利尿和口渴减少可能会导致脱水。此外,增加通风和低湿度的空气导致更大的呼吸水分损失,在高海拔的呼吸性水分流失可能是海平面的两倍;男性的呼吸失水高达 1.9 L/d,女性的呼吸失水高达 850 mL/d。

9.3.2　高原环境对能量和营养素代谢的影响

大约有 1.4 亿人生活在海拔 2 500 m 以上,但每年约有 4 000 万人因工作或休闲而冒险进入高海拔地区。这些低海拔地区的人在海拔高度上升时会经历生理反应,这在其他地方有充分的记录,包括通气、心血管和红细胞生成方面。即使有足够的适应环境,人心脏和骨骼肌的能量代谢也会发生变化。这可能表明未能完全补偿,或者本身可能构成适应过程的一部分,但它涉及基因表达的变化,因此似乎是一种受调控的反应。高海拔环境适应的积极方面,最明显的是对急性高山病的易感性降低,也与不太为人所知的高海拔恶化现象形成鲜明对比,这种现象发生在长期暴露于极端高海拔(>5 500 m)中,其特点是嗜睡、疲劳和肌肉萎缩。然而,缺氧并不是在高海拔地区遇到的唯一压力。温度随着海拔的升高而下降,而绝对湿度极低,暴露于太阳/紫外线的辐射很高。游客经常经历胃肠道不适和食欲不振,这可能是由缺氧本身引起的,但感染可能会加剧,特别是在发展中国家。

此外,由于氧气限制了运动能力和动力下降,活动水平经常发生变化。鉴于此,有必要对高原环境下的能量代谢进行了解。

1. 高海拔地区心脏能量代谢

在从珠穆朗玛峰大本营(5 300 m)返回的受试者中,心脏磷酸肌酸与 ATP 的比率(PCr/ATP)下降了18%,表明能量储备的损失。这伴随着舒张功能改变和左心室肿块丢失,但所有措施在海平面6个月后恢复正常。在随后的一项研究中,短期暴露于常压缺氧(20 h,50~60 mmHg 大气)也导致心脏能量学的丧失。PCr/ATP 下降了15%,超声心动图测量显示舒张功能轻度改变。虽然不同的细胞机制可能是这些研究中观察结果的基础,但在这两种情况下,暴露于缺氧刺激都会导致心脏能量储备的丧失。

2. 高海拔地区骨骼肌能量代谢

长期暴露于极高海拔地区,肌肉线粒体体积密度的显著减少,线粒体的肌层下种群损失最大。目前尚不清楚这是由缺氧(或伴随的氧化应激)引起的,还是一种停训反应。但值得注意的是,在海平面训练研究中,肌层下的线粒体更容易受到体积密度变化的影响。然而,反应似乎确实受到调节,基因表达的改变包括线粒体生物发生因子的 mRNA 损失50%,过氧化物酶体增殖激活的受体 γ 共激活因子 1α(PGC1α),以及代谢调节剂和酶的蛋白质水平的相应变化。

3. 脂肪

生活在中等海拔(1 500 m)的高地人的总胆固醇和三酰甘油水平降低,但高密度脂蛋白增加,这与心血管疾病和癌症发病率的降低相关,包括乳腺癌、前列腺和潜在的结肠癌。总体来说,在高原环境下的受限脂质代谢可能会随着肿瘤的发展和进展而改变。

4. 葡萄糖与谷氨酰胺代谢

在急性和长期暴露于高原环境时高海拔地区居民血浆葡萄糖和谷氨酰胺浓度降低,这可能有助于降低癌症死亡率。突然暴露在高海拔或非常高海拔地区最初可能导致空腹高血糖。然而,随着暴露的继续,适应过程可能会减弱这种反应。

5. 铁

缺氧与铁代谢密切相关,在非常高的海拔高度,女性成年人的体内铁水平降低,可能降低肿瘤发生的风险。急性或短期暴露于高原会降低血浆铁水平、铁蛋白和转铁蛋白饱和度,这取决于膳食铁的摄入量。

9.3.3　高原环境对膳食营养的需要

高原环境可以引发生理调整,这些调整本身就会通过上调能量消耗、改变底物代谢以及加速体内水分和肌肉蛋白质的损失来改变营养需求。人在中等海拔地区,厌食症通常会持续几天,然后正常进食,葡萄糖利用率提高,体重保持不变。人在海拔3 500~4 000 m 的长期停留中,氮平衡保持正,氨基酸排泄减少。海拔高度在 5 000 m 时,人类对食物产生厌恶感。

高海拔旅居的营养指导是,碳水化合物摄入量应至少占消耗总能量的60%。在高海拔运动期间的总碳水化合物氧化增加,导致身体碳水化合物储存更快地消耗。虽然高海拔运动期间碳水化合物的总体每日需求量可能会升高,但额外的碳水化合物摄入量是否提高人体工程学性能尚不清楚。

蛋白质中高达 30% 的能量被用于饮食诱导的"非颤抖"产热,这使得蛋白质相对"浪费"能量,而碳水化合物(5%~10%)和脂肪(0~3%)的值显示了更高的能量效率。这些发现以及蛋白质比碳水化合物或脂肪更容易引起饱腹感的事实,意味着在高原应该使用低蛋白质饮食来实现能量平衡。

高山上的极端寒冷温度和高速的风造成了干燥的天气,这加剧了通过呼吸和出汗的水分流失,后者发生于攀登或从事体力工作的人。迁移到海拔高度为 3 500 m 的中等高度时,最初几天体内总水分和血液体积会减少,随后必须通过恢复液体腔室并继续停留来弥补这一损失。在早期的高海拔暴露期间发生的体重损失被归因于多尿症,这也可能伴随着 Na^+ 和 K^+ 的损失。

登山者和士兵的食物一般都含有维生素和矿物质,缺乏维生素和矿物质的饮食将导致不适应和对气候压力的低抵抗力。高山地区正常健康人适应高原环境所需的维生素和矿物质是否高于正常人体所需,尚需进一步研究。

9.3.4　领域前沿

据估计,全球 5% 的人口永久居住在山区,其中约 1.4 亿人生活在高海拔(>2 500 m)地区。每年有超过 1 亿人出于职业、旅游、体育或宗教原因访问或前往高山地区,通过各种交通工具或进行激烈的体育活动达到高地域高度。高原缺氧环境对人类认知能力和生理健康产生了显著的负面影响。

全世界每年有超过 1 亿人登上高山地区。在非极端海拔(<5 500 m)地区,这些个体中有 10%~85% 受到急性高山病的影响,急性高山病是由轻度至中度低压缺氧引起的最常见疾病。大约 1.4 亿人永久生活在 2 500~5 500 m 的高度,其中高达 10% 的人受到亚急性高山病(高原肺动脉高压)或慢性病(Monge 病)的影响,后者在安第斯人中尤其常见。这些影响可能使人丧失能力,并导致并发症危及生命。因此,在诸如高山等极端环境中适当预防、诊断、治疗和管理这些病症至关重要。高原环境可以引发生理调整,这些调整本身就会通过上调能量消耗,改变底物代谢以及加速体内水分和肌肉蛋白质的损失来改变营养需求。而我国特殊作业人群的膳食指导及营养干预正处于起步阶段,需要在目前的生产环境下,以及当前我国人群生活方式、膳食摄入模式和食物加工方式等社会环境发生显著变化的背景下,结合作业环境、摄入和消耗等情况制定针对性的营养指导体系和干预策略,以提高特殊作业人群健康水平、减轻低作业所致健康危害。

9.3.5　教学案例(高原环境生理与代谢特点)

高海拔对人体来说是一个极端的、具有挑战性的环境。寒冷、低空气湿度和高水平的紫外线辐射会使其难以适应这种情况。然而,对高度的生理反应的潜在主要因素是低大气压以及随之而来的吸入空气中氧气分压的比例降低(低压缺氧)。随之而来的低氧血症和组织缺氧会引发许多调节机制,在大多数情况下有利于适应,但有时会产生病理状况,如急性高山病或慢性高山病。肺动脉高压是急性高山病和慢性高山病的关键方面之一,也是最严重的急性高山病之一,即肺水肿的致病因素。相比之下,外周循环反应,特别是全身血压反应受到的关注要少得多。从流行病学的角度来看,即使是高海拔暴露引起的轻微血压变化也可能是相关的。这是因为在一般人群中,血压每升高一毫米汞,都会对预后产生重大影响,也因为今天暴露于高海拔地区的人数相当可观,包括有危险因素或心血管疾病(如高血压)的人群的相关比例。由于大众旅游和高海拔产业(如采矿业)的发展,高海拔地区的短期暴露已经变得普遍。

通过这个案例同学们应该思考几个问题:①高原环境下人体主要生理变化有哪些?②高原环境下人体的主要代谢特点主要有哪些?这些问题的剖析会直接得出一个结论:对于高原环境下人体生理与代谢变化的理论研究越来越全面,但在实际生活中在高原发生的健康问题仍然存在,如缺氧、急性高山病或慢性高山病等,因此采用可加大相关理论知识的宣传普及,减少生活与工作中此类健康安全问题发生的概率才是相关研究的意义。该领域的研究工作对于更好地了解在极端环境下维持身体表现和限制生理代谢下降要求至关重要。

9.4　振动和噪声环境条件下人群营养与膳食

9.4.1　振动和噪声环境生理与代谢特点

噪声可以分为高强度噪声和低强度噪声,低强度噪声一般对人没有什么危害,有的还可以提高工人的工作效率;高强度噪声不仅会对人体的生理健康造成损害,还会影响人体的心理健康以及降低工作效率。从功能的角度来看,噪声会影响警觉性、认知和运动性能。通过垂体肾上腺神经内分泌系统,有皮质类固醇的分泌,这与胁迫的发展和控制有关,通过交感神经-肾上腺系统有儿茶酚胺、肾上腺素和去甲肾上腺素的分泌。中枢神经系统的这些不同活动引发了许多生理、情绪和行为反应,其中大多数是个体无法控制的,并且几乎没有习惯。

一般来说,噪声对人体健康的影响可以分为听觉和非听觉效应。长期和/或过度暴露于噪声可能导致毛细胞或皮质器官消退,随后导致听力损失。听力损失在 4 kHz 左右的频率下尤其严重。至于其非听觉作用,噪声通过刺激自主神经系统(ANS)、网状神经系统和大脑皮层影响听力器官以外的器官,导致其功能异常。非听觉效应通常会导致心跳加快、高血压、肌肉收缩导致疲劳和光敏性降低。一般来说,以下因素决定了听力损失的严重程度:①噪声水平;②暴露时间;③噪声频率的特性;④人类特征的差异。

对噪声更敏感的人在暴露于与敏感度较低的其他人相同的噪声水平时,可能更容易受到噪声的影响,这反映在烦恼的增加以及身心健康问题上。长时间反复暴露在噪声中可能会被视为对生活方式的不舒服干扰或对正在进行的活动的干扰,这种效应传统上被称为烦恼。这被定义为与个人或团体意识到或认为对他们产生不利影响的任何因素或条件相关的不满感。它包括对个人状况和幸福感的主观评估,基于暴露于噪声后的经验,例如干扰睡眠、休息和娱乐,在电话中说话,看电视或执行工作的能力,特别是需要集中注意力时。

9.4.2　振动和噪声对人体健康的影响

1.噪声环境与心血管疾病

一些研究已经解决了交通噪声暴露与缺血性心脏病之间的关系。最近的研究发现交通噪声增加了另一个主要心血管疾病(CVD)的风险,即中风。人们已经进行了三项大型研究:两项关于道路交通噪声,一项关于飞机噪声。2011年的第一项研究基于一个大型丹麦队列,发现在家中暴露于道路交通噪声每增加10 dB(A)中风的风险增加14%(95% CI:1.03~1.25)。后来使用同一队列的研究发现,交通噪声对中风的影响仅限于缺血性中风。2015年,一项覆盖整个伦敦的研究证实了这些结果,当比较暴露于60 dB(A)以上的人与暴露于<55 dB(A)的人时,老年人群中卒中的相对风险为1.09(95%CI:1.04~1.14)。最后,一项针对伦敦希思罗机场周围机场噪声的研究显示了类似的结果:当将高度暴露的人[>63 dB(A)]与暴露于51 dB(A)或以下的人进行比较时,相对风险为1.24(95%CI:1.08~1.43)。

2.噪声环境与代谢性疾病

最近的研究表明,交通噪声暴露可能导致肥胖和增加2型糖尿病的风险。可能的机制包括噪声引起的压力和睡眠障碍对食欲调节的影响,葡萄糖调节的改变,胰岛素水平的降低,以及胰岛素敏感性降低。然而,氧化应激的诱导被认为是糖尿病发病机制的关键因素,并且鉴于关于噪声和氧化应激的新兴证据,氧化应激似乎也可能在噪声和糖尿病之间的途径中发挥作用。

来自公路、铁路和飞机的交通噪声与成人队列(肥胖)的关联,其中三项研究是横断面的,基于5 000~57 000名受试者的队列。虽然其中两项研究显示,暴露于公路、铁路或飞机噪声在统计学上显著与腰围增加有关,但第三项研究发现没有总体关联。然而,还进行了两项前瞻性研究,都发现噪声暴露与腰围的统计学显著增加有关,证明了交通噪声暴露导致皮质醇释放的概念,皮质醇释放是众所周知的中枢性肥胖的触发因素。

3.噪声环境与免疫系统

噪声是一种心理压力源,容易扰乱神经内分泌状态,并导致先天性和适应性免疫系统的紊乱。虽然急性应激下的交感神经唤醒与淋巴细胞的迅速激活有关,但几个小时后免疫活动被抑制。糖皮质激素可能负责减少循环淋巴细胞计数,而儿茶酚胺似乎减少淋巴细胞向组织的迁移和黏附。

总体而言,有证据表明,道路交通噪声作为日常生活中存在的个人无法控制的急性压力的来源,会产生NK和淋巴细胞活动的短暂抑制状态,因此可以合理地假设毒性增加和易感性为新的或加重的感染,即更容易受到呼吸系统结果的影响。

4.噪声环境与压力来源

噪声暴露可能导致心血管、呼吸和代谢改变的机制都基于噪声主要是心理压力源的假设。噪声,像任何其他心理刺激一样,激活情绪处理的中枢神经系统(CNS)结构,并可能成为体内平衡的威胁。

在哺乳动物中,主要的调节系统是下丘脑-垂体-肾上腺皮质(HPA)轴,与交感神经-肾上腺-痔疮(SAM)轴协调。对急性应激的迅速反应是由SAM随着儿茶酚胺的分泌而产生的,而 HPA 通过分泌糖皮质激素(如皮质醇)延长了防御性生理反应。Coeruleus 位点是位于脑干中的去甲肾上腺素能核,控制 SAM 和 HPA 调节;后者通过下丘脑的细小细胞神经元。对急性应激的反应在很大程度上取决于个体的应对能力。一般可采用以下两种策略之一:①主动。为了控制和中和压力源,个人采取涉及 SAM 激活和儿茶酚胺释放的"战斗或逃跑"行动。②压抑。无法控制压力源的感觉会产生"失败"反应与抑制、绝望、痛苦、焦虑等相关涉及 HPA 激活和皮质醇释放。

研究表明,道路交通噪声没有生理习惯,特别是在夜间噪声方面;然而,这并不排除可能的心理习惯。敏感性似乎在环境噪声对健康的影响中起着关键作用。特定的噪声水平或噪声类型可能与灵敏度相互作用并引起一定程度的烦恼,这反过来又决定了产生的生理反应的类型。严重烦恼的后果包括压力和负荷升高后的疲劳、焦虑和抑郁。因此,烦恼可能是将道路交通噪声与特定健康结果联系起来的复杂生物途径中的中介。

丘脑输出可能通过边缘系统增强。听觉刺激可以通过外侧杏仁核更快地到达 HPA 轴,在刺激被意识处理之前触发初级生理反应。另外,当意识运作时,中枢神经系统对刺激的反应会适当调整以适应情境需求。这通常发生在交感神经和副交感神经活动之间存在平衡时,根据 Thayer 和 Brosschot 描述的衰减机制,这种平衡的改变可能导致对疾病的易感性增加。

中枢自主神经网络是一个综合功能单元,大脑通过它控制神经内分泌、内脏运动和对情绪刺激的传导反应。它包括来自前额叶皮层和边缘系统的结构,例如前扣带、杏仁核的中央核以及下丘脑的脑室旁和相关核。通过这个网络,前额叶皮层抑制皮质下的主要反应,产生更灵活的反应。由于副交感神经张力降低引起的自主神经失衡可能会破坏这一反应,导致对不代表真正威胁的刺激反应过度,这也意味着能量资源的使用效率低下。

在睡眠期间,来自听觉丘脑的刺激被阻断,防止不必要的自主神经系统(ANS)激活。但某些声级和频率可能会溜进来并引起噪声峰值时的自主神经和/或皮质觉醒,扰乱慢波睡眠(SWS)阶段,或由于背景噪声水平引起的自主神经觉醒,扰乱快速眼动(REM)阶段。对交通噪声的敏感性越高,皮质觉醒的风险越高。从长远来看,似乎没有生理习惯。在没有压力的情况下,HPA 活动与睡眠-觉醒周期同步。前半夜的皮质醇释放对于身体系统的适当恢复至关重要。

9.4.3　振动和噪声对膳食营养的需要

在对人体的生理影响方面,处于噪声环境中的人员易产生头疼、头晕、恶心、全身疲乏无力等现象,严重影响人体的身体健康;在对心理的影响方面,噪声会使人产生烦躁、焦急等的情绪,如果长时间处在噪声环境中,听力会产生损伤,严重时甚至会引起听力损失。噪声诱发性听力损失(HL)是一个全球性问题,其主要原因是职业性噪声污染。根据一份报告,全球成人致残性听力损失中有 16% 归因于职业噪声,7% ~ 21% 的人在不同地理区域受到影响。流行病学研究表明,提供推荐营养素摄入量的健康饮食习惯可能会达到减少噪声环境带来的危害。

1. 脂质

脂质对听觉功能影响的研究兴趣是基于以下观察结果:在 Mabaan 部落中,没有心血管疾病或老年性耳聋(AHRL)病例,并且其他研究支持心血管事件与 HL 之间存在相关性。在这种情况下，n-3多不饱和脂肪酸与HL之间的联系是由这些脂质在预防心血管疾病中的作用所提出的。Gates等人在弗雷明汉研究了心血管疾病、危险因素和听觉状态之间的关系，观察到心血管疾病与HL之间存在中度关联。同时，通过不同的动物模型深入了解了AHRL与血管事件之间的关系。例如，沙鼠表现为血流量逐渐减少以及纹状血管和螺旋韧带的微血管改变，这与HL和衰老有关。这些数据表明，由于血流量减少，人工耳蜗必需营养素（包括ω-3）的供应减少，导致代谢改变并引发HL的进展。

2. 维生素

作为微量营养素，由于其抗氧化特性或对耳朵正常功能的重要作用，在治疗或预防HL方面具有潜在的有益作用。大多数研究都集中在对噪声诱导的HL（NIHL）的预防作用上，尽管有些研究也集中在膳食抗氧化剂预防药物诱导的耳毒性的能力上。其中，谷胱甘肽、N-乙酰基-L-半胱氨酸、R-苯基异丙基腺苷和2-氧代噻唑烷-4-羧酸盐等化学物质用于提高抗氧化水平。然而，这些方法在药物给药途径和相对于噪声暴露的多剂量时间方面具有重要缺点，因此抗氧化剂在ROS产生时在耳蜗中可用。因此，膳食中补充抗氧化维生素，如维生素C（抗坏血酸）、维生素E（α-生育酚）和维生素A（视黄醇），已被考虑作为克服这些局限性的替代途径。因此，不同的研究已经通过饮食或补充剂的给药加深了它们在听觉功能中的个体或综合影响。例如，McFadden等人使用三种饮食评估了补充维生素C在预防NIHL中的效果：正常、维生素C缺乏和补充饮食。在噪声暴露之前，各组之间未发现ABR参数的差异。然而，与正常和缺陷组相比，补充组的暴露后阈值降低约15 dB。补充维生素C也显著降低了豚鼠的永久性阈值变化，而其缺乏对HL没有影响。这些初步结果为开发实用方法提供了有趣的视角，以防止噪声暴露造成的不可避免的损害，尽管必须使用其他模型和维生素C剂量进行额外的研究。

由于维生素A、维生素C和维生素E的抗氧化特性是由不同的机制发挥的，因此膳食抗氧化剂和其他膳食成分之间可以产生协同作用。作为不同抗氧化机制的例子，维生素E是细胞膜中的供体抗氧化剂，可减少过氧化自由基，抑制脂质过氧化的传播周期，维生素C通过还原水相解毒自由基。在其他可以诱导协同作用的膳食成分中，应考虑镁。这种矿物质主要存在于干果和坚果以及豆类中，可减少自由基的形成，从而减少噪声引起的血管收缩。因此，Le Prell等人使用四组豚鼠分析了推定的协同作用：①盐水注射；②维生素A、维生素C和维生素E的组合；③仅镁；④维生素A、维生素C和维生素E加镁。与其他组相比，接受维生素和镁联合补充剂的动物的NIHL显著降低（较低的ABR阈值）。因此，证实了维生素A、维生素C和维生素E与镁的协同作用。一项纵向流行病学研究分析了一组澳大利亚成年人中膳食抗氧化剂与ARHL之间的关系，并评估了其与HL患病率和5年发病率的关系。使用食物频率问卷分析饮食数据，包括145个项目及参考分量。尽管这项研究表明，维生素A和维生素E与HL的患病率呈负相关，但正如动物模型所示，由于摄入抗氧化剂组合，不可能证明HL患病率的降低。根据结果，单独或组合食用膳食抗氧化剂无法预测ARHL的5年发病率。另一项研究使用2001—2004年国家健康与营养检查调查（NHANES）的数据评估了20~69岁的美国人群，其中同时考虑了食品和膳食补充剂。与动物研究相反，除了维生素E之外，报告了所有个体营养素和较低（更好）纯音听力阈值的平均值之间的剂量依赖性趋势。此外，这项人体研究还提供了大量摄入β-胡萝卜素和维生素C与镁具有协同作用，以及在高频下较低（更好）纯音听力阈值的平均值,从而降低 HL 的风险。

维生素 A 以其活性代谢物视黄酸的形式存在,是内耳正常发育所必需的。此外,在维生素 A 缺乏的情况下,发生剂量依赖性畸形。特别是在妊娠期间,维生素 A 在预防感音神经性耳聋(SNHL)中具有至关重要的作用。此外,维生素 A 缺乏症和感染之间存在协同作用是众所周知的,以及它与中耳炎风险增加的关系,而补充维生素 A 可以降低由中耳炎引起的 HL 的风险。基于这一证据,一些作者认为,提供足量的维生素 A 可以降低妊娠缺乏引起的 SNHL 风险。研究表明,学龄前儿童每 4 个月补充一次维生素 A 或安慰剂胶囊,并在青春期或成年早期(16 年后)评估其听觉功能。在这种情况下,补充维生素 A 可降低与儿童耳部感染相关的听力损失的风险。

维生素 B_{12} 缺乏症是老年人最常见的维生素不足,也是听觉领域研究最多的。维生素 B_{12} 和叶酸(FA)在细胞代谢(例如,半胱氨酸代谢)、神经系统和血管功能中具有重要作用,因此原则上对听觉功能也很重要。此外,高 Hcy 浓度,与低维生素 B_{12} 或 FA 状态或两者兼而有之,是公认的脑、冠状动脉和外周血管疾病的危险因素,因此影响耳蜗血流。

最后,最近的一项研究调查了烟酰胺或维生素 B 的作用。在噪声诱导的听力损失中,这种维生素是 NAD 的前体,NAD 是一种辅助因子,在调节线粒体中起重要作用。动物研究表明,在噪声暴露前 5 天和之后 48 h 内给予维生素,每日两次,可预防 NIHL。此外,由于烟酰胺在 HL 中的保护作用与其抗氧化特性有关,因此研究也可以扩展到 ARHL,从而在营养和听觉功能领域开辟了一条新的潜在研究领域。

3. 矿物质

不同的研究表明,低铁膳食摄入量会增加发生 HL 的风险。缺铁可生成贫血的一个亚群,其中在患者中检测到低血红蛋白、血清铁蛋白、血清铁和(或)可溶性转铁蛋白受体升高,口服补铁是其常用治疗方法。在儿科人群中,早产儿,纯母乳喂养或配方奶粉不加铁强化的儿童,饮食摄入量减少或饮食吸收不良的儿童或失血量显著的儿童患贫血的风险最高。研究人员在 4~21 岁的儿科和青少年志愿者中建立了缺铁性贫血和传导性贫血与 SNHL 之间的联系。研究表明,在缺铁性贫血的志愿者中 SNHL 的概率增加,因此证明这些人患 SNHL 而不是传导性 HL 的可能性更高。耳蜗仅从迷路动脉接收血液,这解释了其对缺铁性贫血后缺血性损伤的高度易感性。通常,缺铁性贫血继发于营养不良;因此,在 6~24 个月的儿童中研究了蛋白质-能量营养不良和 HL 的影响。Kamel 及其同事获得的数据显示,与对照组相比,72%患有中度或重度蛋白质能量营养不良的志愿者患有贫血,血红蛋白水平为(9.51 ± 1.45) g/dL。此外,观察到血红蛋白水平与 ABR 阈值呈负相关,因此得出结论,蛋白质能量营养不良和贫血都是听力障碍的危险因素。

9.4.4　领域前沿

道路交通噪声是环境噪声最常见的来源,可引起人类疾病,例如心脑血管疾病、糖尿病、失眠和心房颤动。控制交通噪声的基本方法是增加道路与住宅建筑之间的距离。Li 等人考察了不同距离的交通噪声和海浪声对生理指标和主观评价的影响。场景再现采用三种类型的距离:实际的近距离声音(靠近现场录制的声源)、实际的远距离声音(现场记录的距离衰减)和人工远距离声音(在频率范围内降低相同的分贝水平)。当靠近声源时,参与者表现出更高的心率、R 波(ΔR)的振幅、心率变异性、呼吸率和皮肤电导水平

（SCL）。实际距离衰减影响大多数主观评估因素（熟悉度和兴奋度除外）。与人工远音相比，ΔR、脑电图 α 反应性和脑电图 β 反应性与实际远距离声音相比较低，SCL 较高。这些发现为政府和城市规划者在努力改善城市地区生活质量时提供了参考。

　　声音是工作环境中的一个重要方面，强烈的噪声环境对操作者的身心健康会造成严重影响，容易导致人们的不安全行为，从而引发事故。如何定量研究操作者的行为可靠性是一个研究热点。为了减轻噪声对操作人员的影响，降低人为因素导致的事故发生率，首先通过实验室仿真建立了噪声工作环境与人体生理指标的关系模型，然后利用性能函数和极限状态方程获得了可靠性积分模型；其次，基于蒙特卡罗数值模拟方法对所建立的可靠性积分模型进行数值模拟，得到其数值解，并计算了全机械化采煤工作面上不同声压级（SPL）下操作人员的行为可靠性值。结果表明，在 50~70 dB 的噪声 SPL 下，全机械化煤矿作业人员的行为可靠性高，事故发生率低。在 70~90 dB 下，其行为可靠性为 0.709 2，存在潜在的事故风险。当 SPL 为 90~110 dB 时，行为可靠性较低，在此之下很容易发生事故。本研究表明，基于蒙特卡罗法的操作人员在地下噪声环境下的行为可靠性分析具有一定的可行性。这些结论对于减轻噪声对人体身心的伤害，提高人类行为可靠性，减少人为失误，保障安全生产，具有一定的指导意义。

9.4.5　教学案例（噪声环境生理与代谢特点）

　　噪声可以分为高强度噪声和低强度噪声，低强度噪声一般对人没有什么危害，有的还可以提高工人的工作效率；高强度噪声不仅会对人体的生理健康造成损害，还会影响人体的心理健康以及降低工作效率。噪声与否同个体差异、环境背景和声音来源本身属性都有很大的关系。比如通常情况下，很嘹亮动听的歌曲，如果放在深夜休息的时候，当然就是噪声。而运动比赛中山呼海啸的加油呐喊，虽然音量很大，但是放在那个场合，就不能算是噪声。

　　噪声污染被列为世界上最大的环境问题之一，仅次于空气污染。来自交通、建筑、社区或社会来源的噪声暴露对人类造成了严重的负担。噪声对健康的负面影响，如听力损失、高血压、睡眠和认知障碍，已经进行了详细的阐述，与之相关的膳食营养素也作了回顾。

　　通过这个案例学生应该思考几个问题：①噪声环境下人体主要生理变化有哪些？②噪声环境下人体的主要代谢特点主要有哪些？这些问题的剖析会直接得出一个结论：对于噪声环境下人体生理与代谢变化的理论研究越来越全面，但实际生活中在高原发生的健康问题仍然存在，如听力损失、高血压、睡眠和认知障碍等，因此采用可加大相关理论知识的宣传普及，减少生活与工作中此类健康安全问题发生的概率才是相关研究的意义。该领域的研究工作对于更好地了解在极端环境下维持身体表现和生理代谢水平的要求至关重要。

第10章　极端环境作业人群营养与膳食

10.1　职业接触有毒物质及放射线人群营养与膳食

10.1.1　有毒物质及射线对人体健康的影响

1. 有毒物质对人体健康的影响

（1）基本概念。

①有毒化学品。有毒化学品是指进入环境后以通过环境蓄积、生物蓄积、生物转化或化学反应等方式损害健康和环境,或者通过接触对人体具有严重危害和具有潜在危险的化学品。由于全球有毒化学品的种类和数量不断增加,以及国际贸易的扩大,大多数有毒化学品对环境和人体的危害还不完全清楚。

②有毒物品。有毒物品分为一般有毒物品和高毒物品。根据我国《高毒物品目录》确定原则,对在《职业病危害因素分类目录》中列出的有毒物品,具有下列情况之一的纳入高毒物品管理:①职业接触限值最高容许浓度（MAC）<1 mg/m^3 或时间加权平均容许浓度（PC-TWA）<1 mg/m^3;②被国际癌症研究机构（IARC）认定的人类致癌物;③根据1990—2001年职业病统计年报,急性中毒前十名的毒物;④根据1990—2001职业病统计年报,慢性中毒前十名的毒物。

③毒物。毒物是指在一定条件下给予小剂量后可与生物体相互作用,引起生物体功能性或器质性改变,导致暂时性或持久性损害,甚至危及生命的化学物。

④工业毒物。工业毒物是指在劳动生产过程中所使用或产生的毒物。

⑤职业接触限值。职业接触限值（OEL）即职业性有害因素的接触限制量值,是指劳动者在职业活动中长期反复接触对机体不引起急性或慢性有害健康影响的容许接触水平,是职业性有害因素的限量标准。化学因素的职业接触限值可分为时间加权平均容许浓度、短时间接触容许浓度和最高容许浓度三类。

a. PC-TWA。PC-TWA是指以时间为权数规定的8 h工作日的平均容许接触水平。

b. 短时间接触容度（PC-STEL）。PC-STEL是指在一个工作日内任何一次接触不得超过15 min时间加权平均的容许接触水平。

c. MAC。MAC是指工作地点、在一个作日内、任何时间均不应超过的有毒化学物质的浓度。

⑥IDLH浓度。IDLH浓度是指有害环境中空气污染浓度达到某种危险水平,如可致命或永久损害健康,或可使人立即丧失逃生能力。

⑦职业病。职业病是指企业、事业单位和个体经济组织（以下统称用人单位）的劳动者在职业活动中,因接触粉尘、放射性物质和其他有毒有害物质等因素而引起的疾病。

⑧职业禁忌证。职业禁忌证是指劳动者从事特定职业或者接触特定职业病危害因素时,比一般职业人群更易于遭受职业病危害和罹患职业病或者可能导致原有自身疾病病情加重,或者在作业过程中诱发可能导致对他人生命健康构成危险的疾病的个人特殊生理或病理状态。

⑨职业接触机会。接触生产性毒物主要有两个环节,即原料的生产和应用。

a. 原料的开采与提炼。材料的加工、搬运、储藏,加料和出料,以及成品的处理、包装等。

b. 在生产环节中,有许多因素也可导致作业人员接触毒物,如化学管道的渗漏,化学物的包装或储存气态化学物钢瓶的泄漏,作业人员进入反应釜出料和清釜,物料输送管道或出料口发生堵塞,废料的处理和回收,化学物的采样和分析,设备的保养、检修等。

c. 有些作业虽未应用有毒物质,但在一定的条件下也可接触到毒物,甚至引起中毒。例如,在有机物堆积且通风不良的狭小场所(地窖、矿井下废巷、化粪池等)作业,可发生硫化氢中毒;塑料加热可接触到热裂解产物。

2. 毒物进入人体的途径

(1)呼吸道。

呼吸道是工业生产中毒物进入体内的最重要的途径。凡是以气体、蒸气、雾、烟、粉尘形式存在的毒物,均可经呼吸道侵入体内。人的肺由亿万个肺泡组成,肺泡壁很薄,肺泡壁上有丰富的毛细血管,毒物一旦进入肺内很快就会通过肺泡壁进入血液循环而被运送至全身。通过呼吸道吸收最重要的影响因素是其在空气中的浓度,浓度越高,吸收越快。

(2)皮肤。

在工业生产中,毒物经皮肤吸收引起中毒比较常见。毒物可通过无损伤皮肤的毛孔、皮脂腺、汗腺被吸收进入血液循环。脂溶性毒物经表皮吸收后,还需有水溶性才能进一步扩散和吸收,所以水、脂皆溶的物质(如胺)易被皮肤吸收。

(3)消化道。

在工业生产中,毒物经消化道吸收多半是由于个人卫生习惯不良,手沾染的毒物随进食、饮水或吸烟等进入消化道。进入呼吸道的难溶性毒物被清除后,可经由咽部被咽下而进入消化道。

3. 毒物对人体的影响

生产性有毒物质进入人体后,会对人体的组织、器官产生毒物作用,损害健康,以及对人体的神经系统、血液系统、呼吸系统、消化系统、肾脏、骨组织等产生不良作用。除了会产生局部刺激和腐蚀作用、中毒现象以外,甚至还会产生致突变化、致癌、致畸形作用,还有一些毒物可能会引起人体免疫系统的某些病变。可见,中毒对人体健康的损害几乎是全身的。

(1)对呼吸系统的损害。

在工业生产中,呼吸道最易接触毒物,特别是刺激性毒物,一旦吸入,轻者引起呼吸道炎症,重者发生化学性肺炎或肺水肿。常见引起呼吸系统损害的毒物有氯气、氨、二氧化硫、光气、氮氧化物,以及某些酸类、醛类、磷化物等。

（2）对神经系统的损害。

神经系统由中枢神经（包括脑和脊髓）和周围神经（由脑和脊髓发出分布于全身皮肤、肌肉、内脏等处）组成。有毒物质可损害中枢神经和周围神经。中毒会引发神经衰弱综合征，这是许多毒物慢性中毒的早期表现。患者会出现头痛、头晕、乏力、情绪不稳、记忆力减退、睡眠不好、自主神经功能紊乱等症状，也可能会诱发周围神经病。毒物侵犯运动神经、感觉神经或混合神经，表现为运动障碍，四肢远端的手套、袜套样分布的感觉减退或消失，反射减弱，肌肉萎缩等，严重者可出现瘫痪。还可能引发中毒性脑病，急性中毒性脑病是急性中毒中最严重的病变之一，常见症状有头痛、头晕、嗜睡、视力模糊、步态蹒跚，甚至烦躁、抽搐、惊厥、昏迷等，可出现精神症状、瘫痪等，严重者可发生脑疝而死亡。慢性中毒性脑病分为痴呆型、精神分裂症型、震颤麻痹型、共济失调型等。

（3）对血液系统的损害。

在工业生产中，有许多毒物能引起血液系统的损害。例如苯、砷、铅引起贫血；苯、琉基乙酸等能引起粒细胞减少症；苯的氨基和硝基化合物（如苯胺、硝基苯）可引起高铁血红蛋白血症，患者突出的表现为皮肤、黏膜青紫；氧化砷可破坏红细胞，引起溶血；苯、三硝基甲苯、砷化合物、四氯化碳等可抑制造血机能，引起血液中红细胞、白细胞和血小板减少，发生再生障碍性贫血；苯可致白血病已得到公认，其发病率为 0.14%。

（4）对消化系统的损害。

有毒物质对消化系统的损害很大，如汞可导致汞毒性口腔炎；氟可导致"氟斑牙"；汞、砷等毒物，经口侵入可引起出血性胃肠炎；铅中毒，可引起腹绞痛；黄磷、砷化合物、四氯化碳、苯胺等物质可致中毒性肝病。

（5）对循环系统的损害。

有机溶剂中的苯、有机磷农药，以及某些刺激性气体和窒息性气体可对心肌造成损害，表现为心慌、胸闷、心前区不适、心率快等；急性中毒可出现休克；长期接触一氧化碳可促进动脉粥样硬化等。

（6）对泌尿系统的损害。

经肾随尿排出是有毒物质排出体外的最重要的途径，加之肾血流量丰富，易受损害。泌尿系统各部位都可能受到有毒物质损害，如慢性铍中毒常伴有尿路结石，杀虫脒中毒可出现出血性膀胱炎等，但常见的是肾损害。很少生产性毒物都对肾有毒性，尤以重金属和卤代烃最为突出，如汞、铅、铊、镉、四氯化碳、氯仿、六氟丙烯、二氯乙烷、溴甲烷、溴乙烷、碘乙烷等。

（7）对骨骼的损害。

长期接触氟可引起氟骨症。磷中毒可引起下颌改变，严重者发生下颌骨坏死。长期接触氯乙烯可致肢端溶骨症，即指骨末端发生骨缺损。镉中毒可发生骨软化。

（8）眼损害。

生产性毒物引起的眼损害分为接触性和中毒性两类：前者是毒物直接作用于眼部所致；后者则是全身中毒在眼部的表现。接触性眼损害主要为酸、碱及其他腐蚀性毒物引起的眼灼伤。眼部的化学灼伤救治不及时可造成终生失明。引起中毒性眼病最典型的毒物为甲醇和三硝基甲苯。甲醇急性中毒的眼部表现有视觉模糊、眼球压痛、畏光、视力减退、视野缩小等，严重中毒时有复视、双目失明。慢性三硝基甲苯中毒的主要临床表现之一为中毒性白内障,即眼晶状体发生混浊,混浊一旦出现,停止接触不会消退,晶状体全部混浊时可导致失明。

(9)皮肤损害。

职业性皮肤病是职业性疾病中最常见、发病率最高的职业性伤害,其中化学性因素引起者占多数。根据作用机制不同引起皮肤损害的化学性物质分为:原发性刺激物、致敏物和光敏感物。常见原发性刺激物为酸类、碱类、金属盐、溶剂等;常见皮肤致敏物有金属盐类(如铬盐、镍盐)、合成树脂类、染料、橡胶添加剂等;光敏感物有沥青、焦油、毗啶、蒽菲等。常见的职业性皮肤病有接触性皮炎、油疹及氯痤疮、皮肤黑变病、皮肤溃疡、角化过度及皲裂等。

(10)化学灼伤。

化学灼伤是化工生产中的常见急症,是化学物质对皮肤、黏膜刺激、腐蚀及化学反应热引起的急性损害。按临床分类有体表(皮肤)化学灼伤、呼吸道化学灼伤、消化道化学灼伤、眼化学灼伤。常见的致伤物有酸、碱、酚类黄磷等。某些化学物质在致伤的同时可经皮肤、黏膜吸收引起中毒,如黄磷灼伤、酚灼伤、氯乙酸灼伤,严重时甚至引起死亡。

(11)职业性肿瘤。

接触职业性致癌性因素而引起的肿瘤,称为职业性肿瘤。1994年国际癌症研究机构公布了对人肯定有致癌性的63种物质或环境。致癌物质有苯、铍及其化合物、镉及其化合物、六价铬化合物、镍及其化合物、环氧乙烷、砷及其化合物、α-萘胺、4-氨基联苯、联苯胺、煤焦油沥青、石棉、氯甲醚等;致癌环境有煤的气化、焦炭生产等场所。2002年,我国颁布的职业病名单中规定石棉所致肺癌、间皮瘤,联苯胺所致膀胱癌,苯所致白血病,氯甲醚所致肺癌,砷所致肺癌、皮肤癌,氯乙烯所致肝血管肉瘤,焦炉工人肺癌和铬酸盐制造工人肺癌为法定的职业性肿瘤。

毒物引起的中毒往往是多器官、多系统的损害,如常见毒物铅可引起神经系统、消化系统、造血系统及肾脏损害;三硝基甲苯中毒可出现白内障、中毒性肝病、贫血等。同一种毒物引起的急性和慢性中毒其损害的器官及表现也可有很大差别,如苯急性中毒主要表现为对中枢神经系统的麻醉作用,而慢性中毒主要为造血系统的损害。这在有毒化学物质对机体的危害作用中是一种很常见的现象。此外,有毒化学物质对机体的危害,还取决于一系列因素和条件,如毒物本身的特性(化学结构、理化特性),毒物的剂量、浓度和作用时间,毒物的联合作用,个体的感受性等。总之,机体与有毒化学物质之间的相互作用是一个复杂的过程,中毒后的表现千变万化,了解和掌握这些过程和表现将有助于人们对化学物质中毒进行防治。

除职业中毒外,某些化学毒物可引起机体遗传物质的变异。有突变作用的化学物质称为化学致突变物。有些化学毒物对胚胎有毒性作用,可引起畸形,这种化学物质称为致畸物。有些毒物可产生变态反应性病变,有的毒物可使机体免疫功能受抑制。一些毒物对生殖功能有影响,对女性月经、妊娠、授乳等生殖功能可产生不良影响,不仅对女性本身有害,而且可累及下一代。接触苯及其同系物、汽油、二硫化碳、三硝基甲苯的女性,易出现月经过多综合征;接触铅、汞、三氯乙烯的女性,易出现月经过少综合征。化学诱变物可引起生殖细胞突变,引发畸胎,尤其是妊娠后的前3个月,胚胎对化学毒物最敏感。在胚胎发育过程中,某些化学毒物可使受精卵死亡或被吸收,或导致胎儿生长缓慢,器官或系统发生畸形。有机汞和多氯联苯均有导致畸胎作用。接触二硫化碳的男工,精子数量减少,影响生育;铅、二溴氯丙烷对男性生育功能也有影响。铅、汞、砷、二硫化碳等可通过乳汁进入婴儿体内,影响健康。

10.1.2　射线对人体健康的影响

1. 射线辐射

在人们的生活中,接触的大多数物质的原子核是稳定不变的,但极少数物质的原子核是不稳定的,会自发地发生某些变化,而这些不稳定原子核在发生变化的同时会发射各种各样的射线。尽管人们在 100 多年前才发现放射现象,但放射现象是自然界存在的一种自然现象。射线辐射从来就存在于人们的生活中。射线辐射可以说无时不有,无处不在,生活中处处都有射线辐射。人们吃的食物、喝的水、住的房屋、用的物品、周围的天空大地、山川草木乃至人体本身都含有一定的放射性。人们受到的射线辐射大约有 82% 来自天然环境,大约有 17% 来自医疗诊断,而来自其他活动的大约只有 1%。

2. 射线辐射对人体健康的影响

根据射线装置对人体健康和环境的潜在危害程度,从高到低将射线装置分为 I 类、II 类、III 类。放射线设备是医院设备的重要组成部分,主要包括透视机、拍片机等。这些设备释放出的 X 射线或 γ 射线都是波长很短的电磁波,具有极强的穿透力。人体受到放射线的照射,随着射线作用剂量的增大,可随机地出现某些有害效应,例如,可能诱发白血病、甲状腺癌、骨肿瘤等恶性肿瘤,也可能引起人体遗传物质发生基因突变和染色体畸变,造成先天性畸形流产、死胎、不育症等。如果设备发生故障,处理不当则可能引起放射性事故,在事故情况下,人体所受射线的剂量达到一定程度,就可能出现一些明确的有害效应,例如,人眼晶状体一次受到 2 Gy 以上的 X 射线或 γ 射线的照射,在 3 周以后就可能出现晶状体混浊,形成白内障;人体皮肤受到不同剂量的照射,可分别出现脱毛、红斑水泡及溃疡坏死等损害;另外还可能引起贫血、免疫功能降低及内分泌失调和生育功能丧失等。当人体在较长时间内受到超剂量限值的射线照射后,可能造成以造血组织损伤为主的全身慢性放射损伤。

辐射对人体健康影响的作用有直接作用和间接作用。直接作用是指电离辐射通过电离与激发与 DNA 直接发生作用,导致细胞损伤。间接作用是指电离辐射与细胞内环境成分(主要是水)通过电离与激发作用产生自由基,自由基扩散再与 DNA 作用,导致细胞的损伤。

10.1.3　有毒物质及射线人群营养需要与膳食原则

1. 有毒物质接触人群营养需要与膳食原则

合理的营养措施能提高机体各系统的抵抗力,增强对有毒化学物质的代谢解毒能力,减少毒物吸收并使其转化为无毒物质排出体外,有利于康复和减轻中毒症状。同时应该注意,当从业人员已与有毒化学物质脱离接触,但以前进入机体的化学物质如硅尘、铅等,或蓄积在体内继续发生毒性作用,或身体各系统器官由于受到毒物的损害而尚未恢复正常生理功能时,仍然需要对其提供合理营养,针对毒物的化学性质,配合药物治疗和保健措施,采取饮食营养手段进行排毒。

(1)苯作业人员的营养膳食原则。

苯属芳香烃类化合物,是煤焦油蒸馏或石油裂解的产物,在常温下为带特殊芳香味的无色液体,极易挥发。苯在工业上用途很广,主要用于染料、农药生产及香料制作等,并作为溶剂和黏合剂用于油漆、制药、制鞋及家具制造等。

短时间内吸入大量苯蒸气可引起急性中毒,主要表现为中枢神经系统的麻醉作用。轻者表现为兴奋、欣快感、步态不稳,以及头晕、头痛、恶心、呕吐等;重者可出现意识模糊,由浅昏迷进入深昏迷或出现抽搐,甚至导致呼吸、心跳停止。长期反复接触低浓度的苯可引起慢性中毒,主要是对神经系统、造血系统的损害,表现为头痛、头昏、失眠,白细胞持续减少、血小板减少而出现出血倾向,如牙龈出血、鼻出血、皮下出血点或紫癜,女性月经量过多、经期延长等。重者可出现再生障碍性贫血、红细胞减少等。苯可引起各种类型的白血病,国际癌症研究中心已确认苯为人类致癌物。

苯作业人员的营养膳食原则如下。

①增加优质蛋白质的摄入。在保证合理营养需要的基础上,应增加优质蛋白质的摄入量。蛋白质可以增强机体的一般抵抗力,且蛋白质中含较多的硫,能促进苯的氧化和增强肝脏的解毒功能。因此,苯作业人员可多吃动物性食物和豆类食物,蛋白质摄入量可比正常人群的 DRIS 标准增加 20% 左右,即肉类食品每日增加 50 g 或豆制品每日增加 75 g 左右。因苯是脂溶性物质,故脂肪应按一般标准摄入,不宜过多,所以肉类食品选择以去掉脂肪的瘦肉为佳。

②多补充维生素。多补充维生素,适当提高铁的供给量,以预防贫血,并补充一定量的 B 族维生素和维生素 K。摄入大量维生素 C 可以缩短其出血时间和凝血时间。由于苯易造成人体维生素的缺乏,因此接触苯的工作人员每日应额外供应维生素 C 160 mg 和铁 15 mg,大约相当于多吃橘类水果 2 个和绿叶蔬菜 200 g。B 族维生素中的维生素 B_1、维生素 B_6 和尼克酸对治疗苯中毒有良好的效果。

③限制脂肪的摄入量。苯属于脂溶性有机溶剂,摄入脂肪过多可促进苯的吸收,增加苯在体内的蓄积,并使机体对苯的敏感性增加,因而在苯作业人员饮食中脂肪含量不宜过高,以脂肪占全天总热能比例的 20% 为宜,且以植物油脂替代部分动物性脂肪。

④增加碳水化合物的摄入量。糖原有保肝解毒作用,人体肝内糖原储备充足时,肝细胞对某些有毒的化学物质和各种致病微生物产生的毒素有较强的解毒能力。碳水化合物能提高机体对苯的耐受性,因为碳水化合物代谢过程中可以提供重要的解毒剂——葡萄糖醛酸。葡萄糖醛酸在肝、肾等组织内可与苯结合,并随胆汁排出。因此,在生产过程中适度地饮用菊花糖茶、红茶糖饮、麦冬甜茶等,不仅可以发挥这些解毒物质食疗的功效,而且所含的糖分也有明显的解毒能力。

(2)铅作业人员的营养膳食原则。

铅中毒的危害主要表现在对神经系统、血液系统、心血管系统、骨骼系统等终生性的伤害上。如能合理调配饮食,可以避免或减轻铅在体内的蓄积。

①供给充足的维生素 C。对职业接触铅的人群而言,维生素 C 是一个重要的营养素。首先,维生素 C 可以在肠道与铅形成难溶的抗坏血酸铅盐,从而减少肠道对铅的吸收;其次,维生素 C 的氧化型和还原型可作为体内重要的氧化还原体系之一,使氧化型谷

胱甘肽还原成还原型谷胱甘肽而不断发挥其对铅的解毒作用。此外,由于铅中毒时会消耗体内大量的维生素 C 而导致坏血病,因此,专家建议职业接触铅的人员应供给 150～200 mg/d 的维生素 C,即每日除供给 500 g 蔬菜外,还应至少补充 100 mg 的维生素 C。

②补充优质蛋白质。蛋白质供给量需充足,因为蛋白质不足可以降低机体的排铅能力,增加铅在体内的贮留和机体对铅中毒的敏感性。而充足的蛋白质,特别是富含含硫氨基酸如蛋氨酸、胱氨酸等的优质蛋白质,有利于降低体内的铅浓度,可减轻中毒症状。故蛋白质的供给量应占总能量的 14%～15%,其中动物蛋白质宜占总蛋白质的 50%。

③补充保护神经系统和促进血红蛋白合成的营养素。鉴于铅对神经系统和造血系统的毒性,在铅中毒的预防和治疗中,适当补充对铅中毒靶组织和靶器官具有保护作用的营养素十分重要。维生素 B_1 作为丙酮酸脱氢酶和转酮酶的辅助因子,能够与金属生成复合物,从而加速铅的转移,并经胆汁自粪便排出体外,因此,在日常膳食中也应加强维生素 B_{12} 的补充。而补充适宜的维生素 B_{12} 和叶酸则可以促进血红蛋白的合成和红细胞的生成。

④适当限制膳食脂肪的摄入。由于高脂膳食容易导致铅在小肠吸收的增加,建议脂肪供给能量所占比例不宜超过 25%。

⑤适当补充铁、钙、锌。铁、钙、锌等矿物质可以拮抗人体对铅的吸收,并能促进铅的排除。锌可诱导金属硫蛋白合成,使之与铅结合而降低铅的毒性,动物试验也显示,钙、锌干预可以有效拮抗铅对小鼠的神经毒性作用;铁在肠道内的存在可减少铅的吸收,这是因为铅与铁竞争同一黏膜受体,缺铁时可增加铅的储存而加重铅的毒性;还有研究显示有机硒能干扰铅的吸收和蓄积。由此可见,增加膳食中相关微量元素的摄入可降低铅的毒性,对铅中毒有预防作用。

⑥多摄入水果、蔬菜。水果、蔬菜所含的果胶、膳食纤维等能够降低肠道中铅的吸收。

2. 射线人群营养需要与膳食原则

当人体受到长时间的超过最大允许量的照射,机体受到辐射损伤得不到及时恢复时,就可能发展为性放射病如果人体受到一次或数次较大剂的照射则可发生急性放射病。为了提高机体对射的耐受性并减轻射线造成的损伤和促进恢复,无论是接触辐射的工作人员,还是接受放射治疗的患者都需要适宜的营养改善措施。

(1)营养素供给不足或缺乏,可提高人体对辐射的敏感性,从而影响对放射损伤的治疗效果。

为使放射性工作人员得到适宜的营养保障,推荐其每日营养素供给量为:能量 11.72～12.55 MJ,其中碳水化合物占总能量的 60%～70%,脂肪占 20%～25%,蛋白质每日 80～100 g。维生素 A 每日供给 1 000 μg 视黄醇当量,其中 50% 应来自动物性食物或油脂;维生素 D 32.5～50 μg;维生素 E 5～10 mg;维生素 K 120～150 μg;抗坏血酸 100 mg;硫胺素 2 mg;核黄素 2 mg;维生素 B_6 2.5 mg;尼克酸 20 mg;叶酸 0.5 mg;维生素 B_{12} 3 μg;钙 600～800 mg;镁 300～350 mg;铁 10～12 mg;锌 15 mg;碘 130～140 μg。

(2)供给从事放射性工作人员的食物。

供给从事放射性工作人员的食物可多选用蛋、乳类、肉、大豆及豆制品、卷心菜、胡萝卜、海带、紫菜、柑橘及茶叶等。

（3）为从事放射性工作人员提供的保护性膳食。

为从事放射性工作人员提供的保护性膳食应在早餐或午餐时供给。构成保护性膳食的食物包括瘦肉、鱼、肝、蛋、牛乳、发酵牛奶、凝乳、卷心菜、土豆、西红柿、新鲜水果及动物油等。

（4）除上述动物性食物之外，天然的植物性食物的抗辐射作用越来越受到人们的关注。

一系列研究证实，蔬菜、水果及某些中草药、野生植物含有一大类被称为植物化学物的物质，如类黄酮、异硫代氰酸酯类，含硫氨基酸、酚类化合物以及一些称为植物性生物激活素的物质，它们具有抗氧化、抗诱变、抗肿瘤、激活机体非特异性免疫功能等多种生物学功效。近年来国外已从植物性食物（菜、水果）中分离、鉴定了多种具有抗氧化和抗诱变的成分，研究发现苹果、橘子、杏仁以及十字花科植物，如卷心菜有较好的抗辐射作用，从植物性食物（如海藻、香菇、灵芝等）中提取的海藻多糖、香菇多糖以及绿茶滤液、银杏提取物等均有较好的抗辐射效果。

10.1.4　领域前沿（天然活性产物的抗辐射作用）

多酚类化合物是一类植物次级代谢产物，广泛存在于各种水果、蔬菜中。植物多酚以苯环多轻基取代形成苯酚为特征，酚类化合物中的多元酚轻基可与自由基反应，阻断自由基式的链式反应，具有很好的清除自由基的作用，是公认的抗氧化剂。多酚类化合物能够从体内外、生物大分子、细胞和生物整体水平起到辐射防护作用，其辐射防护能力与自由基清除活性有关，能够显著降低脂质过氧化和 DNA 损伤，降低炎症反应，改善免疫损伤，增加抗氧化酶活性及抗凋亡蛋白的表达如细胞外调节蛋白激酶（Extracellular Regulated protein Kinases，ERK）表达，降低促凋亡蛋白 BAX 的表达水平和阻滞细胞周期于 G2/M 期，从而起到辐射防护效应。

黄酮类化合物是一类以 2-苯基色原酮为母核的多酚化合物，通常以游离态或以糖苷结合形式存在，其母核为 2 个具有酚羟基的苯环（A 与 B 环）通过中央三碳原子相互联结而成的 C6-C3-C6 化合物。黄酮类化合物作为一种潜在的高效天然辐射防护物质，可通过清除自由基、调节抗氧化酶水平、保护细胞 DNA、增强机体免疫功能、提高造血组织活力等方式进行辐射防护。

皂苷是苷元为三萜或螺旋甾烷类化合物的一类糖苷，大部分分布在高等植物中，也有少量存在于海洋植物中。许多中草药如人参、桔梗、刺五加等都含有皂苷。研究表明，皂苷类物质不仅可以清除自由基、提高抗氧化酶活力、调节细胞凋亡和细胞周期，还可以通过减轻射线所致的造血系统损伤以及染色体损伤，促进造血功能的恢复和 DNA 的修复，缓解辐射引起的免疫力下降发挥辐射防护作用。

科学研究发现，蛋白质在肽形式下极具活性，且寡肽比单一氨基酸更容易吸收。肽是氨基酸的聚合物，其分子结构介于氨基酸和蛋白质之间，具有氨基酸与蛋白质不可替代的作用。肽的氨基酸结构决定了其抗氧化能力大小，如疏水性氨基酸、芳香族类氨基酸等可提供电子从而达到清除自由基的能力，即多肽类物质主要通过清除自由基来达到辐射防护的作用。此外，多肽类物质还可以通过免疫调节、刺激骨髓造血机能以及提高氧化酶活力等方式发挥较好的防辐射功能。

多糖是一种由 10 个或 10 个以上单聚糖通过 α-或 β-糖苷键组成的线性或支链,是分子质量可达数万甚至数百万的天然高分子聚合物,广泛存在于植物、微生物、藻类和动物中。多糖是生命活动中必不可少的大分子,在细胞与细胞之间的通信、细胞黏附和免疫系统中的分子识别等方面发挥重要作用。迄今为止,从植物、细菌、真菌等天然产物中已分离得出超过 300 种多糖。随着生物技术的发展,多糖的结构和生物学功能越来越受重视。据报道,多糖具有抗氧化、抗辐射、抑制肿瘤、免疫调节、降血糖等多种生理活性和功能。多糖具有替代抗辐射药物的潜力。相关文献表明,多糖的抗辐射机制主要是通过清除自由基、增强免疫力、发挥免疫调节作用、减少对造血系统的辐射损伤、增强 DNA 损伤修复能力、抑制细胞凋亡来实现的。

10.1.5　教学案例

苹果多酚对经 100 Gy ^{60}Co-γ 的胸腺细胞进行预处理后,其清除自由基的能力呈剂量依赖性,在质量浓度为 2 mg/mL 时,其羟基自由基的清除能力可达到 98%,口服不影响苹果多酚的自由基清除能力,表明苹果多酚具有良好的清除自由基能力从而发挥抗辐射作用。

丹参多酚酸盐呈剂量依赖性增加 8 Gy 辐射损伤所致 ECV-304 细胞中 SOD 的活性,降低丙二醛含量,减少细胞凋亡率,表明丹参多酚酸盐通过调节氧化酶水平及减少细胞凋亡而发挥辐射保护作用。100 μmol/L 茶多酚预处理可抑制辐照小鼠(Swiss albino)其质粒 DNA 超螺旋 DNA 向开放圆形转化,其质粒 DNA 超卷曲型恢复率近 94.19%,从体外试验表明茶多酚可以抑制 DNA 链断裂而发挥辐射防护作用。

白藜芦醇对 2 Gy NMRI 小鼠进行预处理可降低 DNA 形态损伤指标,如总彗星细胞分数和受损细胞数,表明白藜芦醇可以防止 DNA 损伤从而达到抗辐射作用。此外,白藜芦醇可以制成片剂,以便于口服起到抗辐射作用。芝麻酚预处理显著降低了 7 Gy 辐照 Swiss albino 小鼠所致淋巴细胞的尾 DNA 百分比、尾长、尾矩和橄榄尾矩,即芝麻酚可以保护辐射诱导的小鼠淋巴细胞 DNA 损伤。

10.2　航天人员与应急救援人员营养与膳食

10.2.1　航天人员营养与膳食

1.空间环境对航天员健康的影响

(1)太空环境的特点。

一般来说,空间环境是指地球大气层以外的环境。在面向航天器的研究中,空间环境范围包括航天器发射、返回、再入等空间探索特殊阶段的环境,以及月球、火星等其他天体的环境。空间环境与地球环境具有不同的特点,主要包括辐射、微重力、弱磁场、高真空、极端温度、高速度等。

(2)空间环境对机体营养代谢的影响。

当机体处于太空环境中时,会受到辐射、振动、噪声和微重力等因素的影响,其中微重力环境是对机体营养代谢产生影响的最主要因素之一。振动大多发生在航天器上升和返回阶段，作用时间较短；在现代航天飞行系统中，舱外航天服和航天器已经能够对辐射、振动、噪声进行一定程度的有效防护。微重力是一种接近的失重状态（$10^{-6} \sim 10^{-2}$ g），机体在进入太空环境中会始终处于微重力状态下，而机体在微重力状态下会发生一系列变化，因此，研究太空环境对机体营养代谢的影响主要就是研究微重力对机体营养代谢的影响，其主要包括以下几个方面。

①能量吸收和代谢。在对航天飞行航天员总能量消耗的研究表明，飞行中的能量消耗与飞行前水平相比没有变化，但在机组人员执行任务期间进行高强度运动的情况下，飞行过程中的能量消耗高于飞行前；美、俄多次飞行任务结果同样发现，与飞行前比较，虽然少数航天员可维持体重不变，但大多数航天员体重会下降1%~5%，甚至达到10%~15%。液体损失、运动强度增加和食欲下降可能是导致体重丢失的原因，而这些原因均与能量的吸收和代谢存在直接关系。一般而言，短期飞行发生的体重减轻是以丢失水分为主，而长期飞行则主要与失重条件下肌肉的失用性萎缩、骨丢失和体脂肪消耗有关。

②脂肪。长期飞行膳食脂肪、血脂水平及相关因素的研究相对较少，但通过航天员飞行前后的常规体检以及每年的体检中可以找到大量数据可以发现，长期飞行中体重下降的航天员其体内低密度脂蛋白水平有增高倾向，血液中三酰甘油和非酯化脂肪酸的含量也相应升高，高密度脂蛋白变化程度不明显，而这些指标在航天员返回地面后的体检中恢复正常。

③蛋白质。微重力对蛋白质的合成以及氨基酸代谢的影响主要体现在骨丢失、肌肉萎缩以及血液功能和免疫功能等方面的变化。在正常状况下，健康肌体的骨形成和骨吸收之间存在动态平衡，但是在微重力条件下，由于骨形态发生蛋白（BMP）、骨碱性磷酸酶（NBAP）和骨钙素（OC）明显下降，最终导致机体发生骨丢失；肌肉萎缩的直接原因则是微重力环境下蛋白质合成率、分解率上升导致肌蛋白含量减少；血液系统的变化体现在红细胞数量下降和质量降低、血红蛋白浓度整体水平升高等；在动物模拟失重试验中，部分免疫器官（如胸腺、淋巴结等）发生了一定程度上的变性和萎缩性的变化，这标志着微重力可能会影响机体的免疫功能。

④碳水化合物。目前很少有数据可用于评估微重力对碳水化合物代谢的影响。太空飞行和地面卧床研究的观察结果表明，胰岛素分泌、胰岛素抵抗和葡萄糖耐量有细微的变化。早期研究表明，机体在微重力条件下，血糖和胰岛素含量会略微下降，这种现象会随着失重时间的延长逐渐凸显，而在机体重新回到重力环境后，胰岛素和葡萄糖均有所增加。这些变化也表明了机体能量生成强度减弱，在细胞和亚细胞水平上膜的通透性发生了变化。

⑤维生素。

a. 维生素 A。维生素 A 是对视力健康至关重要的维生素之一。在国际空间站营养试验中，研究人员并未发现微重力对维生素 A 代谢存在显著影响。

b. 维生素 D。大量飞行数据表明，机体血清 25-羟基维生素 D 含量比飞行之前降低了25%~36%。研究人员认为，造成维生素 D 显著降低的主要原因是太空环境中缺少 UV-B（紫外线的 B 波段）的照射。

c. 维生素 E。国际空间站的机组人员在太空度过 4~6 个月后，血浆 γ-生育酚水平比飞行前降低了 50%。

d. 维生素 K。国际空间站的一项飞行数据表明,航天员在飞行后,机体内血清维生素 K_1 比正常状态下降低了 42%。欧洲宇航局的一项营养观测发现,机体内的维生素 K 标志物在飞行 12.5 周后下降。

e. 维生素 C。目前飞行数据并未表明太空环境会引起机体维生素 C 发生显著性变化。

f. 核黄素(维生素 B_2):目前,并没有证据表明在航天飞行过程中核黄素的代谢发生了变化。但是在一项长期对进入过太空环境群体的健康观察中却发现,该群体白内障发病率高于普通人群,因此,不能忽略这种营养物质参与白内障形成的可能性。

g. 维生素 B_6。由于微重力会造成肌肉纤维的横截面积减少,而维生素 B_6 主要存储在肌肉组织中,这会导致机体维生素 B_6 储备减少。

h. 叶酸(维生素 B_9)。在早期的国际空间站飞行数据显示,长期处于太空环境后,机体叶酸含量发生了不同程度的降低。

i. 维生素 B_{12}。研究发现微重力可能会导致机体视力下降,在这部分视力下降的航天员成员血液中,甲基丙二酸(MMA)的浓度超出了正常值,而 MMA 是机体在缺乏维生素 B_{12} 而甲基丙二酰-CoA 代谢受到阻碍时的代谢产物。这意味着长时间处于太空环境可能会对维生素 B_{12} 代谢或需求的变化产生影响。

⑥水和电解质。当机体从重力环境进入微重力环境后,体液会出现头向转移,致使机体内压力感受器压力增高,抗利尿激素(ADH)的生成和分泌减少,体液排出增加,液体摄入减少,导致血容量下降 12% 左右,体液总量减少 2%~3%,血钠、血钾降低。上述变化可进一步影响自主调节系统,导致细胞内外的电解质分布异常。

当机体长时间处于稳定的微重力环境后,机体内总水分占体重百分比相对不变。然而,细胞液和细胞外液的水分含量却发生了一定的变化,但微重力引起的细胞内液体积增加的机制尚不清楚。

⑦矿物质。

a. 钠和钾。机体的钠和钾的代谢和电解质的稳态存在直接关系,钠是细胞外液的主要阳离子,钾是细胞内液的主要阳离子,两种元素共同作用,维持机体内水分的平衡和心律的正常。

b. 钙。大量的数据表明,在太空环境下,航天员机体会出现钙流失的风险极高。机体钙流失会以尿钙和粪钙的形式排出体外,继而引发骨质疏松症、肾结石等一系列与钙代谢相关的疾病。在微重力环境下,并非机体所有部位的骨骼都会均匀地丢失骨矿物质,流失最严重的部位是负重骨。处于微重力条件下时间越长,骨骼和钙的损失越多。

c. 磷。长期国际空间站的航天数据显示,着陆后的尿磷浓度比发射前约低 45%,这可能会导致肌肉无力和骨软化症。

d. 镁。多项研究表明,机体长时间处于微重力环境下,镁的代谢可能会发生改变。在微重力环境下,机体尿镁含量降低程度可达 45%。

e. 铁。大量研究表明,当长期处于微重力环境下,机体的红细胞数量会降低,这会直接影响机体内与铁元素相关的运输和代谢,进而导致机体内血清铁蛋白的浓度增加,过量铁的释放及储存同样会加剧机体氧化损伤。

f. 铜。俄罗斯一份关于航天飞行对骨骼中铜含量影响的报告显示,微重力对不同区域骨骼铜含量的影响是非均匀变化的,股骨骨骺的铜质量分数增加了81%～159%,而椎体和胸骨中的铜质量分数分别减少了36%和58%。

g. 锰。俄罗斯一份有关航天飞行对骨骼中锰含量影响的报告记录了飞行后与对照相比,区域性骨骼锰质量分数普遍增加26%～187%。鉴于在飞行过程中脂质过氧化作用增加,而锰具有防止脂质过氧化的功能,因此确保长时间飞行中摄入足够的锰,对于预防和最大限度地降低氧化应激至关重要。

h. 硒。营养评估表明,微重力会导致机体血清硒浓度显著降低(10%)。

2. 航天员营养与膳食原则

随着目前我国空间站任务的快速推进,航天员在轨长期驻留成为常态。制定科学合理的航天员飞行膳食营养素推荐摄入量是保障航天员飞行营养健康的重要前提,长期飞行航天员在轨营养素推荐摄入量标准应覆盖常规飞行、应急飞行、出舱活动任务等不同工况,以保障航天员在轨营养健康。目前飞行食谱设计需满足五大原则:①按照航天员飞行膳食营养素推荐摄入量进行食品配制;②要满足膳食结构的要求;③食品的保质期还需与飞行任务的不同阶段食谱相匹配;④食品配置的数量及种类要满足并适应长期飞行任务各种工况(正常驻留、特殊节日、航天员患病、出舱活动、快速交会对接、应急状态等);⑤飞行食谱需要在历次任务飞行食谱设计思路的基础上,充分分析实际任务特点,实现飞行食谱的适配性及个体化。

10.2.2　应急救援人员营养与健康

1. 地震(自然)灾害救援人员营养需求与膳食原则

地震(抗灾)救援主要是指对由地震(自然灾害)造成的建筑物破坏而被压埋的人员进行迅速搜索与营救的举动。

地震(抗灾)救援的特点较为突出,主要表现为瞬时突发性强、余震持续性长、灾因牵连性广、救援时间长等。其救援群体主要为一线救援人员、医务工作者、警务人员、受灾自救人员及其他工作人员等。

(1)震区(受灾)环境对人体生理及心理的影响。

①震区(受灾)环境下应急救援人员生理变化特点。地震(自然)灾害的发生具有瞬时突发性,而应急救援人员大多为非专业人员,来源复杂,因此常出现出发前自我防护准备措施及携行物资不足等情况。同时地震(灾害)发生后普遍伴随不同程度的次生灾害,救援环境恶劣,生活环境差,往往会导致救灾人员感染皮肤性疾病(虫咬、皮损、皮炎、湿疹或脚气等)。另外,由于生活环境与生活节奏突然性的改变,作业人员饮食不规律,饮用受灾地区受污染的水源等会导致作业人员出现不同的消化系统疾病,较为常见的包括便秘、胃痛、脱水、痔疮等。地震(灾害)发生时如遇气温较高,救援人员还会出现中暑等情况。以2008年汶川地震中武警四川总队医院第三医疗队收治中暑病人为例,172名患者中18～45岁患者有104例,且多为部队救援人员。在灾害地区救援过程中需要救援者投入大量的体力,同时灾区环境恶劣,不同类型的疾病时有发生,因此要求志愿者具备一定的身体素质。

②震区(受灾)环境对人体心理的影响。救援人员在搜救工作中面临的情况较为复杂,包括工作时间长、工作任务紧迫且繁重、工作环境陌生且复杂,随时面临创伤及死亡疾病危险等。因此,救援人员面临的精神问题也同样较为严重。参与救灾后,参与救援的人员易出现焦虑、恐惧、自危、急躁、震撼、失落等异常情绪,比如开始表现出不愿意离开安全的环境,左顾右盼,重复检查自己的装备,答非所问等注意力、记忆力减退现象;在神经功能方面则表现为头痛、食欲缺乏、过度疲劳感、睡眠障碍、尿频等。这需要灾害发生地区的救援人员具有很强的心理素质。同时救援人员进行自我调节,如合理安排自己的工作时间、明确工作重点,在心理难以保持稳定的情况下尽量减少接触创伤刺激,在紧张的环境下做到张弛有度。

(2)震区(受灾)环境对能量需求和营养素代谢的影响。

震区(灾区)一线救援工作以大量的体力消耗为主要特征。在初期,以体内糖类物质(碳水化合物)消耗为主,随着时间的延长,当人体内的糖类物质不足以供应消耗时,脂肪消耗的比例逐渐增加,而且成为能量的主要来源。一线救援工作为重体力劳动,劳动强度很大,由于体内氧供应不足,人体的呼吸系统和循环系统不能满足机体在劳动时对氧的需求,只能通过无氧糖酵解过程产生乳酸来提供能量,同时乳酸等能量分解产物也因不能完全氧化而积聚于体内。

在一般营养需求条件下,每人每天摄入约 20 000 kJ 的能量,其中约 8 000 kJ 需供给基础代谢及业余活动,可供劳动消耗的能量约为 10 000 kJ。而重体力劳动者每天消耗的热量为 3 400~4 000 kcal,即 14 000~17 000 kJ。

(3)震(灾)区环境下对膳食营养的需求。

震(灾)区环境下对营养素的供给应着重考虑保持能量消耗量与供给量的平衡以及充足水分的补充,同时注意增加机体抗疲劳、抗缺氧能力及免疫能力。

震(灾)区环境下对营养素供给的基本原则:主要保障基本食物与营养需要,保持体能;重点关注饮水、能量、维生素、矿物质的供应。

高糖、高蛋白、高脂肪、高维生素饮食,在震(灾)区救援中,主要营养素消耗增多,因此应尽量选用营养素含量丰富、具有完全蛋白质且生理价值高的食物。属于完全蛋白质的食物有奶类、蛋类、大豆、小麦、玉米等。蛋白质生理价值高的食物有鸡蛋、牛奶、鱼、牛肉、猪肉、羊肉、小麦、大米、土豆、红薯、大豆、玉米、白菜等。脂肪是提供能量最多的基本营养元素,因此摄入量应保持在食物总摄入能量的 30% 左右,且应注意增加摄入必需脂肪酸。

提高机体抗疲劳能力与耐受缺氧的能力是对从事重或极重劳动强度作业者的一项重要保护措施。生活中许多食物都具有这两种功效,如灵芝、人参、刺五加、黄芪、党参、刺玫果、红景天等都具有提高人体机能、抗疲劳的作用。蜂蜜、蜂王浆等含有红景天苷元;植物油、莴苣叶、奶类、肉类、蛋类、肝类食物是维生素 E 的良好来源,因此以上食物都具有抗疲劳、耐受缺氧的作用。

2.卫生防疫救援人员营养需求与膳食原则

狭义的卫生防疫是指为预防、控制疾病的传播采取的一系列措施,以防止传染病的传播流行。广义的卫生防疫是指卫生防疫站的卫生防疫工作,包括卫生监督和疾病控制两大部分内容。主要工作包含疾病预防控制、卫生监督检测、预防技术咨询与服务、基层防疫人员培训和卫生健康教育的业务技术指导,为流行病防治、计划免疫、消杀灭、地慢病防治、结核病防治、性病防治、寄生虫病防治、食品卫生、环境卫生、劳动卫生、放射卫生、学校卫生、健康教育、卫生检验、预防医学等内容的统称。

疫情危害属于生物危害的一种,其特点表现为灾害规模大、波及范围广;破坏性强、污染面积广;社会影响范围广;发生频率小、救援专业性强。

卫生防疫救援群体一般为医疗、公安、消防、社区工作人员等。

(1)疫情环境对人体生理及心理的影响。

疫情危害属于生物危害,一般分为Ⅰ、Ⅱ、Ⅲ、Ⅳ四个等级,其中Ⅰ、Ⅱ级危害主要表现为中等或低等级个体危害或有限群体危害,公众危险等级较低。Ⅲ级危害表现为个体危害较高,群体危害较低,通常不会因接触传播。Ⅳ级危害则表现为具有高个体、高群体危害性、传播性、公众危害性强。疫情的危害性因其传播范围的差异而有所不同,其生理症状也因疫情来源及种类变化而大不相同;疫情对人们造成的损失不可估量,就个体的心理及生理而言,对受害的群体及救援群体均造成了较为严重的冲击。其生理表现包括嗅觉、味觉障碍,脏器受损,ICU综合征等。在心理行为上则表现为情绪上变得焦虑、紧张、恐惧等,严重时可引发抑郁情绪。

(2)疫情危害对机体营养代谢的影响。

疫情危害强度取决于病原体的致病力和机体的免疫功能,当病原体攻击机体后机体产生的急性期机体应答会引起机体发生代谢变化,包括糖原异生作用加速,能量消耗,肌肉蛋白分解增多,葡萄糖生成加速,血升高,糖耐量短暂下降,因出汗、呕吐等症状导致钠和氯丢失等。疫情防控人员往往长时间处于高强度脑力及体力工作状态,长时间穿戴防护服引起体内水分大量随汗液流失,矿物质和水溶性维生素也随之流失;体内水分的流失导致血红素含量和红细胞数量增加,血液黏度增加,进而导致心脏负担加重,血压下降;大量体液随汗液流失的同时,肾水分排出减少,肾功能受到影响;胃肠道蠕动减弱,消化液和消化酶分泌减少,消化功能下降;此外,神经系统活动、运动协调能力和机体的免疫力等也会受到影响。

(3)疫情环境下对膳食营养需求。

疫情危害条件下要考虑机体免疫功能的变化,针对生物致病原因及攻击点进行针对性营养补充,增强免疫功能。

疫情环境下对营养素供给的基本原则为:针对不同疾病配合合理饮食。

在疫情一线工作环境中,持续高强度工作、体液流失过多的一线医护和疾病防控人员的营养需要和膳食安排具有特殊性,表现在机体代谢增强,能量需要量和营养素消耗增加,蛋白质分解加速,对维生素 B_1、维生素 B_2、维生素 C 及无机盐(如钾、钠)等营养素的需要量增加等方面。科学合理地调整营养与膳食可以帮助机体更好地适应环境,恢复体力,减轻应激状态,以及增强抵抗力;此外,合理搭配使用营养素补充剂,能有效改变或降低这种环境对人体的不良影响。其中,香菇、木耳等食用菌中具有丰富的多糖组分,能够通过活化巨噬细胞刺激产生抗体,达到提高人体免疫能力的目的。另外,乳酸菌发酵制品对常见的致病菌有拮抗作用。

一些小浆果含有丰富的多糖及黄酮类物质,硒、锗等微量活性元素及维生素含量丰富,适量补充此类食物有助于膳食均衡,以达到提高免疫能力的目的。

10.2.3　领域前沿

失重、噪声、振动、宇宙辐射、昼夜节律改变、狭小空间等环境因素对机体生理和代谢均有影响。其中，失重是航天特有的也是影响最大的环境因素。合理营养是航天员健康生活和高效工作必不可少的保障措施之一，因此需要综合评估长期太空飞行对人体生理的影响。多项研究报告表明长期航天飞行容易导致航天员体重下降、骨丢失、肌萎缩、心血管和免疫系统功能下降、氧化应激增加等。但随着飞行频率和飞行时间的增加，营养问题变得更加关键和复杂，之前的研究数据非常有限，另外大部分的任务周期为 6 个月，缺乏长期(>300 天)任务研究。

为了考察长期太空飞行是否会对人体产生伤害，NASA 开展了长达 27 个月的双胞胎研究，并将研究结果发表在 *Science*。Scott Kelly 和 Mark Kelly 是同卵双胞胎。Scott 前往太空时他的双胞胎兄弟 Mark 留在地球上作为对照，一共开展了 10 个项目，收集了包括粪便、尿液和全血在内的样本($n = 317$)，进行了表观基因组、代谢组、转录组、蛋白质组、分子和微生物组等研究分析。其中在基因方面，与地面试验组相比较，太空飞行试验组中航天员出现了大量的差异表达基因，尽管该研究还发现大部分的差异表达基因(约 93%)在返回地面后能够自行恢复，但仍然有 7% 左右的基因表达维持太空飞行期间的水平。在端粒变化方面，Scott 的白细胞端粒在太空中出乎意料地有所加长，但在返回地球后却变得更短。6 个月后，长度恢复到平均水平。Scott 体内一些染色体出现了倒置和易位等现象，且较短的端粒的数量也比飞行前增多，这或许会影响 Scott 的寿命和增加患心血管疾病和其他特定类型癌症的风险。在代谢水平方面，研究人员检测血浆中代谢物分子含量发现一些与基因性应激、炎症和氨基酸变化相关的代谢物在太空飞行中显著地升高，这些代谢上出现的变化可能与线粒体基因的改变有关。免疫系统和心血管系统方面，Scott 的免疫系统在太空中做出了适当的反应，包括对流感疫苗的反应。尽管一些与毒性应激、炎症反应相关的基因表达有所变化，但回到地球后这些变化逐渐消失；太空环境下，Scott 血脂水平发生变化，且 Scott 体内有两次明显的炎症反应。认知能力方面，Scott 的认知能力在太空飞行中有所增加，但在返回后，他的认知速度和准确性方面出现了明显下降。肠道菌群方面，两个受试者的微生物群样本中检测到 1 364～1 641 个分类群。Scott 的粪便微生物群落与他的双胞胎兄弟显著不同，厚壁杆菌和拟杆菌的比值显著升高，飞行前和飞行后的菌群成分比例显著不同。同时太空中的 Scott 出现体重下降、颈动脉变粗、视网膜增厚、体重减轻、叶酸增加、红细胞生成、眼球形状改变、视网膜神经变得僵硬、眼镜周围的脉络膜层出现皱褶、颈部静脉扩张、心输出量增加、前额皮肤增厚、血液中的胶原蛋白水平改变。未来将要开启月球和火星之旅，仍需进一步探索身体之谜，为在深空探索中保持航天员健康保驾护航。

10.2.4　教学案例

人类对太空的探索从未停止，随着空间站、载人登月及载人火星探测的不断发展，长期载人航天飞行将步入新时代阶段。回顾世界载人航天走过的历程，每一次载人航天任务的顺利完成，都与乘员良好的营养健康保障密不可分。航天员长时间在太空环境工作生活,身体会发生什么样的变化,会产生什么样的影响,如何确保航天员们营养状况和身体健康,这些问题值得人们去思考和学习。

与地球表面不同,航天员在太空中需要面对一系列航天相关的危险因素,其中包括空间辐射、微重力、密闭环境等。由于长期处于这些危险因素中,航天员的身体不可避免地出现一些不利的生理变化,比如骨丢失、肌肉萎缩、太空运动病、负钙平衡等,而这些变化与营养也有着密切关系,同时也会影响航天员的营养状况,增加营养失衡的风险。在长期太空飞行中,失重导致的骨丢失对人体健康因素的影响位于各种风险因素之首。航天员在太空中骨骼健康会发生变化,一方面是骨骼的压迫力明显减少,骨密度下降。脊柱间的空隙沿着走向舒展,直接带来的结果就是身高比地面上高出一些。航天员回来后如果立即测量身高,一般都会比原来在地面上高 2~5 cm。同时,由于所承受的外力减少,骨组织的电活动性明显下降,在电信号减少或完全消失部位,引起破骨细胞的聚集,导致正常骨组织的破坏,同时失重还能引发骨骼中矿物质弥散,从而引发骨骼结构的变化、钙质流失,造成骨密度降低、骨质疏松等问题。另一方面,肌肉发生不同程度的退化。在地球上,肌肉在重力作用下处于紧张状态,而且在人们行动的过程中,会时刻对抗地球的引力,相当于每时每刻都在进行"锻炼"。而在太空环境中,一般不需要克服引力做功,肌肉长时间处于放松状态,就会发生"萎缩"现象,在太空的时间越长,这种"萎缩"效应就越明显。

众所周知,营养是健康的基石,两者息息相关,营养不足会损害航天员的健康。那么与骨骼健康相关的营养成分有哪些呢?在航天飞行过程中,它们又会发生怎样的变化呢?许多研究发现,钙和磷、维生素 D、维生素 K 等与骨骼健康密切相关。

钙对于维持人体的结构和机械功能至关重要。飞行过程中骨矿物质流失会导致尿钙排泄增加。据估计,航天飞行期间骨矿物质流失率为每月 0.5%~1%。飞行期间和飞行后的骨质流失和肾结石形成的风险显著增加。太空实验室的研究表明,在航天飞行期间,骨骼的所有部位并没有均匀地丢失骨矿物质。在执行为期 59 天的太空实验室飞行任务的 3 名航天员中,一名航天员脚跟处的骨骼中骨矿物质大量流失(−7.4%),而另外 2 名航天员则未发现骨矿物质流失(+2.3%和+1.4%)。跟骨骨流失的航天员,尿钙的排泄量是其飞行前的 200%,而另外 2 名航天员则是飞行前的 50%。虽然血钙浓度得到严格维持,在太空实验室和和平号空间站任务期间观察到负钙平衡。在执行为期 84 天的太空实验室飞行任务期间,钙平衡为−200 mg/d,但在执行为期 28 天的太空实验室飞行任务期间未发生明显的钙损失。尿钙和粪便钙排泄增加是钙缺乏的主要原因。总之,增加的骨吸收和减少或不变的骨形成会导致总体钙负平衡。

磷是细胞膜和骨骼的重要组成部分。飞行前和飞行期间充足的磷摄入对于保持骨骼质量和数量至关重要。由于磷缺乏会导致肌肉无力和骨软化症,因此,在飞行过程中保持足够的磷对于防止着陆性能受损至关重要。

维生素 D 可维持正常的血液中钙和磷水平。太空飞行缺乏 UV-B 辐射,皮肤中难以形成 25-羟基维生素 D_3。尽管每天服用维生素 D 补充剂,而执行最长太空实验室任务的机组人员在着陆时血清 25-羟基维生素 D_3 仍降低,而执行较短期任务(28 天和 59 天)并不存在这样的现象。提供 400 IU/d 的维生素 D 补充剂并没有防止国际空间站机组人员飞行期间维生素 D 状态下降。目前建议国际空间站(ISS)机组成员在长时间的太空飞行中每天摄入 800 IU 维生素 D。

维生素 K 依赖性蛋白包括凝血蛋白和骨蛋白。补充维生素 K 会增加尿中的 γ-羧基谷氨酸,减少尿中羧基不足的骨钙素,维生素 K 拮抗剂可增加椎骨和肋骨骨折的风险。

10.3　野战人员营养与膳食原则

营养是生命的物质基础,改善膳食营养状况也是提高健康水平和作业能力的重要途径。在现代战争中,保证军人在激烈的军事行动中具有充沛的体力和灵敏的反应能力,对于克敌制胜是十分重要的。没有营养,军人就不能保持健康的体魄,将会丧失野战生存能力。对于部队而言,营养就如同武器装备一样,历来被各国军队视为关系到战争胜负的因素。

现代化战争的主要特点是:①突发性和破坏性增加,在短时间内就可能造成前后方交通中断、粮源断绝和水源污染;②作战样式和战场情况复杂多变,战斗战役间隙缩短;③部队快速机动,连续作战,体力消耗大。因此,要求野战提供的食品,除具有普通食品的共性外,还必须具有适应现代化战争的战术技术特性,基本要求如下:①安全卫生;②体积小、质量轻、便于携带和食用;③构成合理、营养全面、可食性和连食性强;④包装良好、利于运输、储存和分发。

10.3.1　雷达兵营养需求与膳食原则

雷达是一种利用电磁波探测目标的电子设备,即雷达发射电磁波照射目标并接收其回波,从而获得目标到电磁波发射点的距离、距离变化率(径向速度)、方位、高度等信息。雷达的出现是因为第一次世界大战时英德交战,急需一种可以探测空中金属物体的雷达(技术),可以在反空袭战役中帮助搜索德军飞机。第二次世界大战期间,出现了地对空和空对地(搜索)轰炸、空对空(拦截)火控和敌我识别的雷达技术。

1950 年 4 月 22 日,我军成立第一个雷达营,标志着雷达兵的正式诞生。随着电子技术的迅速发展,电子对抗已经成为现代战争的重要作战手段,开辟了除空中、陆地、海洋之外的第四战场——电子战场。随着各国军事训练的全面开展,同时也暴露出许多军事医学问题,主要是电子对抗作业场的强电磁波、噪声、高温、视频终端作业综合因素的职业危害及防护问题,其中射频电磁辐射对人体健康的影响尤为令人关注。

1.电磁波对人体健康的影响

电磁场对生物组织作用的结果,是使生物体产生热效应和非热效应。生物体因吸收电磁能量使温度上升,若机体的温度调节功能足以及时地将电磁能量转化的热量有效地散发,不会引起体温显著升高,也不会产生危害机体的次级效应。

(1)热效应。

电磁波作用在生物体上,使其温度升高,由此引起的效应称为热效应。非常高的射频能量可引起暴露组织严重损伤。损伤程度取决于能量的频率、强度等多种因素。在接近机体的共振频率时,能量吸收多,可产生最大的热效应。一般与地面接触的成人,共振频率约为 35 MHz,而与地面隔离的成人,其共振频率约为 70 MHz。只有暴露较高强度时才产生热效应。

(2)非热效应。

　　在温度无明显上升的情况下,改变机体生理、生化过程的效应。该效应的机制还不十分清楚。有人认为,低强度的电磁波作用于机体的内外感受器,形成神经冲动,冲动传到大脑皮质、下丘脑和脊髓,引起下丘脑-垂体-肾上腺皮质轴系统分泌激素,从而影响内脏、神经系统和心血管系统的作用。

　　由于微波在射频波段波长较短,与其他高频波段相比,其波动性较小而粒子性较强,所以有关射频辐射对人体的影响的研究多集中在微波段。机体中,不同性质的组织对微波能量的不同,微波在各层组织中可产生一定的温度梯度,引发热效应和非热效应。

　　①眼。眼是人体对微波辐射较敏感和易受损害的器官。眼的晶体含有较多的蛋白质和水分,无血管,能吸收较多的微波能量而散热性差。因此,当眼的表层暴露于微波尚未有明显影响时,眼晶体已因储热而出现水肿。较强的微波会使晶体浑浊以至形成白内障。更强的微波还会引起角膜、巩膜、前房的损伤,甚至会导致视力完全丧失。此外,在微波的强度不足以引起晶体病变时,也可影响视功能。流行病学调查显示,长期受低场强照射,可引发视疲劳或干性结膜炎。

　　②生殖系统。睾丸是机体对微波辐射较敏感的器官,它比眼敏感得多。微波的热效应可抑制精子的产生,使正常精子的百分率下降,但不损害睾丸的间质组织,也不影响血液中睾酮的含量。

　　③神经系统。中枢神经系统是机体对射频辐射最敏感的器官之一。大量的职业流病学和试验研究均证明高强度或低强度长期慢性的微波照射能引起神经系统的功能性改变。可能的作用机制是微波对周围神经系统和感受器的作用,即中枢神经的反应变化很可能是多种器官功能受到微波干扰所产生的变化。在对作业人员的调查中发现,相当数量的人员出现头痛、记忆力减退、睡眠障碍、易激动等神经衰弱综合征。

　　④心血管系统。高频与微波对职业人群心血管系统的影响主要表现为血压、心率和心电图的改变。心电图异常主要表现为窦性心律过缓、窦性心律不齐、右束支传导阻滞、左室高电压、室性早搏及房性早搏、ST 段下降等。

　　⑤内分泌。研究表明,低剂量短时间的射频电磁场照射对内分泌腺有兴奋作用,而大剂量长时间辐射则有抑制作用。

　　⑥血液与免疫。微波对血液与免疫系统影响的试验结果不尽相同。有报道,微波可使机体血液中的淋巴细胞增多,免疫力提高。也有报道,微波可引起作业人员白细胞和血小板减少。

　　⑦致畸、致突变、致癌(三致效应)。高频和微波对机体的三致效应关系到电磁辐射对机体远期的影响,是目前大众非常关注,也是科学家正在深入研究的却无一致意见的热点问题。

　　此外,大部分官兵对雷达的微波辐射存在恐惧心理,造成精神高度紧张、心理压力较大。

2. 雷达兵的膳食原则

　　雷达兵的膳食原则旨在提供充足的能量、营养和水分,以满足高强度的工作和训练需求。雷达兵膳食的一些基本原则如下。

　　(1)均衡的饮食。

　　雷达兵应该摄取均衡的饮食,包括碳水化合物、蛋白质、脂肪、维生素和矿物质。确保每餐都包含各类食物,如谷物、蔬菜、水果、蛋白质源(肉类、鱼类、豆类)和健康脂肪(植物油、坚果)。

(2)高能量摄入。

由于雷达兵的工作强度较高,需要消耗更多的能量。膳食应提供足够的能量,以满足身体的需求。这可以通过增加碳水化合物和脂肪的摄入来实现。

(3)蛋白质摄入。

蛋白质对于维持肌肉质量和修复组织非常重要。雷达兵需要足够的蛋白质来支持身体修复和恢复。优先选择瘦肉、鱼类、禽类、豆类和乳制品等高质量的蛋白质来源。

(4)水分摄入。

雷达兵在高强度工作和训练中容易流失大量的水分,因此保持水分平衡至关重要。他们应该时刻携带足够的水,并在需要时补充水分,以防止脱水。

(5)补充维生素和矿物质。

雷达兵需要额外关注维生素和矿物质的摄入,以满足身体的需求。多食用水果、蔬菜、全谷物和坚果,以获取丰富的维生素 C、维生素 D、维生素 E、维生素 K、镁等。其中,维生素 B_1、维生素 B_2、维生素 B_6 等对脑功能具有十分明显的影响,参与许多神经递质的合成,因此,通过补充上述维生素可起到改善电磁波作业环境下脑功能的作用;维生素 E 对生殖系统具有特异性保护作用,因此,补充维生素 E 可有助于保护生殖系统抵抗电磁辐射的损害作用。

10.3.2　空降兵营养需求与膳食原则

空降兵在执行作战任务的过程中,需要在极短的时间内完成集结、跳伞、机动、搏斗等一系列高强度体力活动。因此,他们的膳食具备高能量、高蛋白、高碳水化合物、多种维生素和矿物质等特点,以维持身体的最佳状态,确保作战任务的圆满完成。空降兵膳食营养需求如下。

1.高能量

空降作战常常需要进行长时间的机动和搏斗,因此需要高能量的膳食来保证体力和精力。根据中重度劳动训练能量要求,平均每天的能量摄入应该在 3 000~4 000 kcal。

2.高蛋白

空降兵需要具备高强度的肌肉运动能力,因此需要高蛋白的膳食来维持肌肉组织的生长和修复。平均每天的蛋白质摄入量应该在 100~120 g。

3.高碳水化合物

碳水化合物是空降作战的主要能源来源,可以快速提供能量和补充糖原。因此,空降兵的膳食需要具备高碳水化合物的特点,特别是复合碳水化合物。平均每天的碳水化合物摄入量应该在 400~500 g。

4.高维生素和矿物质

空降作战需要身体各系统协同作战,因此需要摄入足够的维生素和矿物质来维持身体正常代谢和功能。特别需要注意的是,钙、铁、锌等矿物质的补充,以及维生素 B 族、维生素 C 等的摄入。

5. 饮食方便

空降兵的膳食需要具备便携、易于保存、易于加工和易于食用的特点,以适应高机动性和不稳定的野外环境。因此,便携式的食品和能够保持长时间的保存食品是非常重要的。

6. 水分补充

空降作战常常需要在高温、低温和高海拔等恶劣环境下行动,因此需要摄入足够的水分来保证身体的水分平衡。特别需要注意的是,饮水卫生和饮用适量的含电解质的饮料。

10.3.3　炮兵营养需求与膳食原则

炮兵部队是作战中的重要力量之一,其在战斗中需要承担复杂任务和高强度的体力活动,因此需要高能量、高蛋白、高碳水化合物、高微量元素和维生素等的膳食,以保证战斗力的维持。炮兵膳食营养需求如下。

1. 能量需求

炮兵部队在训练和作战中需要大量的能量来维持体力和支持作战行动。能量需求为每日 13~18 MJ。

2. 蛋白质需求

高强度的体力活动会导致肌肉的破坏,因此炮兵部队需要更高的蛋白质来维持肌肉的健康和恢复。蛋白质摄入应占总能量的 12%~15%,可以增加豆类食物、奶制品。

3. 碳水化合物需求

炮兵部队需要大量的碳水化合物来提供能量,并维持训练和作战时的高强度体力活动。碳水化合物摄入应占总能量的 55%~65%。

4. 脂肪需求

脂肪对于炮兵部队的能量来源同样重要。脂肪应占总能量的 20%~30%。

5. 微量元素和维生素需求

在高强度的体力活动和不利环境下,炮兵部队的身体容易出现微量元素和维生素缺乏。因此,膳食应该含有足够的铁、锌、镁、维生素 A、维生素 B_6、维生素 B_{12}、维生素 C、维生素 D 和维生素 E 等营养素。

6. 水分需求

由于炮兵部队在训练和作战中容易出现大量出汗,因此水分的需求非常重要。建议每日饮水量为 3~4 L。

7. 饮食安全

在野外环境下,炮兵部队应该注意饮食的安全性,避免食物中毒和传染病的发生。因此,所有食物都应该洗净、煮熟、烤熟或煮沸,确保食品卫生和安全。

10.3.4　防化兵需求与膳食原则

现代战争中核生化等高技术武器的应用,使参战人员精神高度紧张,体力消耗大,因而对战时营养和膳食有特殊要求。参战人员的营养和膳食保障要以战场实际环境条件为依据,要制定核生化条件下的膳食,就要了解在这些特殊条件下,战士生理发生的营养需求量,从而保证食物充分供给。

1. 核武器作战条件下的野战膳食

核武器主要利用原子弹的核裂变或氢弹的核聚变,发生爆炸,瞬间产生巨大的能量达到杀敌致伤的目的。在爆炸过程中,产生光辐射、冲击波核辐射和放射性污染。核武器在核爆炸的瞬间产生的射线作用于机体,可引起生物体内大分子的畸变,激发体内水分子产生自由基从而损伤生物分子,导致放射病。

(1)核辐射对机体营养代谢的影响。

核辐射对机体营养代谢的影响主要体现在以下几个方面。

①能量。受到辐射后,食欲不振,食量减少,能量摄取量降低难以满足机体需要;组织中产生 ATP 的氧化磷酸化过程受到抑制,导致 ATP 量减少。

②糖类。辐射可导致机体食欲不振,当糖的摄入量不足 1 天的能量消耗时,机体就会动用体内糖原;糖原储存不足时,机体会发生糖原异生作用。

③脂类。辐射致机体产生自由基,可引起脂质过氧化,产生大量过氧化脂质,使组织细胞功能障碍,加速机体衰老。

④蛋白质和氨基酸。辐射可使蛋白质摄入量降低,而且电离辐射作用致使机体组织分解加强,可引起负氮平衡;辐射后,体内氨基酸代谢紊乱,血液中氨基酸谱发生异常。

⑤维生素。辐射引起的食欲下降使维生素的摄入也随之减少,致使其在血液和组织内的含量降低。其中,维生素 C 由于和水受辐射时分解的自由基发生反应,其损害程度随辐射剂量的增大而加剧。

⑥消化功能。辐射对消化系统会产生损伤作用,致使消化道的形态和功能发生变化。轻度时食欲不振,呕吐、腹泻;中度症状是消化液分泌减少,肠张力减弱,蠕动慢;重症时,肠壁水肿渗血、上皮细胞脱落,黏膜萎缩和发生溃疡,各种营养素的消化吸收遭到严重影响。

(2)核武器作战环境下的膳食原则。

①能量。辐射条件下,为提高作战人员的耐受力、降低辐射敏感性,减轻辐射损伤,膳食中应增加能量的供应。我军有关标准规定,该类人员享受陆勤人员灶的最高灶别,每天能量供应量达 16.07~18.8 MJ(4 000~4 500 kcal)。发生急性放射病后,尤其在恢复期应供应充足的能量,可使摄入量与体重显著增加,有助于人体的恢复。

②糖类。糖类是人体能量的主要来源,在我军膳食供给的能量中有 60%~70% 源于糖类。各种糖类对放射损伤的防护效果不同,果糖>葡萄糖>蔗糖>糊精和玉米淀粉。膳食中的糖类主要是淀粉,来源于粮谷类和薯类。

③脂类。一般脂肪供能不宜超过每天总能量的 30%,以避免食入过多油脂而诱发心血管疾病和各种癌症。植物油中含有的必需脂肪酸可以减轻放射病症状,促进机体恢复,在脂肪供给中应适当增加其比例。

④蛋白质与氨基酸。在核战争条件下野战供膳中蛋白质的供应参考核潜艇人员。核潜艇人员每人每天膳食中应供给蛋白质 120~130 g,蛋白质供能量占全天总能量的 12%~15%。为保障健康、维持战斗力,提高对不利环境的应激能力,应尽量供给足量的

完全蛋白质。动物性食品、大豆及其制品的蛋白质均属于优质蛋白质。

⑤维生素。在放射治疗中,维生素 K 对防止出血、加快血相恢复有一定的作用。维生素 E 可以作为自由基清除剂,减轻辐射所致的脂质过氧化程度。维生素 B 可以减轻辐射引起的糖代谢紊乱,维生素 C、维生素 P 及烟酸对肠道吸收有良好作用。因此,供膳中要适当增加这些维生素的比例。

⑥无机盐。增加无机盐的供给量,以增加饮水量,从而加速发射性核元素的排除,以减轻辐射损伤。

⑦食物选择。许多食品对辐射损伤有防治作用,在具体供膳时要注意增加其比例。在动物性食品中,乳和蛋对防治辐射损伤有明显的效果,这类食品可以使小肠吸收功能障碍程度显著减轻,使蛋白质代谢由负氮平稳改善为正氮平衡,改善维生素 C、维生素 B_2 或烟酸代谢的异常,提高存活率;动物肝脏对提高存活率、维持血液机体血清蛋白成分、减轻烟酸代谢紊乱程度有显著效果;酸牛奶可减轻放射病症状,促进恢复。富含胶原蛋白的食物如肌腱、皮肤等也有类似的效果。植物性食品,如海带、卷心菜、胡萝卜、蜂蜜、杏仁、酵母提取液等可提高存活率,减轻辐射放射损伤,加快恢复。

2. 化学武器作战条件下的野战膳食

化学武器是指为各种战斗目的使用的化学物质,这些化学物质包括军用毒剂、纵火剂和发烟剂。凡以化学物质本身的毒性杀伤人畜的,称为军用毒剂。将军用毒剂填在手榴弹、地雷、炮弹、航弹、火箭弹、导弹弹头、飞机布撒器等使用,称为化学武器。其特点是作用迅速、杀伤范围广、中毒途径多、持续时间长,但易受气象、地形条件的影响。化学武器使用的毒剂按毒害分类包括神经性毒剂、糜烂性毒剂、全身性毒剂、窒息性毒剂、失能性毒剂、刺激性毒剂。一般以毒剂烟云与液滴通过呼吸道和皮肤中毒达到杀伤目的。

(1)化学毒剂对机体营养代谢的影响。

化学毒剂对机体营养代谢的影响主要体现在以下三个方面。

①消化功能。化学毒剂对机体各部位的毒性作用是有选择性的,许多毒剂会影响食欲,使营养素在体内的消化、吸收和利用发生障碍,降低机体的全身营养状况,使全身健康状况受损。

②代谢。毒剂进入人体后会抑制或破坏酶的活性,使机体解毒能力丧失;导致糖代谢障碍,血糖增高;加速蛋白质分解,出现负氮平衡;增强脂肪的分解代谢,使酸性酮体含量增高,导致酸中毒;破坏维生素在体内的代谢,降低机体的营养水平。

③生理功能。各种毒剂对生理功能的影响各不相同。神经性毒剂与体内胆碱酯酶结合,抑制酶的活性,使神经系统的正常活动发生紊乱,引起瞳孔缩小、呼吸困难、恶心呕吐等;糜烂性毒剂能引起细胞代谢发生障碍,组织变性坏死;全身性毒剂能抑制组织氧化过程,造成组织严重缺氧而引起全身中毒;失能性毒剂使人运动和思维发生障碍;窒息性毒剂损害呼吸道,导致肺水肿,出现呼吸困难、缺氧等;刺激性毒剂刺激眼、呼吸器官,引起流泪、胸痛、恶心、呕吐等。

(2)化学武器作战环境下的膳食原则。

毒物在体内的代谢转化需要各种不同的酶(主体是蛋白质),大多数毒物经生物转化后,毒性会降低,因此,当蛋白质有利于解毒时,可在膳食中补充量足质优的蛋白质;膳食中脂肪供应不宜太高,因为脂肪会促进脂溶性毒物在体内的吸收和蓄积;糖类可为毒物在体内的转化提供能量,提高肝脏解毒能力;某些维生素有一定的解毒功能,如维生素 C 可以提高肝微粒体混合功能氧化酶的活性,抑制某些金属毒物在消化道的吸收,提高机体的解毒能力。因此,在饮食中应注意提供维生素丰富的食物,如蔬菜、水果;补充水和无机盐,加快化学毒剂的排泄速度。

3. 生物武器作战条件下的野战膳食

装有生物战剂的各种施放装置称为生物武器,又称细菌武器,生物战剂包括病毒、细菌(包括立克次体、衣原体等)和真菌。其特点是:①面积效应大。生物战剂绝大部分是活的微生物,只要极少数进入机体,即能在体内繁殖而引起发病。②危害时间长。受各种气象因素以及地形、地物和植被等的影响,生物战剂对地面人、畜的危害时间长短有很大差别。在特定环境下某些病原菌可以长期存活,还有些生物战剂能在媒介生物体内长期存活或繁殖,有的还能经卵传递给下一代。③具有传染性。有些致病微生物不但能在人体内大量繁殖,而且还能不断污染周围环境,使更多的接触者发病,具有很大的威胁性。④生物专一性。生物战剂只对生物起作用。⑤渗透性。生物战剂气溶胶无色无臭,在充满生物战剂的环境中活动,难于防护,便于进行突然袭击。

(1)生物战剂对机体代谢的影响。

生物战剂对机体代谢的影响主要表现在:①组织损伤。生物战剂对机体的危害取决于病原体的致病力和机体的免疫功能。生物战剂进入人体可以引起组织损伤,炎症过程和各种病理改变。有些病原体凭借其机械运动及所分泌的酶可直接破坏组织,致使细胞溶解或坏死,引起功能紊乱。某些细胞分解后产生的内毒素会引起发热、休克及播散性血管内凝血。②代谢变化。感染、创伤、炎症等过程引起的一系列急性期蛋白、糖原异生作用加速,能量消耗、肌肉蛋白分解增多、进食减少进而引起负氮平衡与消瘦;葡萄糖生成加速,导致血糖升高,糖耐量短暂下降;急性感染时,钠和氯等因出汗、呕吐或腹泻而丢失,加上抗利尿激素分泌增加、尿量减少、水分潴留而导致低钠血症;钾由于摄入减少排出量增加,会出现负钾平衡。

(2)生物武器作战环境下的膳食原则。

生物战剂引起的传染病一般要针对具体的病原体进行对症疗法,达到根治和控制传染源的目的。膳食中除了供给适量的蛋白质、糖和脂肪,维持病人水和电解质平衡,还应注意以下几个方面:①补充足量的维生素。因为许多维生素可以提高人体的免疫能力,如维生素 E 可以增加胸腺的质量、脾脏抗体生成细胞的数量及血清溶菌酶的活性,增强淋巴细胞转移活性等。②补充食用菌多糖。香菇、金针菇、银耳、灵芝等大型食用菌中的多糖组分,具有通过活化巨噬细胞刺激抗体产生,从而达到提高人体免疫能力的生理功能。③补充乳酸菌。酸奶等所含的乳酸菌对常见的致病菌有拮抗作用,代谢产物乳酸和醋酸有一定的杀菌作用。④补充硒、锗等微量活性元素。硒可以刺激机体产生较高水平的免疫球蛋白,协同巨噬细胞激活因子激活巨噬细胞,降低对脾淋巴细胞增殖反应的抑制。⑤补充实行分食制。充分煮沸杀灭芽孢,加热熟食防止经口感染,切断传染途径。

10.3.5　装甲兵需求与膳食原则

装甲兵作为一种高强度、高负荷的军事职业,需要足够的膳食营养来维持身体健康和良好的体能状态。一般而言,装甲兵的膳食营养要求应包括以下几个方面。

1. 能量

装甲兵的工作强度较大,需要消耗较多的能量。因此,他们的膳食应该能够提供足够的能量,以满足其基本代谢需要和体能训练需要。一般而言,成年男性装甲兵每天需要摄入 2 500~3 000 kcal 的能量,而女性则需要 2 000~2 500 kcal 的能量。

2. 蛋白质

蛋白质是构成肌肉和组织的重要营养素。装甲兵需要足够的蛋白质来维持肌肉的生长和修复,以及支持身体其他组织的正常代谢。成年男性装甲兵每天需要 1.2~1.5 g/kg 体重的蛋白质,女性则需要 1.0~1.2 g/kg 体重的蛋白质。

3. 碳水化合物

碳水化合物是身体的主要能量来源,能够提供快速的能量支持。装甲兵需要足够的碳水化合物来维持其高强度训练的能量需求。建议装甲兵每天摄入 4~7 g/kg 体重的碳水化合物。

4. 脂肪

脂肪是人体必需的营养素之一,是能量的主要来源之一。装甲兵需要适量的脂肪来维持身体的正常代谢和功能。建议脂肪占总能量摄入量的 20%~30%。

5. 维生素和矿物质

维生素和矿物质对身体健康和免疫功能的维护至关重要。装甲兵需要充足的维生素和矿物质来满足身体的需要。建议每天摄入足够的维生素和矿物质,特别是维生素 A、维生素 C、维生素 D、维生素 E、维生素 K、B 族维生素、铁、钙、锌、镁、硒等。

6. 膳食多样性

膳食包括来自各种不同的食物。根据目前的膳食调查,装甲兵平均每人每日消耗的食物种类为 30 余种,建议增加粗粮、禽肉、鱼虾、水果和奶类的供给和摄入。

10.3.6　边防(岸防)兵需求与膳食原则

边防兵作为军队的一部分,其膳食营养需求也与其他士兵类似,但由于其特殊的任务和环境(高海拔、极端温度和恶劣气候条件等),需要特别注意。

1. 任务特点

(1)高强度的体力活动。

边防兵通常需要在艰苦的地形条件下进行巡逻和护卫任务,因此需要更多的能量和营养素来维持身体的运作和修复受损的组织。

(2)高温和低温环境。

边防兵可能需要在极端的温度条件下工作,这会影响水分和电解质平衡以及能量代谢。因此,需要适当的水分和营养素来帮助他们适应这些条件。

(3)长期的任务。

边防兵的任务可能需要长时间待在偏远的地区,这意味着他们需要足够的食物来维持营养平衡,以避免身体损失过多的蛋白质和能量。

（4）食品储藏条件。

由于环境的限制,边防兵可能无法获得新鲜的食物,因此需要特别注意食品的质量和安全,并储备适当的营养品来保证膳食需求。

2. 边防兵的膳食营养要求

边防兵的膳食营养要求包括以下方面。

（1）足够的能量。

边防兵需要消耗大量能量来完成其体力劳动和军事训练任务。因此,能量需求通常比一般人群要高。根据工作负荷的不同,边防兵的能量需求在 2 500~4 000 kcal/d。

（2）足够的蛋白质。

蛋白质是身体组织的主要组成部分,边防兵需要足够的蛋白质来维持身体组织的修复和生长。蛋白质的摄入量应占总能量的 15%~20%。

（3）足够的碳水化合物和脂肪。

碳水化合物和脂肪是身体的主要能源来源,边防兵需要足够的营养素来支持高强度体力活动和适应环境变化。碳水化合物摄入量应占总能量的 50%~60%。脂肪的摄入量应占总能量的 20%~30%。

（4）充足的水分和电解质。

在高温和低温环境下,边防兵需要充足的水分和电解质来保持水分平衡和预防脱水。

（5）适当的维生素和矿物质。

边防兵的饮食应包括充足的维生素和矿物质,以满足其在高强度训练和长时间工作中所需的营养素,其中特别需要关注的维生素和矿物质包括维生素 D、铁、钙和锌等。

（6）饮水。

边防兵工作条件恶劣,容易出汗,因此需要补充足够的水分来维持水平衡。边防兵应该每天饮水 3~4 L。

10.3.7　领域前沿

野战人员营养膳食的热点研究领域包括以下几个方面。

1. 个性化膳食

野战环境下,个体的营养需求与普通环境下可能存在较大的差异。因此,越来越多的研究关注个体之间的营养需求差异。通过考虑遗传、代谢率、环境因素和训练水平等个体因素,研究人员探索制订更加个性化的膳食计划,以满足每个野战人员的特定需求,包括确定适当的能量和营养素摄入量,以及合理的饮食组成。

2. 新型食物和膳食策略

为了满足野战人员在特殊环境下的营养需求,研究人员不断探索和开发新型食物和膳食策略。包括高能量、高营养密度的紧急食品、便携式食品和个体化的膳食计划,以确保野战人员获得充足的营养供给。

3. 环境适应性膳食

野战环境中,士兵面临各种极端条件和气候变化。研究人员关注如何通过膳食策略来帮助其适应不同的环境,包括高海拔、高温、低温等。研究也涉及野外食物存储和食品加工技术的改进,以确保食物安全和营养质量。

4. 营养与认知功能

近年来,越来越多的研究探讨膳食对认知功能的影响,包括注意力、记忆、决策和反应速度等。了解膳食对认知功能的调节作用,有助于优化野战人员在高压力和复杂环境下的决策能力和战场上的表现。

5. 膳食与心理健康

野战环境下的心理压力和挑战对士兵的心理健康产生影响。研究人员正在研究膳食与心理健康之间的关联,包括抗压能力、情绪调节和睡眠质量等方面,以发展膳食策略来改善野战人员的心理健康状况。

6. 膳食补剂与功能食品

研究人员研究不同膳食补剂和功能食品在野战人员中的应用。他们评估补剂和食品对身体修复、免疫功能、耐力和抗疲劳能力的影响,以提供更好的营养支持。

10.3.8 教学案例(优化野战士兵的能量供给)

1. 背景

野战环境中的士兵面临高强度的体力活动和极端环境条件,需要充足的能量供给来支持体能和任务执行能力。

2. 目标

优化野战士兵的能量供给,以满足其高能耗需求,并提高体能和任务执行能力。

3. 设计方案

(1)能量需求评估。

使用体能测试和代谢测量技术,对野战士兵的能量需求进行评估。考虑士兵的年龄、性别、体重、身高、体脂含量和活动水平等因素,制定个体化的能量需求目标。

(2)膳食计划。

设计能量密度适宜的膳食计划,确保士兵摄入足够的能量。膳食应包含高质量的蛋白质、碳水化合物和脂肪,以满足身体修复、肌肉生长和能量供给的需要。

(3)食物组成。

根据营养指南和研究证据,确保士兵膳食中的营养素均衡。注重摄入足够的维生素、矿物质和抗氧化剂,以支持免疫功能和身体修复。

(4)餐前补充能量。

对于高强度的活动前和期间,可以考虑使用能量补剂或高能量的紧急食品来增加能量供给,以满足士兵的需求。

(5)水分补给。

保证士兵在野战环境中足够的水分摄入,以维持水分平衡和防止脱水。在高温和高湿度条件下,适当增加水分摄入量。

(6)监测和调整。

定期监测士兵的体重、体脂含量、体能表现和任务执行能力。根据监测结果,对膳食计划进行调整,确保士兵的能量供给和营养需求得到满足。

4.食谱举例

根据我国军人日膳食能量及营养素供给量,参考新修订版的食物定量标准编制夏季食谱(中度劳动,表 10.1～表 10.4)如下:

早餐:稀饭、牛奶、馒头、葱油花卷、凉拌苦瓜、卤蛋。

中餐:米饭、馒头、椒耳肉片、香菇烧鸡、黄瓜皮蛋汤。

晚餐:米饭、鲜肉包子、虾皮、烩冬瓜、胡萝卜烧排骨、番茄鸡蛋汤、水果。

表 10.1 中度劳动食谱食物供给量 g/d

食物名	供给量	食物名	供给量	食物名	供给量
粳米标一	400	虾皮	20	木耳	50
标准粉	100	黄豆	25	苦瓜	100
猪瘦肉	60	白糖	30	番茄	100
猪小排	50	红胡萝卜	100	灯笼椒	100
鸡	75	黄瓜	100	西瓜	250
白皮鸡蛋	25	冬瓜	150	混合油	45
牛乳粉	30	香菇	90		

表 10.2 中度劳动食谱营养素供给量及军标参考供给量

营养素	供给量	军标参考量	营养素	供给量	军标参考量
能量/MJ(kcal)	12.6 (3 000)	12.6 (3 000)	视黄醇当量/μg	812	1 000
蛋白质/g	101.6	100	维生素 E/mg	21.0	10
钙/mg	709.0	800.0	维生素 B_1/mg	3.2	2.5
铁/mg	27.6	15.0	维生素 B_2/mg	1.4	1.5
锌/mg	14.9	15.0	烟酸 VPP/mg	29.1	20
硒/μg	44.6	50	维生素 C/mg	165	75

表 10.3 蛋白质、脂肪来源

蛋白质来源	动物性	豆类	植物性	脂肪来源	动物性	植物性
质量/g	41.8	8.1	51.7	质量/g	28.7	54.0
构成比/%	41.2	8.0	50.8	构成比/%	34.7	65.3

表 10.4 能量来源

来源	蛋白质	脂肪	糖
能量/MJ(kcal)	1.7(406)	3.1(744)	7.8(1 857)
构成比/%	13.5	24.7	61.8
理想比	10～15	20～30	55～65

该案例旨在通过优化野战士兵的能量供给,提高其体能和任务执行能力。具体的膳食计划和方案应根据士兵的个体特点、任务需求和环境条件进行个性化调整。

问答题:

1.有哪些营养策略可以提高野战人员的体能和康复能力?

2.野战环境对野战人员的营养需求有哪些方面的影响?

3.在野战环境中如何防止膳食不足和营养不良?

4.有哪些创新的技术或方法可以改善野战人员的膳食供给和营养状况?

第 11 章　膳食营养与健康

11.1　膳食营养素参考摄入量

11.1.1　膳食营养素参考摄入量的基本概念与指标

1. 膳食营养素参考摄入量的基本概念

膳食营养素参考摄入量（Dietary Reference Intakes,DRIs），是为了保证人体合理摄入营养素而设定的每日平均膳食营养素摄入量的一组参考值。随着营养学研究的深入发展,DRIs 的内容逐渐增加。初期主要包括 4 个指标：平均需要量、推荐摄入量、适宜摄入量、可耐受最高摄入量。根据《中国居民膳食营养素参考摄入量（2013）》以下简称《中国居民 DRIs（2013）》内容,膳食营养素参考摄入量包括 7 个指标：平均需要量、推荐摄入量、适宜摄入量、可耐受最高摄入量、宏量营养素可接受范围、预防非传染性慢性病的建议摄入量和特定建议值。

2. 膳食营养素参考摄入量的衡量指标

（1）平均需要量。

平均需要量（EAR）是指某一特定性别、年龄及生理状况群体中的所有个体对某种营养素需要量的平均值。

（2）推荐摄入量。

推荐摄入量（RNI）与早期的每日膳食营养供给量（RDA）相当,是指可以满足某一特定性别、年龄及生理状况群体中绝大多数个体（97% ~ 98%）需要量的某种营养素摄入水平。

（3）适宜摄入量。

适宜摄入量（AI）是通过观察或试验获得的某种营养素在某类健康人群中的参考摄入量。

（4）可耐受最高摄入量。

可耐受最高摄入量（UL）是营养素或食物成分的每日摄入量的最高安全摄入水平。

（5）宏量营养素可接受范围。

宏量营养素可接受范围（AMDR）指脂肪、蛋白质和碳水化合物理想的摄入量范围,该范围可以提供人体对这些必需营养素的需要,并且有利于降低慢性病的发生危险,常用占能量摄入量的百分比表示。

（6）预防非传染性慢性病的建议摄入量。

预防非传染性慢性病的建议摄入量（PI-NCD）是《中国居民 DRIs（2013）》新增的指标之一，是针对肥胖、糖尿病、高血压、血脂异常、脑中风、心肌梗死等非传染性慢性病以及某些癌症的一级预防而提出的必需营养素的每日摄入量。

（7）特定建议值。

特定建议值（SPL）也是《中国居民 DRIs（2013）》新增的指标之一，是针对除营养素以外的某些具有改善人体生理功能、预防慢性疾病的生物学作用的膳食成分如植物化合物等的建议摄入量。

11.1.2　蛋白质参考摄入量

1.我国居民蛋白质参考摄入量

依据《中国居民 DRIs（2013）》的内容，从能量需求角度衡量，我国普通居民的蛋白质所提供给人体的能量应占总能量的 11%~14%。

由于各年龄段人群的蛋白质代谢特点存在一定差异，因此，蛋白质参考摄入量也有所不同。通常，成人的蛋白质参考摄入量为 11%~14%，儿童和青少年为 13%~14%，老年人可适当提高蛋白质摄入量至 15%，以避免出现负氮平衡状况。一般来说，较高的蛋白质摄入量对人体不会产生不利影响，有研究表明，人们摄入高于推荐摄入量 2~3 倍的蛋白质不会影响体内的正常代谢和健康。

2.特殊年龄人群的蛋白质参考摄入量

（1）孕妇和哺乳期女性的蛋白质参考摄入量。

《中国居民 DRIs（2013）》中给出了孕早中晚期女性及哺乳期女性的蛋白质参考摄入量。孕早期女性的蛋白质参考摄入量与非孕女性同为 55 g/d，而孕中期和孕晚期女性由于蛋白质的需求量增加，因此，蛋白质参考摄入量分别为 70 g/d 和 85 g/d。哺乳期女性为了保证乳汁分泌量及其营养价值，蛋白质参考摄入量为 80 g/d。孕妇和哺乳期女性应摄入 1/3 以上优质蛋白质，如禽肉类、鸡蛋、鱼类、牛乳等动物源蛋白质和大豆及其制品等植物源蛋白质，其中哺乳期女性应保证每天至少摄入 1/3 以上的动物源蛋白质。

（2）婴幼儿的蛋白质参考摄入量。

根据婴幼儿时期生长发育中对蛋白质的营养需求，《中国居民 DRIs（2013）》针对婴幼儿制定了蛋白质参考摄入量。婴儿期分为两个阶段，0~6 月婴儿应采取母乳喂养，且通过母乳获得的参考摄入量为 9 g/d，例如母乳中蛋白质含量为 1.16 g/100 g，婴儿每日至少需要摄入 780 g 母乳。如果无法实现母乳喂养，蛋白质的参考摄入量要高于 9 g/d。6 个月至 1 周岁的婴儿的蛋白质参考摄入量较 0~6 月婴儿大幅增加，为 20 g/d，1~3 周岁时蛋白质参考摄入量保持在 25 g/d。同时，在婴幼儿摄取蛋白质过程中，可通过食物供给除必需氨基酸外的氨基酸如半胱氨酸、牛磺酸、酪氨酸等。对于早产儿而言，还应重视甘氨酸和精氨酸等的摄入量。

（3）学龄前儿童的蛋白质参考摄入量。

对于学龄前儿童而言，蛋白质参考摄入量均为 30 g/d，且不随年龄和性别有所差异。

由于学龄前期儿童的器官组织发育速度较快,因此,供给充足优质蛋白质是十分必要的。

(4)学龄儿童和青少年的蛋白质参考摄入量。

对于学龄儿童而言,7~8 岁蛋白质参考摄入量为 40 g/d,9~10 岁分别为 45 g/d 和 50 g/d。

《中国居民 DRIs(2013)》指出,青少年在 11~13 岁期间,男性蛋白参考摄入量为 60 g/d,女性为 50 g/d;在 14~17 岁期间,男性为 75 g/d,女性为 60 g/d,略高于 18~64 岁 成年人的蛋白参考摄入量(男性为 65 g/d,女性为 55 g/d)。

(5)老年人的蛋白质参考摄入量。

《中国居民 DRIs(2013)》显示,65 岁上的老年人的蛋白参考摄入量与成年人相同,男 性为 65 g/d,女性为 55 g/d。值得注意的是,老年人在蛋白质摄入时应保证 1/3 以上的优 质蛋白,建议老年人可多选择鱼类进行蛋白质的补充。对于肝肾功能下降的老年人而言, 蛋白质摄入量不宜过多,以免增加肝肾负担。

11.1.3　脂类参考摄入量

1.我国居民脂类参考摄入量。

依据《中国居民 DRIs(2013)》的内容,从能量需求角度衡量,我国普通居民的脂类提 供给人体的能量应占总能量的 20%~30%。

由于年龄、季节、活动情况、生活水平和饮食习惯的差异,脂肪参考摄入量也有所不 同。由于脂肪属于高能量物质,摄入量过高易增加肥胖症、心脑血管疾病、糖尿病等发病 的风险,因此,成人的脂肪参考摄入量占总能量的 20%~30%,儿童和青少年为 25%~ 30%。脂肪酸的种类较多,根据人体所需能量供应情况,在摄入脂类时,应保证饱和脂肪 酸、单不饱和脂肪酸和多不饱和脂肪酸的比例为 1:1:1。尽管《中国居民 DRIs(2013)》对 磷脂和固醇类未作明确说明,但基于健康角度,建议在膳食中适量补充磷脂类成分,严格 控制减少固醇类食物的摄入。

2.特殊年龄人群的脂类参考摄入量

(1)孕妇和哺乳期女性的脂类参考摄入量。

根据《中国居民 DRIs(2013)》的推荐,孕妇和哺乳期女性的脂类参考摄入量占总能 量的 20%~30%。其中,亚油酸、α-亚麻酸以及 EPA+DHA 的 AI 为 4.0%、0.60% 和 0.25 g/d。

(2)婴幼儿的脂类参考摄入量。

处于 0~6 个月的婴儿,亚油酸和 α-亚麻酸的 AI 分别为 7.3% 和 0.87%;婴儿处于 6 月~1 岁阶段,亚油酸和 α-亚麻酸的 AI 有所减少,分别为 6.0% 和 0.66%。1~3 岁二者 的 AI 进一步减少,分别为 4.0% 和 0.06%。而在整个婴幼儿时期 EPA+DHA 的 AI 没有差 异,均为 0.10 g/d。

(3)其他人群的脂类参考摄入量。

根据《中国居民 DRIs(2013)》推荐,学龄前儿童、学龄儿童、青少年、成人以及老年人 的脂类摄入均占总能量的 20%~30%,因此,这四类人群的亚油酸和 α-亚麻酸的 AI 相同,均为 4.0% 和 0.60%。在胆固醇摄入方面,建议老年人的 AI 不超过 300 mg/d,以避免高血脂和心脑血管疾病的发生。

11.1.4 碳水化合物参考摄入量

1. 我国居民碳水化合物参考摄入量

依据《中国居民 DRIs(2013)》的内容,从能量需求角度衡量,我国普通居民的碳水化合物提供给人体的能量应占总能量的 55%~65%。

由于年龄、季节、活动情况、生活水平和饮食习惯的差异,碳水化合物参考摄入量也有所不同。由于碳水化合物的来源较多,因此针对碳水化合物摄入的类别也提出了建议,包括复合碳水化合物、抗性淀粉、非淀粉多糖、膳食纤维和低聚糖等。上述碳水化合物的摄入既可保证充足的能量供应,也可在一定程度上调节肠道微环境和预防龋齿。同时,对于高能量的小分子糖要严格控制其摄入量,避免给机体代谢造成一定负担。

2. 特殊年龄人群的碳水化合物参考摄入量

(1)孕妇和哺乳期女性的碳水化合物参考摄入量。

《中国居民 DRIs(2013)》建议孕妇和哺乳期女性的碳水化合物摄入量方面要略高于成人,AI 为 130 g/d,但孕妇在妊娠期间由于营养过剩,容易出现高血糖和妊娠期糖尿病,因此,应根据孕妇的实际身体状况合理摄入碳水化合物。

(2)婴幼儿的碳水化合物参考摄入量。

《中国居民 DRIs(2013)》在针对婴儿的碳水化合物摄入量时建议 0~6 个月的 AI 为 60 g/d(EAR),6 个月~1 岁为 80 g/d。而对于幼儿而言,随着其运动量的增加,所需碳水化合物的供能也逐渐增大,因此,在幼儿期碳水化合物的 AI 为 120 g/d(EAR)。

(3)其他特殊年龄人群的碳水化合物参考摄入量。

《中国居民 DRIs(2013)》指出,从学龄前儿童时期开始的各阶段人群的所需能量均为 55%~65%,碳水化合物的 AI 为 120 g/d(EAR),以保证机体的营养和充足的能量储备。

11.1.5 能量参考摄入量

《中国居民 DRIs(2013)》中指出,我国针对能量的摄入量依据个体不同的活动水平而定,而且不同年龄人群的能量摄入量也存在一定差异,具体情况如下。

1. 孕妇和哺乳期女性的能量参考摄入量

孕妇在妊娠期间,除保证基础代谢和日常活动的能量消耗外,还需保证胎儿发育的供能需求,在不同的孕育时期,由于胎儿生长发育的速度不同以及孕妇体重增加导致的额外的能量需求,对能量的摄入量也逐渐增大。对于哺乳期女性乳汁分泌时也需要能量的供应,产后一个月时,乳汁分泌量不多,此时能量需求不大,与成人的能量摄入量相当,随着哺乳期的延长,乳汁分泌量不断增加,此时的能量需求也相应增加。在《中国居民 DRIs(2013)》中,根据不同的身体活动程度,孕早期、孕中期、孕晚期孕妇和哺乳期女性的能量摄入量也存在一定的差异,具体见表 11.1。

表 11.1　孕妇和哺乳期女性的能量参考摄入量

人群	能量/（MJ·d⁻¹）			能量/（kcal·d⁻¹）		
	活动水平			活动水平		
	轻	中	重	轻	中	中
孕妇（早）	7.53	8.79	10.04	1 800	2 100	2 400
孕妇（中）	8.79	10.05	11.30	2 100	2 400	2 700
孕妇（晚）	9.41	10.67	11.92	2 250	2 550	2 850
哺乳期女性	9.62	10.88	12.13	2 300	2 600	2 900

2. 婴幼儿的能量参考摄入量

根据婴幼儿时期不同阶段的能量需求，《中国居民 DRIs（2013）》建议，0～6 个月婴儿的生长发育速度较快，EER 为 0.38 MJ/（kg·d）或 90 kcal/（kg·d）；6 个月～1 岁婴儿的生长发育速度有所下降，EER 为 0.33 MJ/（kg·d）或 80 kcal/（kg·d）

3. 学龄前儿童、学龄儿童和青少年的能量参考摄入量

学龄前儿童除基本活动外，随着年龄的增长身体发育和器官组织发育较快，因此，所需能量也逐渐增多，4 岁男童的能量需要量（EER）为 5.44 MJ/d 或 1 300 kcal/d，女童为 5.23 MJ/d 或 1 250 kcal/d，5 岁男童为 5.86 MJ/d 或 1 400 kcal/d，女童为 5.44 MJ/d 或 1 300 kcal/d。

达到学龄儿童的年龄后，机体生长发育继续提速，活动水平也逐渐增加，直至 18 岁能量需求量趋于稳定，在此期间，由于活动水平程度不同，能量的参考摄入量也不一样，6～18 岁人群具体的 EER 参见《中国居民 DRIs（2013）》。

4. 老年人的能量参考摄入量

老年人的基础代谢率较成人有所下降，且活动量相对较少，因此，老年人的能量需求量应低于成人。如果能量摄入过高，不仅导致老年人发胖，增加一些心脑血管疾病和慢性病的发病的可能。根据《中国居民 DRIs（2013）》，65～80 岁不同性别老年人在轻度活动水平和中度活动水平下的 EER 见表 11.2。

表 11.2　老年人能量参考摄入量

年龄/岁	能量/（MJ·d⁻¹）				能量/（kcal·d⁻¹）			
	活动水平（轻）	活动水平（中）	活动水平（轻）	活动水平（中）	活动水平（轻）	活动水平（中）	活动水平（轻）	活动水平（中）
	男	女	男	女	男	女	男	女
65～80	8.58	7.11	9.83	8.16	2 050	1 700	2 350	1 950
>80	7.95	6.28	9.20	7.32	1 900	1 500	2 200	1 750

11.1.6　矿物质参考摄入量

1. 我国居民矿物质的参考摄入量

根据人体所需矿物质的情况，通常将矿物质分为常量元素和微量元素。常量元素包括钙、磷、钾、钠、镁、氯；微量元素包括铁、碘、锌、硒、铜、氟、铬、锰、钼等。《中国居民 DRIs（2013）》针对不同性别的不同年龄人群给出了矿物质的参考摄入量，具体情况见《中国居民 DRIs（2013）》。

2. 特殊年龄人群矿物质的参考摄入量

（1）孕妇与哺乳期女性的矿物质参考摄入量。

①钙。《中国居民 DRIs（2013）》建议钙的膳食营养素参考摄入量（RNI）为孕早期 800 mg/d，孕中期、孕晚期和哺乳期女性 1 000 mg/d，最高耐受量（UL）为 2 000 mg/d。

②铁。《中国居民 DRIs（2013）》建议孕早期、孕中期和孕晚期铁的 RNI 为 20 mg/d、24 mg/d 和 29 mg/d。《中国居民 DRIs（2013）》中哺乳期女性建议铁的 RNI 为 24 mg/d，以预防产后可能出现的并发症。

③锌。《中国居民 DRIs（2013）》中建议孕妇和哺乳期女性锌的 RNI 分别为 95 mg/d 和 12 mg/d，UL 分别为 40 mg/d 和 24 mg/d。

④碘。建议孕妇碘的 RNI 为 230 μg/d，UL 为 600 μg/d。乳汁中的碘含量通常为 40~90 μg/L，在泌乳期间，哺乳期女性容易出现碘缺乏，因此，在保证母体的健康和乳汁的碘含量，建议哺乳期女性的 RNI 为 240 μg/d。

（2）其他年龄的矿物质参考摄入量。

婴儿的矿物质主要来源于母乳，因此，乳汁中矿物质的含量对婴儿矿物质营养需求至关重要。从幼儿开始，生长发育速度加快，因此，矿物质的需求量逐渐增加，直至成年，矿物质的需求量趋于稳定。到老年阶段，老年人的钙和铁流失严重，因此，需增加钙和铁的摄入量。不同年龄人群矿物质的 AI 和 UL 参见《中国居民 DRIs（2013）》。

11.1.7　维生素参考摄入量

1. 我国居民的维生素参考摄入量

维生素分为水溶性维生素（维生素 B 族、维生素 C、叶酸）、脂溶性维生素（维生素 A，维生素 D 和维生素 E）和类维生素（胆碱、肉毒碱等）。《中国居民 DRIs（2013）》针对不同性别的不同年龄人群给出了维生素的参考摄入量，具体情况见《中国居民 DRIs（2013）》。

2. 我国居民的维生素参考摄入量

（1）孕妇和哺乳期女性的维生素参考摄入量。

①维生素 A。《中国居民 DRIs（2013）》建议孕早期孕妇每天维生素 A 的 RNI 为 700 μg 视黄醇当量，孕中期和孕晚期分别为 770 μg 视黄醇当量，UL 为 3 000 μg 视黄醇当量。哺乳期女性在泌乳期间，体内维生素 A 会大量流失，因此，建议哺乳期女性每天维生素 A 的 RNI 为 1 300 μg 视黄醇当量。

②维生素 D。《中国居民 DRIs（2013）》建议孕妇和哺乳期女性维生素 D 的 RNI 为 10 μg/d，UL 为 50 μg/d。同时，由于我国膳食中维生素 D 的摄入量较低，因此，通过晒太

阳或适量的营养剂进行补充。

③维生素 E。《中国居民 DRIs(2013)》建议每日孕妇维生素 E 的 AI 为 14 mg α-生育酚当量,UL 为 700 mgα-生育酚当量。

④叶酸。《中国居民 DRIs(2013)》建议每日孕妇叶酸的 RNI 为 600 μg 叶酸当量,UL 为 1 000 μg 叶酸当量,哺乳期女性叶酸的 RNI 为 550 μg 叶酸当量。

⑤B 族维生素。《中国居民 DRIs(2013)》建议每日孕早期、孕中期维生素 B_1 的 RNI 为 1.2 mg/d 和 1.4 mg/d。孕晚期孕妇和哺乳期女性为 1.5 mg/d。孕妇和维生素 B_6 的 RNI 分别为 2.2 mg/d 和 1.7 mg/d。

⑥维生素 C。《中国居民 DRIs(2013)》建议每日孕早期维生素 C 的 RNI 为 100 mg/d,孕中期和孕晚期为 105 mg/d。哺乳期女性维生素 C 的 RNI 为 150 mg/d,UL 为 2 000 mg/d。

(2)其他年龄人群的维生素参考摄入量。

《中国居民 DRIs(2013)》给出了不同年龄人群维生素的 RNI、AI 和 UL。

11.1.8　国内外膳食营养素参考摄入量修订工作进展

1. 国外膳食营养素参考摄入量修订工作进展

自 2010 年开始,WHO 的指南评审委员会发布了《WHO handbook for guideline development》,提供了指南制定过程中的指导,为保证指南制定过程中的一致性和标准化提供了依据。为了推进循证指南的工作,WHO 在 2010 年成立了 WHO 营养指南专家咨询小组(Nutrition Guidance Expert Advisory Group,NUGAG),致力于更新营养与肥胖及膳食相关慢性病方面的研究报告,其中包括钠、钾摄入量对心血管疾病风险的影响、糖摄入对增重和龋齿的影响、饱和脂肪酸和反式脂肪酸摄入对心血管疾病的影响、人体营养中的碳水化合物等。

美国国家医学院于 1993 年首次提出 DRIs 的概念,并建议由 RDA 扩展为一组数值,更好地描述人体营养的基本需要、适宜需要和最高耐受量,并于 1994 年发表了 RDAs 的修订计划和相关文章,最新一版的 DRIs 是 2019 年发布的关于钠和钾两种矿物质的 DRIs 修订。在制定过程中,除了 EAR、RDA、AI、UL 等指标外,还纳入了降低慢性疾病风险营养素摄入量(CDRR),这是美国和加拿大第一次将降低慢性疾病风险的营养素摄入量相关内容纳入到 DRIs 的修订框架中。

2. 我国膳食营养素参考摄入量修订工作进展

《中国居民 DRIs(2013)》是依据营养科学的大量研究成果制定的,是指导一个国家的居民营养素摄入量目标的重要文件,主要是为了满足不同年龄、不同性别、不同身体状况的中国居民营养需求而制定的专著,已经发行了 8 版。为了贯彻落实《国民营养计划(2017—2030 年)》,中国营养学会于 2020 年 12 月正式启动对《中国居民 DRIs(2013)》的修订工作,并计划于 2023 年正式出版公布。此次修订对于制定国家政策和重要技术指标、食品营养标准、营养支持和治疗、膳食调查指导和评估、新食品研发,以及保障国民健康和膳食营养素合理摄入具有重大意义。

3. 膳食营养素参考摄入量制定和修订面临的困难和挑战

RDIs 是营养科学的核心内容,可用于衡量群体及个体的营养素摄入水平是否适宜,也是国家制定营养政策及食物发展计划、指导食品加工、编制膳食指南的重要科学依据。而制定 RDIs 的核心依据就是人体对不同营养素的需要量以及相应的吸收利用情况,因此非常强调使用本国人群研究数据。虽然《中国居民 DRIs(2013)》即将修订,但在修订过程中也将面临一些新的挑战:

①随着居民膳食模式和生活方式的改变,营养素参考摄入量的研究也需及时更新和调整。

②随着老龄化社会的到来,老龄人群的各种营养素需要量越来越受到关注,但目前大多缺乏直接数据。

③应有针对性地开展可预防营养相关慢性疾病的膳食推荐摄入量研究;随着科学的发展,其他膳食成分,包括植物化合物等的功能效应及推荐量也值得进一步地关注与研究。

4. 膳食营养素参考摄入量制定和修订工作的建议

(1)采用充足的科学证据,保证 RDIs 的专业权威性。

WHO/FAO 联合专家委员会根据循证营养学的原则,将膳食营养与疾病关系的科学证据划分为 4 个不同的等级:①确信的证据;②很可能的证据;③可能的证据;④证据不足。在修订 RDIs 的过程中,应该在系统检索近年国内外相关研究文献的基础上,选用确信的和很可能的科学证据,一般不采用动物试验、体外试验等研究资料以及专家个人的观点和评论。

(2)建立高水平的营养专业队伍,提高 RDIs 修订质量。

RDIs 修订工作涉及营养科学的多个领域,需要众多营养专家的参与。首先,这些专家首先应在营养学及相关学科知识方面具有较深的学术造诣,具有从总体上把控和选择专业信息的能力;其次,他们应该对个人负责修订的某种营养素或膳食成分具有系统深入的了解,并经常跟踪相关领域的国内外研究进展;第三,修订专家应该具有高度的敬业精神和严谨的治学态度,能够在各种论证会上积极发表专业意见,并善于汲取合理建议。此外,他们还应该熟悉 RDIs 修订的一般原则、程序和方法,以便能够与学界同仁协同共进,顺利完成修订任务。

11.1.9　教学案例

高血压的膳食营养防治:

(1)减体重。体重减轻 10% 为大多数治疗方案的目标。

(2)纠正不良饮食习惯。

(3)减少食盐摄入量。

(4)减少脂肪摄入量,减少食用烹调油。

(5)适量增加富含钾和钙的食物,最好每天至少食用 250 mL 奶。

(6)多吃蔬菜和水果,每天食用不少于 500 g 蔬菜和 200 g 水果。

(7)限制饮酒。

(8)增加体力活动。

11.2　膳食结构与膳食指南

11.2.1　合理膳食结构

1. 膳食结构类型

膳食由多种食物组成,膳食中各类食物的数量及其在膳食中所占的比例称为膳食结构。它是膳食质量与营养水平的物质基础,也是衡量一个国家和地区农业水平和国民经济发展程度的重要标志。膳食中动物性、植物性食物所占的比例和能量、蛋白质、脂肪、糖类摄入量有所不同,当今世界各国的膳食结构大体上可以分为以下 4 种类型。

(1)动物性、植物性食物均衡结构型。能量、蛋白质、脂肪、糖类摄入量基本符合营养要求,膳食结构比较合理,以日本人的膳食为代表。

(2)植物性食物为主、动物性食物为辅的膳食结构型。以植物性食物为主、动物性食物为辅的膳食结构型是指膳食质量不高,蛋白质、脂肪摄入量均较低,以发展中国家的膳食为代表。

(3)以动物性食物为主的膳食结构型。动物性食物消费量大,谷物消费量少,以欧美发达国家膳食为代表。

(4)地中海膳食结构型。以意大利、希腊等地中海国家为代表。

2. 我国膳食结构发展

营养学研究的根本任务是提高大众的营养健康水平,对膳食中营养素与某些成分健康效应的研究则形成了营养学的核心内容。我国居民正处于国家经济快速发展与生活方式转型的重要阶段,其膳食模式与健康状况的变化,再加上我国地域广阔、民族众多以及饮食多样等因素,在膳食营养与健康状况之间形成了多种多样的复杂联系。由传统与变革、东方与西方、文化与科学等多种膳食因素相互交叉而衍生的这种时空交错的宏大背景,为我国学者开展营养流行病学研究并取得独创性成果提供了难得的契机。开展以我国居民为对象的 DRIs 研究,如历史上对硒的营养需要量及其安全摄入量的研究,必将为我国乃至世界其他国家的 DRIs 修订提供更充分的科学证据。

(1)我国传统的膳食结构特点。

我国传统的膳食结构特点主要包括食物多样、植物性食物为主、动物性食物为辅、少油盐糖等特点。

(2)我国居民膳食结构存在的问题。

①高油高盐摄入仍普遍存在,含糖饮料消费逐年上升。目前我国居民糖摄入平均水平不高,供能比超过 10% 的人群比例为 1.9%,但儿童青少年含糖饮料消费率高于成人,3~5 岁儿童糖供能比高达 4.8%,应引起足够注意。

②全谷物、深色蔬菜、水果、奶类、鱼虾类和大豆类摄入不足。我国居民膳食结构以谷物为主,但谷物以精制米面为主,全谷物及杂粮摄入不足,只有 20% 左右的成人能达到日均 50 g 以上。人均水果摄入量仍然较低,摄入量较高的城市人群仅为 55.7 g/d。大豆类食品是我国传统的健康食品,但目前消费率低,消费量不足,约有 40% 的成人不常吃大豆类制品。

③饮酒行为较为普遍,一半以上的男性饮酒者过量饮酒。按照饮酒者日均酒精摄入量≥15 g 定义为过量饮酒,2015—2017 年数据显示,我国男性和女性饮酒者过量饮酒量分别为 56.8%和 27.8%。

11.2.2　我国居民膳食指南

膳食指南(DG)是指一个国家或一个地区在一定时期内对所有居民或特殊人群的总指导原则。膳食指南是依据营养学理论,结合社区人群实际情况制定的,是教育社区人群采取平衡膳食,摄取合理营养促进健康的指导性意见。

1. 我国一般人群膳食指南

膳食指南是健康教育和公共政策的基础性文件,是国家实施《健康中国行动》(2019—2030 年)和《国民营养计划》(2017—2030 年)的一个重要技术支撑。2022 年 4 月 26 日,中国营养学会发布了《中国居民膳食指南(2022)》。《中国居民膳食指南(2022)》提炼出了平衡膳食八准则:①食物多样,合理搭配;②吃动平衡,健康体重;③多吃蔬果、奶类、全谷、大豆;④适量吃鱼、禽、蛋、瘦肉;⑤少盐少油,控糖限酒;⑥规律进餐,足量饮水;⑦会烹会选,会看标签;⑧公筷分餐,杜绝浪费。具体内容如下。

2. 我国特定人群膳食指南

特定人群包括孕妇、哺乳期女性、婴幼儿、儿童青少年以及老年人,由于这些人群相比普通人在生理特点方面存在一定特殊性,因此,针对他们制定了相应的膳食指南,以期更好地指导孕妇、哺乳期女性的营养,婴幼儿科学喂养和辅食添加,儿童青少年生长发育快速增长时期的合理饮食,以及适应老年人生理和身体变化的膳食安排。合理营养、平衡膳食是提高健康水平和生命质量的保障。指南具体内容如下。

(1)我国孕妇、哺乳期女性膳食指南。

①备孕妇女膳食指南。

a. 调整孕前体重至适宜水平。孕前体重与新生儿出生体重、婴儿死亡率以及孕期并发症等不良妊娠结局有密切关系。肥胖或低体重的育龄妇女是发生不良妊娠结局的高危人群,备孕妇女宜通过平衡膳食和适量运动来调整体重,使体质指数(BMI)达到 18.5 ~ 23.9 kg/m² 范围。

b. 常吃含铁丰富的食物,选用碘盐,孕前 3 个月开始补充叶酸。备孕妇女应经常摄入含铁丰富、利用率高的动物性食物,铁缺乏或缺铁性贫血者应纠正贫血后再怀孕。碘是合成甲状腺激素不可缺少的微量元素,为避免孕期碘缺乏对胎儿智力和体格发育产生的不良影响,备孕妇女除选用碘盐外,还应每周摄入 1 次富含碘的海产品。备孕妇女应从准备怀孕前 3 个月开始每天补充 400 μg 叶酸,并持续整个孕期。

c. 禁烟酒,保持健康生活方式。吸烟、饮酒会影响精子和卵子质量及受精卵着床与胚胎发育,在怀孕前 6 个月夫妻双方均应停止吸烟、饮酒,并远离吸烟环境。

②孕期妇女膳食指南。

a. 补充叶酸,常吃含铁丰富的食物,选用碘盐。孕期叶酸应达到 600 μg/d(膳食叶酸量,DFE),除常吃含叶酸丰富的食物外,还应补充叶酸 400 μg/d(DFE)。叶酸为预防早产、流产,满足孕期血红蛋白合成增加和胎儿铁储备的需要,孕期应常吃含铁丰富的食物,铁缺乏严重者可在医师指导下适量补铁。碘是合成甲状腺素的原料,是调节新陈代谢和促进蛋白质合成的必需微量元素,除选用碘盐外,每周还应摄入 1~2 次含碘丰富的海产品。

b.孕吐严重者,可少量多餐,保证摄入含必要量碳水化合物的食物。孕早期应维持孕前平衡膳食。如果早孕反应严重,可少食多餐,选择清淡或适口的膳食,保证摄入含必要量碳水化合物的食物,以预防酮血症对胎儿神经系统的损害。

c.孕中晚期适量增加奶、鱼、禽、蛋、瘦肉的摄入。从孕中期开始,胎儿生长速率加快,应在孕前膳食的基础上,增加奶类 200 g/d,动物性食物(鱼、禽、蛋、瘦肉)孕中期增加 50 g/d、孕晚期增加 125 g/d,以满足对优质蛋白质、维生素 A、钙、铁等营养素和能量增加的需要。

③哺乳期妇女膳食指南。

a.增加富含优质蛋白质及维生素 A 的动物性食物和海产品,选用碘盐。动物性食物如鱼、禽、蛋、瘦肉等可提供丰富的优质蛋白质和一些重要的矿物质和维生素,哺乳期女性每天应比孕前增加约 80 g 的鱼、禽、蛋、瘦肉。

b.产褥期食物多样不过量,重视整个哺乳期营养。"坐月子"是我国的传统习俗,期间常过量摄入动物性食物,导致能量和宏量营养素摄入过剩。重视整个哺乳阶段的营养,食不过量且营养充足,以保证乳汁的质与量以持续地进行母乳喂养。

c.愉悦心情,充足睡眠,促进乳汁分泌。哺乳期女性的心理及精神状态也可影响乳汁分泌,保持愉悦心情,以确保母乳喂养的成功。

d.坚持哺乳,适度运动,逐步恢复适宜体重。孕期体重过度增加及产后体重滞留,是女性肥胖发生的重要原因之一。坚持哺乳、科学锻炼,有利于机体复原和体重恢复。

e.忌烟酒,避免浓茶和咖啡。吸烟、饮酒会影响乳汁分泌,烟草中的尼古丁和酒精也可通过乳汁进入婴儿体内,影响婴儿睡眠及精神运动发育。此外,茶和咖啡中的咖啡因有可能造成婴儿兴奋,哺乳期女性应避免饮用浓茶和大量咖啡。

(2)我国婴幼儿喂养指南。

我国婴幼儿喂养指南是与一般人群膳食指南并行的喂养指导。出生后至满 2 周岁阶段,构成生命早期 1 000 天关键窗口期中 2/3 的时长,该阶段的良好营养和科学喂养是儿童近期和远期健康最重要的保障。生命早期的营养和喂养对体格生长、智力发育、免疫功能等近期及后续健康持续产生至关重要的影响。

①6 月龄内婴儿母乳喂养指南。6 月龄内婴儿处于 1 000 天关键窗口期的第二个阶段,营养作为最主要的环境因素对其生长发育和后续健康持续产生至关重要的影响。母乳中适宜水平的营养既能为婴儿提供充足而适量的能量,又能避免过度喂养,使婴儿获得最佳的生长速率,为一生的健康奠定基础。因此,对 6 月龄内的婴儿应给予纯母乳喂养。

②7~24 月龄婴幼儿喂养指南。7~24 月龄婴幼儿处于 1 000 天关键窗口期的第三阶段,适宜的营养和喂养不仅关系到近期的生长发育,也关系到长期的健康。针对我国 7~24 月龄婴幼儿营养和喂养的需求,以及可能出现的问题,基于目前已有的证据,同时参考 WHO 等的相关建议,提出 7~24 月龄婴幼儿的喂养指南,具体内容包括:①继续母乳喂养,满 6 月龄起添加辅食;②从富含铁的泥糊状食物开始,逐步添加达到食物多样;③提倡顺应喂养,鼓励但不强迫进食;④辅食不加调味品,尽量减少糖和盐的摄入;⑥定期监测体格指标,追求健康生长。

（3）我国儿童少年膳食指南。

我国儿童少年分为 2~5 岁学龄前儿童和 6~17 岁学龄儿童少年两个阶段。该指南是一般人群指南基础上的补充说明和指导。

①学龄前儿童膳食指南。2~5 岁是儿童生长发育的关键时期,也是良好饮食习惯培养的关键时期。足量食物、平衡膳食、规律就餐、不偏食不挑食、每天饮奶多饮水、避免含糖饮料是学龄前儿童获得全面营养、健康生长、构建良好饮食行为的保障。

②学龄儿童膳食指南。学龄儿童期是学习营养健康知识、养成健康生活方式、提高营养健康素养的关键时期。学龄儿童应积极学习营养健康知识,传承我国优秀饮食文化和礼仪,提高营养健康素养,认识食物、参与食物的选择和烹调,养成健康的饮食行为。家长应学会并将营养健康知识融入学龄儿童的日常生活中,学校应开设符合学龄儿童特点的营养与健康教育相关课程,营造校园养环境。家庭、学校和社会要共同努力,关注和开展学龄儿童的饮食教育,帮助他们从小养成健康的生活方式。

（4）我国老年人群膳食指南。

与青年和中年时期相比,老年人身体功能可出现不同程度的衰退,如咀嚼和消化能力下降、酶活性和激素水平异常、心脑功能衰退、视觉、嗅觉、味觉等感官反应迟钝,肌肉萎缩、瘦体组织量减少等。这些变化可明显影响老年人食物摄取、消化和吸收的能力,使得老年人营养缺乏和慢性非传染性疾病发生的风险增加,因此针对这些问题对老年人膳食提出指导很有必要。老年人除了身体功能有不同程度的衰退,大多数营养需求与成年人相似,因此,一般人群膳食指南的内容也适合于老年人。

3. 我国居民平衡膳食宝塔

我国居民平衡膳食宝塔形象化地组合,遵循了平衡膳食的原则,体现了在营养上比较理想的基本食物构成。宝塔共分 5 层,各层面积大小不同,体现了 5 大类食物和食物量的多少。5 大类食物包括谷薯类、蔬菜水果、畜禽鱼蛋奶类、大豆和坚果类以及烹调用油盐。食物量是根据不同能量需要量水平设计,宝塔旁边的文字注释标明了在 1 600~2 400 kcal能量需要量水平时,一段时间内成年人每人每天各类食物摄入量的建议值范围。

2022 年 4 月 26 日,中国营养学会发布的《中国居民膳食指南（2022）》中给出了 2022版中国居民平衡膳食宝塔。与 2016 版平衡膳食宝塔相比,2022 版平衡膳食宝塔每层食物的摄入量方面做出了一些调整。推荐谷薯类与 2016 版相比降低 50 g。主食推荐量的降低 50~100 g,减少了热量的摄入。2022 版推荐动物性食物总量均为 120~200 g,每周至少两次水产,每天一个鸡蛋,而 2016 版为每天畜禽肉 40~75 g,水产品 40~75 g,蛋类40~50 g。相比 2016 版,新版膳食宝塔的推荐在实际生活中更易操作。2022 版推荐奶及奶制品 300~500 g,2016 版为 300 g,增加 200 g,利于优质蛋白质和钙摄入。2022 年盐推荐摄入量为≤5 g,2016 年推荐量为≤6 g。盐摄入量降低利于降低高血压发病率。

11.2.3　国外膳食指南现状

1. 国外膳食指南指导准则

经过大量的搜集与统计,从全球 96 个国家（地区）获得了可用的膳食指南,通过汇总分析 95 份指导准则中关键词出现的频次,频率最高的十个关键词为“蔬菜/水果”“盐/钠”“脂肪”“糖”“身体活动”“水”“奶及制品”“谷物”“鱼”“食物多样性”。大多数国家鼓励更多蔬菜和水果的摄入,饮食多样化,限制盐、糖、油和酒精的摄入,建议保持健康体重,并确保摄入足够的水。

食物的推荐摄入量是膳食指南中的重要部分。从膳食指南可知,世界上绝大部分国家推荐摄入新鲜多样的蔬菜水果,适量摄入鱼、禽、蛋、肉等动物性食物,限制油脂、盐、糖和酒精等的摄入,并鼓励大量饮水。

2.国外膳食指南中主要食物的推荐

对于谷薯类以及全谷物,经检索后收集了 22 个有具体建议的国家或地区,但只有 8 个国家进一步给出了全谷物的推荐摄入量,7 个国家在谷物摄入的基础上建议最好是选择全谷物。尽管膳食指南普遍推荐摄入足量的谷薯类食物,但仅有少部分国家上升到全谷物这一层面。关于蔬菜和水果,大多数具有推荐摄入量的国家建议每天摄入超过 300 g,并建议尽可能选择新鲜的、颜色多样的蔬菜和水果。

关于鱼、禽、蛋、肉等动物性食物,大多数国家将它们归为一个食物组进行推荐,只有 6 个国家单独对畜禽肉进行推荐,并建议每日不超过 90 g;有 12 个国家单独对鱼进行推荐,几乎都推荐每周摄入小于 300 g。尽管将多种动物性食物归为一组一起推荐增加了食物的可选择性,但也可能因食物偏好等原因导致一些居民大量摄入食物组中的某种食物,反而降低摄入食物的多样性。

对于奶及奶制品而言,共有 20 个国家或地区给出具体推荐值,而属于亚洲的国家或地区共有 7 个,其中孟加拉国推荐每天至少摄入 150 mL 牛奶,推荐摄入量最少;我国香港地区推荐男性每天摄入量为 480 mL,女性为 240~480 mL,为最多。

3.国外膳食指南中身体活动的建议

对于油、盐、添加糖等食物,膳食指南普遍限制它们的摄入。孟加拉国、西班牙等 16 个国家推荐盐每日摄入不超过 5 g。中国、意大利、英国等 11 个国家推荐摄入不超过 6 g。美国、黎巴嫩、巴巴多斯、加拿大推荐每日钠摄入不超过 2 300 mg(美国和黎巴嫩的特定人群为 1 500 mg)。日本是推荐值最高的国家,男性每日分别不超过 8 g 和 7 g。

对于油脂而言,共有 8 个国家和 1 个地区明确规定油的摄入,中国、孟加拉国建议每日摄入不超过 30 g,而美国、阿尔巴尼亚、印度等国家限制摄入饱和脂肪和反式脂肪,并且大多数膳食指南都建议选用更为健康的油,用植物油来代替固体脂肪。

至于添加糖的摄入,大部分国家和地区(78 个)提出应该减少添加糖的摄入量和少吃含糖食品,但只有少数国家和地区明确确定添加糖的限制摄入量。

膳食指南同样建议限制酒精的摄入,如中国和美国等建议避免饮酒,如果饮酒也要保证适量。但是在一些地中海国家如西班牙,考虑到红酒对心血管的保护作用,提出适量饮酒是有益的。与酒相比,膳食指南对水的推荐没有太多的争议,各国普遍建议每日饮用大量的水,一些国家,如加拿大等,甚至提倡把水作为饮品的首要选择。

4.国外膳食指南中主要食物的推荐

膳食指南还提出了关于每日运动时间的建议。多数国家推荐每天至少锻炼 30 min 或每周锻炼 150 min。一些国家如南非还认为每次运动不少于 10 min。严格来说,运动并不是一种饮食建议,但其对人体能量平衡起着重要的作用。当饮食摄入与运动消耗达到平衡时,有助于体重的维持。因此,大多数国家的膳食指南一直强调日常锻炼。

5. 国外膳食指南中的视图分析

图 11.1 为不同国家或地区的膳食指南图形。

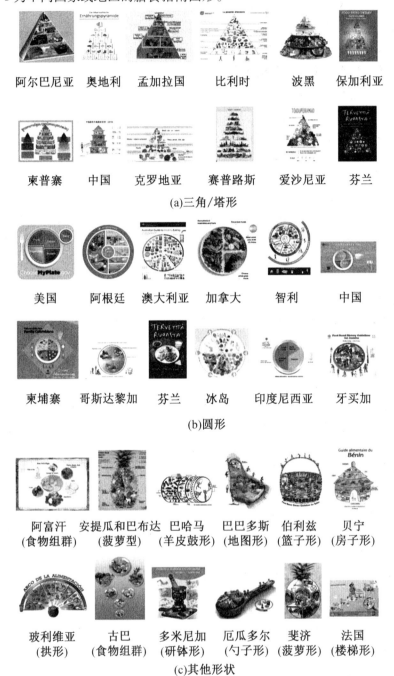

(a)三角/塔形

阿尔巴尼亚　奥地利　孟加拉国　比利时　波黑　保加利亚

柬普寨　中国　克罗地亚　赛普路斯　爱沙尼亚　芬兰

(b)圆形

美国　阿根廷　澳大利亚　加拿大　智利　中国

柬埔寨　哥斯达黎加　芬兰　冰岛　印度尼西亚　牙买加

(c)其他形状

阿富汗(食物组群)　安提瓜和巴布达(菠萝型)　巴哈马(羊皮鼓形)　巴巴多斯(地图形)　伯利兹(篮子形)　贝宁(房子形)

玻利维亚(拱形)　古巴(食物组群)　多米尼加(研钵形)　厄瓜多尔(勺子形)　斐济(菠萝形)　法国(楼梯形)

图 11.1　不同国家或地区的膳食指南图形

在 91 份膳食指南图形中,欧洲、亚洲、北美、南美、非洲和大洋洲分别占 35%(32/91)、27%(25/91)、19%(17/91)、11%(10/91)、6%(5/91)和 2%(2/91)。使用三角/塔形、圆形和其他形状作为宣传图形的国家(地区)的数量及所占比例分别为 34(37.36%)、23(25.28%)

和 34(37.36%)。三角/塔形往往被分为多层,代表了不同的食物/食物组。位于底层的食物/食物组,建议足量食用:位于顶层的食物/食物组,建议限制食用。此外,还有一些国家图形的周围有关于运动和饮水的图像和建议。圆形也被分为多个部分,代表了不同的食物/食物组,各个部分的大小反映了推荐摄入量的多少。同时,还有一些国家在采用三角/塔形的基础上还采用了圆形,通过圆形来体现一餐中的基本食物构成和合理分配,以此补充完善三角/塔形的信息。对于其他形状的膳食指南图形,它们大多也被分为多个部分来代表不同的食物/食物组,各个部分的大小同样也反映了推荐摄入量的多少。

总体来说,以可视化图形的方式呈现膳食指南的内容,能更为直观地传达信息。不管图形是金字塔、圆形还是其他形状,它们存在的意义皆是方便大众更多关注和更好理解膳食指南。

综上所述,虽然不同国家由于地理环境和传统文化的不同而有不同的饮食建议,但是大多数国家的营养要点是相似的。

11.2.4　中国居民膳食指南修订建议

中华人民共和国成立 70 多年来,我国的营养保障和供给能力显著增强,人民健康水平持续提升,人均预期寿命从 35 岁提高到 77.3 岁,居民的主要健康指标总体上优于中高收入国家的平均水平。

今后 10~15 年是我国改善国民营养健康、降低疾病负担的关键战略期,抓住机遇、及时采取措施将会事半功倍。而合理膳食正是实现全面、均衡营养的基础和保障。根据开展的中国居民营养与健康状况研究、食物与健康科学证据研究,结合世界各国的膳食指南研究以及国际组织建议等,为更有效地推动健康中国建设,实现“做身体健康的民族”目标,落实《“健康中国 2030”规划纲要》《健康中国行动(2019—2030 年)》和《国民营养计划(2017—2030 年)》各项任务,《中国居民膳食指南科学研究报告》(2021 版)提出了如下建议。

1. 以循证为依据,更新膳食指导性文件

制定指导我国居民建立科学膳食模式、推动健康生活方式的重要基础性文件,对于国家实现公共健康的管理和目标至关重要。在充分考虑我国不断变化的营养与健康状况和突出营养问题的基础上,以循证营养学为手段,以科学证据为指引,充分考虑公共政策发展趋势,定期修订《中国居民膳食指南》,以满足人民健康发展的需要。

2. 以问题为导向,提出精准化营养指导关键措施

我国居民营养状况极大改善,主要表现在居民膳食能量和宏量营养素摄入充足,优质蛋白摄入不断增加,居民平均身高持续增长,农村 5 岁以下儿童生长迟缓率显著降低。与此同时还应清醒地认识到,各种营养不良问题(包括营养不足、微量营养素缺乏、超重和肥胖症)在我国仍同时存在并将长期存在,膳食结构不合理、饮酒甚至过量饮酒、食物过于精细化导致的浪费等现象普遍存在。以问题为导向,基于全方位影响因素干预的理念,强调以平衡膳食为核心,提出营养指导措施。

3. 以慢性病预防为目标,全方位引导健康生活方式

合理膳食、适量活动、戒烟限酒、心理平衡、保持较高的睡眠质量均是维护健康的重要

因素。膳食营养作为生命的源泉,平衡膳食是身心健康的基础,其健康效应不容忽视。多项研究表明适量的全谷物、蔬菜、水果、水产品的摄入对于肥胖、心血管疾病、代谢性疾病以及癌症等有着明显的预防作用,同时合理的膳食模式也可以降低这类疾病的发病风险,包括备受推崇的地中海膳食模式和DASH膳食。此外,食物、营养素与膳食模式还通过参与肠道微生态、神经递质合成、炎症反应机制、氧化应激机制及脑源性神经营养因子机制等多种途径起到改善精神状态、调整心理平衡的作用。身体活动可以降低冠心病、脑卒中、高血压等心血管疾病风险和全因死亡风险,应综合考虑生理阶段、能量摄入水平和基础代谢情况,指导居民保证充足、科学的身体活动,保持健康体重。不推荐任何人饮酒,特别是儿童、少年、孕妇、哺乳期女性以及慢性病人群,成年人如饮酒应限量。

4. 以营养导向为特征,构建新型食物生产加工消费模式

我国食物综合生产能力稳步提高,有力地支撑了国家食品安全和居民食物消费结构及膳食模式的转型升级,但当前食物生产加工与居民健康的消费理念尚缺乏有效衔接,应将营养与健康理念贯穿于食物生产、加工、烹调、选购、进餐的各个环节和体系中,营造健康的食物消费环境。

5. 以营养人才队伍建设为举措,推动"健康中国"行动落实

制定引导大众科学饮食、保持健康生活方式的指导性文件,应以公众健康为根本,结合我国国情,强调科学性、实用性和可行性,而营养人才培养和队伍建设是落实和践行上述指导性文件的重要举措。各级政府应把加强营养职业人才培养(注册营养师、公共营养师、营养指导员等)和队伍建设,作为落实合理膳食行动、实现"健康中国"行动目标的重要措施。

根据以上建议,聚焦我国居民营养与健康状况的主要问题,以膳食营养和生活方式与健康的科学研究结果为证据,引导人们建立科学饮食观,维持健康的生活方式,做到食物多样、吃动平衡、平衡膳食、杜绝浪费,做"健康中国"行动的模范。

11.2.5　教学案例(如何摄入足量果蔬)

1. 餐餐有蔬菜

首先,保证在一餐的食物中,蔬菜质量大约占1/2,这样才能满足一天"量"的目标。膳食要讲究荤素搭配,做到餐餐有蔬菜。在食堂就餐,每顿饭的蔬菜也应占整体膳食餐盘的1/2。对于三口之家来说,一般全家需要购买1~1.5 kg新鲜蔬菜,并分配在一日三餐中。中晚餐时每餐至少有2种蔬菜的菜肴,适合生吃的蔬菜,可以作为饭前或饭后的"零食"和"茶点",既保持了蔬菜的原汁原味,又对健康有益。

2. 天天吃水果

一个三口之家,一周应该采购4~5 kg的水果。选择新鲜应季的水果,变换购买种类,在家中或工作单位把水果放在容易看到和方便拿到的地方,这样随时可以吃到。有小孩的家庭,应注意培养孩子吃水果的兴趣。家长应以身作则,可以将水果放在餐桌上,成为饭前、饭后必需的食物;注意培养儿童对水果的兴趣,通过讲述植物或水果神奇故事、摆盘做成不同造型来吸引孩子,从而增加水果的摄入量。

3. 蔬果巧搭配

以蔬菜菜肴为中心,尝试一些新的食谱和搭配,让五颜六色的蔬菜水果装点餐桌,愉悦心情。单位食堂也应提供如什锦蔬菜、大拌菜等菜肴,以利于人们进食更多的蔬菜。

11.3　营养食谱的编制

11.3.1　基本营养食谱的编制

饮食是一件平常的事情,但是它对于人类的生存和发展又极为重要。随着社会的发展和进步,人们对饮食的要求也越来越高。合理的饮食可以维持生命,促进生长发育,保证健康状态,提高劳动效率。要实现上述目标,就需要根据目标人群的特点以及食物在加工过程中营养素的变化进行食谱编制,使蛋白质、脂肪、碳水化合物、维生素和矿物质等营养素的摄入数量和比例合理,满足平衡膳食的要求。

食谱是反映膳食的食物配制及烹调方法的一种简明的文字形式,内容包括食物的种类、数量以及要制成的菜肴名称和烹调方法。食谱可按照 1 天、1 周或 1 个月等不同周期编制。食谱的编制可分为普通人群和特殊人群的膳食设计,以满足不同人群的生理需要和饮食习惯的需要。

1. 食谱编制的目的

编制食谱的目的是保证人体对能量和营养素的需要能够具体落实到每日饮食中。编制食谱是有计划地调配膳食以及保证膳食多样化和合理平衡的膳食制度的重要手段。从营养学角度来看,编制食谱能够使食物的质和量两方面都符合合理的营养原则,组成平衡膳食,满足用餐者每日需要的能量和营养素。

2. 食谱编制的原则

(1)保证营养平衡。

按照中国营养学会制定的《中国居民膳食营养素参考摄入量》和《中国居民膳食指南》的要求,并根据用餐者的营养需要特点,膳食应满足人体对能力和各种营养素的需要。食物品种多样,数量充足,搭配合理。

(2)照顾饮食习惯。

食材选择和烹调方式应适应用餐者的饮食习惯、民族习惯和地方习惯以及特殊需要,同时使主、副食的感官性状良好和符合多样化的要求。

(3)考虑季节、市场供应和消费水平。

根据地区、季节及市场供应原料品种、用餐者的消费水平、食堂设备和厨师的技术能力,应尽可能以分量少、品种多的方式进行食物调配。

(4)考虑用餐者个体差异。

根据用餐者的体力活动强度、生理状况和生活规律安排用餐的次数和时间,应将全天的食物适当地分配到各餐中去。

3. 食谱的编制方法

目前编制食谱的方法主要有营养成分计算法、食物交换法和计算机食谱编制法。

（1）营养成分计算法。

营养成分计算法是营养食谱编制最早采用的一种方法,虽然编制的过程比较烦琐,但是比较精确,也是其他两种食谱编制方法的基础。它主要是根据就餐者的营养素需要情况、膳食营养素参考摄入量,查阅食物营养成分表,选定食物种类和数量的方法。

①确定用餐者全日能量供给量。参照膳食营养素参考摄入量中能量的推荐摄入量,并根据用餐者的年龄、性别、劳动强度和生理状况来确定能量供给量。集体就餐对象的能量供给以就餐人群的基本情况或平均数值为依据,包括就餐人群的平均年龄、体重、80%以上人群的活动强度等。在实际应用中还应根据就餐人员的具体情况加以调整。

②计算宏量营养素摄入量。我国目前推荐的宏量元素摄入组成是蛋白质 10% ~ 15%,脂肪 20%~30%,碳水化合物 55%~65%。根据膳食组成及三大产能营养素的能量系数,计算这三种营养素的每日摄入量。此外还可根据其他情况,适当调整这三种能量营养素的比例。

③三餐的能量分配比例。一般三餐能量的分配比例为早餐 25%~30%,午餐 40%,晚餐 30%~35%。对于需要加餐的情况,应保持一日总能量不变,只将三餐的能量转移一部分至加餐中。

④确定各类食物的种类和数量。根据以上计算的产能营养素的摄取量,参考每日维生素、矿物质摄入量,查阅食物营养成分表,先确定以产能营养素为主的食物,如谷物、肉类、蛋、油脂等,再确定蔬菜、水果等以供给维生素、矿物质、膳食纤维为主的食物。

⑤食谱的评价与调整。根据以上步骤设计出食谱后,还应该对食谱进行评价,确定编制的食谱是否合理。食谱的营养评价是以膳食中营养素含量占膳食营养素参考摄入量标准的百分比来评价的。膳食中各种营养素的含量不一定必须达到摄入量值的百分之百,因为所定的摄入量标准一般比平均需要量高一些。在各种营养素中,能量摄入量与需要量差别不大,一般能量摄入量为推荐摄入量的 90% 以上可认为正常,低于 90% 为营养摄入不足。其他营养素摄入量在参考摄入量值的 80% 以上,一般可保证大多数人不致发生营养素缺乏;长期低于这个水平可能使一部分人体内储存降低,有的甚至出现营养缺乏症状;低于 60% 则可认为营养素摄入严重不足。

（2）食物交换法。

食品交换法是将常用食物按所含营养素量的近似值归类,计算出每类食物每份所含营养素的量和食物质量,同时根据不同能量需要,按蛋白质、脂肪、碳水化合物的比例,计算出各类食物的交换分数,并按每份食物等值交换选择,再将这些食物分配到一日三餐中。

食品交换法是一种较为粗略的食谱编排方法。它的优点是简单、实用,并可根据等热能的原则,在蛋白质、脂肪、碳水化合物含量相近的情况下进行食品交换,可避免摄入食物太固定化,并增加饮食和生活乐趣。

（3）计算机食谱编制法。

计算机食谱编制法是使用一系列营养软件,利用食物成分数据库进行膳食营养素含量计算、膳食营养结构分析、食谱编制等。营养配餐软件具有方便、快捷、准确、高效等优点,同时还能储存大量的资料,能根据用户的需要进行程序的修改,是现今许多单位进行营养工作的主要工具。

11.3.2　孕妇和哺乳期女性营养食谱的编制

1. 孕妇营养食谱的编制

妊娠期妇女的合理营养对于母亲和胎儿双方的近期和远期健康都将产生至关重要的影响。孕期胎儿的生长发育,母体乳腺和子宫等生殖器官的发育,以及为分娩后乳汁分泌进行必要的营养储备,都需要额外的营养。因此,妊娠各期妇女膳食应在非孕妇女的基础上,根据胎儿生长速率及母体生理和代谢的变化进行适当的调整。

（1）孕妇膳食指南。

根据《中国居民膳食指南（2022）》,孕期妇女膳食指南应在一般人群膳食指南的基础上补充以下 5 条内容:①调整孕前体重至正常范围,保证孕期体重适宜增长;②常吃含铁丰富的食物,选用碘盐,合理补充叶酸和维生素 D;③孕吐严重者,可少量多餐,保证摄入含必需量碳水化合物的食物;④孕中晚期适量增加奶、鱼、禽、蛋、瘦肉的摄入;⑤经常户外活动,禁烟酒,保持健康生活方式;⑥愉快孕育新生命,积极准备母乳喂养。

（2）孕妇食谱实例。

《中国居民膳食指南（2022）》推荐孕中、孕晚期富铁膳食两例,见表 11.3。

表 11.3　孕中、孕晚期富铁膳食两例

餐次	食物名称及主要原料质量	
	孕中期	孕晚期
早餐	豆沙包:面粉 40 g,红豆馅 15 g 蒸芋头:芋头 75 g 煮鸡蛋:鸡蛋 50 g 牛奶:牛奶 250 g 水果:草莓 100 g	鲜肉包:面粉 50 g,猪肉 15 g 燕红薯蘸芝麻酱:红薯 60 g,芝麻酱 5 g 煮鸡蛋:鸡蛋 50 g 牛奶:牛奶 250 g 水果:苹果 100 g
中餐	杂粮饭:大米 60 g,小米 60 g 青椒爆猪肝:猪肝 5 g,青椒 100 g 芹菜香干百合:芹菜茎 100 g,香干 50 g,百合 10 g 鲫鱼紫菜汤:鲫鱼 60 g,紫菜 2 g	杂粮饭:大米 60 g,小米 60 g 蘑菇炖鸡:蘑菇 60 g,鸡 50 g 烧带鱼:带鱼 30 g 鸡血菜汤:鸡血 10 g,大白菜 150 g,紫菜 2 g 清炒豇豆:菜豇豆 100 g 水果:鲜橙 100 g

续表 11.3

餐次	食物名称及主要原料质量	
	孕中期	孕晚期
晚餐	牛肉饼:面粉 60 g,牛肉 50 g 清炒菜薹:菜薹 100 g 滑藕片:莲藕 100 g 水果:香蕉 50 g 酸奶:250 g 坚果:核桃 10 g	杂粮馒头:标准粉 60 g,玉米面 30 g 虾仁豆腐:基围虾仁 40 g,南豆腐 150 g 清炒菠菜:菠菜 100 g 水果:猕猴桃 100 g 酸奶:250 g 核桃:10 g
全天	植物油 25 g,食用碘盐不超过 5 g	植物油 25 g,食用碘盐不超过 5 g

注:按照低身体活动水平,孕中期女性需要能量 2 100 kcal,孕晚期女性需要能量 2 250 kcal 计算。

2. 哺乳期女性营养食谱的编制

哺乳期是母体用乳汁哺育新生子代,使其获得最佳生长发育,并奠定一生健康基础的特殊生理阶段。哺乳期女性既要分泌乳汁、哺育婴儿,还需要逐步补偿妊娠、分娩时的营养素损耗并促进各器官、系统功能的恢复,因此比非哺乳妇女需要更多的营养。哺乳期女性的膳食仍是由多样化食物组成的营养均衡的膳食,除保证哺乳期的营养需要外,还通过乳汁的口感和气味,潜移默化地影响较大婴儿对辅食的接受和后续多样化膳食结构的建立。

(1)哺乳期女性膳食指南。

根据《中国居民膳食指南(2022)》,哺乳期妇女膳食指南在一般人群膳食指南基础上增加以下 5 条内容:①产褥期食物多样不过量,坚持整个哺乳期营养均衡;②适量增加富含优质蛋白质及维生素 A 的动物性食物和海产品,选用碘盐,合理补充维生素 D;③家庭支持,愉悦心情,充足睡眠,坚持母乳喂养;④增加身体活动,促进产后恢复健康体态;⑤多喝汤和水,限制浓茶和咖啡,忌烟酒。

(2)哺乳期女性食谱实例。

哺乳期女性一天的食谱实例见表 11.4。

表 11.4　哺乳期女性一天的食谱实例

餐次	食物名称及主要原料质量
早餐	肉包子:面粉 50 g,猪肉 25 g,油菜少许 红薯稀饭:大米 25 g,红薯 25 g 拌黄瓜:黄瓜 100 g
加餐	酸奶:酸奶 200 g 苹果:苹果 100~150 g

续表 11.4

餐次	食物名称及主要原料质量
午餐	大米:大米 100 g 油菜猪肝汤:油菜 100 g,猪肝 20 g 丝瓜炒牛肉:丝瓜 100 g,牛肉 50 g
加餐	橘子:橘子 150 g 奶酪:10~20 g
晚餐	玉米面馒头:玉米粉 30 g,面粉 50 g 蒸土豆:土豆 50 g 青菜炖千张:小油菜 200 g,千张 50 g 香菇炖鸡汤:鸡肉 75 g,香菇适量
加餐	牛奶煮麦片:牛奶 250 g,燕麦片 10 g

注:该膳食方案是为哺乳期女性能量需要量 2 300 kcal 而设计,该能量水平基于女性轻身体活动水平(1 800+500)kcal 而来,膳食蛋白质和脂肪分别提供能量约占 17% 和 30%。对具体哺乳期女性而言,该能量水平仅仅是估计值。

11.3.3　婴幼儿营养食谱的编制

1.婴幼儿的膳食指南

(1)6 月龄内婴儿母乳喂养指南。

6 月龄内是人一生中生长发育的第一个高峰期,对能量和营养素的需要相对高于其他任何时期,但婴儿的胃肠道和肝肾功能发育尚未成熟,功能不健全,对食物的消化吸收能力及代谢废物的排泄能力仍较低。母乳既可提供优质、全面、充足和结构适宜的营养素,满足婴儿生长发育的需要,又能完美地适应其尚未成熟的消化能力,促进其器官发育和功能成熟,且不增加其肾脏的负担。6 月龄内婴儿需要完成从子宫内依赖母体营养到宫外依赖食物营养的过渡,来自母体的乳汁是完成这一过渡最好的食物,任何其他食物的喂养方式都不能与母乳喂养相媲美。

《中国居民膳食指南(2022)》提出 6 月龄内婴儿母乳喂养指南:①母乳是婴儿最理想的食物,坚持 6 月龄内纯母乳喂养;②生后 1 h 内开奶,重视尽早吸吮;③回应式喂养,建立良好的生活规律;④适当补充维生素 D,母乳喂养无须补钙;⑤一旦有任何动摇母乳喂养的想法和举动,都必须咨询医生或其他专业人员,并由他们帮助作出决定;⑥定期监测婴儿体格指标,保持健康生长。

(2)7~24 月龄婴幼儿喂养指南。

对于 7~24 月龄婴幼儿,母乳仍然是重要的营养来源,但单一的母乳喂养已经不能完全满足其对能量以及营养素的需求,必须引入其他营养丰富的食物。与此同时,7~24 月龄婴幼儿胃肠道等消化器官的发育、感知觉以及认知行为能力的发展,也需要其有机会通过接触、感受和尝试,逐步体验和适应多样化的食物,从被动接受喂养转变到自主进食。父母及喂养者的喂养行为对这一年龄段婴幼儿的营养和饮食行为有显著的影响。顺应婴幼儿需求喂养,有助于健康饮食习惯的形成,并具有长期而深远的影响。

《中国居民膳食指南(2022)》提出 7~24 月龄婴幼儿的喂养指南,制定膳食指导准则 6 条:①继续母乳喂养,满 6 月龄起必须添加辅食,从富含铁的泥糊状食物开始;②及时引入多样化食物,重视动物性食物的添加;③尽量少加糖盐,油脂适当,保持食物原味;④提倡回应式喂养,鼓励但不强迫进食;⑤注重饮食卫生和进食安全;⑥定期监测体格指标,追求健康生长。

2. 婴幼儿食谱实例

根据《中国居民膳食指南(2022)》,7~24 月龄婴幼儿一日膳食可大致安排如下:

早上 7 点:母乳。可逐渐添加其他食物,如尝试家庭早餐。

早上 10 点:母乳。可逐渐添加水果或其他点心。

中午 12 点:各种辅食。逐渐增加食物种类,增稠、增粗辅食质地,可尝试家庭食物、鼓励婴幼儿自己进食。

下午 3 点:母乳。可逐渐添加水果或其他点心。

下午 6 点:各种辅食。逐渐增加食物种类,增稠、增粗辅食质地,可尝试家庭食物,鼓励婴幼儿自己进食。

晚上 9 点:母乳。

必要时,夜间母乳喂养一次。

以上膳食安排可根据家庭生活习惯、妈妈的工作等做适当的调整。

11.3.4 学龄前儿童营养食谱的编制

1. 学龄前儿童膳食指南

2~5 岁学龄前儿童生长发育速率与婴幼儿相比略有下降,但仍处于较高水平,这个阶段的生长发育状况和饮食行为,直接关系到青少年和成年期发生肥胖及相关慢性病的风险。与成人相比,学龄前儿童对种营养素需要量高,消化系统尚未完全成熟,咀嚼能力较差,因此其食物的加工烹调应与成人有一定的差异。与此同时,学龄前儿童生活自理能力不断提高,自主性、好奇心、学习能力和模仿能力也增强,需要进一步强化和巩固在 7~24 月初步建立的多样化膳食结构,为一生健康和良好饮食行为奠定基础。基于学龄前儿童生理和营养特点,其膳食指南应在一般人群膳食指南基础上增加 5 条核心推荐:①食物多样,规律就餐,自主进食,培养健康饮食行为;②每天饮奶,足量饮水,合理选择零食;③合理烹调,少调料少油炸;④参与食物选择与制作,增进对食物的认知和喜爱;⑤经常户外活动,定期体格测量,保障健康成长。

2. 学龄前儿童食谱实例

根据 2~3 岁和 4~5 岁儿童的营养需要和膳食特点,设计学龄前儿童一日食谱实例,见表 11.5。

表 11.5　学龄前儿童一日食谱实例

餐次	食物名称及主要原料质量	
	2~3 岁儿童	4~5 岁儿童
早餐	山药大米猪肝粥:大米 25 g,山药 10 g,猪肝 5 g 黄瓜炒鸡蛋:鸡蛋 30 g,黄瓜 30 g 牛奶:高钙牛奶 100 g	彩色饺子:小麦面粉 45 g,菠菜 30 g,紫甘蓝 30 g,胡萝卜 30 g,瓢儿白 50 g,猪里脊肉 10 g 鸡蛋羹:鸡蛋 30 g,基围虾 6 g
加餐	牛奶及水果:高钙牛奶 100 g,香蕉 60 g	水果:猕猴桃 50 g,香蕉 50 g,苹果 50 g
午餐	番茄牛肉饭:大米 40 g,牛肉(前腱)10 g,番茄 50 g,红薯 30 g,胡萝卜 20 g,青豆 10 g 鲜蘑菠菜汤:鲜蘑 20 g,菠菜 50 g,紫菜 3 g 清蒸黄花鱼:小黄花鱼 20 g	米饭:大米 45 g,扁豆 30 g,玉米(鲜)30 g,黑芝麻 5 g 香菇炒菜心:鲜香菇 20 g,油菜心 50 g 番茄鱼片汤:番茄 50 g,龙利鱼 20 g 牛奶及坚果:高钙牛奶 150 g,核桃 5 g
加餐	牛奶及水果:高钙牛奶 100 g,草莓 60 g	二米饭:大米 40 g,小米 10 g
晚餐	彩色焖饭:大米 40 g,去骨鸡腿肉 10 g,玉米(鲜)20 g,豌豆 20 g 牛奶南瓜羹:南瓜 30 g,高钙牛奶 50 g	什锦鸡丁:鸡腿肉 20 g,彩椒 50 g,菜豇豆 30 g 水煮小白菜:小白菜 50 g
加餐	牛奶:高钙牛奶 150 g	牛奶:高钙牛奶 250 g
全天	植物油:15~20 g,食用加碘盐<2 g	植物油:20~25 g,食用加碘盐<3 g

11.3.5　学龄儿童营养食谱的编制

1.学龄儿童膳食指南

学龄儿童是指从 6 周岁到不满 18 周岁的未成年人。学龄儿童正处于生长发育阶段,对能量和营养素的需要量相对高于成年人。全面、充足的营养是其正常生长发育,乃至一生健康的物质保障,因此,更需要强调合理膳食。根据《中国居民膳食指南(2022)》,学龄儿童膳食指南有 5 条核心推荐:①主动参与食物选择和制作,提高营养素养;②吃好早餐,合理选择零食,培养健康饮食行为;③天天喝奶,足量饮水,不喝含糖饮料,禁止饮酒;④多户外活动,少视频时间,每天 60 min 以上的中高强度身体活动;⑤定期监测体格发育,保持体重适宜增长。

2.学龄儿童食谱实例

3~5 岁儿童一日食谱实例以及中学生一周午餐食谱设计分别见表 11.6 和表 11.7。

表 11.6　3~5 岁儿童一日食谱实例

餐次	食物名称及主要原料质量
早餐	燕麦粥:燕麦 10 g,大米 10 g,核桃 2~5 g 白煮蛋:鸡蛋 30 g 蔬菜小菜和奶酪凉拌 10 g
加餐	香蕉:香蕉 100~150 g 牛奶:牛奶 200~250 g
午餐	米饭:大米 25 g 小米粥:小米 15 g 红烧鸡:鸡肉 25 g,蘑菇少许 清炒西蓝花:西蓝花 100 g 醋熘土豆丝:土豆 50 g
加餐	酸奶 200~250 g
晚餐	米饭:大米 40~45 g 蒸南瓜:80~100 g 清蒸鲈鱼:鲈鱼 20~25 g 油菜汤:油菜 60~100 g 红烧豆腐:豆腐 100 g,肉末 20~30 g

注:该膳食方案是按照能量水平 1 200~1 300 kcal 而设计,该能量需要量水平一般适合于女童 3~5 岁,男童 3~4 岁。该食谱膳食蛋白质和脂肪分别提供能量约占 18% 和 30%。对一个具体个体儿童而言,该能量需要量水平仅仅是估计值,需要了解儿童目前体重并监测体重增长变化,判断是否需要调整能量摄入。

表 11.7　中学生一周午餐食谱设计(适用于中学生食堂午餐食谱设计,人群平均年龄 14 岁)

时间	食物名称及主要原料质量
周一	米饭:大米 125 g 红烧鸡腿:鸡腿 100 g 芹菜炒香干:芹菜 100 g,香干 20 g 清炒冬瓜:冬瓜 100 g 菠菜蛋汤:菠菜 100 g,鸡蛋 10 g 水果:橘子 150 g
周二	二米饭:大米 110 g,燕麦 15 g 香菇狮子头:香菇 10 g,猪肉 50 g 大白菜炒双菇:大白菜 50 g,香菇 40 g,平菇 50 g 清炒西蓝花:西蓝花 50 g 西红柿蛋花汤:西红柿 100 g,鸡蛋 10 g 点心零食:酸奶 100~150 g

表 **11.7**(续)

时间	食物名称及主要原料质量
周三	蛋炒饭:大米 125 g,鸡蛋 10 g 虾仁豆腐:虾仁 25 g,豆腐 50 g 山药炒肉:山药 75 g,猪肉 25 g 卷心菜和奶酪凉拌:卷心菜 100 g,奶酪 10 g,调味汁少许 菠菜猪肝汤:菠菜 100 g,猪肝 5 g 水果:苹果 150 g
周四	馒头:小麦粉 125 g 红烧带鱼:带鱼 75 g 家常豆腐:豆腐 75 g,油菜叶 20 g 素炒三丝:胡萝卜 100 g,青椒 75 g,黄豆芽 50 g 丝瓜蛋汤:丝瓜 100 g,鸡蛋 10 g 点心零食:牛奶 200 mL
周五	米饭:大米 125 g 土豆烧牛肉:土豆 100 g,牛肉 50 g 西红柿炒蛋:西红柿 100 g,鸡蛋 20 g 炒油菜:油菜 100 g 海带豆腐汤:海带结 10 g,豆腐 75 g 水果:香蕉 150 g

注:该膳食方案按照三餐能量餐次比为 3∶4∶3的原则设计,提供能量 900 kcal。青少年身高体重和运动量差别大,群体食谱设计可以根据需要调整主食量和能量。

11.3.6　老年营养食谱的编制

1.老年膳食指南

随着年龄增加,尤其是超过 65 岁,衰老的特征比较明显地表现出来。生理上的变化主要体现在代谢能力下降,呼吸和心脑功能衰退,肌肉衰减,视觉、听觉和味觉等感官反应迟钝等。这些变化会影响老年人摄取、消化食物和吸收营养物质的能力,使他们容易出现蛋白质、微量营养素摄入不足,产生消瘦、贫血等问题,降低身体的抵抗能力,增加罹患疾病的风险。《中国居民膳食指南(2022)》对老年人膳食指导有 4 条核心推荐:①食物品种丰富,动物性食物充足,常吃大豆制品;②鼓励共同进餐,保持良好食欲,享受食物美味;③积极户外活动,延缓肌肉衰减,保持适宜体重;④定期健康体检,测评营养状况,预防营养缺乏。

2.老年食谱实例

表 11.8 给出了健康老年人的食谱实例,适合 65 岁以上健康老年人,一日三餐结合了食物多样和搭配种类组合,平均摄入量能达到营养素供应的充足和均衡。应注意烹饪方法保持食物细软和食用安全;注意适量活动,保持适宜体重。

表 11.8　健康老年人的食谱实例(食谱提供能量 1 500~1 900 kcal)

餐次	食物名称及主要原料质量		
	食谱计划 1(1 500 kcal)	食谱计划 2(1 700 kcal)	食谱计划 3(1 900 kcal)
早餐	杂粮粥:大米 10 g,小米 10 g,赤豆 10 g 烧卖:面粉 10 g,糯米 15 g 鸭蛋黄瓜片:咸鸭蛋 20 g,黄瓜 50 g 酸奶:100~150 mL	香菇菜包:小麦粉 50 g,香菇 5 g,青菜 50 g 白煮蛋:鸡蛋 30 g 豆浆:250 mL 奶酪:10~20 g	燕麦粥:燕麦 25 g 花卷:小麦粉 50 g 拌青椒:青椒 100 g,香油 5 mL 葡萄:200 g
加餐	香蕉:100 g	柚子:200 g	牛奶:300 mL
午餐	红薯饭:大米 40 g,红薯 50 g 青菜烧肉圆:青菜 150 g,猪肉末 20 g 海带豆腐汤:海带结 20 g,内酯豆腐 150 g	赤豆饭:大米 75 g,小米 10 g,赤豆 25 g 青椒土豆丝:青椒 100 g,土豆 100 g 腰果鸡丁:腰果 10 g,鸡腿肉 50 g 紫菜蛋汤:紫菜 2 g,鸡蛋 10 g	绿豆米饭:绿豆 10 g,粳米 100 g 白菜猪肉炖豆腐:白菜 100 g,北豆腐 75 g,瘦猪肉 20 g 炒西蓝花:西蓝花 100 g
加餐	橙子:150 g	牛奶:300 mL	橘子:100 g
晚餐	鸡丝面:小麦粉 75 g,鸡胸脯肉 40 g,胡萝卜 100 g,黄瓜 50 g,木耳 10 g 盐水虾:基围虾 30 g 牛奶:100~150 mL	黑米饭:大米 50 g,黑米 25 g 小黄鱼炖豆腐:小黄鱼 50 g,北豆腐 50 g 清炒菠菜:菠菜 200 g 梨:100 g	小米粥:小米 25 g 馒头:小麦粉 75 g 清蒸鲳鱼:鲳鱼 100 g 虾皮炒卷心菜:虾皮 10 g,卷心菜 100 g 蒜茸菠菜:菠菜 100 g
烹调油	花生油:20 g	大豆油:25 g	葵花籽油:20 g
食盐	<5 g	<5 g	<5 g

11.3.7　领域前沿

2021 年中国营养学会发布《中国居民膳食指南科学研究报告(2021)》,报告中指出,全球疾病负担研究显示,不合理的膳食是我国人群疾病发生和死亡的最主要因素,2017年我国居民 310 万人的死亡可以归因于膳食不合理。1982—2012 年我国成人膳食变迁与心血管代谢性疾病死亡率关系的研究结果显示,我国在过去几十年中尽管部分膳食因素在改善,但大部分人群的膳食质量仍然不理想。

1.高油高盐摄入仍普遍存在,含糖饮料消费逐年上升

与 1992 年相比,人均烹调用盐量下降了 4.6 g/d。烹调用盐平均摄入虽有所下降,但仍高于中国营养学会推荐水平。在外就餐成为普遍饮食行为,外卖点餐行为在年轻人中较为普遍。调查发现前十位常购买的菜肴多为油炸食物、动物类菜肴,对于长期以外卖餐和在外就餐为主的人群,存在油盐过度消费,以及膳食结构不合理问题。

含糖饮料销售量逐年上升,城市人群游离糖摄入有 42.1% 来自于含糖饮料和乳饮料。儿童青少年含糖乳饮料和饮料消费率在 30% 和 25% 以上,明显高于成人。

2.全谷物、深色蔬菜、水果、奶类、鱼虾类和大豆类摄入不足

我国居民膳食结构以谷物为主,但谷物以精制米面为主,全谷物及杂粮摄入不足,只有 20% 左右的成人能达到日均 50 g 以上;品种多为小米和玉米,还需更为丰富;蔬菜以浅色蔬菜为主,深色蔬菜约占蔬菜总量的 30%,未达到推荐的 50% 以上的水平。人均水果摄入量仍然较低,摄入量较高的城市人群仅为 55.7 g/d。与合理膳食要求相比,有较大差距。我国居民奶类平均摄入量一直处于较低的水平,各人群奶类及其制品消费率均较低,儿童青少年消费率高于成人,各人群消费量均低于推荐摄入量水平,奶类摄入不足是我国居民钙摄入不足比例较高的主要原因。鱼虾类平均摄入量为 24.3 g/d,多年来没有明显增加,不足 1/3 的成年人能够达到平均每天摄入鱼虾类 40 g 以上。大豆类食品是中国传统的健康食品,但目前消费率低,消费量不足,约有 40% 的成人不常吃大豆类制品。

3.饮酒行为较为普遍,一半以上的男性饮酒者过量饮酒

我国的饮酒文化历史久远,饮酒已成为日常生活的一种习俗。2015 年监测结果显示我国成年男性居民饮酒率为 64.5%,女性为 23.1%。饮酒者日均酒精摄入量男性为 30 g,女性为 12.3 g。按照饮酒者日均酒精摄入量大于 15 g 定义为过量饮酒,2015—2017 年数据显示,我国男性和女性饮酒者过量饮酒量分别为 56.8% 和 27.8%。

11.3.8　教学案例

一位 16 岁高中女生,上课时经常犯困,注意力难以集中,偶尔还会出现头晕的现象。经医院检查后发现该女生的血糖偏低,身体其他方面无明显异常。通过进一步了解,得知这位女生为了减肥刻意不吃或者少吃主食,经常不吃早餐,午餐也只吃一个苹果。请对这一案例进行分析,思考该女生的低血糖与哪些因素有关? 血糖与人体三大产能物质之间有哪些关系? 这位学生的能量平衡处在哪种状态中? 怎样才能够更好地解决该女生的问题?

11.4　营养监测与干预

11.4.1　营养监测概述

营养监测是指长期动态监测人群的营养状况,同时收集影响人群营养状况的有关社会、经济等方面的资料,探讨从政策上、社会措施是改善营养状况的途径。联合国粮食及农业组织、联合国儿童基金会(UNICEF)及世界卫生组织对营养监测的定义是"对营养进行监护,以便作出改善居民营养的决定"。营养监测运用科学手段,了解某一特定人群或个体的膳食摄入和营养水平,分析在某一时间断面时居民的营养状况及其变化规律,并最终根据监测的资料纠正存在的问题,为更好改善居民营养状况提供实际的和理论依据。

1.营养监测的分类

营养监测活动因不同目的和工作内容而有所不同,可以划分为三类。

（1）长期营养监测。

对人群营养现状进行调查分析，以便制订计划（一般为国家级），分析这些计划对营养问题的影响，并预测将来的趋势。这种监测对信息的反应较慢，通常是通过专门针对改善营养和卫生的大规模国家规划，或通过全面的发展政策，以及两者兼存的方式来实现。

（2）计划效果评价性监测。

在实施了以改善营养或满足营养需要为目标的计划后，监测营养指标的变化。其主要目的是对制订的计划进行改进，或评价其是否需要修改措施，以便在实施阶段完善和完成计划。这种监测活动的反应比长期营养监测要快些。

（3）及时报警和干预系统监测。

目的在于发现、预防和减轻重点人群的短期恶化。例如控制和缓解区域性，季节性和易发人群性某种营养失调的出现等。这种监测活动具有迅速行动，短期干预处理眼前问题的特点。

2. 营养监测的目的

营养监测的目的是收集、解释、传递有关营养的信息，其监测结果在一定时期内有利于人群营养促进的政策导向。随着社会经济发展，人们的食物消费行为改变，这不仅对人们的健康产生影响，而且会因食物需求的变化影响农业生产，造成国民经济发展计划的相应改变。因此，对于一个国家来说，营养状况的信息是决策所必需的。营养监测工作的目的就是在社会发展过程中了解和掌握食物消费的变化及人群营养状况，分析其发展趋势，为决策者提供信息，有的放矢地解决营养问题，预防疾病的发展，并在食物生产、流通等方面进行相应的政策调整，以保证社会发展过程中食物生产、健康与环境的平衡发展和优化提高。

11.4.2　营养监测系统

营养监测是长期搜集、分析、解释和管理相关健康信息的系统，在公共卫生工作中发挥着举足轻重的作用。营养监测系统的组成分为三大部分：数据收集、数据分析和作出决策。此外，要有营养监测及其他信息系统的工作方法和公共机构、所需的物力和人力、人员的培训等。

1. 组织机构

在大多数情况下，营养监测系统的组织在某种程度上是跨部门的。组织监测系统有两个方面的问题：①各组成部分如何完成自己的职能；②如何使各部分的职能联系起来。这两个问题是有关联的，通常需要几个政府有关部门达成协议。

2. 所需资源及人力

营养监测所需资源在很大程度上取决于对现有设备的使用情况。在营养监测工作开展较广泛的地方，需要增加的资源并不太多。系统建设的一个重要的内容就是对有关人员在数据收集方法及系统管理方面进行培训。通常这一工作由中心单位工作人员完成。

3. 监测系统需要的器材

监测系统需要的器材主要包括测量设备、表格及调查表、培训教材、数据处理设备、出版物等。

4. 工作程序和工作制度

工作程序是指完成监测任务的具体操作过程,可以归纳为下列问题:①资料如何收集,从哪些地方收集,由哪些人去收集,什么时间收集一次,使用什么收集方法;②资料如何核对、由谁负责审核;③质量控制工作如何进行;④资料如何上报,以什么方式;⑤由谁来完成资料分析,资料分析的期限是多长;⑥如何解释资料分析的结果,分析结果由何人以什么形式提供,是否向社会公布。

为了保证监测工作的正常进行,必须有一整套行之有效的管理制度,如资料管理、监测点考核、人员培训与考核、质量控制等。

5. 监测人员的资格认定和培训

营养监测工作是一项专业性很强的信息管理和分析工作,要求从事营养监测人员具备一定的基础知识,并应经过系统培训。对于指标的检测,要事先进行细致的练习,统一操作的方法、要求及注意事项,找出可能产生错误的原因及解决办法,严格控制质量。

6. 监测系统的回顾和评价

随着监测系统的运转,要通过对监测系统的工作进行回顾和评价来判断该系统是否达到了预期的目的,是否能更有效地为公共卫生服务。根据监测结果,对照原定计划的执行情况,通过监测发现并解决存在的问题,对营养状况进行准确的判断,向有关部门汇报或提供信息,以求制定合理的食物与营养政策,同时评价监测系统的简单性、灵敏性和可行性。

11.4.3　营养监测内容

1. 确定营养监测目的

营养监测的目的是收集、解释、传递有关营养的信息,为国家提供制定政策法规和干预措施的依据。一般来说,营养监测的目的主要有以下 6 个方面:①估计人群营养状况及区域分布情况;②动态监测营养状况的变化趋势;③从长期监测资料分析,评价干预措施的效果;④找出营养状况不良的易感人群,为制定合理的干预措施提供依据;⑤确定影响人群营养状况的有关因素;⑥为确定预防策略制定工作重点。

营养监测的内容依监测系统的目的而定。营养监测的重点每次可能有所不同,它将影响监测方式和监测内容的选择。

2. 确定监测人群和监测点

根据营养监测的目的确定营养监测人群,如全人群、孕妇、儿童、青少年等。监测人群的选取既要保证样本有代表性,又要避免耗费过多的人力和物力。抽样方法可以是随机抽样,也可以根据监测目的选择其他的抽样方法。

监测点的选择与监测系统的目的密切相关,它可以是一个行政上的区(县),也可以是一个社区或一个学校,一个幼儿园或其他单位。选择监测点时要考虑监测点的基本条件,否则收集不到所需要的数据,或者数据的偏性很大,不能反映真实情况。监测点选择后必须经过准备工作才能成为一个合格的监测点,包括工作制度的建立、必要设备的配备、人员培训等。

3. 确定监测指标

（1）选择指标的原则。

①灵敏性。灵敏性是指检测出真实阳性的能力。选用的指标能够将当时的营养状况及其以后的变化灵敏地表现出来，即能指出营养状况的变化或倾向。由于正常人群往往也会有一部分人落在临界值以下，所以在评价时应根据临界值以下人数的多少，如人数达到某一水平时可以认为该人群存在营养问题，该水平称为危险界值。临界值是人为确定的，可以根据当时的具体情况而改变。

②特异性。特异性是指指标要能检出真正有阳性的，而又能将非阳性的排除。一个指标在不同的情况下可以有不同的意义。例如，血红蛋白是缺铁性贫血的良好指标，但对其他疾病引起的贫血，血红蛋白就不是良好的指标。

③可行性。可行性是指所选定的监测指标能否被人群及地区所接受。可行性程度常常可反映出人们的参与程度、费用负担程度、器材设备与操作方法的复杂程度和结果统计分析处理的能力等。

指标宜少不宜多，以使监测易于进行，并尽可能多地选用无损伤性的监测指标。在实际工作中也要考虑收集这些指标数据时所需的人力、物力及调查对象接受的程度。

（2）营养监测常用指标。

营养监测的指标很多，但在实际工作中只能选择一些比较实用的项目。

①人体测量指标。包括身高、体重、上臂围等。人体测量指标易于掌握，简单方便，较易开展，但它仅为营养不良的结果或表现，故需要一个适当的人群参考标准进行比较。

②生化指标。检测生化指标可以比较明确地提出膳食缺乏什么营养素，但检测有一定困难，如经济上耗费大，要有熟练的技术人员和特殊的仪器设备，且样品的采集和保存均要有特殊的要求。

③临床指标。有些营养缺乏症如维生素 A 缺乏症、佝偻病等有特殊的临床指征。但是判断结果往往带有较大的主观性，因此现在已常用人体测量指标和生化指标来替代临床指标。

④膳食指标。由膳食调查而得。膳食调查可以采用 24 h 回顾法、记账法或称量法。通过膳食调查得到人体营养状况的总体印象，并制订出干预措施和宣教要点。膳食调查针对的是一个群体总的状况而言，并非针对某一个体。

⑤社会经济状况指标。如被调查者的性别、年龄、居住城市或乡村、民族、家庭收入、文化程度、医疗保健类型等。

11.4.4　营养教育

营养教育是通过营养信息交流，帮助个体和群体获得食物与营养知识，并培养健康生活方式的教育活动和过程，是健康教育的重要组成部分。营养教育具有途径多、成本低、覆盖面广、收效大的特点，已被各国、各地区的政府和营养学家作为改善人民营养状况的主要有效手段之一。

1. 营养教育的目的

营养教育的目的在于提高各类人群的营养知识水平和对营养与健康的认识，消除或减少不利于健康的膳食营养因素,改善营养状况,预防营养性疾病的发生,提高人们的健康水平和生活质量。营养教育应提供促使个体、群体和社会改变膳食行为所必需的营养知识,操作技能和服务能力。

2. 营养教育的对象与内容

营养教育的对象包括从事餐饮业、农业、商业、食品工业、医疗卫生、计划等部门的有关人员以及普通社区居民等社会各类人群。

营养教育的主要内容包括:

(1)对餐饮业、农业、商业、食品工业、医疗卫生、计划等部门的有关人员进行系统的营养知识培训。

(2)将营养知识纳入中小学的教学内容,在教学中安排营养教育课程,使学生逐渐懂得平衡膳食的原则,从小开始培养良好的生活行为和饮食习惯。

(3)将营养工作内容纳入到初级卫生保健服务体系中。提高初级卫生保健人员的营养知识水平,并通过他们指导居民因地制宜、合理利用地方食物资源改善各地区居民的营养状况。

(4)利用各种媒体和宣传手段,广泛开展群众性的营养宣传活动,倡导合理的膳食模式和健康的生活方式,纠正不良饮食习惯等,达到提高全体国民的身体素质和生活质量的目标。

3. 营养教育的方法

(1)设计。

营养教育是一项复杂的系统工程,为确保某项营养教育活动有依据、有针对性、有目标地进行,应该成立一个营养教育项目的专题小组。营养教育计划的制定应通过专题小组讨论的方式,了解教育对象的需要和接受能力,有针对性地设计营养教育计划,这是营养教育取得成功的基本原则。营养教育的设计应掌握以下 7 个方面:①教育对象及其特征;②教育计划的目的;③应宣传给教育对象的知识;④宣传对象对于这些知识的掌握情况;⑤宣传对象还需要了解的其他信息;⑥制订能够衡量项目成功与否的目标;⑦营养教育的评价。

(2)选择教育途径和资料。

根据营养教育计划的设计,选择适宜的交流途径和制作有效的教育材料。事先在调查研究的基础上,明确教育目标和对教育对象的认识,才能制作出对教育对象有针对性的教育材料。为此需要考虑以下几个方面:①营养宣教材料可以根据实际情况进行收集,或自行设计制作具有针对性的营养教育内容;②应根据目标人群的特点选择最佳的营养教育途径;③应根据营养教育的内容和教育对象的特点选择最适合的形式。

(3)准备营养教育资料和预试验。

营养教育材料的编写要求科学、通俗易懂、图文并茂。为了教育材料内容充分、合适,在大多数设计工作已经完成后,需要将准备好的教育材料进行预试验,以便得到教育对象的反馈意见,进行修改完善。

(4)营养教育实施。

实施营养教育计划,要制订宣传材料和活动时间表,让每个工作者都明确自己的任务,并通过所确定的传播途径把计划中要宣传的营养内容传播给教育对象。在教育传播的过程中,要观察教育对象对宣传材料有何反应? 他们愿意接受还是反对这些新知识? 如果反对,原因是什么? 要注意随时收集与研究反馈信息,按步骤查找原因,以便及时进行纠正。

(5)营养教育评价。

通过对营养教育的全过程进行评价,可全面地分析和评估整个项目的实施效果,并可为继续开展研究项目提供科学依据。对营养教育项目的效果评价,就是将客观实际与预期目标进行比较,项目目标是评价的中心问题。总结评价可通过近期、中期和远期的不同时期评价来说明营养教育的效果。近期效果评价主要针对目标人群的知识和态度的变化进行评价;中期效果评价主要观察健康行为的形成和危险目标因素的变化;远期效果评价主要调查营养和健康状况以及生活质量的变化。

根据上述几个方面,以目标人群营养知识、态度和行为的变化为重点,总结项目成功与否,并将取得的经验总结归纳,以便进一步推广。

11.4.5　营养配餐与食谱制定

食谱泛指食物搭配与烹调方法的汇总,如有关烹调书籍中介绍的菜品制作方法。食谱也可指膳食调配计划,即每日每餐主食、副食的名称与数量,要注意其规范性、科学性和可行性。

营养配餐是按照目标人群的需要,根据食物中各种营养物质的含量,设计一餐、一天、一周或一个月的食谱,使人体摄入的能量和营养素比例合理,以达到平衡膳食的要求。营养配餐是实现平衡膳食的一种措施。平衡膳食需要通过营养食谱才能得以表达,充分体现其实际意义。

1. 营养食谱制定的意义

营养配餐和食谱制定应遵循平衡膳食的原则,根据食物的营养特点和我国居民饮食习惯及相应人群的生理特点,进行合理选择,科学搭配,以满足人群生长发育和健康的需要。

(1)营养配餐可以将各类人群的膳食营养素参考摄入量具体落实到用膳者的每日膳食中,使他们能按需要摄入足够的能量和各种营养素,同时又防止营养素或能量的过高摄入。

(2)可根据群体对各种营养素的需要,结合当地食物的品种、生产季节、经营条件和厨房烹饪水平,合理选择各种食物,达到平衡膳食。

(3)通过编制营养食谱,可以指导食堂管理人员有计划地管理食堂膳食,也有助于家庭有计划地管理家庭膳食,并且有利于成本核算。

2. 营养配餐的依据

(1)中国居民膳食营养素参考摄入量(DRIs)。

中国居民膳食营养素参考摄入量(DRIs)是一组针对不同群体每日平均膳食营养素摄入量的参考值,包括平均需要量(EAR)、推荐摄入量(RNI)、适宜摄入量(AI)和可耐受最高摄入量(UL)等。制定DRIs的目的在于更好地指导人们进行膳食实践,评价人群的营养状况并为国家食物发展供应计划提供依据。在计划膳食工作中,DRIs 可以作为营养状况适宜的目标,建议如何合理摄取食物来满足健康的需要;在膳食评价工作中,DRIs 可以作为一个尺度来衡量人们实际摄入的营养量是否适宜。编制营养食谱时,首先需要以 DRIs 为依据确定需要量。一般以能量需要量为基础,再以各营养素的 RNI 为参考评价食谱的制订是否合理。

（2）中国居民膳食指南和平衡膳食宝塔。

膳食指南是根据营养学原则和人民群众健康需要,结合当地食物生产供应情况及人群生活实践,给出的食物选择和身体活动的指导意见。膳食指南是以科学研究的成果为依据,针对国民的营养需要及饮食中存在的问题而制订的,具有普遍指导意义。营养食谱的制定需要根据膳食指南考虑食物种类、数量的合理搭配。

平衡膳食宝塔是膳食指南量化和形象化的表达。它是根据居民膳食指南,结合中国居民的膳食结构特点而设计的,将平衡膳食的原则转化成消费者每日应吃食物的种类及相应的数量,并以直观的宝塔形式表现出来,是人们日常生活中实施膳食指南的方便工具,能够对合理调配平衡膳食进行具体指导。

（3）食物成分表。

食物成分表是营养配餐工作必不可少的工具。通过食物成分表,在编制食谱时才能将营养素的需要量转换为食物的需要量,从而确定食物的品种和数量。

11.4.6　营养信息化

随着营养健康时代的来临,人们开始关注自身的健康,营养供需就形成了广阔的营养市场。面对社会日益增长的营养健康需求,以往的营养健康维护方式已经不能适应日趋变化和发展的市场,营养信息化实施也应运而生。营养信息化建设参与营养健康服务已成为行业发展的趋势,健全信息化的模式,将大大加强营养健康服务体系运转的有效性与及时性,同时,最大限度地调动传统营养需求运作中的资源优势,以信息化技术改造营养供需的各个环节,最终促进营养信息化更快地发展。

1. 营养信息化的作用

营养信息化的目的是将营养知识或管理进行智能化操作,以此促进营养产业的科学发展。营养全面信息化建设把营养知识进行系统性归纳,并形成标准化工作流程,使之成为简明、方便、科学的使用手段。建立和使用信息化数据平台能够提高营养从业者的工作效率。营养信息化在应用服务和开放式平台方面形成一个有效的途径,有利于将服务模式逐步纳入信息化管理体系。营养信息化经过各类信息汇总,不断更新资料、归纳市场需求,从而充实营养方案及完善营养数据。结合传统的研究成果和借鉴各方的先进经验,为市场提供更多的选择方式和更正机会,密切结合市场需求,形成系统的信息化资源整合。

2. 营养信息化实施策略

2017 年国务院发布《国民营养计划（2017—2030 年）》,强调要加强营养健康基础数据共享利用,并提出推进营养健康信息化建设的 3 个措施。

（1）大力推动营养健康数据互通共享。

依托现有信息平台,加强营养与健康信息化建设,完善食物成分与人群健康监测信息系统。构建信息共享与交换机制,推动互联互通与数据共享。协同共享环境、农业、食品药品、医疗、教育、体育等信息数据资源,建设跨行业集成、跨地域共享、跨业务应用的基础数据平台。建立营养健康数据标准体系和电子认证服务体系,切实提高信息安全能力。积极推动"互联网+营养健康"服务和促进大数据应用试点示范,带动以营养健康为导向的信息技术产业发展。

(2)全面深化数据分析和智能应用。

建立营养健康数据资源目录体系,制定分级授权、分类应用、安全审查的管理规范,促进数据资源的开放共享,强化数据资源在多领域的创新应用。推动多领域数据综合分析与挖掘,开展数据分析应用场景研究,构建关联分析、趋势预测、科学预警、决策支持模型,推动整合型大数据驱动的服务体系,支持业务集成、跨部门协同、社会服务和科学决策,实现政府精准管理和高效服务。

(3)大力开展信息惠民服务。

发展汇聚营养、运动和健康信息的可穿戴设备、移动终端(APP),推动"互联网+"、大数据前沿技术与营养健康融合发展,开发个性化、差异化的营养健康电子化产品,如营养计算器、膳食营养、运动健康指导移动应用等,提供方便可及的健康信息技术产品和服务。

11.4.7　慢性病的营养干预

营养干预是运用营养知识、技术及措施研究和解决人们的营养问题。营养干预的目的在于提高社区人群的营养知识水平,改善膳食结构,促进健康,进一步提高社区人群的生活质量,同时为国家或当地政府制定食物营养政策、经济政策及卫生保健政策提供科学依据。营养干预应当从实际出发,结合经费、当地资源、食品供应等条件,因地制宜,循序渐进。贯彻科学宣传、专业指导、个人自愿、社会参与的原则。

就我国现阶段而言,营养干预是从根本上解决营养问题的措施,近年来得到教育部门和卫生部门的不断重视。目前,我国疾病谱、死亡谱排行最高的疾病是冠心病、高血压、中风、肿瘤等非传染性慢性病。这些疾病的形成都与不良的生活行为习惯尤其是饮食习惯密切相关。实施营养教育和干预,不仅能帮助人们预防慢性病的发生,还能提高居民的健康水平和生活质量,是一项低投入、高效益的保健措施,有利于国家的富强和民族的昌盛,是一项意义极为重大的举措。

慢性病的营养干预首先要认识营养与慢性病的联系,通过对慢性病有关营养状况指标的定期检测、分析和评价,明确主要的营养问题,然后确定营养干预的目标,建立营养干预计划,通过营养教育和营养咨询及配制个性化营养食谱等手段实现慢性病的营养干预。对于普通人群,可以通过营养科普教育纠正不良的饮食习惯,形成健康的生活方式,预防慢性病的发生。对于一般慢性病患者,可以通过患者和家庭成员共同接受疾病知识和营养培训,使家庭成员提高认知,从而发挥支持功能帮助病人应对疾病,达到改善病人营养状况、减轻负面情绪、节约医疗费用的目的。对于身体虚弱、疾病反复、重要器官功能障碍的居家病人,高营养风险的出院病人,应在社区得到规范化营养管理的慢性病病人以及具有高营养风险的居家和机构老年病人,慢性病的营养干预显得尤为重要。通过以社区为单位,确定重点干预对象,实现慢性病的精准营养干预,以治带防,营造整体营养干预气氛,同时建立起慢性病管理和医养结合的新模式,切实解决慢性病患者的实际问题。

11.4.8　领域前沿

居民营养与慢性病状况是反映国家经济社会发展、卫生保健水平和人口健康素质的重要指标。2015—2019 年,国家卫生健康委员会组织中国疾病预防控制中心、国家癌症中心、国家心血管病中心开展了新一轮的中国居民慢性病与营养监测,覆盖全国 31 个省(自治区、直辖市)的近 6 亿人口,现场调查人数超过 60 万,完成《中国居民营养与慢性病状况报告(2020 年)》。该报告显示,近年来随着健康中国建设和健康扶贫等民生工程的深入推进,我国营养改善和慢性病防控工作取得积极进展和明显成效,主要体现在三个方面:一是居民体格发育与营养不足问题持续改善,城乡差异逐步缩小。居民膳食能量和宏量营养素摄入充足,优质蛋白摄入不断增加。成人平均身高继续增长,儿童青少年生长发育水平持续改善。二是居民健康意识逐步增强,部分慢性病行为危险因素流行水平呈现下降趋势。近年来,居民吸烟率、二手烟暴露率、经常饮酒率均有所下降。家庭减盐取得成效。居民对自己健康的关注程度也在不断提高,定期测量体重、血压、血糖、血脂等健康指标的人群比例显著增加。三是重大慢性病过早死亡率逐年下降,因慢性病导致的劳动力损失明显减少。

随着我国经济社会发展和卫生健康服务水平的不断提高,居民人均预期寿命不断增长,随着慢性病患者生存期的不断延长,加之人口老龄化、城镇化、工业化进程加快和行为危险因素流行对慢性病发病的影响,我国慢性病患者基数仍将不断扩大。同时因慢性病死亡的比例也会持续增加,2019 年我国因慢性病导致的死亡人数占总死亡人数 88.5%,其中心脑血管病、癌症、慢性呼吸系统疾病的死亡比例为 80.7%,我国居民面临突出的营养问题主要体现在以下三个方面:①居民不健康生活方式仍然普遍存在。膳食脂肪供能比持续上升,农村首次突破 30% 推荐上限,家庭人均每日烹调用盐和用油量仍远高于推荐值,而蔬菜、水果、豆及豆制品、奶类消费量不足。同时,居民在外就餐比例不断上升,食堂、餐馆、加工食品中的油、盐应引起关注。儿童青少年经常饮用含糖饮料问题已经凸显,15 岁以上人群吸烟率、成人 30 天内饮酒率超过 1/4,身体活动不足问题普遍存在。②居民超重肥胖问题不断凸显,慢性病患病/发病率仍呈上升趋势。城乡各年龄组居民超重肥胖率继续上升,有超过一半的成年居民超重或肥胖,6~17 岁、6 岁以下儿童青少年超重肥胖率分别达到 19% 和 10.4%。高血压、糖尿病、高胆固醇血症、慢性阻塞性肺疾病患病率和癌症发病率与 2015 年比有所上升。③部分重点地区、重点人群,如婴幼儿、育龄妇女和高龄老年人面临重要微量营养素缺乏等问题,需要引起关注。

面对当前仍然严峻的慢性病防控形势,党中央、国务院高度重视,将实施慢性病综合防控战略纳入《"健康中国 2030"规划纲要》,将合理膳食和重大慢病防治纳入"健康中国"行动,进一步聚焦当前国民面临的主要营养和慢性病问题,从政府、社会、个人(家庭)三个层面协同推进,通过普及健康知识、参与健康行动、提供健康服务等措施,积极有效应对当前挑战,推进实现全民健康。

11.4.9　教学案例

2012 年 5 月,卫生部办公厅和教育部办公厅联合发布了《农村义务教育学生营养改善计划营养健康状况监测评估工作方案(试行)》,正式启动农村义务教育学生营养改善计划试点地区学生营养健康状况的监测评估工作。2012—2020 年,监测范围覆盖中西部 22 个省(自治区、直辖市)和新疆生产建设兵团的 699 个国家试点县。在常规监测下,测量学生身高和体重,依次筛查生长迟缓、消瘦、超重和肥胖。在重点监测县,进一步评估学生的饮食习惯和全身血红蛋白,分析贫血状况;部分学生采集少量静脉血,测定血清维生素 A 等易缺乏的微量营养素。请同学们对这一营养监测案例进行分析,思考营养监测的意义和目的是什么? 营养监测的指标如何选择? 营养监测信息如何利用?

问答题:

1. 简述《中国居民膳食指南(2022)》的核心推荐。
2. 简述中国孕妇、哺乳期女性膳食指南。
3. 简述儿童和少年膳食指南。
4. 简述老年人群膳食指南。
5. 简述素食人群膳食指南。
6. 论述我国居民膳食结构特点和存在的问题。
7. 膳食营养素参考摄入量制定和修订面临的困难和挑战及未来修订工作的建议。
8. 请针对某一人群设计一日食谱。
9. 请针对青少年肥胖人群设计营养教育计划。
10. 请谈一谈如何在高校内实施营养信息化。

第12章　食品功能与营养评价

12.1　食品功能评价

12.1.1　食品毒理学评价

食品毒理学评价是指通过毒理学的方法对食品相关物质进行检测和评价,检验对象包括食品及其原料、食品添加物质以及可能经食品摄入的食品容器和包装材料物质等。我国食品安全国家标准(GB 15193.1—2014)目录中就明确给出了食品安全性毒理学评价程序。

1. 食品安全性毒理学评价试验的内容

食品安全性毒理学评价试验的内容主要包括:①急性经口毒性试验;②遗传毒性试验;③28 天经口毒性试验;④90 天经口毒性试验;⑤致畸试验;⑥生殖毒性试验和生殖发育毒性试验;⑦毒物动力学试验;⑧慢性毒性试验;⑨致癌试验;⑩慢性毒性和致癌合并试验。

2. 进行食品安全性毒理学评价时需要考虑的因素

在对食品进行安全性评价时,除了依据相关毒理学试验的结果,还需要综合考虑多方面的因素,包括试验指标的统计学意义、生物学意义和毒理学意义、人的推荐摄入量较大的受检样品、时间-毒性效应关系、特殊人群和易感人群、人群资料、动物毒性试验和体外试验资料以及不确定系数、毒物动力学试验的资料、综合评价。

3. 动物试验伦理学在毒理学中的应用原则

为了保护动物权益,人们应尽可能减少试验动物的用量,优化试验方法,采用其他手段或对象替代动物进行试验,提倡"3R"原则,即"替代、优化和减少"。科研人员还应该加强试验动物的信息交流与共享,建立各种试验动物的标准生物学特性数据库,向动物试验人员提供所使用动物的背景资料和数据及其试验和处置方法等,以合理地和尽可能地减少试验动物的使用量。

12.1.2　食品功能学评价

食品功能学评价是功能食品科学研究的核心内容,主要任务是针对功能食品所宣称的生理功效进行动物学甚至是人体试验,功能学评价为判断食品是否具有保健功能提供可靠的科学依据。

1. 食品功能学评价的基本要求

(1)对受试样品的要求。

受试样品应提供名称、性状、规格、批号、生产日期、保质期、保存条件、申请单位名称、生产企业名称、配方、生产工艺、质量标准、保健功能以及推荐摄入量等信息;受试样品应是规格化的定型产品,即符合既定的配方、生产工艺及质量标准;受试样品必须是已经过食品安全性毒理学评价确认为安全的食品。

(2)对受试样品处理的要求。

受试样品推荐量较大,超过试验动物的灌胃量、掺入饲料的承受量等情况时,可适当减少受试样品中的非功效成分的含量。

(3)对合理设置对照组的要求。

保健食品功能评价的各种动物试验至少应设 3 个剂量组,另设阴性对照组,必要时可设阳性对照组或空白对照组。

(4)对给予受试样品剂量、给予方式和时间的要求。

各种动物试验至少应设 3 个剂量组,剂量选择应合理,尽可能找出最低有效剂量。在 3 个剂量组中,其中一个剂量应相当于人体推荐摄入量(折算为每千克体重的剂量)的 5 倍(大鼠)或 10 倍(小鼠),且最高剂量不得超过人体推荐摄入量的 30 倍(特殊情况除外),受试样品的功能试验剂量必须在毒理学评价确定的安全剂量范围之内。必须经口给予受试样品,首选灌胃。动物试验给予受试样品以及人体试食的时间应根据具体试验而定,原则上为 1~3 个月,具体试验时间参照各功能的试验方法。

(5)人体试食试验的基本要求。

原则上受试样品已经通过动物试验证实(没有适宜动物试验评价方法的除外),确定其具有需验证的某种特定的保健功能;原则上人体试食试验应在动物功能学试验有效的前提下进行;人体试食试验受试样品必须经过动物毒理学安全性评价,并确认为安全的食品。

2. 食品功能学评价相关试验项目及判定标准

2022 年,国家市场监管总局会同国家卫生健康委、国家中医药管理局制定发布了《允许保健食品声称的保健功能目录 非营养素补充剂》(简称《功能目录》及配套文件(征求意见稿))。《功能目录》取消原保健功能目录中的促进泌乳、改善生长发育、改善皮肤油分、抑制肿瘤、辅助抑制肿瘤、抗突变、延缓衰老 7 项保健功能,保留"增强免疫力"等 24 种保健功能,这 24 种保健功能包括:①有助于增强免疫力;②有助于抗氧化;③辅助改善记忆;④缓解视觉疲劳;⑤清咽润喉;⑥有助于改善睡眠;⑦缓解体力疲劳;⑧耐缺氧;⑨有助于控制体内脂肪;⑩有助于改善骨密度;⑪改善缺铁性贫血;⑫有助于改善痤疮;⑬有助于改善黄褐斑;⑭有助于改善皮肤水分状况;⑮有助于调节肠道菌群;⑯有助于消化;⑰有助于润肠通便;⑱辅助保护胃黏膜;⑲有助于维持血脂(胆固醇/三酰甘油)健康水平;⑳有助于维持血糖健康水平;㉑有助于维持血压健康水平;㉒对化学性肝损伤有辅助保护作用;㉓对电离辐射危害有辅助保护作用;㉔有助于排铅。

12.1.3　功能性食品管理与法规

我国功能性食品定义同保健食品,是指声称并具有特定保健功能或者以补充维生素、矿物质为目的的食品,即适用于特定人群食用,具有调节机体功能,不以治疗疾病为目的,并且对人体不产生任何急性、亚急性或慢性危害的食品。我国较流行的是具有抗氧化、降血糖、降血脂、润肠通便、缓解体力疲劳、减肥、提高免疫力及祛黄褐斑等功能的保健食品。

1.我国功能性食品申报

我国功能性食品以保健食品申报。保健食品审批合格后发给《保健食品批准证书》,证书有效期 5 年。获得《保健食品批准证书》的食品准许使用卫生部规定的保健食品标志"蓝帽子"。已由国家有关部门批准生产经营的药品,不得申请《保健食品批准证书》。

我国保健食品目前有两种批准文号:①由卫生部 2003 年以前核发,批准文号为"卫食健字(4 位年份代码)第××××号"(国产)和"卫食健进字(4 位年份代码)第××××号"(进口);②由国家食品药品监督管理局 2003 年以后核发,批准文号为"国食健字 G+四位年份代码+四位顺序号"(国产)及"国食健字 J+四位年份代码+四位顺序号"(进口)。

2.我国功能性食品管理的相关法规

我国保健(功能)食品管理体系始建于 1995 年,《中华人民共和国食品卫生法》的颁布首次明确了保健(功能)食品的法律地位。1996 年,卫生部根据《食品卫生法》制定颁布了《保健食品管理办法》,明确了保健(功能)食品的定义、审批、生产经营、标 签、说明书及广告宣传和监督管理等内容。1998 年卫生部又颁布了《保健食品良好生产规范》,从而使保健(功能)食品产业的发展逐渐规范化。

2003 年,国家食品药品监督管理局与卫生部进行了保健食品的职能移交,并于 2005 年颁布了《保健食品注册管理办法(试行)》《保健食品广告审查暂行规定》《营养素补充剂申报与审评规定(试行)》等法规及相关文件。2007 年,又相继出台了《保健食品命名规定(试行)》《营养补充剂标示值等有关问题 补充规定(征求意见稿)》等法规及相关文件。2016 年 2 月,为规范保健食品的注册与备案,根据《中华人民共和国食品安全法》制定了《保健食品注册与备案管理办法》。

2018 年 3 月,根据第十三届全国人民代表大会第一次会议审议通过的《国务院机构改革方案》,组建国家市场监督管理总局,不再保留国家食品药品监督管理总局,保健食品现由国家市场监管总局统一监管。2019 年,为规范保健食品注册与备案产品名称命名,避免误导消费,根据《保健食品注册与备案管理办法》制定了《保健食品命名指南》;为指导保健食品警示用语标注,使消费者更易于区分保健食品与普通食品、药品,引导消费者理性消费,根据《中华人民共和国食品安全法》等法律法规,研究制定了《保健食品标注警示用语指南》。2022 年 1 月,国家市场监管总局为进一步推进保健食品注册工作,根据《中华人民共和国食品安全法》《保健食品注册与备案管理办法》《保健食品原料目录和功能目录管理办法》,面向社会公开征求相关法律法规的意见,包括《允许保健食品声称的保健功能目录 非营养素补充剂(2022 年版)》《保健食品功能检验与评价技术指导原则(2022 年版)》《保健食品功能检验与评价方法(2022 年版)》《保健食品人群试食试验伦理审查工作指导原则 (2022 年版)》《保健功能释义 (2022 年版)》,征求意见结束后就会有新的相关政策出台。

我国保健(功能)食品法律法规建已有了 20 余年的历史,基本形成了自己的管理结构与框架体系。同时伴随着国家机构改革的深入和各部门职责的进一步明确,我国保健(功能)食品法律法规体系会更加地完善与科学化。

12.1.4　领域前沿

随着社会进步和经济发展,人们的生活水平和健康意识不断提高,人们的观念也逐渐发生改变:从吃得饱、满足基本生理需要,向均衡营养摄入、利于身体健康的方式改变;从有病治病到无病预防、提高健康质量转变,这些都将催生特殊食品产业迅猛发展。特殊食品是指为满足婴幼儿、病人等特定人群需要,按特殊配方而专门加工的食品,例如控糖减肥的代餐奶昔,提高免疫力、补充微量元素的各类口服液,改善睡眠质量的褪黑素软糖,专注肠道健康的益生菌,这些都属于特殊食品。2016—2020 年我国特殊食品行业市场规模逐年上升,使得提高免疫力的食品和功能性食品更是受到市场的欢迎。目前,我国有特殊食品制造企业 2 000 余家,保健食品经营企业 120 余万家,从业人员 600 余万人,实现主营业务收入超 6 000 亿元,是保民生、保稳定、保供应、保就业的重要产业。根据《中华人民共和国食品安全法》及《中华人民共和国食品安全法实施条例》的定义,特殊食品包括三类:①保健食品;②特殊医学用途配方食品(含特殊医学用途婴儿配方食品);③婴幼儿配方食品等。上述三类食品都有不同于普通食品的风险特点和食用人群,食品生产经营者的义务与国家对相关产品或者配方都有不同于普通食品的管理要求,因此归类特殊食品予以严格管理。除保健食品中的营养素补充剂之外,其他特殊食品实行严格注册制管理,由国家市场监管大队负责注册。

1. 保健食品

根据《食品安全国家标准 保健食品》(GB 16740—2014),保健食品是指声称并具有特定保健功能或者以补充维生素、矿物质为目的的食品,即适用于特定人群食用,具有调节机体功能,不以治疗疾病为目的,并且对人体不产生任何急性、亚急性或慢性危害的食品。营养素补充剂实行备案制,备案号:食健备 G 年份+序列。其他保健食品实行注册制,注册号:2003 年之前卫食健字年份+序列,2003 年后国食健字年份+序列。

2. 婴幼儿配方食品

婴幼儿配方食品包括婴儿配方食品与较大婴儿和幼儿配方食品,婴儿是指 0~12 月龄的人;较大婴儿是指 6~12 月龄的人;幼儿是指 12~36 月龄的人。

根据《食品安全国家标准 婴儿配方食品》(GB 10765—2010),婴儿配方食品包括乳基婴儿配方食品和豆基婴儿配方食品。乳基婴儿配方食品,是指以乳类及乳蛋白制品为主要原料,加入适量的维生素、矿物质和/或其他成分,仅用物理方法生产加工制成的液态或粉状产品。适于正常婴儿食用,其能量和营养成分能够满足 0~6 月龄婴儿的正常营养需要。豆基婴儿配方食品,是指以大豆及大豆蛋白制品为主要原料,加入适量的维生素、矿物质和/或其他成分,仅用物理方法生产加工制成的液态或粉状产品。适于正常婴儿食用,其能量和营养成分能够满足 0~6 月龄婴儿的正常营养需要。

根据我国《食品安全国家标准 较大婴儿和幼儿配方食品》(GB 10767—2010),较大婴儿和幼儿配方食品,是指以乳类及乳蛋白制品和/或大豆及大豆蛋白制品为主要原料,加入适量的维生素、矿物质和/或其他辅料,仅用物理方法生产加工制成的液态或粉状产品,适用于较大婴儿和幼儿食用,其营养成分能满足正常较大婴儿和幼儿的部分营养需要。注册号:国食注字 YP+4 位年代号+4 位顺序号,其中 YP 代表婴幼儿配方乳粉产品配方。

3. 特殊医学用途配方食品(简称特医食品)

根据《食品安全国家标准 特殊医学用途配方食品通则》(GB 29922—2013)和《食品

安全国家标准 特殊医学用途配方食品良好生产规范》(GB 29923—2013),特殊医学用途配方食品,是指为了满足进食受限、消化吸收障碍、代谢紊乱或特定疾病状态人群对营养素或膳食的特殊需要,专门加工配制而成的配方食品。包括 1 岁以上人群的特殊医学用途配方食品和 1 岁以下的特殊医学用途婴儿配方食品,部分产品相当于药字号的肠内营养制剂。

该类产品应在医生或临床营养师指导下,单独食用或与其他食品配合食用。特殊医学用途配方食品的配方应以医学和(或)营养学的研究结果为依据,其安全性及临床应用(效果)均应经过科学证实。分为以下三类:

(1)全营养配方食品。

可作为单一营养来源满足目标人群营养需求的特殊医学用途配方食品。

(2)特定全营养配方食品。

可作为单一营养来源能够满足目标人群在特定疾病或医学状况下营养需求的特殊医学用途配方食品。如适合糖尿病人的低 GI 配方。

(3)非全营养配方食品。

可满足目标人群部分营养需求的特殊医学用途配方食品,不适作为单一营养来源。

特殊医学用途配方食品注册号:国食注字 TY+4 位年代号+4 位顺序号

随着社会发展,人们对自身营养状况日益关注,越来越多的营养学家、医生、临床营养师和患者重视特医食品在临床上的使用,特医食品的市场规模逐年上升,2014—2020 年全球特医食品的市场份额从 583 亿元上升到 814.8 亿元。我国的特医食品概念雏形起步于 20 世纪 80 年代末,以药品形式引入管理,近 10 年才走向规范化道路,近年我国特医食品产值保持持续增长态势,特别是 2020 年特医食品市场规模增至 77.2 亿元,比 2019 年提升 32.19%。我国特医食品市场潜力巨大,随着全球人口老龄化趋势的加剧,慢性疾病患者数量日益增多,我国特医食品行业市场规模将会进一步扩大,预计 2030 年,国内特医食品市场份额将达到 5 000 亿。

特殊食品在为社会带来经济效益的同时,也为提高国民素质,推进“健康中国”建设做出积极重要的贡献。我国保健食品注册管理制度已经实行 20 余年,约 16 000 个产品获得批准,并在市场的选择中不断优化。现行注册与备案的双轨管理制度,将为产品准入、市场发展提供更大的活力。婴幼儿配方乳粉、特殊医学用途配方食品注册,在没有模式可循,没有经验可参的情况下,现已形成了科学完善的管理制度,组建了特殊食品注册管理司,实现了注册管理的平稳过渡,满足了消费者的市场需求。新《食品安全法》将保健食品、婴幼儿配方食品、特殊医学用途配方食品纳入特殊食品,实施严格管理,这也体现了政府加强特殊食品安全监管、促进产业发展的决心。国家食品药品监督管理总局等监管部门陆续发布了注册、生产、经营监管的多项政策法规。我国特色的特殊食品管理制度,以及食品安全社会共治的监管体系已经建立,并在实践执行中不断完善。作为世界上特殊食品消费最大的潜在市场之一,我国特殊食品生产和消费的快速发展,吸引了全世界的目光与注意,国内外企业纷纷跨境投资建厂,兼并重组。在全球经济一体化的情况下,“引进来、走出去”,中国特殊食品多领域、多层次、多途径的全球融合与发展,已经成为主流趋势。

12.1.5　教学案例(瘦肉精事件)

2011 年,河南省某养猪场采用违禁动物药品"瘦肉精"饲养生猪,有毒猪肉流入某食品有限公司。事件经相关媒体曝光后,引发社会的广泛关注。河南全省共排查 50 头以上规模养殖场近 6 万个,确认"瘦肉精"呈阳性的生猪 126 头,涉及 60 多个养殖场;排查 50 头以下散养户 7 万多个,确认"瘦肉精"呈阳性生猪 8 头;同时还查获含"瘦肉精"饲料若干批次,并发现 3 个"瘦肉精"制造窝点。。

瘦肉精指的是一类动物用药,包括盐酸克仑特罗、莱克多巴胺、沙丁胺醇和硫酸特布他林等,属于肾上腺类神经兴奋剂。把"瘦肉精"添加到饲料中,的确可以增加动物的瘦肉量,但国内外的相关科学研究表明,食用含有"瘦肉精"的肉会对人体产生危害,常见有恶心、头晕、四肢无力、手颤等中毒症状,特别是对心脏病、高血压患者危害更大。长期食用则有可能导致染色体畸变,会诱发恶性肿瘤。早在 2002 年,农业农村部、卫生部、国家食品药品监督管理局就发布公告,明令禁止在饲料和动物饮用水中添加盐酸克仑特罗和莱克多巴胺等 7 种"瘦肉精"。但是近几年,各地"瘦肉精"致人中毒甚至死亡的案例还是时有发生。"瘦肉精"这个餐桌"毒瘤"10 多年来屡禁不绝,究其主要原因就是的利益驱使,经营者的社会公德和社会责任感缺失,以及个别食品公司无视企业社会责任与道德操守。由此可见,加强企业的信用体系建设,强化道德自律,倡导诚实经营迫在眉睫。只有增强企业的社会责任感,形成"诚信为本,操守为重"的经商环境,才能切实为消费者保驾护航。

12.2　食品营养评价

12.2.1　食品营养标签

食品是指各种供人食用或者饮用的成品和原料以及按照传统既是食品又是药品的物品,但是不包括以治疗为目的的物品。2016 年 1 月 22 日,国家食品药品监督管理局《关于公布〈食品生产许可分类目录〉的公告》(2016 年第 23 号)将食品分为 32 类,新增大类有"保健食品""特殊医学用途配方食品"和"食品添加剂"。食品标签是指预包装食品容器上的文字、图形、符号以及一切说明物。预包装食品是指预先包装于容器中,以备交付给消费者的食品。食品标签的所有内容,不得以错误的、引起误解的或欺骗性的方式描述或介绍食品,也不得以直接或间接暗示性的语言、图形、符号导致消费者将食品或食品的某一性质与另一产品混淆。此外,根据规定,食品标签不得与包装容器分开。食品标签的一切内容,不得在流通环节中变得模糊甚至脱落,食品标签的所有内容,必须通俗易懂、准确、科学。食品标签是依法保护消费者合法权益的重要途径。

1.食品标签国家标准的发展历程

(1)第一版是 1987 年发布实施的《食品标签通用标准》(GB 7718—1987)。

(2)第二版是 1994 年 2 月 4 日发布、1995 年 2 月 1 日实施的《中华人民共和国国家标准 食品标签通用标准》(GB 7718—1994)。

(3)第三版是 2004 年 5 月 9 日发布、2005 年 10 月 1 日实施的《中华人民共和国国家

标准 预包装食品标签通用标准》（GB 7718—2004）。

（4）第四版是 2011 年 4 月 20 日发布、2012 年 4 月 20 日实施的《中华人民共和国国家标准 食品安全国家标准预包装食品标签通则》（GB 7718—2011）。

2.食品营养标签及相关食品标签标准

根据《中华人民共和国食品安全法》和《食品安全国家标准管理办法》的规定,经食品安全国家标准审评委员会审查通过,卫生部于 2011 年 11 月 2 日发布公告（卫生部公告2011 年第 24 号）,公布《食品安全国家标准 预包装食品营养标签通则》（GB 28050—2011）,自 2013 年 1 月 1 日实施。与本标准相关的食品标签标准还有《保健食品标识规定》（卫生部发布）、《食品安全国家标准 预包装特殊膳食用食品标签》（GB 13432—2013）和《食品安全国家标准 食品添加剂标识通则》（GB 29924—2013）。

（1）《食品安全国家标准 预包装食品营养标签通则》（GB 28050—2011）。

本标准适用于预包装食品营养标签上营养信息的描述和说明,包括营养成分表、营养声称、营养成分功能声称等,不适用于保健食品及预包装特殊膳食用食品的营养标签标示,规定了以下主要内容。

①术语和定义。

营养标签:预包装食品标签上向消费者提供食品营养信息和特性的说明,包括营养成分表、营养声称和营养成分功能声称。营养标签是预包装食品标签的一部分。

营养素:食物中具有特定生理作用,能维持机体生长、发育、活动、繁殖以及正常代谢所需的物质,包括蛋白质、脂肪、碳水化合物、矿物质及维生素等。

营养成分:食品中的营养素和除营养素以外的具有营养和（或）生理功能的其他食物成分。

核心营养素:包括蛋白质、脂肪、碳水化合物和钠。

营养成分表:标有食品营养成分名称、含量和占营养素参考值（NRV）百分比的规范性表格。

营养素参考值（NRV）:专用于食品营养标签,用于比较食品营养成分含量的参考值。

营养声称:对食品营养特性的描述和声明,如能量水平、蛋白质含量水平。包括含量声称和比较声称。含量声称是描述食品中能量或营养成分含量水平的声称,声称用语包括"含有""高""低"或"无"等。比较声称是与消费者熟知的同类食品的营养成分含量或能量值进行比较以后的声称。声称用语包括"增加"或"减少"等。

营养成分功能声称:某营养成分可以维持人体正常生长、发育和正常生理功能等作用的声称。

修约间隔:修约值的最小数值单位。

可食部:预包装食品净含量去除其中不可食用的部分后的剩余部分。

②基本要求。预包装食品营养标签标示的任何营养信息,应真实、客观,不得标示虚假信息,不得夸大产品的营养作用或其他作用。预包装食品营养标签应使用中文。如同时使用外文标示的,其内容应当与中文相对应,外文字号不得大于中文字号。营养成分表应以一个"方框表"的形式表示（特殊情况除外）,方框可为任意尺寸,并与包装的基线垂直,标题为"营养成分表"。食品营养成分含量应以具体数值标示,数值可通过原料计算或产品检测获得。营养标签应标在向消费者提供的最小销售单元的包装上。

③强制标示内容。所有预包装食品营养标签强制标示的内容包括能量、核心营养素的含量值及其占营养素参考值(NRV)的百分比。当标示其他成分时,应采取适当形式使能量和核心营养素的标示更加醒目。对除能量和核心营养素外的其他营养成分进行营养声称或营养成分功能声称时,在营养成分表中还应标示出该营养成分的含量及其占NRV的百分比。使用了营养强化剂的预包装食品,在营养成分表中还应标示强化后食品中该营养成分的含量值及其占NRV的百分比。食品配料含有或生产过程中使用了氢化和(或)部分氢化油脂时,在营养成分表中还应标示出反式脂肪(酸)的含量。上述未规定NRV的营养成分仅需标示含量。

④营养成分的表达方式。预包装食品中能量和营养成分的含量应以每100克(g)和(或)每100毫升(mL)和(或)每份食品可食部中的具体数值来标示。当用份标示时,应标明每份食品的量。份的大小可根据食品的特点或推荐量规定。营养成分表中强制标示和可选择性标示的营养成分的名称和顺序、标示单位、修约间隔、"0"界限值应符合规定。当不标示某一营养成分时,依序上移。

⑤豁免强制标示营养标签的预包装食品。生鲜食品,如包装的生肉、生鱼、生蔬菜和水果、禽蛋等;乙醇体积分数≥0.5%的饮料酒类;包装总表面积≤100 cm^{2}或最大表面面积≤20 cm^{2}的食品;现制现售的食品;包装的饮用水;每日食用量≤10 g或10 mL的预包装食品;其他法律法规标准规定可以不标示营养标签的预包装食品。

(2)保健食品标识通则。

1996年7月18日,卫生部为了加强对保健食品标识和产品说明书的监督管理,根据《中华人民共和国食品卫生法》(以下简称《食品卫生法》)和《保健食品管理办法》的有关要求,制定《保健食品标识通则》。本规定适用于在国内销售的一切国产和进口保健食品。

(3)《食品安全国家标准 预包装特殊膳食用食品标签》(GB 13432—2013)。

本标准适用于预包装特殊膳食用食品的标签(含营养标签)。特殊膳食用食品为满足特殊的身体或生理状况和(或)满足疾病、紊乱等状态下的特殊膳食需求,专门加工或配方的食品。这类食品的营养素和(或)其他营养成分的含量与可类比的普通食品有显著不同。

特殊膳食用食品所包含的食品类别如下:①婴幼儿配方食品,包括婴儿配方食品、较大婴儿和幼儿配方食品和特殊医学用途婴儿配方食品;②婴幼儿辅助食品,包括婴幼儿谷类辅助食品和婴幼儿罐装辅助食品;③特殊医学用途配方食品(特殊医学用途婴儿配方食品涉及的品种除外);④除上述类别外的其他特殊膳食用食品(包括辅食营养补充品、运动营养食品,以及其他具有相应国家标准的特殊膳食用食品)。

(4)《食品安全国家标准 食品添加剂标识通则》(GB 29924—2013)。

本标准适用于食品添加剂的标识。食品营养强化剂的标识参照本标准使用。本标准不适用于为食品添加剂在储藏运输过程中提供保护的储运包装标签的标识。

3.预包装食品标签标识中常见问题的分析

食品标签通过对预包装食品的名称属性、配料成分以及其他内容的标示,使人们能够对预包装食品的质量有一个直观的认识,食品标签的管理也是我国食品安全管理内容的必要组成部分。因此预包装食品的标签应按照法律法规和标准的要求,清晰、明确地进行标识,但实际生产过程中可能会因为理解的偏差或者不够重视,使预包装食品的标签标识出现错误、缺失,甚至模糊了食品属性,以下就几点常见问题进行分析说明。

(1)预包装食品标签的内容不符合国家标准的基本要求。

①(GB 7718—2011)中 3.1 条款要求,预包装食品标签的所有内容应符合国家法律和相关法规以及相应食品安全标准的规定,一些食品的标签标识不符合相应产品标准的规定,例如:芝麻油、大豆油的标准都要求标注产品等级以及原料原产地,个别产品并没有相关标示。

②(GB 7718—2011)中 3.8 条款要求,应使用规范的汉字(商标除外)。可以同时使用外文,但应与中文有对应关系。一些非进口食品的外包装使用英文或其他外文字体对产品进行修饰性描述,但并没有相应的中文标示,这些文字也并非商标。

③预包装食品包装物或包装容器最大表面面积大于 35 cm² 时,强制标示内容的文字、符号、数字的高度不得小于 1.8 mm。实际生产中企业可能会忽略这一要求。

④有些食品将生产日期打印在内部独立包装上,外包装为纸盒并且密封,不能直接开启或透过外包装物来识别生产日期,这就不符合(GB 7718—2011)中 3.11 条款的要求,此情况应在外包装物上按要求标示属于强制标示内容的生产日期。

(2)预包装食品标签的强制标示内容不符合规定。

①预包装食品所标示的食品名称不能体现产品的真实属性或者错误地标示产品属性。比如一款名称标示为"酿造陈醋"的产品,配料表中并没有酿造食醋所用的粮食,但却标示含有食用醋酸,由配料表的成分可知这一产品应为配制食醋,其标示的食品名称属性错误。

②配料表的标示不符合(GB 7718—2011)中 4.1.3 条款的规定要求,配料表中各种配料没有使用国家标准、行业标准或地方标准规定的具体名称,如绵白糖或白砂糖标注为糖、食用盐标注为盐或精盐等;所使用的食品添加剂没有按照《食品安全国家标准 食品添加剂使用标准》(GB 2760—2014)中的通用名称进行标注,如脱氢乙酸标注为脱氢醋酸。

③一些食品在标签上特别强调添加的配料未给予定量标示,例如当食品名称标示为"提子面包",同时又在标签上强调了"提子",这种情况就需要标示出所强调配料的含量。

④净含量的标示没有使用引导词"净含量",净含量字符的最小高度不符合(GB 7718—2011)的规定要求,如标示净含量为 1 kg,字符高度不足 3 mm,标准要求不得小于 6 mm;还有单位标注错误,例如净含量为 1 kg 的产品标注为"1 公斤"。

⑤预包装食品外包装的日期标示采用"见包装物某部位"的形式,实际查找时会发现日期漏印或没有印在所说明的部位。

⑥一些预包装食品在标示营养标签时将营养成分表中的单位标示错误,如"能量"的单位标示为"KJ"或"kj",正确标示应为"千焦"或"kJ"。

4.进口预包装食品标签存在问题及措施

随着贸易全球化发展和我国经济社会发展水平的不断提高,进口食品已经成为我国老百姓餐桌的重要食品来源。据 WTO 数据统计,2011 年我国已经成为全球第一大食品农产品进口市场。因此,标签管理是进口预包装食品管理中不容忽视的问题。2011 年国家质检总局发布了《进出口食品安全管理办法》(总局令第 144 号),规定检验检疫机构应当对标签进行检验,并于 2012 年发布《进出口预包装食品标签检验监督管理规定》(质检总局 2012 年第 27 号公告),进一步规范了对进出口预包装食品标签的检验监督管理。

(1)进口与国产预包装食品标签规定的差异。

按照《预包装食品标签通则》(GB 7718—2011)的规定,进口预包装食品与国内生产的预包装食品标签的要求基本一致,主要差异有以下 3 方面。

①国内生产的预包装食品规定必须标注生产者、经销者的名称、地址和联系方式,而进口预包装食品规定应标示原产国国名或地区区名,以及在中国依法登记注册的代理商、进口商或经销者的名称、地址和联系方式,可不标示生产者的名称、地址和联系方式。

②国内生产的预包装食品标签应标示食品生产许可证编号,进口预包装食品免于标示该项内容。

③国内生产的预包装食品应标示产品所执行的标准代号和顺序号,进口预包装食品不需要标注。

(2)进口预包装食品标签常见的问题。

①没有中文标签。

②格式版面和符合性检测结果不符合要求。

(3)问题分析和措施建议。

①进口商应提升落实进口食品主体责任的能力。

②政府部门应加大法规标准的宣传力度 。

③法规标准的规定应清晰明确。

④提高消费者对食品标签的认知程度。

12.2.2　食品营养价值分析

食品营养价值指食品中所含的能量和营养素能满足人体营养需要的程度,其中营养素主要包括蛋白质、脂类、碳水化合物、维生素和矿物质,对食品营养价值的评价综合为以下几方面。

1.食品所含能量和营养素的量

(1)能量。

食品能量即是食品所含的热量,也称卡路里,每克产能营养素在体内生物氧化所产生的能量值称为“食物的热价”或“食物的能量卡价”。1 g 碳水化合物体内氧化产生的热量值为 17.15 kJ (4.1 kcal)、1 g 脂肪体内氧化产生的热量值为 39.54 kJ (9.45 kcal)、1 g 蛋白质体内氧化产生的热量值为 18.2 kJ (4.35 kcal)。由于食物中的营养素在消化道内并非 100% 吸收,一般混合膳食纤维中碳水化合物的吸收率为 98%、脂肪 95%、蛋白质 92%,所以三种产能营养素在体内氧化实际产能为:1 g 碳水化合物是 16.81 kJ (4.0 kcal)、1 g 脂肪是 37.56 kJ (9.0 kcal)、1 g 蛋白质是 16.74 kJ (4.0 kcal)。食品营养标签中的能量(kJ)= 蛋白质(g)×17+脂肪(g)×37+碳水化合物(g)×1,(GB 28050—2011)中规定人体每日能量摄入量的参考值为 8 400 kJ。

(2)蛋白质。

蛋白质是人体生命活动中必需的重要物质,(GB 28050—2011)中规定人体每日蛋白质摄入量的参考值为 60 g。蛋白质营养价值评价是食物营养学最基本的内容。食品中蛋白质的营养价值主要取决于其必需氨基酸的组成和比例,必需氨基酸组成接近于人体必需氨基酸模式,可有效提高蛋白质的吸收利用率及应用价值。

(3)脂类。

脂类是人体需要的重要营养素之一,也是人体细胞组织的组成成分,如细胞膜、神经髓鞘都必须有脂类参与食物中的油脂主要是油、脂肪,一般把常温下呈液体的称为油,而把常温下呈固体的称为脂肪。(GB 28050—2011)中规定人体每日脂肪摄入量的参考值为≤60 g,其中饱和脂肪酸≤20 g、胆固醇≤300 mg。脂肪的消化率与其熔点有密切关系,脂肪的熔点又与其低级脂肪酸和不饱和脂肪酸的含量有关,不饱和脂肪酸和低级脂肪酸含量越高,其熔点越低,也较容易消化和吸收。熔点接近体温或低于体温的,其消化率较高。食物中动物脂肪的吸收率一般在80%以上,植物油一般在90%以上,最高的是菜籽油可达99%。

(4)碳水化合物。

碳水化合物是构成机体组织的重要物质及主要供能物质,维持大脑功能必需的能源并参与细胞的组成和多种活动,还有调节脂肪代谢、提供膳食纤维、节约蛋白质、抗生酮、解毒和增强肠道功能的作用,包括人体可以吸收利用的有效碳水化合物如单糖、双糖、多糖和人体不能消化的无效碳水化合物如纤维素。①供给能量;②构成细胞和组织;③节省蛋白质;④维持脑细胞的正常功能;⑤抗酮体的生成;⑥解毒;⑦加强肠道功能。

(5)维生素。

维生素是维持身体健康所必需的一类有机化合物,人体一共需要15种必要维生素:①维生素 A;②维生素 B_1(硫胺素);③维生素 B_2(核黄素);④维生素 PP,也称维生素 B_3;⑤维生素 B_4(胆碱);⑥维生素 B_5(泛酸);⑦维生素 B_6(吡哆醇类);⑧维生素 B_7(生物素);⑨维生素 B_9(叶酸);⑩维生素 B_{12}(钴胺素);⑪维生素 C;⑫维生素 D;⑬维生素 E(生育酚);⑭维生素 K;⑮维生素 H(生物素、辅酶 R)。

(6)矿物质。

矿物质在人体内不能合成,必须从食物和饮水中摄取,摄入体内的矿物质经机体新陈代谢排出体外,因此,必须不断从膳食中供给。各种矿物质间存在协同或拮抗作用,此外各种矿物质在体内的分布具有专一性。

2.食品中营养素的质量评价

(1)蛋白质的营养评价。

广为应用的一种食物蛋白质营养价值评价方法是氨基酸评分(AAS),氨基酸评分越高,表示该蛋白质的营养价值越高。氨基酸评分(AAS)=[样品蛋白质中必需氨基酸含量(mg/g)]/[FAO/WHO 评分标准模式中相应必需氨基酸含量(mg/g)]。食物中主要的限制氨基酸为赖氨酸和蛋氨酸。通常,赖氨酸是谷类蛋白质的第一限制氨基酸。而蛋氨酸(含硫氨基酸)则是大多数非谷类植物蛋白质的第一限制氨基酸。蛋白质消化率是指一种食物蛋白质可被消化酶分解的程度(式(12.1))。消化率越高,被人体吸收利用的可能性越大,营养价值也越高,由此也可获得校正氨基酸评分(式(12.2))。一般动物性蛋白质的消化率比植物性蛋白质高。

$$蛋白质的真消化率（TD）= \frac{氮吸收量}{食入氮} \times 100\% = \frac{食入氮-（粪氮-粪代谢氮）}{食入氮} \times 100\%$$

（12.1）

$$校正后的氨基酸评分（PDCAAS）= 氨基酸评分（AAS） \times 真消化率（TD）$$　　（12.2）

（2）脂类的营养评价。

可从脂肪消化率、脂肪酸组成及含量、脂溶性维生素以及油脂稳定性4个方面衡量：①脂肪的消化率；②脂肪酸组成及含量；③脂溶性维生素的含量；④脂类的稳定性。

（3）碳水化合物的营养评价。

碳水化合物的类型不同，消化吸收率不同，引起餐后血糖水平也不同。食物血糖生成指数（GI）表示某种食物升高血糖效应与标准食品（通常为葡萄糖）升高血糖效应之比（式（12.3））。

$$GI = \frac{含50\,g碳水化合物试验食物餐后2\,h血糖应答曲线下面积}{等量碳水化合物标准参考物餐后2\,h血糖应答曲线下面积} \times 100\%$$　　（12.3）

GI值越高，说明这种食物消越容易消化吸收，GI值越高。GI>70为高GI食物，GI 55~70为中GI食物，GI<55为低GI食物。GI值仅仅反映碳水化合物的"质"，并未反映出实际摄入碳水化合物的"量"。1997年，美国哈佛大学学者Salmerón等将摄入碳水化合物的"质"和"量"结合起来，提出了血糖负荷（Glycemic Load，GL），计算公式如式（12.4）

$$GL = \frac{GI \times 碳水化合物含量（g）}{100}$$　　（12.4）

GL>20的为高GL食物；GL在10~20的为中GL食物；GL<10的为低GL食物。

3. 食品所含各种营养素在人体内的生物利用率

营养素在人体内的生物利用率是指蛋白质、必需氨基酸、钙、铁、锌等营养素被消化吸收后，能在人体内被利用的程度。蛋白质利用率是指食物蛋白质被消化吸收后在体内被利用的程度。各种食品所含蛋白质中的氨基酸比例，与人体的需要比较接近，其生物利用率就比较高；反之，生物利用率较低。把两种或多种生物利用率较差的食物混合食用，它们所含的氨基酸有可能取长补短，相互补充，其生物价值便能大大提高，这就是蛋白质的互补作用，如玉米、小米、大豆单独食用时，其生物利用率分别只有60、57和64，如果按23%、25%和52%的比例混合食用，则生物利用率可提高到73。在植物性食物的基础上再添加一些动物性食物，则其蛋白质的生物价值也可进一步提高，如小麦、小米、大豆、牛肉各按39%、13%、22%、26%的比例混合食用则蛋白质的利用率可提高到89，超过其中任何一种食物的蛋白质利用率。

4. 食品的营养质量指数

营养质量指数（INQ）是评价食物营养价值的重要指标，通过以食物中营养素能满足人体营养需要的程度（营养素密度）对同一种食品能满足人体能量需要的程度（热量密度）之比值来评定食物的营养价值。计算公式如式下：

$$能量密度 = \frac{一定量食物提供的能量值}{能量推荐摄入量}$$　　（12.5）

$$营养素密度 = \frac{一定量食物提供的营养素含量}{相应营养素推荐摄入量} \quad (12.6)$$

$$食物营养质量指数(INQ) = \frac{营养素密度}{能量密度} \quad (12.7)$$

INQ>1 说明该食物满足人体营养素需要的能力大于满足热能需要的能力,该食物是优质食物;INQ<1 说明必须摄入过量热量,营养素才能达到所需量,这种食物是劣质食物。INQ 的最大优点是消费者能主动选择营养合理的食物,对于没有营养学基础知识的人,利用 INQ 能合理地选择食品,安排家庭或公共膳食。INQ 的第二个优点是促进食品生产者提高食品的营养质量,INQ 是反映食品营养质量的一个客观指标,只要规定食品生产者必须标出其生产的食品的 INQ,那么 INQ 值也同食品的花样、感官、价格一样,成为消费者购买食品时必须考虑的问题。INQ 的第三个优点是,它是国家机关、商业生产部门和卫生管理人员审查和评价强化食品的客观指标。

5. 其他

食品的色、香、味、型,即感官状态,可通过条件反射影响人的食欲及消化液分泌的质与量,从而明显影响人体对该食物的消化能力。

12.2.3　食品营养资料编辑

1. 食品分类变化

2020 年 2 月 23 日,国家市场监督管理总局发布《市场监管总局关于修订公布〈食品生产许可分类目录〉的公告》(2020 年第 8 号),根据《食品生产许可管理办法》(国家市场监督管理总局令第 24 号),国家市场监督管理总局对《食品生产许可分类目录》进行修订,自 2020 年 3 月 1 日起,《食品生产许可证》中"食品生产许可品种明细表"按照新修订《食品生产许可分类目录》填写。本次修订的食品分类中,调整 20 类"可可及焙炒咖啡产品"为"可可及焙烤咖啡产品"、增加 27 类"保健食品"、新增 28 类"特殊医学用途配方食品"、调整 29 类"乳制品"为"婴幼儿配方食品"、新增 32 类"食品添加剂",食品企业生产的产品在此目录中的为食品类,才可以办理食品生产许可证或在食品生产许可证中增项。所有食品的营养标签标识均应符合《食品安全国家标准 预包装食品营养标签通则》(GB 28050—2011)的规定。

2. 食品及标签相关标准查询

食品加工过程中的原料、加工技术规范、检测标准、产品、标签等各项内容,均应符合国家标准、行业标准、地方标准或团体标准等,如果企业生产的产品没有以上各级标准,应参考以上标准制定企业标准。已发布实施的食品相关国家标准、行业标准、地方标准或团体标准等在"食品伙伴网""标准"栏下均可查询并下载文本,《食品安全国家标准 预包装食品标签通则》(GB 7718—2011)和《食品安全国家标准 预包装食品营养标签通则》(GB 28050—2011)等相关食品标签标准也同样可以查询到文本。各企业标准在"企业标准信息公共服务平台"公开发布,使用 360 浏览器打开网站,注册登录账号后即可上传、查看企业标准文本。

12.2.4　领域前沿

1. 我国居民营养现状与问题

2019 年 6 月 25 日,国务院印发的《关于实施健康中国行动的意见》指出,合理膳食是保证健康的基础。近年来,我国居民营养健康状况明显改善,但仍面临营养不足与过剩并存、营养相关疾病多发等问题。2012 年调查显示,我国居民人均每日食盐摄入量为10.5 g(世界卫生组织推荐值为 5 g);居民家庭人均每日食用油摄入量为 42.1 g(《中国居民膳食指南》(以下简称《膳食指南》)推荐标准为每天 25~30 g);居民膳食脂肪提供能量比例达到 32.9%(《膳食指南》推荐值上限为 30.0%)。目前我国人均每日添加糖(主要为蔗糖即白糖、红糖等)摄入量约为 30 g,其中儿童、青少年摄入量问题值得高度关注。2014 年调查显示,3~17 岁常喝饮料的儿童、青少年,仅从饮料中摄入的添加糖提供的能量就超过总能量的 5%,城市儿童远远高于农村儿童,且呈上升趋势(世界卫生组织推荐人均每日添加糖摄入低于总能量的 10%,并鼓励控制到 5% 以下或不超过 25 g)。与此同时,2010—2012 年,我国成人营养不良率为 6%;2013 年,5 岁以下儿童生长迟缓率为 8.1%,孕妇、儿童、老年人群贫血率仍较高,钙、铁、维生素 A、维生素 D 等微量营养素缺乏依然存在,膳食纤维摄入明显不足。高盐、高糖、高脂等不健康饮食是引起肥胖、心脑血管疾病、糖尿病及其他代谢性疾病和肿瘤的危险因素。2016 年全球疾病负担研究结果显示,饮食因素导致的疾病负担占 15.9%,已成为影响人群健康的重要危险因素。2012 年全国18 岁及以上成人超重率为 30.1%,肥胖率为 11.9%,与 2002 年相比分别增长了 32.0% 和67.6%;6~17 岁儿童青少年超重率为 9.6%,肥胖率为 6.4%,与 2002 年相比分别增加了1 倍和 2 倍。合理膳食以及减少每日食用油、盐、糖摄入量,有助于降低肥胖、糖尿病、高血压、脑卒中、冠心病等疾病的患病风险。

2. 改善我国居民营养状况的建议

(1)政府部门。

全面推动实施《国民营养计划(2017—2030 年)》,因地制宜开展营养和膳食指导。实施贫困地区重点人群营养干预,将营养干预纳入健康扶贫工作。继续推进实施农村义务教育学生营养改善计划和贫困地区儿童营养改善项目。推动营养立法和政策研究,研究制定实施营养师制度,在幼儿园、学校、养老机构、医院等集体供餐单位配备营养师,在社区配备营养指导员,强化临床营养工作,不断规范营养筛查、评估和治疗。完善食品安全标准体系,制定以食品安全为基础的营养健康标准,推进食品营养标准体系建设。发展营养导向型农业和食品加工业。政府要加快研究制定标准限制高糖食品的生产销售。加大宣传力度,推动低糖或无糖食品的生产与消费。实施食品安全检验检测能力达标工程,加强食品安全抽检和风险监测工作。加快修订预包装食品营养标签通则,增加蔗糖等糖的强制标识,鼓励企业进行"低糖"或者"无糖"的声称,积极推动在食品包装上使用"包装正面标识(FOP)"信息,帮助消费者快速选择健康食品,加强对预包装食品营养标签的监督管理。研究推进制定特殊人群集体用餐营养操作规范,探索试点在餐饮食品中增加"糖"的标识。研究完善油、盐、糖包装标准,在外包装上标示建议每人每日食用合理量的油盐糖等有关信息。

（2）社会。

推动营养健康科普宣教活动常态化,鼓励全社会共同参与全民营养周、"三减三健"（减盐、减油、减糖和健康口腔、健康体重、健康骨骼）等宣教活动。推广使用健康"小三件"（限量盐勺、限量油壶和健康腰围尺）,提高家庭普及率,鼓励专业行业组织指导家庭正确使用。尽快研究制定我国儿童添加蔗糖摄入的限量指导,倡导天然甜味物质和甜味剂饮料替代饮用。加强对食品企业的营养标签知识指导,指导消费者正确认读营养标签,提高居民营养标签知晓率。鼓励消费者减少蔗糖摄入量。倡导食品生产经营者使用食品安全标准允许使用的天然甜味物质和甜味剂取代蔗糖。科学减少加工食品中的蔗糖含量。提倡城市高糖摄入人群减少食用含蔗糖饮料和甜食,选择天然甜味物质和甜味剂替代蔗糖生产的饮料和食品。鼓励生产、销售低钠盐,并在专家指导下推广使用。做好低钠盐慎用人群（高温作业者、重体力劳动强度工作者、肾功能障碍者及服用降压药物的高血压患者等不适宜高钾摄入人群）提示预警。引导企业在食盐、食用油生产销售中配套用量控制措施（如在盐袋中赠送 2 g 量勺、生产限量油壶和带刻度油壶等）,鼓励有条件的地方先行试点。鼓励商店（超市）开设低脂、低盐、低糖食品专柜。鼓励食堂和餐厅配备专兼职营养师,定期对管理和从业人员开展营养、平衡膳食和食品安全相关的技能培训、考核;提前在显著位置公布食谱,标注分量和营养素含量并简要描述营养成分;鼓励为不同营养状况的人群推荐相应食谱。

（3）家庭与个人。

对于一般人群,学习中国居民膳食科学知识,使用中国居民平衡膳食宝塔、平衡膳食餐盘等支持性工具,根据个人特点合理搭配食物。每天的膳食包括谷薯类、蔬菜水果类、畜禽鱼蛋奶类、大豆坚果类等食物,平均每天摄入 12 种以上食物,每周 25 种以上。不能生吃的食材要煮熟后食用;生吃蔬菜水果等食品要洗净。生、熟食品要分开存放和加工。日常用餐时宜细嚼慢咽,保持心情平和,食不过量,但也要注意避免因过度节食影响必要营养素摄入。少吃肥肉、烟熏和腌制肉制品,以及高盐和油炸食品,控制添加糖的摄入量。足量饮水,成年人一般每天补充 7~8 杯（1 500~1 700 mL）水,提倡饮用白开水或茶水,少喝含糖饮料。

对于超重（24 kg/m^2≤BMI<28 kg/m^2）、肥胖（BMI≥28 kg/m^2）的成年人群。减少能量摄入,增加新鲜蔬菜和水果在膳食中的比例,适当选择一些富含优质蛋白质（如瘦肉、鱼、蛋白和豆类）的食物。避免吃油腻食物和油炸食品,少吃零食和甜食,不喝或少喝含糖饮料。进食有规律,不漏餐,不暴饮暴食,七八分饱即可。对于贫血、消瘦等营养不良人群。建议在合理膳食的基础上,适当增加瘦肉类、奶蛋类、大豆和豆制品的摄入,保持膳食的多样性,满足身体对蛋白质、钙、铁、维生素 A、维生素 D、维生素 B$_{12}$、叶酸等营养素的需求;增加含铁食物的摄入或者在医生指导下补充铁剂来纠正贫血。对于孕产妇和家有婴幼儿的人群,建议学习了解孕期妇女膳食、哺乳期妇女膳食和婴幼儿喂养等相关知识,特别关注生命早期 1 000 天（从怀孕开始到婴儿出生后的 2 周岁）的营养。孕妇常吃含铁丰富的食物,增加富含优质蛋白质及维生素 A 的动物性食物和海产品,选用碘盐,确保怀孕期间铁、碘、叶酸等的足量摄入。尽量纯母乳喂养 6 个月,为 6~24 个月的婴幼儿合理添加辅食。

对于家庭,提倡按需购买食物,合理储存;选择新鲜、卫生、当季的食物,采取适宜的烹调方式;按需备餐,小分量食物;学会选购食品看标签;在外点餐根据人数确定数量,集体用餐时采取分餐、简餐、份饭;倡导在家吃饭,与家人一起分享食物和享受亲情,传承和发扬我国优良饮食文化。

3. 改善我国居民营养的目标

到 2030 年,成人肥胖增长率持续减缓;居民营养健康知识知晓率分别在 2019 年基础上提高 10% 和在 2022 年基础上提高 10%;5 岁以下儿童生长迟缓率分别低于 7% 和 5%,贫血率分别低于 12% 和 10%,孕妇贫血率分别低于 14% 和 10%;合格碘盐覆盖率均达到 90% 及以上;成人脂肪供能比下降到 32% 和 30%;每 1 万人配备 1 名营养指导员;实施农村义务教育学生营养改善计划和贫困地区儿童营养改善项目;实施以食品安全为基础的营养健康标准,推进营养标准体系建设。提倡人均每日食盐摄入量不高于 5 g,成人人均每日食用油摄入量不高于 25~30 g,人均每日添加糖摄入量不高于 25g,蔬菜和水果每日摄入量不低于 500 g,每日摄入食物种类不少于 12 种,每周不少于 25 种;成年人维持健康体重,将体重指数(BMI)控制在 18. 5~24 kg/m^2;成人男性腰围小于 85 cm,女性小于 80 cm。

12. 2. 5　教学案例(不合格食品标签案例)

2017 年 5 月,东莞市某食品厂生产的"蜂蜜芦荟茶",实际投料为库拉索芦荟凝胶,但在其标签配料中标示为"芦荟",不符合《预包装食品标签通则》(GB 7718—2011)4. 1. 3. 1 的规定。库拉索芦荟凝胶为新资源食品,该标签也没有按照卫生部公告 2008 年第 12 号要求,标注不适宜人群(孕妇、婴幼儿)和食用量(≤30 g/d)。

问答题:

1. 特殊医学用途配方食品包括哪几类?
2. 对保健食品进行是否具有增强免疫力功能判定,需要进行哪些试验项目?
3. 简述特殊膳食用食品的定义及分类。
4. 简述预包装食品标签标识中常见问题。
5. 简述蛋白质的营养评价。
6. 论述一种食品行业中的有毒物质及其危害、作用机理及其防治措施。谈谈个人对该有毒物质的认识。
7. "有些人认为保健品不是药不能治病,吃了毫无用处",试论述个人对该观点的看法。
8. 某食品工业研究所新合成一种香料,拟作为食品添加剂使用,该香料尚无毒理学资料可供参考,国际组织也没有批准使用。请你按照我国现行的食品安全性毒理学评价程序,为该香料设计一个安全性毒理学评价试验方案。

参考文献

［1］ 徐云升,宋维春.环境营养[J].琼州大学学报,2007(2):29-31.

［2］ 周俭.中国传统营养学的起源和发展[J].营养学报,2008(4):341-344.

［3］ 张小强,孙飙.传统营养学研究的主要成就和发展历程[J].兰台世界,2009(21):67-68.

［4］ 顾景范.我国现代营养学发展史(摘要)[C]//中国营养学会青年工作委员会.营养与慢性病——中国营养学会第七届理事会青年工作委员会第一次学术交流会议论文集,[出版者不详],2010:6-8.

［5］ 杜松明.营养学科发展现状及展望—第十七届中国科协年会第12分会场“新时代下大营养观专题论坛”学术综述[R].广州:中国科学技术协会,2015.

［6］ 张小燕.基于中文文献计量的视角分析我国营养学研究现状[J].营养学报,2018,40(6):613-615.

［7］ 周瑞华,徐应军,刘辉.现代营养学与食品卫生学研究进展(一)[J].中国煤炭工业医学杂志,2004(3):197-198.

［8］ 蔡东联,林宁.营养学新进展[J].解放军医学杂志,2010,35(4):360-363.

［9］ YAN X H.分子营养学:解析营养物质在体内的消化、吸收和代谢过程的分子机理(英文)[J].浙江大学学报B辑(生物医学与生物技术)(英文版),2015,16(6):413-416.

［10］ 王金雨,王晓华.分子营养学的研究进展[J].当代化工研究,2017,14(2):96-97.

［11］ MARIMAN E C. Nutrigenomics and nutrigenetics:the 'omics' revolution in nutritional science[J]. Biotechnology and Applied Biochemistry, 2011, 44(Pt 3):119-128.

［12］ 刘婷婷,徐旭,田成旺.不断发展的中西医饮食营养疗法[J].医学食疗与健康,2021,19(3):28-30.

［13］ FAO, IFAD, UNICEF, et al. The state of food security and nutrition in the world 2018:building climate resilience for food security and nutrition[R]. Rome:United Nations, 2018.

［14］ 林海,丁钢强,王志宏,等.新营养学展望:营养、健康与可持续发展[J].营养学报,2019,41(6):521-529.

［15］ 深圳市第三人民医院.2022年营养学领域十大重要研究成果[EB/OL].(2023-01-30)[2023-07-20]. http://www.szsdsrmyy.com/kygz/gspyyjs/content/post_933560.html.

［16］ 朱成姝,阮梅花,熊燕,等.2022年营养健康领域发展态势[J].生命科学,2023,35(1):18-24.

［17］ PASIAKOS S M. Nutritional requirements for sustaining health and performance during exposure to extreme environments[J]. Annual Review of Nutrition, 2020, 40(1):221 -245.

[18]　LIU C J, YANG X, MAO Y, et al. The alteration of advanced glycation end products and its potential role on bone loss under microgravity[J]. Acta Astronautica, 2023, 206:114-122.

[19]　范媛媛,厉建伟,邢文娟,等.航天脑科学研究进展[J].生命科学,2022,34(6): 719-731.

[20]　董海胜,赵伟,臧鹏,等.长期载人航天飞行航天营养与食品研究进展[J].食品科 学,2018,39(9):280-285.

[21]　KARL J P, HATCH A M, ARCIDIACONO S M, et al. Effects of psychological, envi- ronmental and physical stressors on the gut microbiota[J]. Frontiers in Microbiology, 2018, 2013:1-32.

[22]　张泽生.食品营养学[M].3版.北京:中国轻工业出版社,2020.

[23]　郭青龙.人体解剖生理学[M].3版.北京:中国医药科技出版社,2019.

[24]　谭美芸,唐省三,郭兵.人体解剖生理学[M].北京:科学技术文献出版社,2017.

[25]　单德红.生理学[M].2版.上海:上海科学技术出版社,2020.

[26]　邵水金.人体解剖学[M].4版.北京:中国中医药出版社,2016.

[27]　蔡威.临床营养学[M].上海:复旦大学出版社,2012.

[28]　陆利民,王锦.生理学[M].上海:复旦大学出版社,2016.

[29]　王光亮,马晓飞,季华.生物学[M].北京:世界图书北京出版公司,2018.

[30]　杨五彪.正常人体功能[M].天津:天津科学技术出版社,2020.

[31]　晏廷亮,田晓露.生理学[M].北京:中国医药科学出版社,2018.

[32]　王莉.食品营养学[M].北京:化学工业出版社,2018.

[33]　薛建平,盛玮.食品营养与健康[M].3版.合肥:中国科学技术大学出版社,2017.

[34]　徐勤,万文成.西医基础医学概论[M].广州:中山大学出版社,2014.

[35]　刘鸿渊,王若帆,李绪隆,等.消化系统类器官研究进展[J].生物工程学报.2023, 39(4):1332-1350.

[36]　杨红,郑晓珂.生物化学[M].北京:中国医药科技出版社,2016.

[37]　梁睿.工程生理学[M].北京:北京理工大学出版社,2016.

[38]　徐容.生物化学[M].北京:中国医药科技出版社,2015.

[39]　王淑兰.生理学[M].2版.北京:中国医药科技出版社,2019.

[40]　孙庆伟.医用生理学[M].北京:人民卫生出版社,1997.

[41]　张锐,赵银彪,刘国通.消化内科诊疗与内镜应用[M].长春:吉林科学技术出版 社,2016.

[42]　刘志皋.食品营养学[M].北京:中国轻工业出版社,2004.

[43]　尤丽,党娅.蓝莓花青素的代谢及功能特性研究进展[J].食品研究与开发,2021, 42(14):193-200.

[44]　宁正祥.食品生物化学[M].3版.广州:华南理工大学出版社,2013.

[45]　朱大年,郭瑛.生理学[M].2版.上海:复旦大学出版社,2015.

[46] 杨诚,薛伟山.实用胃肠肿瘤诊断与治疗[M].上海:同济大学出版社,2015.

[47] 闫剑群,赵晏.神经生物学概论[M].西安:西安交通大学出版社,2004.

[48] 汪芳裕,廖联明,杨妙芳.胃肠微生态与消化系统常见疾病[M].南京:东南大学出版社,2018.

[49] 赵立平.微生物组学与精准医学[M].上海:上海交通大学出版社,2017.

[50] 汪惠丽,姜岳明.食品毒理学[M].合肥:合肥工业大学出版社,2017.

[51] 徐晞,王邦茂.胰高血糖素样肽-1与胃肠动力研究进展[J].中国处方药,2020,18(1):22-24.

[52] 李文忠,周裔春.生理学[M].武汉:华中科技大学出版社,2020.

[53] 王广兰,汪学红.运动营养学[M].武汉:华中科技大学出版社,2017.

[54] 唐晓伟,邢军.人体解剖生理学[M].北京:中国健康传媒集团,2021.

[55] 张谦,王丹.食品营养与健康[M].北京:中国健康传媒集团,2019.

[56] 凌文华.营养与食品卫生学[M].北京:人民卫生出版社,2005.

[57] 朱启星,杨永坚.预防保健学[M].合肥:安徽大学出版社,2002.

[58] 杨建军.消化与营养[M].银川:阳光出版社,2019.

[59] 厉曙光.营养与食品卫生学[M].上海:复旦大学出版社,2012.

[60] 张青碧,甘仲霖,张卉.临床营养[M].西安:西安交通大学出版社,2014.

[61] 占成.摄食行为的神经调控[J].中国科学,2021,51(4):438-449.

[62] 曹德瑞,邹晓庭.摄食调控的神经内分泌机制研究进展[J].饲料工业,2007,28(20):62-64.

[63] 李龙,杜明华.检验核医学[M].南京:东南大学出版社,2009.

[64] 黄嘉雯,叶懂焕,庄中天,等.冷环境、运动与限食通过 ghrelin/Goat/GHS-R 系统调节能量平衡的研究进展[J].生命科学,2022,34(12):1540-1549.

[65] 姜国华.中华医学百科全书 航天医学[M].北京:中国协和医科大学出版社,2017.

[66] 黄伟芬.航天员出舱活动医学基础[M].北京:中国宇航出版社,2008.

[67] 吴兴裕,常耀明.航空卫生学[M].西安:第四军医大学出版社,2003.

[68] 蔡威,邵玉芬.现代营养学[M].上海:复旦大学出版社,2010.

[69] 程天民.军事预防医学[M].北京:人民军医出版社,2006.

[70] 王起全.事故应急与救援导论[M].上海:上海交通大学出版社,2015.

[71] 夏婧,徐波,谢光璟,等.安神类中药调控能量代谢治疗睡眠障碍性疾病的研究进展[J].中国实验方剂学杂志,2022,28(7):40-48.

[72] 袁懿芸,张利,吴长乐,等.针灸调控脑能量代谢防治神经退行性疾病的研究进展[J].浙江中医药大学学报,2022,46(9):1002-1007,1014.

[73] 邓泽元.食品营养学[M].4 版.北京:中国农业出版社,2016.

[74] 李铎.食品营养学[M].北京:化学工业出版社,2011.

[75] NORMAN N P, JOSEPH H H.美国现代食品科技系列之食品科学[M].王璋,等译.5 版.北京:中国轻工业出版社,2002.

[76] 范志红.食物营养与配餐[M].北京:中国农业大学出版社,2022.

[77] 中国营养学会.中国居民膳食指南[M].北京:人民卫生出版社,2022.

[78] 中国营养学会. 中国居民膳食营养素参考摄入量(2013 版)[M]. 北京:中国标准出版社,2014.

[79] 中共中央国务院. "健康中国 2030"规划纲要[EB/OL]. (2016-10-25)[2023-07-20]. https://www.gov.cn/xinwen/2016-10/25/content_5124174.htm.

[80] 中华人民共和国国家卫生和计划生育委员会. WS/T 426.1—2013 中华人民共和国卫生行业标准 膳食调查方法 第 1 部分:24 小时回顾法[S]. 北京:中国标准出版社, 2013.

[81] International Food Policy Research Institute (IFPRI). The 2016 Global Nutrition Report-from promise to impact: ending maltrution by 2030[M]. Washington D.C.: International Food Policy Research Institute (IFPRI),2016.

[82] KELLY R K, TONG T Y N, WATLING C Z, et al. Associations between types and sources of dietary carbohydrates and cardiovascular disease risk: a prospective cohort study of UK Biobank participants[J]. BMC Medicine, 2023, 21(1):34.

[83] HOU W Y, HAN T S, SUN XY, et al. Relationship between carbohydrate intake (quantity, quality, and time eaten) and mortality (total, cardiovascular, and diabetes): assessment of 2003-2014 national health and nutrition examination survey participants[J]. Diabetes Care, 2022, 45(12):3024-3031.

[84] JOHN J, EVANS R, PRITZEL A. et al. Highly accurate protein structure prediction with AlphaFold[J]. Nature, 2021, 8(596):583-589.

[85] KAYROUZ C M, HUANG J, HAUSER N, et al. Seyedsayamdost. Biosynthesis of selenium-containing small molecules in diberse microorganisms[J]. Nature, 2022, 610:199-204.

[86] SERAPHIN G, RIEGER S, HEWISON M, et al. The impact of vitamin D on cancer: a mini review[J]. Journal of Steroid Biochemistry and Molecular Biology, 2023, 231:106308.

[87] 左丹,廖霞,李瑶,等. 基于肠道吸收机制的膳食多酚代谢研究进展[J]. 食品科学, 2017,38(7):266-271.

[88] FRANCIOSO A, BASEGGIO CONRADO A, MOSCA L, et al. Chemistry and biochemistry of sulfur natural compounds:key intermediates of metabolism and redox biology[J]. Oxidative Medicine and Cellular Longevity, 2020, SI:1-27.

[89] RONG S, XU R, LI W F. Phytosterols and dementia[J]. Plant Foods for Human Nutrition, 2016, 71:347-354.

[90] SUN T H, RAO S, ZHOU X S, et al. Plant carotenoids: recent advances and future perspectives[J]. Molecular Horticulture, 2022,2:1-21.

[91] ZHAO J X, YUE J M. Frontier studies on natural products:moving toward paradigm shifts[J]. Science China Chemistry, 2023, 66: 928-942.

[92] WANG J G, XU C C, WONG Y K, et al. Artemisinin, the magic drug discovered from traditional chinese medicine[J]. Engineering, 2019, 5:32-39.

[93] VEJUX A, NAMSI A, NURY T, et al. Biomarkers of amyotrophic lateral sclerosis:

current status and interest of oxysterols and phytosterols[J]. Frontiers in Molecular Neuroscience, 2018, 11:12.

[94] SALEHI B, QUISPE C, SHARIFI-RAD J, et al. Phytosterols: from preclinical evidence to potential clinical applications [J]. Frontiers in Pharmacology, 2021, 11:599959.

[95] MOREAU R A, NYSTRÖM L, WHITAKER B D, et al. Phytosterols and their derivatives: structural diversity, distribution, metabolism, analysis, and health-promoting uses[J]. Progress in Lipid Research, 2018, 70:35-61.

[96] BOT A. Phytosterols[M]//MELTON L, SHAHIDI F, VARELIS P. Encyclopedia of food chemistry. Amsterdam: Elsevier, 2018:1-4.

[97] JONES P J, RIDEOUT T C. Plant Sterols: Nutritional Aspects[M]//MOO-YOUNG M. Comprehensive biotechnology. 2nd Edition. Amsterdam: Elsevier, 2011:535-542.

[98] CASTRO V, CARPENA M, FRAGA-CORRAL M, et al. Sulfur-Containing Compounds from Plants[M]//CAROCHO M, HELENO S A, BARROS L. Natural secondary metabolits. Swizerland: Springer Nature Switzerland AG, 2023:363-402.

[99] NAGAO A. Absorption and metabolism of dietary carotenoids[J]. Biofactors, 2011, 37 (2):83-87.

[100] HOSTETLER G L, RALSTON R A, SCHWARTZ S J. Flavones: food sources, bioavailability, metabolism, and bioactivity [J]. Advances in Nutrition. 2017, 8:423-435.

[101] CHEN L, CAO H, XIAO J B. Polyphenols: absorption, bioavailability, and metabolomics[M]//GALANAKIS C M. Polyphenols: properties, recovery, and applications. Cambridge: Woodhead Publishing, 2018:45-67.

[102] BHATWALKAR S B, MONDAL R, KRISHNA S B N, et al. Antibacterial properties of organosulfur compounds of garlic (Allium Sativum)[J]. Frontiers in Microbiology, 2021, 12:613077.

[103] MICHELLOD D, BIEN T, BIRGEL D, et al. De novo phytosterol synthesis in animals[J]. Science, 2023, 380:520-526.

[104] 杨月欣,葛可佑. 中国营养科学全书[M]. 2 版. 北京:人民卫生出版社,2019.

[105] 孙远明,柳春红. 食品营养学[M]. 3 版. 北京:中国农业大学出版社,2019.

[106] 孙长颢. 营养与食品卫生学[M]. 6 版. 北京:人民卫生出版社,2017.

[107] 杨月欣. 中国食物成分表(第一册)[M]. 6 版. 北京:北京大学医学出版社,2018.

[108] 杨月欣. 中国食物成分表(第二册)[M]. 6 版. 北京:北京大学医学出版社,2019.

[109] XIAO F, XU T, LU B, et al. Guidelines for antioxidant assays for food components [J]. Food Frontiers, 2020, 1(1):60-69.

[110] HAO Y, YANG Z, LI Q, et al. 5-Heptadecylresorcinol protects against atherosclerosis in apolipoprotein E-deficient mice by modulating SIRT3 signaling: The possible beneficial effects of whole grain consumption[J]. Molecular Nutrition & Food Re-

search, 2022, 66(9):e2101114.

[111] XIAO J, ZHANG R, WU Y, et al. Rice bran phenolic extract protects against alcoholic liver injury in mice by alleviating intestinal microbiota dysbiosis, barrier dysfunction, and liver inflammation mediated by the endotoxin – TLR4 – NF-κB pathway[J]. Journal of Agricultural and Food Chemistry, 2019, 68(5):1237-1247.

[112] TIAN W, ZHENG Y, WANG W, et al. A comprehensive review of wheat phytochemicals: from farm to fork and beyond[J]. Comprehensive Reviews in Food Science and Food Safety, 2022, 21(3):2274-2308.

[113] ZHENG H X, QI S S, HE J, et al. Cyanidin-3-glucoside from black rice ameliorates diabetic nephropathy via reducing blood glucose, suppressing oxidative stress and inflammation, and regulating transforming growth factor β1/Smad expression[J]. Journal of Agricultural and Food Chemistry, 2020, 68(15):4399-4410.

[114] ZHU Y Y, THAKUR K, FENG J Y, et al. B-vitamin enriched fermented soymilk: a novel strategy for soy-based functional foods development[J]. Trends in Food Science & Technology, 2020, 105:43-55.

[115] QUAN M, YANQUN X, HANG X, et al. Rethinking of botanical volatile organic compounds applied in food preservation: challenges in acquisition, application, microbial inhibition and stimulation[J]. Trends in Food Science & Technology, 2022, 125:166-184.

[116] HU R, ZHANG M, LIU W, et al. Novel synergistic freezing methods and technologies for enhanced food product quality: a critical review[J]. Comprehensive Reviews in Food Science and Food Safety, 2022, 21(2):1979-2001.

[117] SU Y, GAO J, TANG S, et al. Recent advances in physical fields-based frying techniques for enhanced efficiency and quality attributes[J]. Critical Reviews in Food Science and Nutrition, 2022, 62(19):5183-5202.

[118] GAO W, CHEN F, WANG X, et al. Recent advances in processing food powders by using superfine grinding techniques: a review[J]. Comprehensive Reviews in Food Science and Food Safety, 2020, 19(4):2222-2255.

[119] SWAMINATHAN S, DEHGHAN M, RAJ J M, et al. Associations of cereal grains intake with cardiovascular disease and mortality across 21 countries in Prospective Urban and Rural Epidemiology study: prospective cohort study[J]. BMJ, 2021, 372:1-16.

[120] EVERT A B, DENNISON M, GARDNER C D, et al. Nutrition Therapy for adults with diabetes or prediabetes: a consensus report[J]. Diabetes Care, 2019, 42(5): 731-754.

[121] SCHUETZ P, SERES D, LOBO D N, et al. Management of disease-related malnutrition for patients being treated in hospital [J]. Lancet, 2021, 398 (10314):1927-1938.

[122] PASCUAL G, DOMÍNGUEZ D, ELOSUA-BAYES M, et al. Dietary palmitic acid promotes a prometastatic memory via Schwann cells[J]. Nature, 2021, 599(7885):

485-490.

[123] SONG S, BAI M, LING Z, et al. Intermittent administration of a fasting-mimicking diet reduces intestinal inflammation and promotes repair to ameliorate inflammatory bowel disease in mice[J]. Journal of Nutritional Biochemistry, 2021, 96:108785.

[124] 郑振泉, 荣杰生. 肌肉减少症:与年龄相关的肌量流失和功能下降[J]. 中国组织工程研究, 2022, 26(5):792-797.

[125] BERGERS G, FENDT S M. The metabolism of cancer cells during metastasis[J]. Nature Reviews Cancer, 2021, 21(3):162-180.

[126] AGUILERA-LIZARRAGA J, FLORENS M V, VIOLA M F, et al. Local immune response to food antigens drives meal-induced abdominal pain[J]. Nature, 2021, 590 (7844):151-156.

[127] ROTHENBERG M E. An allergic basis for abdominal pain[J]. New England Journal of Medicine, 2021, 384(22):2156-2158.

[128] VERNON H J, MANOLI I. Milestones in treatments for inborn errors of metabolism: reflections on where chemistry and medicine meet[J]. American Journal of Medical Genetics, 2021, 185(11):3350-3358.

[129] PAJAK R, MENDELA E, BEDKOWSKA N, et al. Update on neuropathies in inborn errors of metabolism[J]. Brain Sciences, 2021, 11(6):763.

[130] 蔡美琴. 特殊人群营养学[M]. 北京:科学出版社, 2017.

[131] 蒋与刚, 郭长江. 现代特殊营养学[M]. 北京:人民卫生出版社, 2020.

[132] 杨月欣, 葛可佑. 中国营养科学全书[M]. 2版. 北京:人民卫生出版社, 2019.

[133] 曲绵域. 实用运动医学[M]. 4版. 北京:北京大学医学出版社, 2009.

[134] 陈吉棣. 运动营养学[M]. 北京:北京大学出版社, 2002.

[135] 张钧, 张蕴醌. 运动营养学[M]. 2版. 北京:高等教育出版社, 2012.

[136] 郑建仙. 功能性食品(第二卷)[M]. 北京:中国轻工业出版社, 1999.

[137] 中国营养学会. 居民膳食指南(2022)[M]. 北京:人民卫生出版社, 2022.

[138] 孙长颢. 营养与食品卫生学[M]. 8版. 北京:人民卫生出版社, 2017.

[139] 顾景范, 郭长江. 特殊营养学[M]. 2版. 北京:科学出版社, 2009.

[140] 程义勇, 钱令嘉, 蒋与刚. 营养与脑健康[M]. 北京:人民军医出版社, 2015.

[141] 中国营养学会. 食物与健康:科学证据共识[M]. 北京:人民卫生出版社, 2016.

[142] 黄承钰. 特殊人群营养[M]. 北京:人民卫生出版社, 2009.

[143] 方允中. 辐射环境作业人员的营养[M]. 北京:北京科学出版社, 2009.

[144] 闫明启, 单守勤. 涉核人员疗养与健康[M]. 北京:人民军医出版社, 2013.

[145] 糜漫天, 郭长江. 军事营养学[M]. 北京:人民军医出版社, 2004.

[146] 李敏. 军事营养医学[M]. 北京:人民军医出版社, 2015.

[147] 丹·贝纳多特. 高级运动营养学[M]. 安江红, 译. 北京:人民体育出版社, 2011.

[148] 孙贵范. 职业卫生与职业医学[M]. 北京:人民卫生出版社, 2012.

[149] 于守洋, 崔洪斌. 中国保健食品进展[M]. 北京:人民卫生出版社, 2001.

[150] VINCENT J B, NEGGERS Y, MCCLUNG J. Chapter 56-roles of chromium(iii),

vanadium, iron, and zinc in sports nutrition [M]//BAGCHI D, NAIR S, SEN C K. Nutrition and enhanced sports performance: muscle building, endurance, and strength. 2nd Edition. New York: Academic Press, 2019:653−664.

[151] SIQUIER−COLL J, BARTOLOMÉ I, PEREZ−QUINTERO M, et al. Effects of exposure to high temperatures on serum, urine and sweat concentrations of iron and copper [J]. Journal of Thermal Biology, 2020, 89:102536.

[152] LIU H, TAN Q, LI B Z, et al. Impact of cold indoor thermal environmental conditions on human thermal response [J]. Journal of Central South University of Technology (English Edition), 2011, 18(4):1285−1292.

[153] CHEN X, XUE P N, GAO L X, et al. Physiological and thermal response to real−life transient conditions during winter in severe cold area[J]. Building and Environment, 2019, 157:284−296.

[154] WU J S, HU Z Q, HAN Z X, et al. Human physiological responses of exposure to extremely cold environments[J]. Journal of Thermal Biology, 2021, 98:102933.

[155] LIU P, ZHANG Q, ZHONG K Y, et al. Climate adaptation and indoor comfort improvement strategies for buildings in high−cold regions: empirical study from ganzi region, China[J]. Sustainability, 2022, 14(1):576.

[156] SALVI P, REVERA M, FAINI A, et al. Changes in subendocardial viability ratio with acute high−altitude exposure and protective role of acetazolamide[J]. Hypertension, 2013, 61(4):793−799.

[157] AUGUSTIN L S A, KENDALL C W C, JENKINS D J A, et al. Glycemic index, glycemic load and glycemic response: an international scientific consensus summit from the International Carbohydrate Quality Consortium (ICQC)[J]. Nutrition, Metabolism and Cardiovascular Diseases, 2015, 25(9):795−815.

[158] HALONEN J I, HANSELL A L, GULLIVER J, et al. Road traffic noise is associated with increased cardiovascular morbidity and mortality and all−cause mortality in London[J]. European Heart Journal, 2015, 36(39):2653−2661.

[159] CHRISTENSEN J S, HJORTEBJERG D, RAASCHOU−NIELSEN O, et al. Pregnancy and childhood exposure to residential traffic noise and overweight at 7 years of age [J]. Environment International, 2016, 94:170−176.

[160] CHRISTENSEN J S, RAASCHOU−NIELSEN O, TJØNNELAND A, et al. Road traffic and railway noise exposures and adiposity in adults: a cross−sectional analysis of the Danish diet, cancer, and health cohort[J]. Environmental Health Perspectives, 2016, 124(3):329−335.

[161] MÜNZEL T, DAIBER A, STEVEN S, et al. Effects of noise on vascular function, oxidative stress, and inflammation: mechanistic insight from studies in mice[J]. European Heart Journal, 2017, 38(37):2838−2849.

[162] LEMAJIÈ−KOMAZEC S, ABENAVOLI L. Iron deficiency anemia and hearing loss [J]. International Journal of Pediatric Otorhinolaryngology, 2017, 113:302.

[163] 曹香府.有毒有害物质的职业危害与防护[M].北京:煤炭工业出版社,2010.

[164] 刘定福.职业病预防[M].北京:国防工业出版社,2009.

[165] 周延怀.生活 社会 物理[M].南京:南京师范大学出版社,2006.

[166] 张海峰,刘一.高等学校实验室安全与规范[M].辽宁:东北大学出版社,2016.

[167] 吴少雄,殷建忠.营养学[M].北京:中国计量出版社,2012.

[168] 吴铭,纪晨萱,吴小勇,等.天然活性产物抗电离辐射活性研究进展[J].食品科学,2023,44(11):390-400.

[169] 卢卫红.极端环境生物学效应与营养[M].哈尔滨:哈尔滨工业大学出版社,2013.

[170] GOSWAMI N, WHITE O, BLABER A, et al. Human physiology adaptation to altered gravity environments[J]. Acta Astronautica, 2021, 189:216-221.

[171] SMITH S M, ZWART S R, HEER M. Human adaptation to spaceflight: the role of nutrition[M]. Houston: National Aeronautics and Space Administration Lyndon B. Johnson Space Center, 2014.

[172] JIANG Q, IM S J, WAGNER J G, et al. Gamma-tocopherol, a major form of vitamin E in diets: insights into antioxidant and anti-inflammatory effects, mechanisms, and roles in disease management[J]. Free Radical Biology and Medicine, 2022, 178:347-359.

[173] ZWART S R, BOOTH S L, PETERSON J W, et al. Vitamin K status in spaceflight and ground-based models of spaceflight[J]. Journal of Bone & Mineral Research, 2011, 26(5):948-954.

[174] PASRICHA S R, TYE-DIN J, MUCKENTHALER M U, et al. Iron deficiency[J]. the Lancet, 2021, 397(10270):233-248.

[175] HÖGBERG J, ALEXANDER J. Chapter 38-selenium [M]//NORDBERG G F, FOWLER B A, NORDBERG M, et al. Handbook on the toxicology of metals. 5th Edition. New York: Academic Press, 2022:783-807.

[176] 高兰兴,郭俊生,郭长江.军事营养与食品学[M].北京:军事医学科学出版社,2008.

[177] 裴素萍,陈闽冀,沈静萍,等.装甲兵某部官兵膳食调查[J].军事医学,2021,45(2):131-134.

[178] 张寒.炮兵部队野外膳食保障措施研究[J].炮兵,2017,1:97-99.

[179] 蔡威,邵玉芬.现代营养学[M].上海:复旦大学出版社,2010.

[180] 李菊花.公共营养学[M].浙江:浙江大学出版社,2005.

[181] 中国营养学会.中国居民膳食指南科学研究报告2021[M].北京:人民卫生出版社,2022.

[182] 中国居民营养与慢性病状况报告(2020年)[J].营养学报,2020,42(6):521.

[183] 蔡正杰,赵勇.慢性病营养干预策略和技术探讨[J].健康教育与健康促进,2020,15(2):150-153.

[184] 肖功年.食品营养学[M].北京:中国轻工业出版社,2021.

[185] 荣爽,李秋颖,席元第,等.国外膳食营养素参考摄入量修订工作最新进展[J].营养学报,2021,43(3):209-212.

[186] 毛德倩,杨丽琛,朴建华,等.中国居民膳食营养素参考摄入量研究之历史与发展[J].卫生研究,2021,50(5):705-707.

[187] 程义勇.《中国居民膳食营养素参考摄入量》的历史与发展[J].营养学报,2021,43(2):105-110.

[188] 国家市场监督管理总局.保健食品功能检验与评价方法(2022年版)[EB/OL].(2022-01-13)[2023-07-20].https://view.officeapps.live.com/op/view.aspx?src=https%3A%2F%2Fwww.samr.gov.cn%2Fcms_files%2Ffilemanager%2F1647978232%2Fattach%2F20233%2FP020220113384852052176.doc&wdOrigin=BROWSELINK.

[189] 国家市场监督管理总局.保健食品注册与备案管理办法-2020年修订本[EB/OL].(2016-03-01)[2023-07-20].http://law.foodmate.net/show-188284.html.

[190] 中国全国人民代表大会常务委员会.中华人民共和国食品安全法-2021年修正本(主席令第二十一号)[EB/OL].(2021-07-29)[2023-07-20].http://law.foodmate.net/show-194804.html.

[191] 国家市场监督管理总局.中华人民共和国食品安全法实施条例[EB/OL].(2019-10-31)[2023-07-14].http://www.gov.cn/zhengce/content/2019-10/31/content_5447142.htm.

[192] 国家市场监督管理总局.关于公开征求《关于发布允许保健食品声称的保健功能目录 非营养素补充剂(2022年版)及配套文件的公告(征求意见稿)》意见的公告[EB/OL].(2022-01-13)[2023-07-20].https://www.samr.gov.cn/hd/zjdc/art/2023/art_b9d0712d43524224945af6ef21903403.html.

[193] 周子琪,苟茂琼,胡雯,等.中国特殊医学用途配方食品行业现况及探索[J].肿瘤代谢与营养,2021,8(4):439-444.

[194] 孙震,张云霞,张毅,等.OBE视域下的"食品毒理学"课程思政建设与实践[J].教育教学论坛,2021,10:69-72.

[195] 于笛."食品毒理学"课程思政的探索与实践[J].农产品加工,2021,2:98-100.

[196] 国家市场监督管理总局.保健食品标识规定(卫法监发[1996]38号)[EB/OL].(2005-07-27)[2023-07-20].https://www.cfe-samr.org.cn/zcfg/bjsp_134/gfxwj/202104/t20210409_684.html.

[197] 王柏兴.预包装食品标签标识中常见问题的分析[J].现代食品,2018,12(6):20-21.

[198] 容慧,李小丽,罗柳慈,等.进口预包装食品标签存在问题及措施研究[J].食品科技,2018,43(2):325-330.